U0250897

听觉诱发反应及应用

Fundamental and Application of Auditory Evoked Response

第 3 版

主　编　李兴启　王秋菊　冀　飞　申卫东

副主编　郗　昕　郑杰夫　兰　兰　史　伟

河南科学技术出版社

· 郑州 ·

内容提要

本书在第 2 版的基础上修订而成,作者参考国内外最新文献,结合自己长期从事听力学与听觉生理学的研究成果,系统阐述了听觉诱发反应的基础理论、测定技术及其在耳科临床和相关研究中的具体应用。全书共 16 章,包括听力学相关的声学基础、听觉生理学基础、听觉诱发电位基础知识,耳声发射、耳蜗电图、短声诱发听性脑干反应与频率特异性脑干反应、40 Hz 听觉事件相关电位、中潜伏期反应、听觉稳态反应、失匹配负波、皮质电反应与偶发负变异,常见动物听性脑干反应的比较生物学,听神经病电生理学表现特征,以及听力障碍的筛查、诊断、评估、干预、治疗和康复措施等。本书内容新颖,资料翔实,实用性、指导性强,可供听力师、助听器验配师、听力学研究人员及耳科、儿科医师阅读参考。

图书在版编目（CIP）数据

听觉诱发反应及应用/李兴启等主编. —3 版. —郑州：河南科学技术出版社，2024.6
ISBN 978 - 7 - 5725 - 1509 - 5

Ⅰ.①听… Ⅱ.①李… Ⅲ.①听觉-诱发反应 Ⅳ.①R339.16

中国国家版本馆 CIP 数据核字（2024）第 092967 号

出版发行：河南科学技术出版社
　　　　　北京名医世纪文化传媒有限公司
　　　　　地址：北京市丰台区万丰路 316 号万开基地 B 座 115 室　　邮编：100161
　　　　　电话：010-63863186　010-63863168
策划编辑：杨磊石
责任编辑：杨磊石　艾如娟
责任校对：龚利霞
封面设计：吴朝洪
版式设计：崔刚工作室
责任印制：程晋荣
印　　刷：河南瑞之光印刷股份有限公司
经　　销：全国新华书店、医学书店、网店
开　　本：787 mm×1092 mm　1/16　　印张：24.5　　　字数：593 千字
版　　次：2024 年 6 月第 3 版　　2024 年 6 月第 1 次印刷
定　　价：128.00 元

如发现印、装质量问题，影响阅读，请与出版社联系并调换

编著者名单

主　编　李兴启　王秋菊　冀　飞　申卫东

副主编　郗　昕　郑杰夫　兰　兰　史　伟

编　者　（以姓氏笔画为序）

丁海娜　解放军总医院耳鼻咽喉头颈外科医学部

于　宁　解放军总医院耳鼻咽喉头颈外科医学部

于　澜　解放军总医院耳鼻咽喉头颈外科医学部

王　卉　解放军总医院耳鼻咽喉头颈外科医学部

王　倩　解放军总医院耳鼻咽喉头颈外科医学部

王　琳　北京大学人民医院耳鼻喉科

王宇晴　解放军总医院耳鼻咽喉头颈外科医学部

王秋菊　解放军总医院耳鼻咽喉头颈外科医学部

王海涛　广州市耳鼻咽喉科医院

左慧君　解放军总医院耳鼻咽喉头颈外科医学部

卢云云　北京朝阳医院（西院）耳鼻喉科

申卫东　解放军总医院耳鼻咽喉头颈外科医学部

史　伟　解放军总医院耳鼻咽喉头颈外科医学部

兰　兰　解放军总医院耳鼻咽喉头颈外科医学部

成晋川　解放军总医院耳鼻咽喉头颈外科医学部

任晓倩　解放军总医院耳鼻咽喉头颈外科医学部

刘　晶　解放军总医院耳鼻咽喉头颈外科医学部

刘浩强　汕头大学医学院第二附属医院

杜　婉　解放军总医院耳鼻咽喉头颈外科医学部

李　进　解放军总医院耳鼻咽喉头颈外科医学部

李　楠　解放军总医院耳鼻咽喉头颈外科医学部

李凤娇　解放军总医院耳鼻咽喉头颈外科医学部

李世博　解放军总医院耳鼻咽喉头颈外科医学部

李兴启　解放军总医院耳鼻咽喉头颈外科医学部

李雪实　北京大学人民医院耳鼻喉科

李登科　解放军总医院耳鼻咽喉头颈外科医学部

杨仕明　解放军总医院耳鼻咽喉头颈外科医学部

何雅琪　解放军总医院耳鼻咽喉头颈外科医学部

张　超　解放军总医院耳鼻咽喉头颈外科医学部

张秋静　解放军总医院耳鼻咽喉头颈外科医学部

陈艾婷　解放军总医院耳鼻咽喉头颈外科医学部

周　娜　北京大学第三医院耳鼻喉科

郑杰夫　美国俄勒冈医科大学听觉研究中心

郑海峰　温州医科大学第一附属医院

赵立东　解放军总医院耳鼻咽喉头颈外科医学部

郗　昕　解放军总医院耳鼻咽喉头颈外科医学部

洪梦迪　解放军总医院耳鼻咽喉头颈外科医学部

饶　波　解放军总医院耳鼻咽喉头颈外科医学部

郭明丽　河北省人民医院耳鼻喉科

郭维维　解放军总医院耳鼻咽喉头颈外科医学部

黄丽辉　北京同仁医院耳鼻喉研究所

黄浦源　解放军总医院耳鼻咽喉头颈外科医学部

曹效平　浙江中医药大学附属第一医院

梁思超　清华大学附属北京长庚医院

韩　硕　解放军总医院耳鼻咽喉头颈外科医学部

韩东一　解放军总医院耳鼻咽喉头颈外科医学部

曾佳玲　解放军总医院耳鼻咽喉头颈外科医学部

谢林怡　解放军总医院耳鼻咽喉头颈外科医学部

熊　芬　解放军总医院耳鼻咽喉头颈外科医学部

冀　飞　解放军总医院耳鼻咽喉头颈外科医学部

戴　朴　解放军总医院耳鼻咽喉头颈外科医学部

第3版前言

《听觉诱发反应及应用》由解放军总医院的知名专家主编和修订,前两版分别于 2006 年和 2016 年由人民军医出版社出版,由于军改,人民军医出版社已撤销,故本版改由河南科学技术出版社出版。

随着社会的发展和进步,听力学科不断取得新进展。主观检测受试者的纯音听阈仍是金标准,因为在评估听力损失的程度及评残等级时是以 500 Hz、1000 Hz、2000 Hz 和 4000 Hz 纯音听阈的平均值而定的。然而要想早期发现新生儿、婴幼儿和伪聋夸大聋的真实听力是很难做到的。因此促使客观的听觉诱发反应测听不断发展,我们在第 2 版时报道了正常听力者纯音听阈和客观的频率特异性 ABR(tpABR)相关性及修正值,并可换算为预估听力级(dBeHL)。在此基础上,本次修订增加了对上述相关性的临床检验,结果提示上述相关性得出的修正值是值得推广和应用的。更为值得提出的是,我们又进一步做了 Chirp 声诱发的 ABR 反应阈与相对应的纯音听阈相关性的研究,二者相关性好且修正值更小,只待临床进一步检验。

听力学是一个交叉学科,必须与临床医学、形态结构影像学及生物化学等密切融合。客观的听觉诱发反应指标,包括反应的幅度、潜伏期、频率特异性及是否消失等都会为临床医学的诊断、康复效果等提供重要的参考依据。本版增加了电子耳蜗植入前后电刺激诱发 ABR(eABR)检测,根据 eABR 的幅度和潜伏期等为电子耳蜗植入方案的确定和植入后康复效果的评估提供了客观依据。但由于患者个体差异大,要想找出标准化的指标还得不断努力探索,与影像学的结果进行综合分析是必须的。本版还增加了听神经瘤术中耳蜗电图的监测,可以为耳外科专家们在制订精准手术方案和保护残余听力等方面提供客观的重要依据,而且效果不错。当然,要判断是否为听神经瘤、内听道动脉供血不足或听神经受损,仅靠复合动作电位(CAP)幅度指标也是不够的。不过是否可以做自动化的监测还得进一步探索,因为连续长时间的声刺激也会使耳蜗及传入神经疲劳而影响 CAP。

连续工作在临床检测第一线的年轻同仁们,他们在实践中碰到不少问题,总结了不少经验,丰富了不少知识。所以在本版中也添加了有关章节修改和补充的内容,如骨导 ABR 的测试及掩蔽,婴儿随月龄变化的 ABR 正常值,婴幼儿在听力筛查时如何应用耳声发射(OAE)及如何增加别的方法进行综合评估,在失匹配负波(MMN)一章中增加了由于听觉障碍引起中枢认知功能下降和自闭症患者 MMN 指标变化的特点等。同时,在各种客观测听方法不断问世的今天,为避免单一检测的局限性,各种组合模式不断出现,故在本版中增加了一节各种客观测试方法组合模式的评估,以期同仁们选择最佳的组合模式推广和应用。

这次修订再版离不开广大同仁的支持,是解放军总医院及北京、广州等城市大医院组成的团队共同努力的结果。尽管我们在修订时做了大量细致的工作,但由于知识水平和认知程度的局限性,可能仍存在某些不足,敬请广大读者和同仁提出宝贵意见。

李兴启
2023 年 10 月

第1版前言

自 20 世纪 70 年代末以来,以听觉诱发电位为基础的电反应测听(electrical response audiometry,ERA)引进我国,至今已近 30 年。开始只有几个大城市的少数几家大医院拥有,目前,在全国各大医院几乎已经普及,可以说得到了广泛的应用,积累了丰富的经验,并为临床鉴别诊断提供了重要的依据。随着新生儿听力筛查工作逐渐推广和普及,以及听力学的发展,在听性脑干反应(ABR)和耳蜗电图(ECochG)逐渐应用的基础上,耳声发射(OAE),40Hz 相关电位(40Hz AERP)也相继在临床推广。近年来,随着计算机技术的进步,以客观反应和客观判断为特点的多频稳态反应(ASSR)的问世,大大促进了电反应测听技术的发展。随着这些技术应用的深入,许多临床听力学的表现需要人们给予恰当的解释和综合评估,加之听力学是一门边缘学科,涉及其他学科的知识较多,给正确判断检测结果增加了难度。因此,阐明各种听觉诱发反应,包括听觉诱发电位和耳声发射的发生原理,以及相关因素的影响,检测技术原理及操作规范,就显得格外重要。为此目的,我们总结近 30 年来自己在动物实验和临床应用中的一些经验,并参考国内外相关文献,编写了这本《听觉诱发反应及应用》,以期为从事听力学的工作者、医师及研究生提供参考。

本书在编写过程中,得到院、所领导的关怀支持和孙建和、杨贵舫、兰兰、冀飞、陈艾婷、王玲燕等同志的具体帮助,谨此表示感谢!

书中如有错漏不足之处,欢迎同行专家和广大读者批评指正。

李兴启

2006 年 8 月

目　录

第1章 听力学相关的声学基础

听力学作为一门新兴学科,致力于研究、诊断、干预和预防听力障碍。由于听觉与声学的密切关系,临床听力学工作者需要对声音的物理特性及声学测量的相关内容有所了解。

声学的英文 Acoustics 一词缘于希腊文,本意就有声学的和听觉的两重意义。人们在提到"声音"的概念时就往往是指,某种物体振动产生了在空气中传播的声波;而提到"听"时,也往往是指空气中的声音被人耳所接收。想象一下:一个全聋患者无听力,怎么会感到有声呢?反之,在真空中,振动无法传播,听力再好,您又会听到什么声呢?

实际上,声学研究的内容绝不仅仅局限于在空气中传播的、能为人耳所接收到的声波。声学是研究声波的发生、传播、接收和效应的科学。根据研究的对象、方法及频率范围的不同,可划分成许多专门的学科,如几何声学和物理声学、超声学、水声学、建筑声学、电声学等。由于声音与听觉、言语之间的密切联系,言语声学、生理声学和心理声学也成为声学的重要组成部分,主要研究对象为言语的发生与识别、听觉器官的结构与功能及声学中主客观量之间的关系。

在临床听力学范畴内,除非特别说明,声音往往狭义地指在空气中传播的、能为人耳所接收到的声波。

第一节 振动、波与声音的关系

声音是一种机械波,而机械波是机械振动在弹性媒质中的传播过程。为了叙述方便,我们简要介绍一下物理学中振动及波的基本知识。

一、振 动

一个物理量(如交流电压、钟摆的位移等)在所观察时间内不停地经过最大值和最小值而变化,总称为振荡。振动往往特指一个机械系统中某物理量的振荡(振荡是一般术语,振动只用于机械系统,包括声学系统)。振动的表现形式为系统中的物体沿直线或曲线经过其平衡位置附近来回重复地运动,称为机械振动。

力作用于物体,可产生直线加速运动,也可能产生机械振动。究竟产生哪种运动形式,取决于物体的惯性、弹性和摩擦力。机械振动是由物体受力产生形变后因弹性而产生的回复力及由物体的质量所决定的惯性共同作用的结果。摩擦力则对抗物体的运动,决定了物体是否能产生运动及运动是否能得以保持。

最简单的振动形式是简谐振动。简谐振动的一个经典例子就是弹簧振子的振动。如图 1-1 所示,球在位置 O 时,弹簧为初始长度,作用于球上的弹力是零,这个位置是物体的平衡位置。如果把球拉到位置 A 后再放开,它就要在平衡位置 O 的左右(A←O→B)振动。

(一)简谐振动

小球为什么会振动呢?我们把它分为四个阶段来讨论。

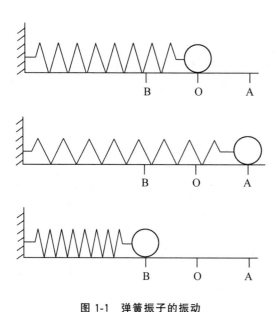

图 1-1 弹簧振子的振动

第一阶段是从 A 到 O。把球拉到 A 时，弹簧因伸长而产生了弹力（回复力），但这时弹力与手拉球的力量抵消，所以球不动。手一松开，弹力立即起作用，此时弹性势能最大；但速度尚为零，所以动能等于零。弹力使球向左方运动。此阶段弹力方向和运动方向都向左，球作加速运动（动能增加）；弹力逐渐减小（势能减小）。当回到 O 点时，速度最大（动能最大），弹力为零（势能等于零）。

第二阶段是从 O 到 B。球到 O 点时虽然弹力为零，但它具有最大的速度，当然不会停驻在这个位置，而要继续向左运动。向左运动必然使弹簧受压而产生弹力，阻止小球向左继续运动。在这个阶段中小球作减速运动，弹力逐渐增大（势能逐渐增加），速度逐渐减小（动能逐渐减小）。达到 B 点时速度降为零，不能再向左运动。此时弹性势能最大，而动能降为零。

第三阶段是从 B 到 O。这阶段与第一阶段相似，这个机械系统中的能量又从势能转化成动能。弹性势能由最大变为零，而动能由零变为最大。

第四阶段是从 O 到 A。这阶段与第二

阶段相似。弹性势能由零变为最大，而动能由最大变为零。系统中的能量又再次从动能转化成势能。

这样小球就完成了一次振动，只要条件不变，球就会一直这样振动下去。

简谐振动可由作匀速圆周运动的质点在其直径上的投影运动来等效（图 1-2）。其中 A 为振幅，是振动物体离开平衡位置的最大位移。物体完成一个全振动（交替变化一次）所需的时间称为振动的周期，用 T 表示。因为质点沿圆周运动一周（2π）所需的时间是 T，所以圆周运动的角速度 $\omega = 2\pi/T$。物体在单位时间（1s）内完成全振动的次数称为振动的频率，一般用 f 表示，单位以德国物理学家 Hertz（赫兹）命名，简写为 Hz。频率为周期的倒数，$f = 1/T = \omega/2\pi$；则 $\omega = 2\pi f$。由于 ω 是 f 的 2π 倍，因此又称为简谐振动的圆频率，单位是弧度/秒（rad/s），因而也被称为角频率。

由图 1-2 可知，振子在任意时刻 t 的运动状态，可用量 $\omega t + \varphi$ 完全确定。$\omega t + \varphi$ 是确定作简谐振动的物体的运动状态的物理量，称之为相位或位相。由于相位用角度来表示，故也称之为相角。φ 称为初相角。

简谐振动的位移、速度、加速度与时间的关系都符合正弦函数（它可由公式推导，已超出了本书的范畴），只不过在相位上存在差异。加速度超前速度 $90°$，位移落后速度 $90°$，加速度与位移反相（图 1-3）。

（二）自由振动与阻尼振动

弹簧振子只要不受摩擦和其他任何阻力，小球就将保持一定的振幅永远振动下去。理想状态下，一个振动物体不受任何阻尼的影响，在其回复力作用下所做的振动称为无阻尼自由振动。我们还发现，上例中的小球不论离开平衡位置多远，只要仍在弹簧的弹性限度之内，那么弹簧振子完成一次振动所花费的时间就是恒定的；单位时间内完成振动的次数（称为频率）也是恒定的。这是因

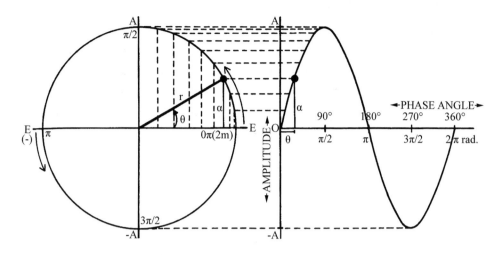

图 1-2 简谐振动可由做匀速圆周运动的质点在其直径上的投影运动来等效

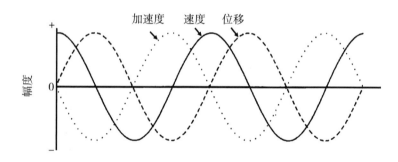

图 1-3 位移、速度、加速度的相位关系
实线:速度;密虚线:超前位移 90°;疏虚线:滞后加速度 90°。

为,物体做无阻尼自由振动时的频率是由振动系统内部的弹性和质量决定的,它们都是由系统本身的性质所决定的量,因而也称为固有频率。

实际上,由于摩擦和其他阻力无法避免,振动物体因克服摩擦和其他阻力做功,能量和振幅要逐渐减小,这种振动称为阻尼振动。能量减小主要有两种方式:一是由于摩擦阻力的存在,使振动能量逐渐转变为热能,称为摩擦阻尼;另一种是由于物体的振动引起邻近媒质质点的振动,使振动的能量逐渐向四周传播出去,转变为波动的能量,称为辐射阻尼。音叉的振动就是辐射阻尼的一个很好的例子。

当振动系统的阻尼较低时,振荡幅度缓慢下降;而当振动系统中的阻尼较高时,振荡形式很快终止。当阻尼高到连一次完整的振荡形式都无法完成时,该阻尼称为临界阻尼。

二、波

下面我们要讨论振动体对周围弹性媒质的影响。以音叉振动产生的声波为例:音叉振动,使得其周围的一部分空气媒质离开平衡位置;由于媒质具有的弹性,必然会在其附近将产生使它回到平衡位置的弹性力,因而这部分媒质将在其平衡位置附近振动起来。与此同时,这部分媒质又将对其所在部位的周围媒质产生力的作用,振动就要传到它的周围各部。周围各部分的振动又使较远的各部分跟着振动,这样就会在弹性媒质中越传越远。由此,可以给出波的定义:机械振动在弹性媒质中的传播过程就形成了机械波,下文简称为波。

(一)波的定义要点

1. 媒质质点只在平衡位置附近振动,传播的是凸起、凹下或密集、稀疏的状态,质点本身并不随波动而迁移。例如,往平静的水池中投一石子,以石子落下去的地方为中心,会出现凸凹两种圆环交替传播到整个水池。如果在水面上漂有树叶,它并不随着波的传播而漂向远处,只是在原位置上下振动(严格讲,水波的这种性质是近似的)。又如,铃铛振动时,击动附近的空气,使空气一会儿密集、一会儿稀疏,铃铛附近空气的密集和稀疏又产生弹性力,引起附近部分空气的振动。如此,在空气中密集状态和稀疏状态相间出现并向远处传播,形成声波。

2. 机械波不能脱离弹性媒质而独立存在。若把钟放在一个大玻璃罩中,我们仍可以清晰地听到钟的滴答响声;然而当我们通过罩子上的抽气孔往外抽气时,滴答声逐渐变弱;当罩内的空气被抽得十分稀薄时,钟声就几乎听不见了。

3. 波的传播伴随有能量的传递。一处质点振动引起周围质点振动,振动质点具有能量。因此波的传播伴随有能量的传递,波是能量传递的一种形式。要想维持振动的传播,必须有提供能量的来源——波源。举例而言,一根绳子一端固定,另一端用手上下抖动一次,一个凸起和凹下的状态就通过绳子传到固定端。要使绳子持续出现凸起和凹下的状态,手就必须始终进行抖动。

(二)波的传播形式

1. 横波 把一根橡皮绳的一端固定,手持另一端上下振荡一次,这样就在橡皮绳上先形成一个凸起的形态,然后又形成一个凹下去的状态。凸起的和凹下去的状态会通过整个橡皮绳传到另一端。这个过程中,绳子的每一段都在上下振动,而波沿水平方向传播。这种弹性媒质分子振动方向与波传播方向相垂直的波,称为横波(图1-4)。上述水面波类似于横波。

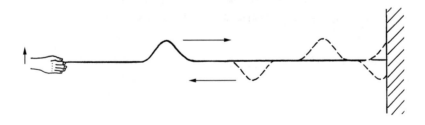

图1-4 横波波源

2. 纵波 把一根较长弹簧的一端固定,另一端用手轻轻一推,就形成了一个弹簧圈较密的密部,由于弹簧各处弹力的作用,密部沿着弹簧一直向前传播;如用手轻轻一拉,就形成了一个弹簧圈较疏的疏部,由于弹簧各处弹力的作用,疏部也沿着弹簧一直向另一端传播。如果不断地推拉弹簧,就可以看到一系列的密部和疏部依次向前传播。这种媒质分子振动方向和波传播方向平行的波,称为纵波,好似疏、密相间的"麦浪",也称为疏密波(图1-5)。

(三)波长、频率与波速

波的传播方向称为波线。同一波线上相邻的两个同相位的媒质质点之间的距离,即一个完整波的长度,称为波长,用 λ 表示。波传过一个波长的时间,称为波的周期 T。波速

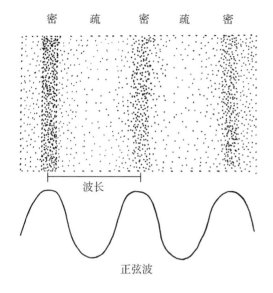

图 1-5 声波的产生与传播

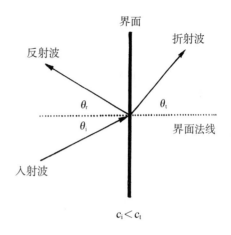

图 1-6 波的反射与折射

c 是指一定的振动相位在空间的传播速度,即振动的任一相位在 1s 内前进的路程。由此可知,波速和波长及周期之间的关系是

$$c = \lambda / T$$

周期的倒数 $f = 1/T$,称为频率。波的频率是指在单位时间内波动推进的距离中所包含的波长的数目。波速和波长及频率的关系是

$$c = f \lambda$$

波速仅由弹性媒质的性质决定,不受波长、频率和振幅的影响。波的传播速度决定于媒质的密度和弹性模量。理论上可以证明,波速是由媒质的密度 ρ 和弹性模量 k 决定的。

(四)波的基本特征

1. 反射与折射 当声波自一种媒质入射到另一种媒质时,若它们的特性阻抗不同,就产生反射和折射(图 1-6)。

(1)反射:波阵面由两种媒质的分界面返回原媒质的过程。反射定律:入射角等于反射角,即 $\theta_i = \theta_r$。

(2)折射:因媒质中声速的空间变化而引起的波在进入第二种媒质时改变传播方向的现象。折射定律:入射角的正弦和折射角的正弦的比值等于两媒质中声速的比值(c_i 和 c_t 分别为在两种媒质中的声速)

$$\frac{\sin \theta_i}{\sin \theta_t} = \frac{c_i}{c_t} = \eta$$

(3)全反射:声波完全不传到第二媒质而由分界处全部反射的现象(当入射角大于临界角 θ_k 时,即发生全反射)。如果分开两种媒质的边界具有无限平面的形状,这种边界的反射称为镜反射。如同光的反射。一个人站在桥上,水中出现的桥和人影,即为光的全反射;这应区别于光的直射现象,如一个人或电线杆在太阳底下出现的人影,即为光的直射现象。

2. 衍射 波在传播过程中经过障碍物或孔隙时,传播方向发生变化而绕过障碍物或孔隙上各点形成新波源继续传播的现象,叫波的衍射,旧称"绕射"。

3. 干涉 由两个(或两个以上)波源发出的具有相同频率、相同振动方向和恒定的相位差的波在空间叠加时,在交叠区两波所引起的振动相位相同的地方相互加强,在相位相反的地方相互抵销。由于相位差恒定不变,振动合成的加强,抵销点的位置也不变,因而在交叠区内产生稳定的干涉图样,这种现象就叫做波的干涉。

三、声　音

所谓声音,实际上有双重的含义,物理学和心理学有不同的阐述。

从物理上讲,声是指在任何弹性媒质中传播着的扰动,是一种机械波。什么叫扰动呢?扰动是指气体、固体或液体中的某一物理量(如密度、压力、速度……)的一个小的变化。扰动源的扰动使周围的弹性媒质质点产生振动,使振动能量向四周传播出去,而媒质质点本身并不传播。这么一个能量传播的过程就是声。声学研究的范畴相当宽。往往把气体、液体和固体中传播的弹性振动,以及在这些弹性媒质的有限区域内形成驻波的弹性振动,统称为声振动,都作为声学研究的对象。

经常和声相连的一个字叫音,什么是音呢?从心理学的角度看,声波通过听觉所产生的印象就是音。音的定义是能够引起感觉的这么一种声,讲通俗一点,就是有意义的声。讲话时口腔发出的声,耳朵听到以后,能够体会到有某一种含义在里面,或者是感觉到了某种意思,这个就是音。我国古代对声和音的关系已经有很好的认识和定义,老子的"大音希声,大象无形,大器晚成"这几个排比句,蕴含了相近的哲理。所谓"大音希声",讲得通俗一点就是说,有理不在言高,只要你道理能够说清,并不在于你的声波能量大小,这里的声就是物理学意义上的声了,而音就是说话里面的含义。我们在描述噪声与噪音时,也要注意二者的辨析。

听力学中所涉及的声音概念,往往是指在空气中传播的弹性振动。而且听力学比较多地应用了心理声学的研究成果。

第二节　声学基本知识

一、声波的基本特性

(一)频率

声波的频率范围很宽,人耳听觉所能感受的频率范围是从 20～20 000 Hz。人耳最敏感的频率范围是 1000～4000 Hz,可感受到的最小声压为 20 μPa。低于 20Hz 的声波为次声,高于 20 000 Hz 的声波为超声。一些动物可听到超声和(或)次声。强度很大时,超声和次声可通过非听觉的途径作用于躯体。

(二)声速

声波在一定媒质中的传播速度称为声速。声速与媒质的弹性和密度有关。声波在空气、水和钢铁中的速度比值约为 1:4:12。声速还与媒质分子运动的活跃程度(温度)有关。大气中声速的公式可近似为

$$c=331+0.6t$$

其中 t 是摄氏温度。大气温度每增减 10℃,声速相应增减 6m/s。0℃时大气中的声速为 331m/s,20℃时大气中的声速为 343 m/s,通常将常温下的声速认定为 340 m/s。在水、海水(相当于淋巴液)、象牙(相当于乳突)中的声速分别为 1450、1531 和 3013 m/s。

静态大气压并不影响声速,无论是在高山还是海平面,只要气体成分及温度不变,高空中大气没有稀薄到气体分子的间距与波长相当的水平,则声速必定是一样的。

(三)声压、声强与声阻抗率

为了描述声波在媒质中各点的强弱,常用声压和声强两个物理量。

当我们考察空气媒质的质量和弹性时,空气分子可视为是由一个又一个小弹簧串接在一起的小球。振动使空气分子也表现出弹簧振子样的运动,局部媒质时而压紧,压强暂时>静态大气压;时而疏松,压强暂时<静态大气压。由于声波的传播,在原有静态大气压的基础上表现出的大气压强的动态变化量,称为声压。由于媒质中各点声振动的周

期性变化,各点声压也在作周期性变化。声压的单位为帕斯卡(Pascal),简称帕,用 Pa 表示,$1Pa=1N/m^2$。人耳对 1000 Hz 纯音所能听到的最小声压为 $20\mu Pa$。

当波传递到弹性媒质的某处时,该处的空气分子开始振动,因而具有动能;同时该处的媒质也将产生形变,因而也具有势能。波动传播时,媒质由近及远、一层接着一层地振动,能量逐层传播出去。单位时间内通过垂直于声波传播方向的单位面积的声波能量,称为声波的能流密度,在声学中称为声强,记为 I,单位是 W/m^2。

在弹簧振子的例子中,要使小球振动的幅度较大,就必须花费较大的力气才能使小球偏离其平衡位置的距离较大,小球具有的能量也较大。可以类推,当空气分子的振动幅度较大时,大气压强的变化也较大,每个空气分子传递的能量(能流密度)也较大。

可以推导,声强与声压的平方成正比,与媒质(气体)的密度和声速成反比。即:

$$I=p^2/\rho c$$

其中 ρ 为气体的密度;c 为声速。人耳所能听到的最小声强可计算为 $(20\mu Pa)^2/415=(400\times10^{-12})/415\approx10^{-12}W/m^2$。

媒质密度与声速的乘积又称为媒质的特征阻抗(阻抗率)$Z_c=\rho c$。20℃室温下空气密度为 $1.21\ kg/m^3$,声速为 343 m/s,特征阻抗等于 415rayl(瑞利)。

二、声能的衰减

声波自一恒定声源向四周传播,能量会以下两种形式逐渐地减少。

(一)声能的吸收

声波在媒质中传播,由于媒质分子的黏滞性,媒质质点运动时产生摩擦,一部分能量在摩擦时转化为其他形式的能量(如媒质的内能),这种现象称为媒质对声能的吸收。相对而言,声波传播过程中由于空气媒质的吸收而造成的声能衰减是很小的,所以上文对声波特性的描述中,都是针对理想的无吸收媒质的情况的。

(二)辐射

理想状态下,媒质不吸收声波的能量,声能在波振面上辐射出去。随着距离的增加,波振面扩大,声波的能量被分散,通过单位面积的能流减少,声强表现为衰减。

点声源的辐射遵循反平方定律。点声源在均匀且各向同性的媒质中,波振面为球面波(图 1-7)。声源辐射的总功率 P 均匀分布在球面上,故距离声源 r 处的声强为

$$I_r=P/4\pi r^2$$

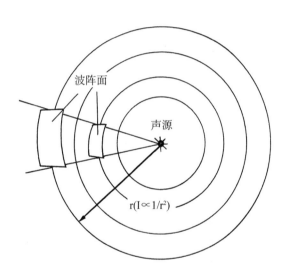

图 1-7　点声源产生的球面波的横切面

随着波源距离的增加,波振面的面积呈几何级数增加,声强遵循反平方定律。

三、声波现象

(一)反射、折射与透射率

声波从一种媒质进入到另一种媒质时,一部分声波被反射回去,另一部分声波穿透界面进入第二种媒质(称为透射)。在两种媒质的界面处声波改变方向,这种现象叫声波的折射。

可以想象,当两种媒质的阻抗率相等(即声学上可看作是同一种媒质)时,能量可以

百分之百地传递到第二种媒质。当两种媒质的阻抗率不同时,就同时存在着声波的反射和透射。平面正弦波从阻抗率为 Z_a 的媒质 a 传递到阻抗率为 Z_b 的媒质 b 时,透射到媒质 b 中的能量占全部能量的比率,称为透射率,其公式为

透射率 $X = 4Z_b Z_a / (Z_b + Z_a)^2$

反射率 $Y = I_r / I_i = (Z_b - Z_a)^2 / (Z_b + Z_a)^2$

两种媒质的声阻抗率相差越大,反射波的声强越强。空气的特征阻抗为 415 瑞利,水的特征阻抗为 1 480 000 瑞利,反射率 $Y = I_r / I_i = (Z_b - Z_a)^2 / (Z_b + Z_a)^2$ 可知,$Y = 0.999$。99.9% 的声强被反射回去,只有约 0.1% 的能量透射到第二媒质中去了。

(二)衍射

两人站在一堵墙的两侧,100Hz、1kHz、10kHz 的声波的波长分别为 340、34 和 3.4cm,与墙高大致相当或相差一、二个数量级,可以发生衍射。而光波的波长要小得多,无法衍射过去。所以"只闻其声,不见其人",这种现象为说明衍射现象提供了一个很好的例子。

(三)散射

声散射是指声波在传播中遇到障碍物时,部分声波偏离原始传播路径,从障碍物四周散播开来的现象。当声波向障碍物入射时,障碍物受入射声的激励而形成一个次级声源,并将部分入射声能转换为散射声能而向其四周辐射。从障碍物四周散布开来的那部分声波称为散射声波。

散射声波的能量取决于入射声波,也即散射声波的能量与入射声波射到该障碍物上的能量成正比。此外,散射声波的能量及其向四周的分布同障碍物的线度与声波波长的比值、障碍物的物理性质及其结构形状等有关。

四、声 场

媒质中有声波存在的区域就是声场。声场可以有多种分类(自由场或扩散场),而现实中纯粹的自由场或扩散场是不存在的,多是不同性质的声场的组合。

(一)自由场

自由声场是指没有边界的、媒质均匀且各向同性的声场,现实世界中是很难实现的。若在一个声场内,声波可以自由行进、声场中的物体远离声源、反射的影响可以忽略,这样的声场就可以近似模拟自由声场。为科学实验的目的,可以在室内或腔体内,六面都铺设吸声材料,来实现自由声场的条件,称为消声室(图 1-8)或消声腔。

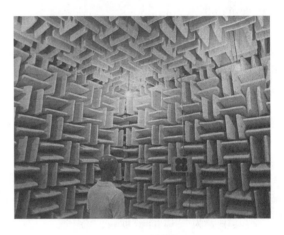

图 1-8 消声室

(二)消声室(腔)的建造

要在一定的空间内近似实现自由声场的条件,必须同时具备消声(anechoic)和隔声(soundproof)的条件。消声是指声源发出的声波无反射,而隔声是要将外界声音隔绝在外。

具体建造时,内墙面要铺设由吸声材料制成的尖劈,交错排列,使声波在多个尖劈侧面被多次反射、折射后被吸收,声波不会再被反射到中心区。外墙由高反射率的材料制成,防止外界声波的透射。墙体质量越大,声波频率越高,则隔声效果越好。墙体内填塞高吸收率的吸声材料(如玻璃棉、矿渣棉等多孔材料或穿孔胶合板等)。消声室的地面应为绷紧的钢丝网,下方仍是尖劈构造。

若房间的六面中只有地面未铺设吸声材

料,则可能对声波产生影响,称为准自由声场。

(三)扩散场

扩散场是指能量密度均匀,即各处声强相同,在各传播方向上作无规则分布的声场。纯粹的扩散场实现起来同样是困难的,只能在大的混响室中实现。

声波自声源发出后,受墙壁或其他反射体的交替反射或散射,使某一空间内的声能在一定时间内不断混叠,即使声源停止后,声音仍会延续的现象称为混响(reverberation)。衡量混响程度的参数称为混响时间,是指室内声强达到稳定状态后停止声源,声强由原来的稳定值降低 60 dB 所需要的时间,记为 T_{60}。

当房间尺寸较小时,声波在短时间内就受到界面的多次反射,由于界面的吸收而使空气中的声能很快衰减,因此混响时间短。大房间的情况正相反,因而混响时间长。室内混响时间的长短还决定于墙面的吸声特性,光滑的墙面反射强、吸声少,房间混响时间长;蓬松的墙面反射弱、吸声多,房间混响时间短。

美国声学家赛宾根据以上两项房间特性,实验得出计算混响时间的公式

$$T_{60} = 0.161 V/A$$

式中:V 为房间体积,A 为房间吸声系数与房间表面积的乘积。

声波在房间里多次反射,往往会出现驻波现象,使声场的空间分布不均匀。当房间的长、宽、高的尺寸接近声波半波长的整数倍时,驻波现象较易出现。在临床声场测听时,不使用纯音而改用调制深度 5% 的调频音(啭音),就是为了避免测听室中可能出现的驻波。

(四)测听室

严格讲,消声室一定要同时具备消声和隔声的条件;而隔声室不一定满足消声的要求。临床测听用的房间,如果不涉及声场测听的内容而只是用耳机给声,则达到一定的隔声条件即可;而一个多用途的测听室,则需要在隔声和吸声方面都作一定的处理。但由于消声室造价过高,临床测听对声场本底噪声的要求又低于科学研究之用,所以日常使用的测听室只能称为声学处理室(sound-treated)。

声场因其离声源距离的不同,分为近场和远场(图 1-9),声场性质也在变化(由自由声场向扩散声场过渡)。近场是指离声源的距离小于几个波长,波源的大小和形状需要加以考虑的区域。声压由声源发出的声波主导,不能看作点声源,反平方定律不适用。当与声源的距离超过几个波长之后,称为远场。来自声场四周的反射可不考虑,可作为自由场而适用反平方定律。而随着距离的进一步增加,反射波的影响开始显现,声场性质变为扩散场,不能再应用反平方定律。

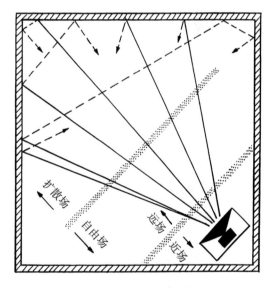

图 1-9 测听室中的近场与远场

根据观测点距离声源的远近以及房间四周反射面的情况,声场的不同区域可近似看作几种不同类型的声场。实线表示声波前进的若干条可能的路径,虚线代表声波经反射后的传播路径。

(五)测听室的建造

为了保证听力测试的准确性,减少环境噪声的掩蔽效应,听力测试应在隔声室内进行。如果使用扬声器等给声装置,室内还应具有一定的吸声处理。用于听觉诱发电位测试的房间,还要避免周围电磁场的干扰,可考

虑再增加一层电磁屏蔽层。除此之外，测听室内的通风、照明、气味、温度等因素，也是患者保持良好测试状态的必要条件。

1. 隔声　声音在传播过程中，当遇到大屏障物体（如墙壁，尺寸明显＞声波波长）时，一部分声能被反射，一部分声能被屏障物吸收，最后一部分声能透过屏障物传到另外的空间中。声波被墙体屏障物反射、吸收后，声能的衰减比例称为该声学构件的隔声值，工程中常用传声损失（transmission loss）值来表示。表 1-1 给出了不同材质的建筑构件的隔声值，常用 125Hz、250Hz、500Hz、1000Hz、2000Hz、4000Hz 六个频率的隔声值来表示隔声构件的性能。

表 1-1　各种构件的隔声值

构件名称	平均隔声值（dB）	不同中心频率的隔声值（dB）					
		125Hz	250Hz	500Hz	1000Hz	2000Hz	4000Hz
两面嵌 0.77mm 厚铁皮的 10mm 木板墙	45.3	37.2	37.2	39.6	47.9	53.5	59.7
24cm 空斗隔墙	45.5	39.9	39.9	41.6	46.5	50.7	54.5
12cm 砖墙	44.3	34.4	39.3	43.2	49.1	51.2	49.5
14cm 振动砖墙	35.7	21.2	32.0	35.0	39.9	41.5	44.8
10cm 煤屑混凝土墙	33.7	25.0	27.6	33.8	37.0	38.8	40.2
双层玻璃窗	44.3	30.0	36.0	45.0	56.0	55.0	44.0
5mm 蜂窝板	24.3	15.0	18.0	22.0	26.0	30.0	35.0
1mm 铝板	29.0	14.0	21.0	26.5	27.0	40.5	45.0
25mm 木板	34.7	22.0	28.0	31.0	42.0	42.5	42.5
轻结构隔声门	40.3	27.3	33.1	39.7	44.4	46.4	50.7
双层混凝土墙	49.3	36.0	41.0	42.0	51.0	56.0	70.0
单层混凝土墙	39.5	26.0	36.0	38.0	41.0	45.0	51.0
轻质水渣墙	50.8	41.0	39.0	47.0	56.0	54.0	68.0

测试结果表明，在墙体厚度一致的情况下，采用不同建筑材料构建墙体的隔声效果取决于该墙体单位面积的质量。质量越大，隔声效果越好。普通砖墙密度为 200kg/m³，墙的厚度为 10cm，对 1kHz 的纯音，隔声量大约为 64dB。当墙体质量加倍或加厚一倍时，隔声量可以提高 6dB。若想再继续提高 6dB 的隔声量，墙体重量就必须再增加一倍，这就需要非常笨重的构件，成本大幅提高，还会受到楼层承重量的限制。为了更经济、有效地解决这个问题，往往采用双层墙体结构。

如上所述，声波从一种媒质进入另一媒质时，两种媒质的声阻抗率差异越显著，透射率越低。密度很大的墙体和密度较小的空气就满足这样的要求。而双层墙体的设计使

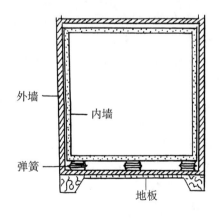

图 1-10　隔声室的构造

得室外的声波要经过两次"空气→墙体→空气"路径才能透射到测听室内，隔声效果大大提高。内外室应采用混凝土或钢板墙体，内

室的地面用弹簧结构加橡胶减震垫支撑在外室内,使内室完全悬空,并与外室隔离。内室与外室间有 10cm 的空气层,中间不添加任何隔声材料,更不能有任何刚性连接。一旦出现刚性连接,双层结构就等同于单层机构的效果,因此施工中一定要严格注意不要把碎砖、灰浆等杂物调入夹层中,以避免形成刚性连接(图 1-10)。

同样的建筑构件对不同频率声音的隔声效果却是不同的,对低频声音的隔绝要比高频声音困难得多。双层结构的设计也更有利于隔绝低频振动。如果测听室位于某大楼内,其上面还有楼层,则外层顶板与楼层顶板之间应有 60~70cm 的净空,一则便于通风管道的走行,二则也有利于降低来自上一楼层的低频振动。

门、窗及室内外穿线孔等结构是影响隔声量的关键部位。门的隔声效果除取决于门的重量、结构外,与门的密封程度有关。门可以做成双层或多层,层与层之间充填玻璃棉或其他多孔吸声材料。门扇四周用类似冰箱门的磁封橡胶条,框与扉之间用阶梯式结构,以提高密封性能。对于隔声室来讲,最好不留窗或者少留窗。但临床测听室往往需要留出观察窗,则窗框应与门框进行同样的处理。窗玻璃应采用厚玻璃(一般为 5mm),同时采用双层或三层,各层玻璃之间不完全平行,朝向内室的玻璃应稍稍有一定的倾角。安装接线座(包括电源插座)等时,穿过墙壁的管子和电缆线,应用橡皮管包套,并用毛毡、石膏灰浆等填满。

2. 吸声　测听室内的声源发出的声波,到达墙面、天花板、地面后会产生反射,多次反射产生的混响会影响声场听力测试的结果。特别是当房间的尺寸与声波的半波长存在一定的倍数关系时,会在声场空间中产生驻波,而使测试点附近的声能分布不均匀。因此要用多孔、松软的吸声材料装饰测听室的内表面,减少对声波的反射。增加吸声材

料的厚度也可以提高吸声效果,但不能无限度地增加厚度。测试结果表明,厚度在 4cm 以上的玻璃棉,高频平均吸声系数在 0.90 以上。解决低频吸声效果,主要靠增加单位体积的重量,但会使高频吸声效果有所下降。因此在建造测听室时,高、低频的吸声效果应相互照顾,合理选择,达到理想的效果。

我国声学界的泰斗马大猷院士曾发明了一种微穿孔板材料,在金属板上面穿一些非常微小的孔,使得这些小孔能够产生一些声学的阻尼吸收、耗散能量的作用,在降低局部空间的噪声、改善建筑厅堂的音响效果方面有很好的应用。微穿孔板用于测听室的内部装修,有利于克服过去用玻璃棉"软包"形成的墙面臃肿的现象。

测听室内的地面应铺一层弹性材料(如软橡皮等)或地毯,以增加测听室内的吸声效果。

3. 屏蔽与接地　医院里的大型医疗设备日益增多,许多测听室建造在门诊楼内,像理疗科、放射科等科室都容易产生较强的电磁波,空调机房、电梯、冷库、冰箱等电器设备运转时也会使供电线路产生波动,这对于在测听室内进行的听觉诱发电位测试来说,是严重的干扰。这就要求测听室应尽量远离这些干扰源,同时用单层铜丝网沿着顶棚、四壁和地面及门连续铺设屏蔽层,在测听室内壁形成封闭的六面屏蔽整体。铜丝网屏蔽效果的好坏,除取决于铜丝网的开孔密度(一般取每平方厘米 80 目以上)外,还要考虑铜丝网搭接处是否焊牢,尤其是门扉与门框的结合处是否密切接合。

为减少大楼内其他电器设备的干扰,还可埋设专用地线。该地线应与屏蔽网以及诱发电位测试设备的机壳接地端相连。进入室内的电源要经过稳压和滤波。

4. 通风　为保证患者良好的测试状态,测听室内的通风是十分重要的,室内空气的换气量应保持在每小时 8~10 次。理想的测听室还应装备空调设备。然而空调及送风或

排风的风机会产生较大的噪声,因此测听室建造之初就必须精心设计,以协调"静音"与"通风"的矛盾。通风管道内要加装消声器,并采取减振措施。

5. 照明　测听室应满足不同的照明要求,一般应采用多组开关控制不同的灯,以实现不同的照度。过去多采用白炽灯光源,但白炽灯会使室内升温过快,有燥热感;另外,白炽灯的安装应与顶、壁保持一定距离,否则长时间使用易引发火灾,一些简易的隔声材料(如白色泡沫塑料)燃烧时会发出大量有毒气体,使人窒息而亡。因此,现在一般应采用冷光源、低噪声的新型日光灯或将镇流器放在室外。

第三节　声　测　量

怎样来衡量和表示声音的强弱,是听力学科中首先需要解决的问题,正如重量、长度、高度的表示一样,声音的强弱也涉及如何计量和用什么单位来计量的问题。

声音的强度是随时间不断变化的,而且声音中不同频率成分所携带的能量也是不同的,因此有关声测量的内容,需要首先介绍有关声音强度的时域表达,进而介绍频谱分析的有关知识。

一、幅度取值

仅仅是我们日常接触的声音就已经是千差万别,足以传达不同的信息。不难想象,声波的时域波形必定是变幻莫测的,无论是平均声压还是声压峰-峰值,抑或是其他形式的瞬态幅值,都不能很好地反映声波传播过程中的总体能流。如同在考察交流电通过该电阻时的做功能力时,将交流电压与交流电流的乘积(功),用直流电通过该电阻时所做的功来等效表示,该直流等效电压或等效电流的值就是该交流电压或电流的有效值;在考察声压时也采用有效值表示。除非特别说明,声压一般都是指声压有效值(图1-11)。

有效值用数学公式表示,就是对声压函数取平方后,在一定时间内(如为周期函数,则在一个周期 T 内)积分后取平均,再开方,故也称为均方根值(root mean square,RMS)。

$$P_{RMS} = \left((1/T) \int_0^T p^2 \, dt \right)^{1/2}$$

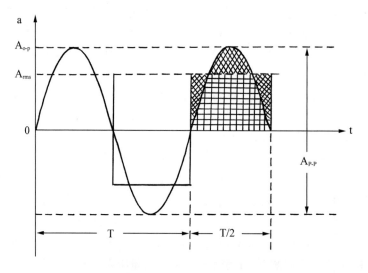

图 1-11　有效值与峰值

当然对某些特定的声信号而言,峰值也许是我们更关心的。不过下文有关声测量中的数值描述,除非特别说明,均为以均方根值表达的数值。

二、声的计量方法

(一)声级

人耳所能听到的声音的动态范围极大,引起听阈的最小声压为 $20\mu Pa$,引起痛觉的最小声压为 20Pa,相差 100 万倍,即 1g 与 1t 的质量之比;引起听阈的最小声强为 $10^{-12}W/m^2$,引起痛觉的最小声强为 $1W/m^2$,相差 1 万亿倍。显然,电声仪器很难设计出这样大范围的刻度,计数起来也不方便。若以某一绝对声强(声压)为基准,将声强(声压)的绝对值转化为与该基准声强(声压)的比值,则该比值称为声强(声压)的级,简称声级。

将声强的级取以 10 为底的对数,可将 1 万亿(10^{12})倍的差值范围转化为差值仅为 12 的对数计数,较为方便。

(二)对数

数学上的对数表达式 $x = \log_a^b$ 分为底数 a 和真数 b 两部分,表示底数连乘多少次能得到真数($a^x = b$)。底数 a 可以取 >0 的任意值,但声学等许多学科都选用以 10 作为底数的对数表达,称为常用对数,记为 $\lg^b = \log_{10}^b$。使用常用对数的方便之处在于,对数数值为几,其真数就可表示为数字 1 后面有多少个 0(表 1-2),也就是我们常说的多少个数量级。

表 1-2　级、对数、声强(声压)级的对应关系

级	对数	声强(W/m²)	声强级	对应关系	声压级	声压(µPa)
1:1	0	10^{-12}	0	→	0	$20(2 \times 10^1)$
10:1	1	10^{-11}	10		20	$200(2 \times 10^2)$
100:1	2	10^{-10}	20		40	$2000(2 \times 10^3)$
1000:1	3	10^{-9}	30		60	$20\ 000(2 \times 10^4)$
10 000:1	4	10^{-8}	40		80	$200\ 000(2 \times 10^5)$
100 000:1	5	10^{-7}	50		100	$2\ 000\ 000(2 \times 10^6)$
1 000 000:1	6	10^{-6}	60		120	$20\ 000\ 000(2 \times 10^7)$
10 000 000:1	7	10^{-5}	70		140	$200\ 000\ 000(2 \times 10^8)$
100 000 000:1	8	10^{-4}	80			
1 000 000 000:1	9	10^{-3}	90			
10 000 000 000:1	10	10^{-2}	100			
100 000 000 000:1	11	10^{-1}	110			
1 000 000 000 000:1	12	10^0	120			
10 000 000 000 000:1	13	10^1	130			
100 000 000 000 000:1	14	10^2	140			

依对数的运算法则,真数的乘除可以转化为对数值的加减:

$$\log_a(b_1b_2\cdots b_n)=\log_a b_1+\log_a b_2+\cdots+\log_a b_n$$

$$\log_a(b_1/b_2)=\log_a b_1-\log_a b_2$$

(三)分贝(dB)

将声强的级取以 10 为底的对数,可将 1 万亿(10^{12})倍的差值范围转化为差值仅为 12 的对数计数,计数单位为贝尔(Bell),较为方便。但以贝尔为计数单位又嫌分级过粗,因此以 1/10 贝尔,即分贝(decibel,dB)为计数单位。人耳所能感受的声强动态范围就大体转化为 0~120dB 的计数范围。

在声学计量上采用分贝的表示法,还有另外一个理由:美国科学家 Stevens 发现人耳对声音响度的感受也遵循对数变化的规律。声强每增减 10 倍,人耳所感受的声音响度增减 1 倍。分贝值能够大体上线性地表达人对声音响度的感受。

(四)声强级与声压级(SPL)

声强或声压级,只是一种概念,它只有在规定了基准声强(或声压)数值之后,才转变成一个专门的声学术语——声强级或声压级。

声场中某点的声压级,是指该点的声压 P 与基准声压 P_0 的比值,取以 10 为底的对数再乘以 20 的值。P_0 为基准声压,在空气中取人耳在 1000Hz 所能听到的最小声压 $20\mu Pa$,作为基准声压,在水中取 $1\mu Pa$ 为基准声压。数值以分贝(dB)表示,国际标准推荐用 L_p 代表声压级,但习惯上仍用英文缩写 SPL(sound pressure level)表示。

$$L_p=20\lg(P/P_0)$$

声场中某点的声强级,是指该点的声强 I 与基准声强 I_0 的比值,取以 10 为底的对数再乘以 10 的值。I_0 为基准声强,在空气中为 $10^{-12}\,W/m^2$。声强级记为 L_1,数值以分贝(dB)表示。

$$L_1=10\lg(I/I_0)$$

I_0 的取值可由公式 $I=P^2/\rho c$ 推算而来,$I_0=P_0^2/\rho c=(20\mu Pa)^2/415=(400\times10^{-12})/415\approx10^{-12}\,W/m^2$,所以可以推导

$$L_1=10\lg(I/I_0)=10\lg[(P^2/\rho c)/(P_0^2/\rho c)]=10\lg(P^2/P_0^2)=20\lg(P/P_0)=L_p$$

因此,尽管声压级和声强级在物理概念上是不同的,但在数值上却是一致的,在许多不太严格的情况下,对声音强度进行描述时两者是通用的。

(五)声强级表示的反平方定律

点声源发出的球面波的声能辐射遵循反平方定律:设点声源发出的能流(声功率)恒定为 P,距离声源 r_1、r_2 的两点的声强即为 $I_1=P/4\pi r_1^2$、$I_2=P/4\pi r_2^2$。其对应的声强级为 $L_{11}=10\lg(I_1/I_0)$、$L_{12}=10\lg(I_2/I_0)$,两点之间的声强级差为:

$$\Delta L_1=10\lg(I_1/I_0)-10\lg(I_2/I_0)=10\lg(I_1/I_2)=10\lg[(r_2/r_1)^2]=20\lg(r_2/r_1)$$

由上式可得出如下结论:对于自由声场中的球面波,离声源的距离每增加一个 10 倍数量级,声强级衰减 20dB;距离每增加 1 倍,声强级衰减 6dB。

对于柱面波声源,其某点的声强与该点离声源的距离成正比。按照与球面波类似的处理原则,可以得出如下结论:与声源轴心的距离每增加 10 倍,声强级衰减 10dB;距离每增加 1 倍,声强级衰减 3dB。

(六)多个声源总声强级的计算方法

若干个声源分别发声时,在某点的声强分别为 I_1、I_2、$I_3\cdots I_n$,声压分别为 P_1、P_2、$P_3\cdots P_n$。若各声源同时发声,则声音的强度应由各声源的声强而非声压相加而成。这是因为,声压的本质是压强,有正有负,两列声波在空间的不同位置上相遇,声压可能加强或削弱,所以不应以声压的有效值直接进行加减。声强则不同,其本质是能流密度,总为正值,可以以有效值进行叠加。多个点声源发出的声波,在某点的声强分别为 I_1、I_2、$I_3\cdots I_n$,则总声强为 $I=I_1+I_2+$

$I_3 + \cdots + I_n$。

换算成声强级，$L_1 = 10\lg(I_1/I_0)$；$L_2 = 10\lg(I_2/I_0)$；……$L_n = 10\lg(I_n/I_0)$，总声强级 $L_1 = 10\lg[(I_1 + I_2 + I_3 + \cdots + I_n)/I_0]$，若各声源的强度相等，

$$L_1 = 10\lg[(I_1 + I_2 + I_3 + \cdots + I_n)/I_0] = 10\lg(N \times I_1/I_0) = 10\lg(I_1/I_0) + 10\lg N = L_1 + 10\lg N$$

若两个声强相同的声源同时给声，声压级只增加 3dB。10 个这样的声源仅使声强级提高 10dB。

同理，运用分贝单位后，声级的放大与衰减可以转化为分贝值的加减。例如，声压振幅增大 10 倍，即声强增大 100 倍，则声强级增加 20dB；声压振幅衰减 100 倍，即声强衰减 10 000 倍，则声强级衰减 40dB。

（七）听力级

人耳对不同频率的声音的敏感度不同，要在各个频率上获得相同的响度或听阈，所需要的声级是不同的。

依据 GB/T 4854.9-2016《声学校准测听设备的基准零级　第 9 部分：确定基准听阈级的优选测试条件》，基准听阈级是由相当数量的一组 18－25 岁的正常年轻男女在隔声室内用不同类型的换能器对每个测听频率进行单耳或双耳的听阈测量，其在各频率刚能感觉到的声压级、力级的众数值或短时程信号及自由场与扩散场测听的平均听阈的声压级（dB SPL），即被规定为该频率的听力零级（0dB HL）。医生、听力工作者希望了解，患者的听力状态与正常人相比损失了多少，哪些频率区域出现了损失。若将听阈在各频率的数值作为基准，将各频率纯音的声压级表达为相对于正常人听阈的听力级，医生和听力师就可以一目了然地判断患者的听力比正常人损失了多少，这远比采用各频率纯音的声压级要简便得多。对不同类型的耳机（如压耳式耳机、插入式耳机、耳罩式耳机、骨振器）和声场测听用的扬声器发出的声信号，都

有一个特定的零级标准。

（八）各种分贝表示的含义

在使用分贝的概念时，应记住两个要点：①它应用了对数运算，因而是非线性的，不能直接进行分贝值的加减运算。②它涉及的"级"是一个比值，因而它是一个相对值，只有明确选用了作为"级"的基准值的量值，分贝值才能表述一个绝对值。在听力学范畴中，可以用来作为基准值的数据很多，因而往往在 dB 后添加后缀，以示区分。

1. dB SPL（sound pressure level）——声压级（也可表示为 L_p）　它基于物理学的基本概念，基准声压值为 $20\mu\text{Pa}$，适用于所有的声学测量。

2. dB HL（hearing level）——听力级　将 18－25 岁的耳科正常人的听阈曲线"拉直"，作为正常人纯音听阈的基准数值，患者与正常人在各频率上的听阈之差，就表达为纯音听力图上的听力级。

3. dB HTL（hearing threshold level）——听阈级　以听力级数值来表达的、高于某一个体听阈水平之上的声音强度（即以该个体的听阈水平作为基准）被描述为听阈级。

4. dB SL（sensantive level）——感觉级　是指听阈上多少分贝值。

5. dB nHL（normal hearing level）——正常听力级　对于除纯音之外的其他刺激声，尚缺乏国际统一的听力零级标准。虽然 GB/T 4854.6-2014《声学校准测听设备的基准零级　第 6 部分：短时程测试信号的基准听阈》，但仍然不能覆盖各类不同时窗的短时程信号。只好采用生物校准的方法，先测试出一组听力正常的年轻人对某类刺激声的听阈（以声压级表示），并将其视为该刺激声的正常听力级的"零"级，即 0 dB nHL。这是临床上普遍使用的一种方法。

6. dB nRL（normal response level）——正常反应级　与正常听力级相当，只不过正常听力级用于描述人的主观听觉阈值，而正

常反应级用于描述人或动物的客观反应阈值。

7. dB HL$_{Speech}$——言语听力级 言语信号是一个在强度和频率上都不断变化的信号,对其的测量一般多以声压级表示。受母语背景、字词难度、给声方式等因素的影响,人耳对不同测试条件下、不同言语材料的识别能力也不同。临床上,多用 TDH39 耳机输出双音节扬扬格词作为言语识别阈的测试材料,正常人的言语识别阈为 20±2dB SPL,以此作为言语声的基准计量等级。以此计量的言语声级称为言语听力级。需要特别注意的是,言语测试材料不同,给声方式不同,甚至扬声器的频响和方位角不同,言语听力级都会不同。因此好的言语测听材料在发布时应给出正常人在多种条件下的言语识别阈数值。

三、频谱分析

上文是以"幅度与时间"的函数关系来描述信号幅度随时间变化的过程,称为时域分析。但有时我们也关心构成声波的各频率成分及其幅度,也就是信号的频率特征。可以由频域分析,即以"幅度与频率"的函数关系来描述信号的频率组成。

(一)复合波

纯音,除了由音叉或电声设备正弦波发生器发出外,在现实生活中是不常见的。大多数声音都是由若干强度不同的频率成分,在特定的相位关系下组合在一起的。若合成波能每隔一定的时间间隔重复自身的波形,则称为周期性波;否则,则称为非周期性波。

简谐振动具有单一频率的正弦波振动形式,当该振动在媒质中传播时,声波具有单一频率,称为纯音。当两个或多个振动方向、传播方向相同的纯音叠加在一起的时候,就构成了复合波(图 1-12)。

1. 波的合成 若两个波的频率相同,其合成波仍是正弦波,合振幅决定于分振动的相位关系(图 1-13)。若两个波频率不同,其合成波的情况较为复杂(图 1-13)。

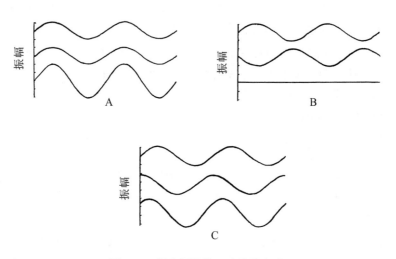

图 1-12 频率相同的正弦波的合成

A. 两个相位相同的正弦波的合成;B. 两个相位相反的正弦波的合成;
C. 相位差 90°的两个正弦波的合成。

(摘自 Essentials of Audiology,p18. 图 1-10)

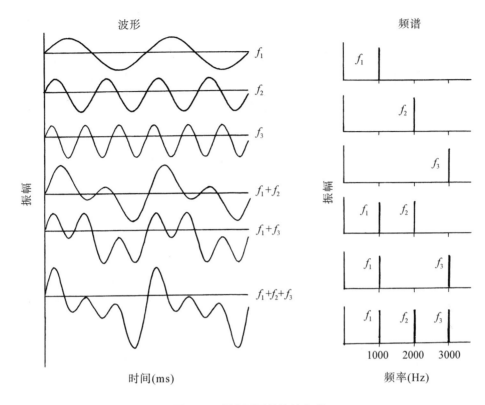

图 1-13　频率不同的波的合成

（摘自 Essentials of Audiology, p19：图 1-11）

如两个分振动的振幅均为 A，f_1 和 f_2 较高且较为接近（如 80Hz 和 86Hz）即 $|f_1 - f_2| \ll (f_1 + f_2)$，则会出现一种称为拍（beat）的振动形式：合振动的频率等于 f_1 和 f_2 的平均值；合振动的振幅在 0 到 A 之间以 $f_2 - f_1$（假定 $f_2 > f_1$）的频率呈现周期性的变化。这两个分振动的频率之差 $f_2 - f_1$ 称为拍频（图 1-14）。

2. 周期性复合波　当两个或有限多个正弦波合成在一起时，合成波的振幅完全由各波在每一时刻的幅值的累加决定，最终的波形虽然不再是正弦波，但仍表现出周期性的特点。以图 1-14 为例，三个不同频率的正弦波 f_1、f_2、f_3（频率分别为 1000Hz、2000Hz、3000Hz）。下面的三个波形分别对应 $f_1 + f_2$、$f_2 + f_3$、$f_1 + f_2 + f_3$ 的合成波，它们仍每间隔一段时间重复自己的波

形。值得一提的是，合成波的周期仍与 f_1 的周期相同，在下文的基频与谐波中将予说明。

3. 非周期性波　非周期性波不能由多个正弦波合成，在时域波形上也不表现出周期性。瞬态噪声或随机噪声都是非周期性波。

（二）频谱分析

1. 傅立叶分析　法国数学家傅立叶（Fourier）首先提出，任何周期性函数都可以分解成几个直至无限个正弦函数之和，称为傅立叶级数（图 1-15）。该信号的周期所对应的频率 f_0，是各正弦信号中频率最低的，其余各正弦信号的频率均为 f_0 的整数倍。因此 f_0 称为基频，$2f_0$ 所对应的正弦信号称为二次谐波，$3f_0$ 所对应的正弦信号称为三次谐波……依此类推。

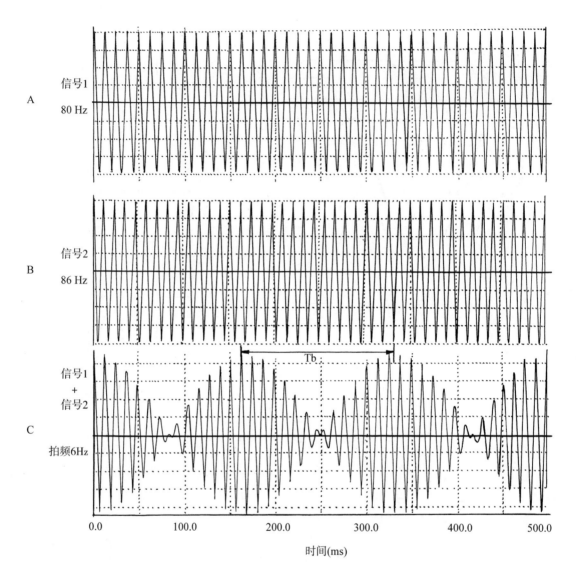

图 1-14　信号 1(80 Hz)(A)和信号 2(86 Hz)(B)的合振动波形(C),合振动振幅波动周期为 Tb,约为 166.7 ms,相当于 6 Hz。即拍频为 6 Hz

2. 复合声的频谱　运用傅立叶级数的原理,我们把周期性的时域函数的幅值和相位分量表示为频率的函数(频域)。借用于光谱的含义,其分布称为频谱。以频域表达信号时,二维直角坐标的横坐标轴代表频率,纵坐标轴表示信号幅度的有效值,它反映了各频率成分对总体功率的贡献大小。周期性变化的信号,各频率成分是离散的,间隔为 f_0,频谱为线状谱;谱线只出现在基频的整数倍

的频率上;谱线高度的总体趋势是随着谐波次数的增高而逐渐减小的。所以周期性信号的频谱表现出离散性、谐波性、收敛性 3 个特点。对于只有单一频率的正弦信号,其频谱只为一根谱线,称为纯音;而对于由若干个正弦信号构成的周期性信号,如乐音、嗓音等,频谱为几根谱线,称为周期性复合音。

日常所面临的大多数声音是非周期性信号,是不符合傅立叶级数展开条件的。不过

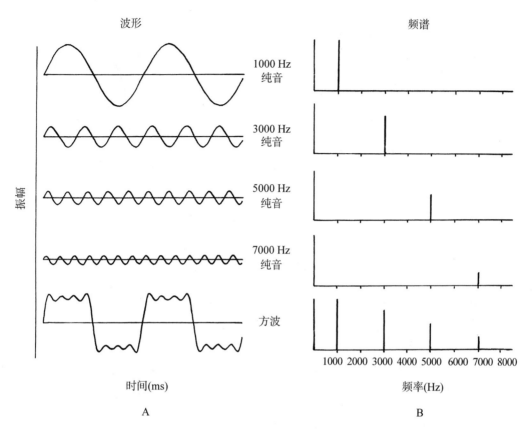

波形　　　　　　　　　　　　　　　　　　频谱

1000 Hz
纯音

3000 Hz
纯音

5000 Hz
纯音

7000 Hz
纯音

方波

时间(ms)　　　　　　　　　　　　　　　频率(Hz)

A　　　　　　　　　　　　　　　　　　B

图 1-15　周期性方波信号由各次谐波合成
A. 频率不同的正弦波,最下方为合成的方波;B. 各波对应的频谱。

由上面的讨论可知,非周期性信号可视为一个周期无限大的周期性信号,这样基频频率就无限小,信号频谱相邻谱线间的间隔也无限小,谱线无限密集,离散频谱就变成连续频谱,包含了从零到无穷大之间的一切频率。

(三)倍频程刻度

声学测量的另一个重要方面是对频率的量度。频率计量一般很少采用线性刻度,而多采用对数刻度,这与心理声学中人对音调的主观感受是一致的。另外在对数坐标上,人耳最敏感的频率 1000 Hz 也恰巧位于人听觉频率范围(20～20 000 Hz)的中部。如同声音的强度以分贝计量,对频率的计量我们一般采用倍频程(octave):频率每增加一倍,称为一个倍频程,在音乐上对应一个八度音

阶变化。

从听力学角度讲,频率跨度间的上下限频率之比等于 2 的多少次幂,该频率范围就有多少个倍频程。如频率从 f 至 $2f$ 为 1 个倍频程;从 f 至 $4f$ 为 2 个倍频程;从 f 至 $2^{1/3}f$ 为 1/3 个倍频程。

(四)滤波器

通过频谱分析了解了信号的频率组成,我们也可以通过各种不同频率响应的滤波器(filter)来对信号进行频谱处理,将不需要的频率成分滤除。滤波器按其频率响应(简称频响)可分为高通滤波器、低通滤波器和带通滤波器(图 1-16)。高通滤波器只允许某一频率以上的高频信号无衰减地通过滤波器;低通滤波器只允许某一频率以下的低频信号

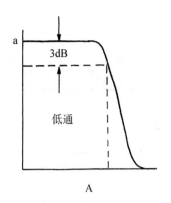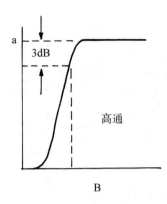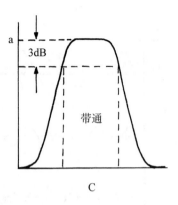

图 1-16　滤波器的截止频率和滤波斜率

无衰减地通过滤波器。将高通和低通滤波器组合可以形成带通或带阻滤波器。

在声学测量中最常用的是带通滤波器。其主要参数包括中心频率、带宽和品质因数 Q。带通滤波器可以看作是由高通和低通滤波器串联的结果。低通和高通滤波器的截止频率可作为带通的上限截止频率 f_2 和下限截止频率 f_1，两者之差就是滤波器的带宽。

在分析噪声的频谱特征或主要频率成分时，常以一组带通滤波器将整个音频范围划分成若干个通带。通带的划分可以采用等带宽、等百分比、等比带宽等几种形式。由于通带的不同划分，中心频率的计算也是不同的。

等带宽滤波器是指在任何频段上滤波通带的频率跨度都是固定的，其中心频率是上、下限截止频率的算术平均值，即

$$f_c = (f_1 + f_2)/2$$

等百分比带宽滤波器的中心频率是预先设定的，带宽是中心频率乘以某一固定的百分比，所以它的频带宽度随滤波通带的中心频率升高而增加。

等比带宽滤波器是指滤波器的上、下限截止频率之比为一个固定的常数，其中心频率是上、下限截止频率的几何平均值，即

$$f_c = (f_1 \times f_2)^{1/2}$$

当等比带宽滤波器上下限截止频率的比值为 2 或 2 的 1/2 幂、1/3 幂时，f_2 是 f_1 的倍频程或 1/2 个、1/3 个倍频程，所以这些滤波器就分别称为倍频程、1/2 倍频程、1/3 倍频程滤波器。

对于倍频程滤波器，$f_2 = 2f_1$，代入上式中，得 $f_1 = 2^{-1/2}f_c$，$f_2 = 2^{1/2}f_c$；若中心频率 $f_c = 1000\,\mathrm{Hz}$，则 $f_1 = 707\,\mathrm{Hz}$，$f_2 = 1414\,\mathrm{Hz}$。

对于 1/2 倍频程滤波器，$f_2 = 2^{1/2}f_1$，得 $f_1 = 2^{-1/4}f_c$，$f_2 = 2^{1/4}f_c$；若中心频率 $f_c = 1000\,\mathrm{Hz}$，则 $f_1 = 841\,\mathrm{Hz}$，$f_2 = 1189\,\mathrm{Hz}$。

对于 1/3 倍频程滤波器，$f_2 = 2^{1/3}f_1$，得 $f_1 = 2^{-1/6}f_c$，$f_2 = 2^{1/6}f_c$；若中心频率 $f_c = 1000\,\mathrm{Hz}$，则 $f_1 = 891\,\mathrm{Hz}$，$f_2 = 1122\,\mathrm{Hz}$。

对整个音频范围进行等比（倍频程）通带的划分时，有一套经国际标准化的标称值。对于 1/3 倍频程滤波器而言，它们是 16、20、25、31.5、40、50、63、80、100、125、160、200、250、315、400、500、630、800、1000、1250、1600、2000、2500、3150、4000、5000、6300、8000、10 000、12 500、16 000 Hz。

品质因数 Q 是描述滤波器频率选择性的参数，通常把中心频率 f_0 和带宽 B 之比称为滤波器的品质因数 Q。

（五）噪声

噪声的定义含心理学和物理学两层意思。从主观感受的角度来看，所有不希望的干扰声统称为噪声，更准确的描述应为噪音。

即使是优美的音乐,如果它干扰人们的睡眠或思考,也可认为是噪音。从物理学的角度看,一切不规则的或随机的声信号都称为噪声。在声学和听力科学中,噪声的定义更偏向于后者。

1. 白噪声与粉红噪声

(1)白噪声(white noise):是听觉研究中十分有用的一类噪声。如同光学中包含了各种波长的光是白光一样,白噪声的定义表明在较宽的频率范围(20～20 000Hz)内,各等带宽的频带所含噪声能量相等,即各频率的能量连续分布在频率的线性坐标中,白噪声的能量分布是均匀的,而在频率的对数坐标中,白噪声的能量呈 3dB/octave 直线递增。

(2)粉红噪声:是指在较宽的频率范围内,在各等比带宽的频带上测量时,频谱连续且均匀的噪声;若采用等带宽的滤波通带,即以线性频率刻度为横坐标,这时粉红噪声的频谱包络为每倍频程下降 3 dB 的斜线,低频成分能量较多。在光学中红光的频率较低,从白光的光谱中滤掉一些高频成分,光线即成粉红色。借用光学中的这一现象我们将上述噪声称为粉红噪声。

2. 窄带噪声 具有连续谱和恒定功率谱密度的白噪声,经过带通滤波器滤波后,就成为带通噪声,根据带宽的不同可分成宽带噪声和窄带噪声。滤波器有倍频程、1/2 倍频程、1/3 倍频程滤波器等。

如果把一个宽带噪声分成许多窄带,则宽带噪声的总能量可由各窄带噪声的能量相加而得到。单位带宽 1Hz 内的声强级记为 L_{pf}(level, per frequency)。若某白噪声的频谱宽度为 100～10 100Hz(BW=10 000Hz),总能量为 I,强度 L_{WN}=10lgI = 70dB SPL。白噪声的带宽 BW 为 10 000Hz,表明它由 10 000 个等能量的通带组成。因此,由定义应有

$$L_{pf} = 10lg(I/BW) = 10lgI - 10lgBW = 70 \text{ dB SPL} - 10lg10 000 = 30 \text{ dB SPL}。$$

可求得单位频率所携带能量 L_{pf}=30 dB SPL。若该白噪声经中心频率为 1000Hz 的倍频程滤波器滤波后,其带宽为 707Hz,则其能量为 $L_{pf} + 10lgBW = 30 + 10lg707 = 58.5$ dB SPL。

3. 言语噪声(speech noise) 是对白噪声进行特殊的滤波处理后获得的噪声信号,其频谱范围与言语相似。在临床上常常用来掩蔽言语信号。言语噪声在 100～1000Hz 之间为等能量,而在 1000～6000Hz 间每倍频程递减 12dB。根据对言语频谱的测量,言语噪声的频谱特征适合用于掩蔽言语信号。Byrnes 等在 1994 年测量了包括普通话和广东话在内的 12 种语音的长时程平均言语频谱(long-term average speech spectrum, LTASS),发现尽管男女声之间存在一定差别,但是 12 种语音的 LTASS 非常相似,有明显的带通特性,其在 200～500Hz 之间为等能量,200Hz 以下每倍频程递减约 20 dB,500Hz 以上每倍频程递减 4dB。

4. 脉冲噪声(impulse noise) 是指持续时间短促的噪声。枪、炮等武器发射、爆炸和工业中的气锤、冲床等发出的声音都属于脉冲声。通常把峰值压强超过 177dB SPL,持续时间较长的脉冲信号称作冲击波或压力波。

(六)信噪比

在一个发生、检查、测量或记录声学信号的电声学系统中,与信号存在与否无关的一切干扰,称为背景噪声。一般的噪声概念可以为紊乱、断续或统计上随机的振荡(可引申为在一定频段中任何不需要的干扰,如电波干扰,称为“电噪声”)或振动(不需要的声音,称为“声噪声”)。信号强度与噪声强度之比,称为信号-噪声比(signal-to-noise ratio, SNR),简称为信噪比。换算成 dB 表示,则为信号声级与噪声声级之差。

临床听力学研究中,特别是有关噪声下的言语识别以及声源定位能力等的研究中,有时会人为模拟某种环境噪声:如交通噪声、

餐馆噪声、多人交谈等。在怎样的信噪比条件下,患者能够正确识别语意或方位,往往是研究者最关心的问题。

四、心理声学

(一)响度与等响曲线

1. 响度　是人耳听觉对声音强弱属性的判断,它主要与声压有关,但也取决于声波的频率和瞬时波形。响度的单位为宋(sone)。响度也遵循对数变化规律。响度级的常用单位为方(phon)。1000Hz 纯音的声压级分贝值定义为响度级的方值,因此 40dB SPL、1000 Hz 纯音的响度级就是 40 方。对

于其他频率的声音,我们调节 1000 Hz 纯音的声压级,使它听起来与这声音一样响,这时 1000Hz 纯音的声压级分贝值,就是这声音的响度级方值(表 1-3)。

例如人耳对 100Hz 和 1000Hz 的纯音,在同一声压 0.02Pa 时,判断起来不是等响的,只有当 100Hz 的声压达 0.25Pa 时,和 1000Hz 的 0.02Pa 才等响,也就是说人耳对 1000Hz 的声音比对 100Hz 敏感,那么对每个不同频率的声音,其等响的声压级是多少?可得出一系列对应多个响度级的等响曲线,定义为在等响条件下,纯音频率和声压级之间关系曲线(图 1-17)。

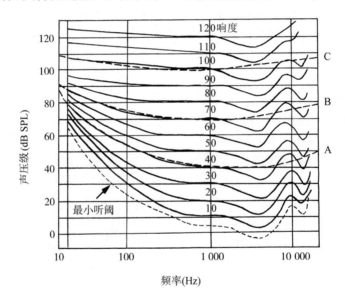

图 1-17　等响曲线

表 1-3　正常听力者在不同频率的听力零级声压级(dB SPL)

频率(Hz)	125	250	500	1000	1500	2000	3000	4000	6000	8000
dB SPL	45.5	25.5	11.5	7.0	6.5	9.0	10.0	9.5	15.5	13.0

2. 等响曲线　人耳听觉频率范围之内,一系列响度相等的纯音或噪声的声压级与频率之间的关系曲线族,称为等响曲线(equal loudness contour)。等响曲线是一组年龄在 18—25 岁之间的耳科正常人的双耳听觉的

统计值。获得等响曲线的前提是:听者要面对声源入射方向;当听者不在时,声场为平面自由行波;声场的声压级应在听者不在场时测得。

等响曲线中最下端的一条曲线为人耳在

各频率所能听到的最小强度,称为双耳声场最小可听阈曲线(minimum audible field, MAF)。在临床听力测试中,希望了解受试者的听力水平比耳科正常人损失了多少,所以往往将声场最小可听阈曲线作为基准零级,称为双耳听力零级(图1-12)。

由等响曲线组可知,人耳听觉对不同频率有不同的敏感度,而且这种敏感度的不同随着响度的增加而变得不那么显著,例如100方的等响曲线已经变得比较平直了。

(二)掩蔽

当同时听两个声音时,某一声音的强度足够高,可能会使另一个声音听不见。就好像房间里的灯光在日照充足的时候,你感觉不到它的存在;而只有在阴天或夜晚你才能感受到它的光亮。许多人都会有这种体验,在人声嘈杂的环境中,用原本正常的音量说话就会听不清楚,只有提高音量说话才可以。在心理声学中,一个声音的觉察阈由于另一个声音的干扰而提高的过程,就称为掩蔽(masking)。引入干扰的声音称为掩蔽声。

掩蔽声对被掩蔽声的掩蔽效应,取决于两者的频率和强度关系。当噪声掩蔽纯音时,只是一定频带宽度内的噪声能量起到了掩蔽作用,超出该频带范围的噪声能量不再有掩蔽效应,称为掩蔽的临界带宽。该临界频带以被掩蔽的纯音频率为中心,且只有当噪声中该临界带宽所携带的能量等于或大于该纯音的能量时,噪声才能将纯音掩蔽。当掩蔽噪声远大于纯音信号时,纯音听阈就会提高到掩蔽噪声的能量所对应的纯音强度水平。

临床纯音测听,常用带宽为1/3倍频程的窄带噪声作掩蔽信号,这是因为掩蔽所需的临界带宽稍窄,听起来接近纯音,患者常常会混淆了纯音和掩蔽噪声;而以纯音频率为中心频率的1/3倍频程噪声,宽度略>临界带宽,同样可以起到很好的掩蔽效果。

当然,白噪声也可以用作掩蔽声,但对纯音而言,窄带噪声的掩蔽效应显然会比白噪声好。这是因为,真正起掩蔽效应的是临界带宽内的声能量。假定要使非测试耳的纯音听阈提高到60dB HL,可以很容易推导出临界带宽内的声强级,并按照上文所述的方法,推算出噪声单位带宽(1Hz)的声级 L_{pf}。显然,掩蔽噪声的频带越宽,其总体噪声强度也越强。假如希望非测试耳的听阈被掩蔽到更高水平,则白噪声的强度很可能已达到最大输出而无法实现有效掩蔽。

如白噪声频宽为 $N=6$ kHz,窄带噪声带宽为 $N=200$ Hz,噪声单位带宽(1 Hz)的声级为 L_{pf},若窄带噪声的强度为 80 dB SPL,80 dB SPL $=L_{pf}+10$ lg 200,可求得 $L_{pf}=57.0$ dB SPL。若改用噪宽为 6kHz 的白噪声,要实现相同的掩蔽效果,则需 $L_{pf}+10$ lg $6000=57.0+37.8=94.8$ dB SPL。

在听觉诱发反应的测试中,常常使用短声等猝发声,其能量分布也多为宽频带频谱。所以在听觉诱发反应测试中,往往在健侧耳施加低于测试耳刺激声声强 40dB 的白噪声作为掩蔽噪声。对于短纯音等有一定频率特征的信号,是否应该施加其他类型噪声掩蔽,目前尚缺乏系统的研究。

五、听觉研究常用的声信号

声音兼具时域与频域特性,而耳蜗就是一个频率分辨精细、响应时间很短的有效的频谱分析仪。在分析听觉的频率和时间分辨机制时,理想的刺激声应是时域极短而频域又极窄的信号。当然,现实中的信号不可能同时兼备这两个极端条件。时程短的声音,其频谱必定宽,如脉宽趋近于无穷小的脉冲,其频谱成分无限宽;而频率成分简单的声音的时程必然长。听力学研究中常用的刺激声只能采取两者的折中,按实际需要而偏重其一。纯音和短声就是这样两类最常用的声信号。纯音侧重于频率成分的简单,而短声偏重于时程的短暂。

（一）纯音

若声信号为正弦或余弦函数，且延续无限长，则感觉上该信号应具有明确的"单一"音调感觉，其频谱为单根谱线，所以称为纯音。临床上用以了解患者各频率听敏度的听力图就是采用时程 1～1.5s 的正弦或余弦信号作为测试音，测听过程被称为纯音测听。

（二）短声

短声（click）由时程为 90～100μs 的矩形或正弦包络电脉冲输出到耳机或扬声器产生。上文对脉冲信号频谱的讨论表明，一切脉冲信号的脉宽与频宽成反比，时域变化较快的信号必定具有较宽的频带。所以电脉冲的脉宽甚窄，频谱甚宽，是一宽频带噪声。

但从耳机或扬声器发出的短声的时域特性来看，声学信号与电信号的波形有着很大的差别。主要原因是耳机或扬声器的频响范围有限，好像一个带通滤波器，将信号中极低和极高的频率滤除。另外耳机或扬声器还有自身的共振特性，在声谱上表现出一些共振峰（图 1-18B）。

短声的时间可短至数毫秒以内，其频谱范围很宽。短声的时间特性主要取决于耳机的瞬态响应特性，而不取决于冲击脉冲的宽窄。脉宽与脉冲幅度一起决定冲击能量的大小，并影响短声的强度。

如图 1-18A 所示，冲击脉冲的极性决定了耳机膜片的初始运动是内收还是外推，前者导致短声的初始相位为疏相，后者则产生密相初始相位。就听觉刺激而言，脉冲极性决定了鼓膜首先是被推进还是拉出，这两种相位在引发听觉系统电活动时有一定差异。在实践中应该注意同样极性的电脉冲在不同的扬声器或耳机可产生不同的初始相位。

滤过短声（filtered click）是由电脉冲经窄带滤波器滤波后，再冲击耳机产生的声音。经 1/3 倍频程滤波器滤波后，一般产生 6～7 个波，其振幅先逐渐增加后逐渐减少，波的周期与滤波器的中心频率相对应。短声以固定

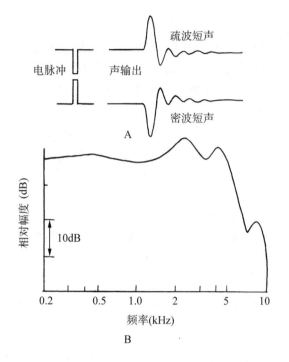

图 1-18　短声的电声学特性
A. 电脉冲和短声时域波形；B. 短声频谱。

速率重复出现，成为重复短声，表现出周期信号的特征，其频谱必为线状谱，不过其谱线的包络线仍符合单个脉冲的频谱特征。

（三）猝发声（tone burst）

1. **短纯音（tone burst）**　与纯音具有类似的音调感觉但时程仅为数十至上百毫秒的纯音段。其频谱已不再是单一谱线，有一定的宽度。短纯音因有一定的频率特征，同时又是瞬时信号，便于引起局部听神经纤维的同步放电，常用于听觉诱发电位的叠加记录，以了解听觉系统对该频率的听敏度。

2. **短音（tone pip）**　为周期数固定、外包络呈菱形的一段准正弦波，总的波形和频谱特征和滤波短声颇为相似（图 1-19）。

3. **时窗**　无论是短纯音还是短音，都可以看作是在一个时窗里对纯音的截取，其结果是获得一个具有一定外包络的纯音段（图 1-20）。其外包络的形状，称为时间窗函数（function of time window）。窗函数可以是矩

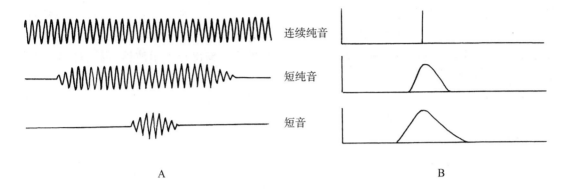

A   B

图 1-19　连续纯音、短纯音与短音
A. 信号波形；B. 相应信号的频谱。

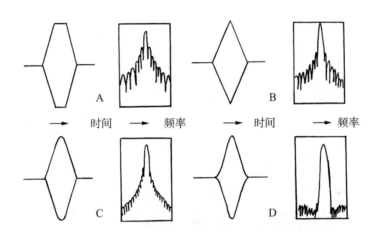

图 1-20　时窗函数截取短纯音产生的频谱
A. 梯形窗；B. 三角形窗（又称为 Bartlett 窗）；C. 升余弦窗
（Hanning 海宁窗）；D. 二阶升余弦时窗（Blackman 布莱克曼窗）。

形的，但大多数都是由一个平台期（plateau）和上升或下降时间（rising/fall time）构成。信号的频谱决定于时窗的时程和窗函数的类型。时窗的时程（主要是平台期）越长，信号频谱越窄（图 1-20）。

矩形的时窗有最好的瞬态特性，但在信号启动和终止时的瞬态畸变导致频率溅射（frequency splattering），使波谱成为一个由主瓣和几个旁瓣组成的连续谱，各瓣之间的低谷为谱零点（null）。谱零点对应的频率等于短纯音时程的倒数的整数倍。频率溅射使

信号频谱成分变得复杂，听起来也不像纯音。较长的上升或下降时间可以降低频率溅射。上升或下降段可以是线性函数，也可以是非线性函数。常用的非线性时窗有升余弦时窗（Hanning，海宁窗）、改良的升余弦时窗（Hamming，汉明窗）、二阶升余弦时窗（Blackman 布莱克曼窗）、凯塞（Kaiser）窗等，它们所产生的频谱各具特点。例如二阶升余弦时窗的频谱中其主瓣较宽，但主瓣与旁瓣之间的幅度差较大（图 1-20）。

在临床运用中获得准确的短声峰值声压

值非常重要。比如,在短潜伏期诱发电位的测量中,信号的瞬态特性在很大程度上直接影响刺激信号的效应。通常峰值声压级而不是平均声能对听觉电反应的影响更大。另一方面,短声的峰值声压决定于传声器的瞬态特性,后者即便是对同一型号的传声器也会有一定的"个体"差异,而且会因传声器的老化而改变。所有这些都要求对短声的峰值声压级作定期校准。如前所述,由于短声到达峰值的时间很短,普通声级计很难准确检测短声的峰值声压。一般采用所谓等效峰值声压。根据国际电工技术委员会(International Electrotechnical Commission,IEC)的定义,如果用相同的传声器,在相同的测试条件下,测量到的短声与某一个长时正弦纯音有相同的峰值声压,则该纯音的峰值声压就是短声的等效峰值声压。

由于响应时间常数的限制,一般声级计是不能直接读出等效峰值声压的。须将声级计的交流输出送到示波器,再测量出短声导致的交流输出信号的峰值。然后改用一正弦信号激励传声器,调节正弦信号使声级计的输出信号峰值与前面短声产生的峰值相等,此时声级计显示的正弦信号的声压就是短声的等效峰值声压。但也可用声级计上的峰值保持档测量短声的峰值声压级。

(四)调频与调幅声波

声音的调频、调幅、调相:因为频率、强度和相位是声音最基本的参数,用频率辨别阈(Δf)、强度辨别阈(ΔI)可较全面地反映听觉的基本辨别功能。图 1-21 示正弦波的调频、调幅波形。

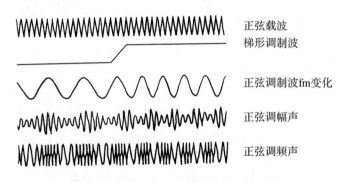

正弦载波
梯形调制波

正弦调制波fm变化

正弦调幅声

正弦调频声

图 1-21 正弦调制波频率的调频和调幅

六、听力设备校准

(一)声测量装置

声学测量的基本装置是声级计(sound level meter)。在信息技术广泛应用于声学测量之前,人们还陆续开发了测量放大器、电平记录仪、1/3 倍频程噪声分析仪、频谱分析仪等后续设备,构成了一个完整的声测量系统。随着信息处理技术的快速发展,许多声学数值都可以通过计算机软硬件很方便地获得。但声级计在整个声测量系统中的重要地位仍是不可撼动的。声级计作为一个简便实用的声学测量设备,也是临床听力学工作者需要掌握的。

声级计由传声器、前置放大器、衰减器、计权网络(滤波器)、检波电路和指示器等组成。声级计实际上是读出和记录声学信号的电量计(voltmeter),先由传声器将声波转化为相应的电信号,经前置放大器放大到一定的电平,由衰减器确定其合适的量程范围后,按照一定的响度计权曲线或滤波器设置,测量总体或特定频带的声强,并以选定的检波模式将声强值显示在指示器上。根据整机测量的灵敏度,20 世纪 60 年代将声级计分为普通声级计和精密声级计两类;20 世纪 70 年代后根据声级计的功能和精密度,又将其分为四型。下面就与听力设备有关的 I 型声级计作一概述。

听力设备校准常用 I 型声级计,属高精度声级计,其测量误差不允许超过±0.5dB。目前国际上较为通用的声级计有丹麦生产的 B&K 2250,美国 Quest Technology 生产的 2900 声级计等。在描述其功用时,须注意到它普遍采用一种传声器——电容传声器;两种检波模式——峰值和均方根值;三种时间计权——快(测量的时窗为 125ms)、慢(测量的时窗为 1000ms)和脉冲(测量的时窗为 35ms);四种频率计权——A 计权、C 计权、线性和全通;五种测量参数——声压级(SPL)、连续等效声压级(L_{eq})、声暴露级(SEL)、测试期间的最大声压级(Max)和最小声压级(Min)。同时还配有 1/3 倍频程或频带更窄的滤波器,以求得信号在各频带的能量分布。

1. 传声器 常音译为麦克风,它是将声信号转换为相应的电信号的电声换能器,其灵敏度和频率特性是声级计测量准确的重要的先决条件。根据换能原理及元件不同,传声器的发展曾经历过炭粒式、压电(晶体、陶瓷)式、电动(动圈)式、驻极体、电容(静电)等阶段。由于电容传声器具有宽而平直的频率特性、较高的敏感度、足够的动态范围、不受湿度和温度影响等优点,而成为声学测量中的首选。目前电容传声器已经实现了国际标准系列化,不同的使用条件下可以采用不同规格的传声器。电容麦克风的频率响应范围主要决定于其直径。标准化的电容麦克风一般有 1 英寸,1/2 英寸和 1/4 英寸几种。其平坦的频率响应可分别高达 10kHz、20kHz 和 100kHz。

当传声器的直径远小于声波波长时,散射效应可以忽略不计,而认为其电容传感器的膜片上有均匀的声压,此类传声器称为声压传声器,一般用于耳机校准或传声器校准的小腔,通常此类传声器的产品序号尾数一般为偶数,如 B&K 4144。

与此相对应的另一类传声器,尺寸可以稍大。例如直径 1 英寸的电容传声器,对于 1400Hz 以上的高频声波,散射效应逐渐显现,因而在设计传声器时就已对此做出了修正,此类传声器就是声场传声器,习惯上其产品序号的尾数一般为奇数,如 B&K 4145。在噪声测量、声场测量中应采用此种传声器。

2. 计权(weighting)网络 从上述等响曲线看,人耳对 1～4kHz 敏感,对更低频及更高频声的敏感度较差。因而 1～4kHz 区域的声信号对响度的贡献最大,比如人耳对 120dB SPL 的 1kHz 纯音有痛的感觉,但同样是 120dB SPL 的 20Hz 纯音,听起来却不太响。为了真正体现噪声中不同频率信号对总体响度的贡献"权重",在噪声测量中,会根据人耳等响曲线所确定的比例,对各频率声信号的实际声压进行"权衡",称为计权。不少噪声测量仪器内都设计了这种特殊的滤波器,称为计权网络。

由上述等响曲线组(图 1-12)可知,人耳听觉对不同频率的敏感度的差异随着响度的增加而变得不那么显著,100 方的等响曲线已经变得比较平坦。因而针对不同的测试声强度,设计了 A、B、C、D 四种常见的计权网络:A 计权声级是模拟人耳对 55dB SPL 以下低强度噪声的频率特性,B 计权声级是模拟人耳对 55～85dB SPL 的中等强度噪声的频率特性,C 计权声级是模拟人耳对 85dB SPL 以上的高强度噪声的频率特性。三者的主要差别是对噪声低频成分的衰减程度,A 衰减得最多,B 次之,C 最少。它们分别近似地模拟了 40 方、70 方、100 方三条等响曲线。A、B、C 三个计权曲线分别是这三条等响曲线以频率轴为中心的镜像曲线。由于 B、C 两条曲线表征人耳主观特性不明显,近年来已逐渐不用。D 计权是对噪度参量的模拟,专用于飞机噪声的测量。

(二)临床用声换能器

声换能器是将电信号转化为声信号的电-声换能装置。早期的听力检测使用音叉或人声,不需要换能器;而精确的听力检测必须通过换能器才能对声音的强度和频率进行准确无误的控制。在临床实践中最容易损坏的是声换能器,听力计的绝大多数偏差都可追溯到换能器的问题。所以临床所进行的校准也主要是围绕换能器进行的。听力学工作者应了解各种换能器的规格和保养事项,定期进行校准。

1. 耳机　听力计常用的耳机种类有下列三种。

(1)压耳式耳机:由头绷、压耳耳垫、耳机膜片等组成。Telephonics 公司出品的 TDH39、49/51 等系列耳机是目前临床听力计广为使用的耳机。压耳式耳机的频响范围较窄,仅适用于 125～8000Hz 的范围且不平坦。但因主要用于纯音听力计中纯音信号的传输,其频响性能足以胜任。压耳式耳机的其他缺点也是显而易见的:佩戴不好容易漏声并导致高频听阈的误差;头绷和耳垫的压力易使耳道塌陷;不适于短时程信号;双耳佩戴后的耳间衰减值较小容易引起交叉听力;堵耳效应明显等。

但尽管如此,由于过去 50 年来听力学的大量科研数据是用该系列压耳式耳机获得的,相当一部分研究成果已经变成国际标准,压耳式耳机已经成为听力计的标准换能器。中国国家标准 GB/T4854.1-2004、ANSI S3.6-2004 和 ISO389.1-1998 等,均对压耳式耳机每个部件的结构有明确和严格的要求。如常规使用的压耳耳垫 MX-41/AR 由橡胶制作,须通过 300Pa 压力和 24h 70℃高温的测试,其大小、长短、厚薄等各方面均严格按照标准来设计和生产。

压耳式耳机的头绷对耳朵施加的压力为 4～5N,其目的是为了使耳机更紧密地贴合

在耳朵上,避免漏声。因此进行耳机校准时,也要对耳机施加 5N 的力,使其紧密地扣合在仿真耳上。部分厂家还专门为儿童设计了儿童用的头绷。

(2)耳罩式耳机:基本结构与压耳式耳机相似,唯一不同的是压耳式耳机使用的是橡胶耳垫,而耳罩式耳机则用碗状的耳罩,将耳朵完全包住。主要目的是在测试时进一步降低环境噪声并使受试者佩戴舒适。但由于耳罩式耳机特殊的外形,它不能使用标准的耦合器进行校准,因此目前国内外关于听力计的各类标准还尚未将其纳入其中。

(3)插入式耳机:是近来普遍使用的另一种声换能器,它充分考虑到声学和人体工程学原理,将压(罩)在耳朵上的耳机简化成插入耳朵的海绵插头,已被国际标准确认。目前使用最多的有两种:美国 Etymotic Research 公司生产的 ER-3A 和美国 Aearo 公司生产的 EARtone-3A。通常由四部分组成:肩挂式换能器、声管、乳头状转接头和一次性海绵耳塞插头。声管长度约 240mm,内径 1.37mm。乳头状转接头的长度 11mm,标准内径 1.37mm。海绵耳塞插头有多种规格,但其导声管的标准长度为 23cm,内径约为 1.93mm。

借助先进的耳机设计和制作技术,插入式耳机的频响特性可以模拟 TDH 39 系列耳机,从而完全替代传统的压耳式耳机,只是由于一次性海绵耳塞的价格较高,在我国还未得到广泛应用。插入式耳机有很多优点:不需要沉重的头绷,尤其适宜儿童使用;使用舒适,可避免压耳式耳机造成的外耳道塌陷;海绵耳塞可降低环境噪声对测听结果的影响;双耳的耳间衰减可扩展到 70～80dB,可减少测听过程中的掩蔽环节。

2. 骨振器　骨导测听是临床测听中的重要环节,对于传导性耳聋的鉴别诊断有重要价值。所使用的换能器是骨振器,临床又称为骨导耳机。它依靠头绷的力量固定到人

颞骨的乳突部,把电振荡转换成机械振动,直接施加骨导刺激。常用的骨振器是 B-71 型骨振器,准确而可靠的方法是使用仿真乳突装置进行声学校准。

3. 扬声器 是将电能转换成为声能并在空气中辐射到远处的电声换能器。常用于声场环境下的小儿行为测听或言语测听等。长期以来由于缺乏统一的声场测试标准、无统一的测试信号和规范的测听声场环境或方法,声场测听一直没有得到普遍应用。近年来声场测听的校准参数和方法已得到标准化,但并未对扬声器的规格和技术指标作出规定。

扬声器的设计多种多样,但多采用电动式(纸盆)发声。纸盆的频响与其大小有关,纸盆越小,高频响应越好。音响设备制造商为追求高保真的音质及足够的频响范围,往往将大、中、小等多个纸盆集合在一个塔形结构中,分别传送低、中、高频的声音。但声场中与声源方位相关的测试往往要求扬声器与人耳的高度一致,不同高度的低、中、高频纸盆可能会引入一定的系统误差。加之临床使用的扬声器仅要求在 $250\sim6000Hz$ 具有平坦的频响曲线,所以临床所用的扬声器往往是单个纸盆的。

高频声波的波长很小,远小于扬声器本身的尺寸,按照衍射原理,可以视为一平面波源,声波只局限在某一方向上发射。为此要在扬声器表面蒙上一层网格绒线,高频声波就会被散射到各个方向去了。

(三)听力设备校准器具和方法

1. 用于听力计校准的声学耦合器和仿真耳 上文谈到,临床上的听力计校准主要为声换能器的校准。与纯音听力计及测听方法相关的国际标准对校准所用的器具和方法做了细化,其中对声学耦合器和仿真耳做了详细的说明。

(1)耦合腔:是可与声级计上的传声器相连,测试耳机(换能器)在其间所释放声能大小的标准化的声学计量装置。根据 IEC303、IEC126 或 ANSI S3.7 标准,耦合器由坚硬的非磁性材料制成不同容积的腔体,分别为 6ml、2ml。其中的 6ml 的耦合器模拟戴上压耳式耳机后耳廓及耳道内的容积;2ml 耦合器又分成四种不同接口类型,即 HA-1、HA-2、HA-3 和 HA-4,用于耦合各种形式的助听器或其他一些借助声管传声的装置,如插入式耳机。

耦合器腔壁坚硬,不能完全代表人耳,无法模拟人耳外耳道壁的柔软弹性和摩擦阻力所造成的阻抗,它只在较小的频率范围内相当于人耳的阻抗。但由于它结构简单且性能稳定,便于复制及标准化,至今仍得到广泛的应用。助听器出厂时的技术指标仍多采用 2ml 耦合器获得。

(2)仿真耳和堵耳模拟器:耦合器不仅有太过简单化的缺点,也无法对压耳式耳机、助听器耳模及插入式耳机海绵耳塞与外耳道之间的缝隙所造成的声漏做出有效的模拟,因此人们又设计了仿真耳,所模拟的 $100Hz\sim10kHz$ 范围内鼓膜上的声压已经比较接近人耳实际情况。耦合器仅是一机械腔体,仿真耳则包括耦合器、电容传声器和其他相关配件,是一套完整的用于测试换能器的装置(图 1-22)。

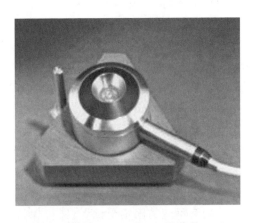

图 1-22 符合 ANSI NBS-9A 规范的 B & K 4152 仿真耳

根据仿真的情况不同,又分为 IEC 60318 或 ANSI NBS9-A 耳模拟器(也称仿真耳,artificial ear)和 IEC711 堵耳模拟器(occluded-ear simulator)。IEC60318 耳模拟器中配接了 1/2 英寸的电容传声器,ANSI NBS9-A 耳模拟器中配接了 1 英寸的电容传声器,均采用 6ml 耦合器,模拟戴上压耳式耳机后耳廓及耳道的容积,主要用于 TDH 系列耳机的校准。IEC711 堵耳模拟器采用 2ml 耦合器,模拟耳塞(助听器耳模)末端到人耳鼓膜之间的耳道特性,主要用于插入式耳机和助听器的校准。

(3)仿真乳突:是一种精密的机械耦合器,仿照人的乳突的机械阻抗特征制造。不仅起到将骨振器机械耦合的作用,更重要的是将振动能转化成声波,从而通过声级计加以测量和分析。目前丹麦 B&K 公司和美国 Larson Davis 公司均可生产仿真乳突。

与仿真耳一样,仿真乳突在模拟人耳乳突的阻抗、形状和其他生物特性上都存在着较大的困难。迄今为止,国际上的许多标准化组织和机构仍没有对仿真乳突的制作和使用形成统一的认识,仅能提供部分参考值,如 IEC373(1990)、ISO 398-3(1994)、ANSI S3.6 及我国的 GB/T4854.3(1998)。

(4)KEMAR:人体的头颅和躯干都会使声波产生绕射、散射等干扰,上述耦合腔均未考虑这些因素。美国学者 Burkhard 统计了 4000 多例成人的人体数据,加拿大学者 Shaw 积累了外耳道尺寸的数据。在此基础上,1975 年美国 Knowles 与 Burkhard 提出一个人体模拟装置,习惯叫 KEMAR,为 Knowles electronics manikin for acoustical research(声学研究用诺雷斯电子公司人体模型)的缩写。KEMAR 的优点是:①可作为尺寸始终不变的固定受试者;②可保持同一方式反复放置;③不受疲劳时间的限制;④堵塞耳道与开放耳道的所有声压均可在鼓膜上测量;⑤采用统计平均尺寸的模特

儿,并可更换不同耳翼结构,以研究外耳尺寸的影响。

使用 KEMAR 可在消声室中进行耳机或助听器等的声源方位研究(图 1-23),与真人佩戴时的测量结果十分接近。IEC 959 标准就将 KEMAR 规定为在助听器声场测量时用来模拟人头与躯干的标准件,并对测量时的几何参考位置、声入射的掠射角及仰角等作了规定。

2. 电反应测听设备的校准 听觉诱发电位测试(电反应测听)是临床上经常使用的电生理测试,涉及信号源、换能器和信号处理等,须进行严格的校准后方能使用。

临床上最具实际意义的校准内容是有关声刺激强度的校准,这是因为许多临床检查的结果都与刺激强度密切相关。刺激声可由各类电声换能器给出,一般有三种:压耳式耳机(常规型号为 TDH39 或 TDH49/51。一般认为 TDH49 耳机要比 TDH39 更合适,因为 TDH49 在 1~4kHz 范围内的频响曲线更为平坦,适合高频和宽频谱的短时程刺激声)、插入式耳机(常规型号为 ER-1、ER-2、ER-3A 和 EARtone3A)和骨振器(常规型号为 B-71)。校准这些换能器的方法与校准听力计的方法一样,常规使用耦合器和声级计,较全面的校准可能还涉及频谱分析仪、测量放大器等设备。

声强的校准是听觉诱发电位测试中的重要部分,至今还没有统一的国际标准,各个机构使用不同的校准方法。目前美国国家标准委员会组建了一个有关听觉诱发电位测试和校准的相关标准制度的工作组,编号为 S3.72 小组。目前,共有声压级法、峰值等效声压级法、听力级法、正常听力级法四种校准听觉诱发电位刺激声强度的方法。前两种方法是客观的、需要较复杂的设备;后两种方法是通过基于正常人听阈而获得校准值的主观方法。下面简要介绍这 4 种方法。

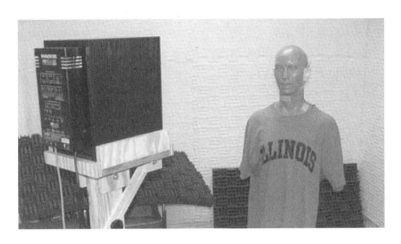

图 1-23 KEMAR 人体模型

（1）峰值声压级法（dB sound pressure level）：其标识是 dB peak SPL 或 dB SPL。这是目前校准短时程刺激信号比较可靠和准确的客观方法。使用峰值声压级校准所需的设备和校准听力计时所需的设备一致，即需要一个功能完备的声级计，具有能测试瞬间脉冲信号的能力。测试方法是将听觉诱发电位所使用的换能器（通常是 TDH49 耳机或插入式耳机），分别用 6ml 耦合器或 2ml 堵耳模拟器与声级计相连。由诱发电位仪给声，记录声级计所显示的峰值声压级。

（2）峰值等效声压级法（dB peak equivalent sound pressure level）：其标识是 dB peSPL。使用这种方法来校准不仅仅需要一个功能齐全的声级计，同时还需要一台示波器。将诱发电位仪所使用的换能器与 6ml 耦合器或 2ml 堵耳模拟器相连，再将声级计的交流电平输出端连接到示波器。先在示波器上观察刺激声的波形，测出其峰-峰值的振幅。然后再给出一个连续纯音信号（正弦波），慢慢调节纯音信号的声强使其振幅与听觉诱发电位仪的刺激声信号的振幅相等。读出并记录声级计所显示的纯音信号的声压级，并以此来等效听觉诱发电位仪所发出的短时程信号的强度，因此该方法被称为峰值

等效声压级法。

（3）听力级法：其标识是 dB HL。这种校准方法是以 GB/T4854.6－2014《声学校准测听设备的基准零级 第 6 部分：短时程测试信号的基准听阈》为基准，按照不同类型耳机的听力零级标准，对电反应测听仪的刺激声进行校准。所使用的设备与校准其他听力计一样。需要说明的是，由于电反应测听所使用的多为短时程信号且种类繁多，目前有关听力级的零级标准并不能完全适应对电反应测听仪校准的要求。

（4）正常听力级法（dB normal hearing level）：其标识是 dB nHL。这种校准方法类似于纯音听力计校准中使用的生理校准方法。根据每个医院电反应测听仪的设备设置和测试环境特点，用听觉诱发反应测试出一组听力正常的年轻人对各类刺激声达到正常听阈时的刺激强度，那么此时的刺激声的声强便是正常听力级的"零"级，视为 0dB nHL。这是临床上普遍使用的一种方法。使用短声作为刺激声时，0dB nHL 相当于 35～40dB SPL。

由于听觉诱发电位测试设备比较复杂，除了校准刺激声的强度外，还需要校准其他测试参数，如放大器的增益、刺激声的重复

率、时程和极性等。这些校准须使用较复杂的电声学设备和专业知识,对校准人员的要求较高。通常一次全面、深入、系统的校准需要1～2d的工作时间,也需要更多的校准设备。这里不做过多介绍。

3.校准所依据的标准 听力计是国家计量法规定的强制检定的工作计量器具。对于任何新购置的、尚在使用但经过修理或更换耳机的听力计,都应该按照国家制定的听力计检定规程进行校准。

(1)与测听有关的国际标准和国家标准:听力计标准是规范听力计技术特性和校准程序的最重要的文件之一。世界上最有影响的标准化组织,如国际标准化组织(International Standardization Organization,ISO)、国际电工技术委员会(International Electrotechnical Commission,IEC)、美国国家标准局(American National Standards Institute,ANSI)都先后颁布和修订过多个与测听有关的标准。每个国家也参照相关国际标准,出台了一系列国家标准。我国主要借鉴IEC和ISO标准,构建了我国的标准体系。

值得一提的是,ANSI标准虽然是美国标准,但许多国际的标准体系主要借鉴了ANSI体系。国内目前使用的某些听力设备也出产于美国,均按ANSI标准生产和检定,厂家提供的校准说明和步骤也是按ANSI标准制订的。随着全球技术革新的不断深化,在世界范围内推行统一的听力设备校准标准已是大势所趋。正如美国国家标准局在ANSI S3.6-1996的引言中提到的:"ANSI尽一切努力使其标准与IEC和ISO确定的标准一致。"在最新修订的ANSI S3.6-2004中有关纯音听阈、骨导和声场的内容已与现行ISO兼容。

听力计标准的形成实际上代表了听力计技术的发展。新技术的不断涌现使得现有标准不断更新、扩展,对听力计的各项技术指标的要求更加严格;同时还确认和颁布了插入式耳机和声场测听的基准等效阈声压级。插入式耳机的材料、物理结构、校准方法和耦合器的使用也得到了规范。表1-4列出了国际上关于测听方法的现行标准名录。

表1-4 现行国际标准与国家标准的对照表

国际标准	名称	国家标准
ANSI S3.6-2004	Specification for Audiometers	
IEC 60645 Audiometers	Part 1(2001)Pure Tone Audiometers	GB/T 7341.1-2010 纯音听力计
	Part 2(1993)Equipment for speech audiometry	GB/T 7341.2-1998 语言测听设备
	Part 3(2020)Test signals of short duration	GB/T 7341.3-1998 用于测听与神经耳科的短持续听觉测试信号(注:标准正在修订中,新的标准名称为"短时程测试信号")
	Part 4(1994)Equipment for extended high frequency audiometry	GB/T 7341.4－1998 延伸高频测听的设备
	Part 5(2004)Instruments for the measurement of aural acoustic impedance/admittance	GB/T 7341.5-2018 耳声阻抗/导纳的测量仪器

国际标准	名称	国家标准
ISO 389	ISO389.1(1998) Reference equivalent threshold sound pressure level for pure tones and supra-aural earphones	GB/T 4854.1-2004 压耳式耳机纯音基准等效阈声压级
	ISO389.2(1994)Reference equivalent threshold sound pressure level for pure tones and insert earphones	GB/T 16402-1996 插入式耳机纯音的基准等效阈声压级
	ISO389.3(2016)Reference equivalent threshold vibratory force levels for pure tones and bone vibrators	GB/T 4854.3-2022 骨振器纯音基准等效阈振动力级
	ISO389.4(1994)Reference levels for narrow-band masking noise	GB/T 4854.4-1999 窄带掩蔽噪声的基准级
	ISO389.5(2006) Reference equivalent threshold sound pressure levels for pure tone in the frequency range 8kHz to 16kHz.	GB/T 4854.5-2008 8～16kHz 频率范围纯音基准等效阈声压级
	ISO389.6(2007) Reference hearing threshold levels for test signals of short duration	GB/T 4854.6-2014 短时程测试信号的基准听阈
	ISO389.7(2005)Reference threshold of hearing under free-field and diffuse-field listening conditions	GB/T 4854.7-2008 自由场与扩散场测听的基准听阈
	ISO389.8(2004)Reference equivalent threshold sound pressure levels for pure tone and circumaural earphones	GB/T 4854.8-2007 耳罩式耳机纯音基准等效阈声压级
	ISO389.9(2009)Preferred test conditions for the determination of reference hearing threshold levels	GB/T 4854.9-2016 确定基准听阈级的优选测试条件

（2）测听所允许的环境噪声级：ISO 8253-1:1989、ANSI S3.1 等国际标准还规定了测听时（频率范围为 250～8000Hz）所允许的环境噪声的最大值。针对耳机、骨振器及扬声器等不同的换能器，所允许的环境噪声的最大值也有所不同（表 1-5）。

表 1-5　ISO 8253-1:1989 规定的以 1/3 倍频程通带计量的最大环境噪声(dB)

中心频率(Hz)	125	250	500	630	800	1000	1250	1600	2000	2500	3150	4000	5000	6300	8000
骨导或声场	28	13	8	8	7	7	7	8	8	6	4	2	4	9	15
耳机	51	37	18	18	20	23	25	27	30	32	34	36	35	34	33

（郁　昕）

参 考 文 献

[1] 马大猷.现代声学理论基础.北京:科学出版
社,2004.

[2] 杜功焕,朱哲民,龚秀芬.声学基础(第 3 版).
南京:南京大学出版社,2012.

[3] 姜泗长,顾瑞.临床听力学.北京:北京医科大
学中国协和医科大学联合出版社,1999.

[4] 梁之安.听觉感受和辨别的神经机制.上海:上
海科技教育出版社,1999.

[5] 马大猷,沈壕.声学手册.北京:科学出版
社,1983.

[6] 张绍栋.噪声与振动测量技术手册.成都:电子
科技大学出版社,2023.

[7] 吴胜举,张明铎.声学测量原理与方法.北京:
科学出版社,2014.

[8] Durrant JD,Lovrinic JH. Bases of hearing sci-
ence. 3rd ed. Willams & Wilkins. Baltimore,
MD 21202,1995.

[9] Haughton PM. Acoustics for audiologists. Ac-
ademic Press,Orlando,FL,2002.

[10] Speaks CE. Introduction to sound:aoustics for
the hearing and speech sciences. 2nd ed. Singu-
lar Publishing Group. San Diego, alifornia
92105-91197,1996.

第2章　听觉系统的解剖及生理学基础

对听觉系统的解剖结构和生理机制的了解是正确理解和掌握各种听觉诱发反应的测试方法及其临床应用的必要前提。由于本书的重点是听觉诱发反应的原理、方法和应用，因此本章仅简要介绍相关的听觉系统解剖和生理的基本知识，详尽的听觉系统解剖和生理的阐述可参阅其他专著。出于知识完整性的考虑，也简要介绍听觉研究的简史及有关的经典学说。

第一节　听觉研究的历史及听觉生理学的经典学说

一般认为对听觉系统的研究始于16世纪中叶，但实际上人们对听觉的认识远比这早得多。西方最早在公元前4—前5世纪就有关于对听觉机制推测的记载，当时已认识到听觉与空气的扰动有关。公元2世纪，Galen描述了外耳、中耳腔和听神经的解剖。

16世纪中叶开始出现一系列耳解剖研究。1543年，Vesalius发现了中耳的听骨链，Eustachius发现了咽鼓管，Fallopius发现了包括耳蜗在内的骨迷路。1566年，Coiter出版了第1本关于听觉的专著，详述了声音如何从外耳经过中耳和耳蜗传到听神经。1683年，du Verney注意到耳蜗内的基膜宽度的变化，提出听觉共振学说的雏形。1760年，Cotugno发现耳蜗中充满液体。

听觉系统实质性的研究和听觉理论的提出始于公元19世纪。由于显微镜技术的改进，人们能够开始观察和研究耳的微细结构。Corti描述了耳蜗内的许多微细结构，他最重要的贡献是发现了耳蜗内的听觉感受器官——螺旋器，即我们现在所熟知的柯蒂器（organ of Corti）。他当时将螺旋器描述为由许多听觉小棒组成的结构，认为这些听觉小棒可以构成一套频率调谐振荡器。不久，Deiters根据他的解剖研究结果对柯蒂器的描述进行了修正，即Corti描述的"听觉小棒"实际上应该是拱状结构。这些发现及物理声学的发展导致了后来听觉共振理论的形成。

在19世纪下半叶出现的多种听觉学说中，有两种学说占据了主导地位，一种是Helmholtz的"共振-部位学说"（resonance-place theory），另一种是Rutherford的"频率学说"（frequency theory）。

一、共振-部位学说

1863年，Helmholtz首次提出共振-部位学说，经多次修改，于1877年完成。共振-部位学说是听觉研究历史上第一个较为完整的系统听觉理论，尽管在现在看来有许多是不正确的，但在当时可以解释许多听觉现象。"共振-部位学说"的要点如下。

1. 跨越蜗管的基膜横向纤维从蜗底到蜗顶由短到长排列，这些纤维构成了一套调谐振荡器，决定了耳蜗不同部位不同的共振频率。

2. 顶部的纤维较长，因而共振频率较低；底部的纤维较短，共振频率因而较高。

3. 基膜横向纤维有一定张力，而沿基膜纵向不存在张力，因此纤维的振动是相互独立的。

4. 特定的声音频率导致特定部位的耳

蜗纤维振动,沿耳蜗基膜纵向的受刺激部位形成频率编码。而声音的强度决定了调谐振荡器的振动幅度,形成强度编码,决定了神经冲动的强度。

二、频率学说

1886年,由Rutherford提出频率学说。该学说完全反对共振和部位机制,认为任何频率的声音都能引起基膜所有部位的振动,然后引起听神经不同形式的兴奋,将听觉信息传输到大脑而引起听觉。该理论认为耳蜗作为听觉外周器官其作用只是将声音刺激传送到听神经,而对声信号进行分析、编码的部位在听神经,每一条听神经纤维都能够自发地对声音的频率、强度和形式进行编码。声音的频率以神经冲动发放率进行编码,神经冲动发放率完全跟随声音的频率,比如,10 000 Hz的纯音将引起10 000次/s的神经冲动发放。该学说唯一接受Helmholtz的理论的部分就是也认为声音强度的感受是由神经冲动的强度决定的。现在知道,这个学说基本上是错误的。

进入20世纪后,随着神经生理学的发展,到20世纪20年代为止上述两个学说都得到较大的修正。到了20世纪上半叶,出现了两个重要的听觉生理学说,即Békèsy的"行波学说"和Wever的"频率-部位学说"。

三、行波学说

1928年,von Békèsy提出了"行波学说"的雏形,其后经过30多年对耳蜗基膜振动的观察研究,在其1960年出版的经典专著《听觉实验》一书中对行波学说进行了详尽而系统的描述。Békèsy的行波学说是听觉研究领域具有划时代意义的杰作,其发现为声刺激时基膜振动以波动的形式从底回向顶回传播,即"行波"(traveling wave)。Békèsy认为耳蜗的工作原理类似于空间傅立叶变换器,即沿基膜纵向存在特定的频率-部位关系。

在行波传播过程中,行波的振幅逐渐增大,到达最大值之后很快衰减,最大振幅出现的部位取决于声音频率:高频声引起的振动峰位于耳蜗基底部,而低频声引起的振动峰则趋向于蜗顶。行波学说实际上是部位学说的发展。尽管当时观察到的基膜振动调谐远远不如听神经反应敏锐,但这种差异缘于当时所用的耳蜗是"死耳",记录技术也不够精密灵敏。近年的研究已证实,听觉灵敏度保持完好的耳蜗的基膜振动调谐能够与听神经反应的调谐一样敏锐,因此行波学说至今仍然是现代耳蜗听觉生理学的理论基础。

四、频率-部位学说

由于Békèsy的行波学说并未阐述基膜振动与听神经冲动之间的关系,以及声音频率编码的神经机制,显然是个很大的缺陷。Wever根据大量的实验研究结果,于1949年提出"频率-部位学说"。该学说认为对低频至中频声,频率机制起主导作用;对高频声,部位机制起主导作用。以后随着对听神经单纤维电生理研究的发展,人们逐渐认识到听神经冲动的发放率与声音频率并没有这一学说中的频率机制所预见的关系,因此该学说的频率机制已被摒弃。

Békèsy和Wever对听觉生理学的贡献还不止于此,Wever于20世纪30年代发现的耳蜗微音器电位(cochlear microphonics,CM)和Békèsy于20世纪50年代发现的耳蜗内电位(endocochlear potential,EP),都是堪称划时代意义的重要发现。对上述电位以及听神经复合动作电位、总和电位的研究使人们对耳蜗电生理活动有了深入的认识,并导致了"电池学说"的产生。

五、电池学说

1958年,David提出了阐述耳蜗电生理活动的"电池学说"。他认为,位于耳蜗中阶外侧壁的血管纹的作用类似于电池,产生耳蜗内电位,该直流正电位(＋80 mV)与毛细胞内的负电位一起形成了跨越毛细胞顶部的电动势能,这一电动势是驱动毛细胞感受器电位产生的动力。毛细胞顶部有纤毛的表皮板可能存在着一个能为声波所调制的可变电阻,跨越毛细胞顶部的电动势能驱使电流经此可变电阻,再穿越毛细胞,从而产生由声波调制的感受器电位。这一学说在后来的发展中不断得到补充,至今仍指导着我们对耳蜗听觉机制的认识和研究。

六、听觉电生理

听觉电生理的研究始于 20 世纪 30 年代,在 20 世纪中期进入了一个快速发展的时期,除了上述耳蜗电位的研究,从 20 世纪 50—70 年代对听神经单纤维功能活动的研究扩展和深化了对听觉电生理的认识,也成为听觉系统单个神经元功能特征与信息编码机制研究的开端。江渊声(Nelson Kiang)对听神经单纤维电生理的研究至今仍是经典之作。Russell(1978)和 Dallos(1982)分别成功地记录到了内毛细胞和外毛细胞的感受器电位。随后,膜片钳技术在毛细胞电生理上应用,使人们对耳蜗听觉上皮电生理的研究和认识深入到了细胞和分子水平。同时,听觉诱发电位也开始应用于临床听觉功能客观测试,尤其是 70 年代计算机叠加技术的应用,使听觉诱发电位测试技术日趋成熟、广为使用。

七、耳蜗放大器学说

1978 年,Kemp 报道的耳声发射现象开启了听觉生理研究的新纪元,引发了耳蜗生理研究的新一轮热潮,导致了耳蜗主动机制的发现和"耳蜗放大器"学说的诞生。在耳声发射发现之后,Davis(1983)归纳了当时的实验发现,提出了"耳蜗放大器"学说,随之 Brownell(1985)发现了 OHC 的主动运动现象,为耳蜗主动机制的存在提供了直接证据。现在,"耳蜗放大器学说"成为耳蜗听觉生理最为流行的学说,与"行波学说"和"电池学说"一起成为现代耳蜗听觉生理的基本理论基础。由于耳声发射在反映耳蜗 OHC 功能方面的独特意义及其测试方法的无创性,很快就广泛应用于临床,当然这也得益于信号处理技术的成熟和计算机的普及。

八、听觉中枢神经系统的解剖和生理研究

听觉中枢神经系统的解剖和生理研究不像耳蜗的研究那样"轰轰烈烈",但也经历了相当长时间的积累。对听觉中枢主要传导通路的构成、各个核团中各种神经元的解剖特征、核团内及核团间神经元之间的网络联系已有比较清楚的了解;对各中枢核团神经元处理简单听觉信息的活动和机制已有较多的了解,但对听觉中枢处理复杂听觉信息的活动,包括言语信号的编码处理的了解还非常有限。

第二节　外耳和中耳的结构与功能

听觉系统的外周器官由外耳、中耳和内耳组成(图 2-1)。外耳和中耳分别起集声和传声的作用,而内耳则感受声信号并形成神经冲动。

一、外　耳

外耳由耳廓和外耳道组成,主要起集声作用。耳廓以软骨为支架,被覆皮肤,借韧带

和肌肉附着于头颅两侧。大多数人的耳廓不能运动,但有些低等动物的耳廓能够转动,以提高集声能力。人类耳廓的形状很不规则,但大体上呈浅漏斗状或喇叭状,这使得耳廓能够放大频率在 1500 Hz 至 7000 Hz 之间的声音。人类耳廓对声音放大的主要结构是耳甲腔,该处对 5300 Hz 声音的放大作用最强,可达到 9 dB(图 2-2)。一般情况下声源

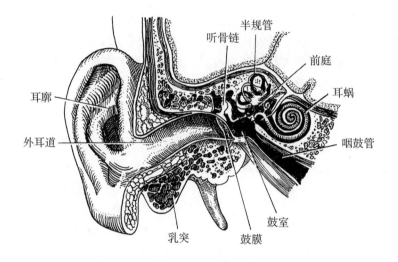

图 2-1 外耳、中耳和内耳的解剖及相互关系

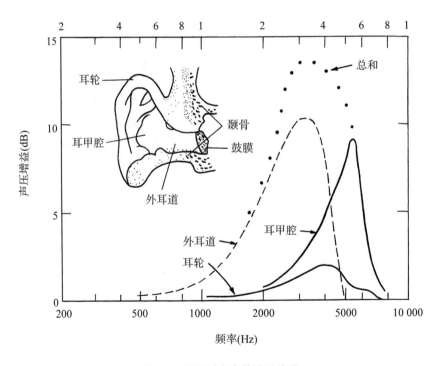

图 2-2 外耳对声音的增压作用

在头颅前方与头颅正中矢状面成 45°时,耳廓的集声作用最大。对于不在中线的声源,声音到达双耳的强度和相位有差异,耳廓的放大增益也不同,从而提供了声源空间定位所需的信息。

声音经耳廓初步滤波和放大后,进入外耳道。外耳道为一长为 2.5～3.5 cm 的弯曲管道,直径约 0.8 cm,起自耳甲腔,向内略偏前下走行,内端被一个有一定弹性和张力的膜性结构——鼓膜所封闭。外耳道的外 1/3

为软骨部,内 2/3 为骨部,表面由皮肤所覆盖。从声学的角度看,外耳道这样一个一端封闭的盲管相当于声学共振器,对波长为外耳道长度 4 倍的声音有共振作用,根据公式:波长＝速度/频率,可算出共振频率为 3310 Hz。由于外耳道并非一个完全刚硬的管道,鼓膜也有一定弹性,部分声能量会被吸收,因此外耳道的共振调谐很宽,可达 3 个多倍频程,其共振峰在 3310 Hz 左右,该处的放大增益约为 10 dB(图 2-2)。外耳对声音的放大增益为耳廓和外耳道的增益之和,可达 15 dB 左右。

二、中　耳

(一)结构特点

中耳介于外耳道与内耳之间,外侧借鼓膜与外耳道相隔,内侧与内耳相邻(图 2-1)。人类的中耳由鼓室、咽鼓管、鼓窦和乳突 4 部分组成。

1. **鼓室**　是中耳最主要的结构,为不规则的含气腔,容积约 2 ml,其外侧壁是鼓膜,内侧壁的主要部分鼓岬是耳蜗底转向鼓室的隆起,有卵圆窗和圆窗,分别是耳蜗的前庭阶和鼓阶的开口,但由膜性结构封闭。鼓室内有由三块听小骨构成的听骨链,连接鼓膜和卵圆窗;还有两条中耳肌附着于听骨链。

2. **咽鼓管**　鼓室的前壁有咽鼓管开口,咽鼓管向内略偏前下走行,另一端开口于鼻咽部侧壁,其作用是通过其瞬间开放使鼓室与外界保持气压平衡。鼓室的后上壁有鼓窦开口,经鼓窦与乳突气房相通。

3. **鼓膜**　是具有一定弹性和张力的半透明膜性结构,呈椭圆形漏斗状,漏斗的尖端向内。人类鼓膜高约 9 mm,宽约 8 mm,面积约 69 mm²,厚度仅 0.1 mm。鼓膜的主要部分富有张力,称为"紧张部",由中间的纤维层和内、外的上皮质构成。鼓膜上部有一小部分区域比较松软,没有纤维层,为"松弛部"。

4. **听骨链**　由三块听小骨依次相连构成链状关系,连接鼓膜和卵圆窗。三块听小骨从外向内依次为锤骨、砧骨和镫骨,因其形状得名,其总的重量不到 60 mg,是人体最小、最轻的骨骼。锤骨柄附着于鼓膜紧张部,锤骨头与砧骨体形成锤砧关节;砧骨长突伸向后下,与锤骨柄略平行,其末端与镫骨头形成砧镫关节。镫骨的形状极似马镫,由头、颈、前后足弓和镫骨底板构成,镫骨底板嵌入卵圆窗,其边缘有环状韧带封闭该窗。

5. **中耳肌**　中耳腔有两条小肌肉,分别是镫骨肌和鼓膜张肌。镫骨肌是人体最小的肌肉,长约 6.3 mm,横截面积约 4.9 mm²,其肌腹完全包埋于鼓室后壁的锥隆起,仅其肌腱向前伸出附着于镫骨颈后方。镫骨肌受面神经支配,其收缩使镫骨向后外移动。鼓膜张肌起自咽鼓管软骨部和蝶骨大翼,经鼓膜张肌半管进入鼓室,其肌腱附着于鼓室内侧壁上部的匙突并在该处继续向外走行附着于锤骨颈内侧。鼓膜张肌受三叉神经下颌支的分支支配,其收缩使鼓膜内移。听神经在脑干与支配上述中耳肌的神经形成反射弧,当声音过强时,通过反射弧使中耳肌收缩,将鼓膜和听骨链拉紧,降低传入内耳的声音能量,从而保护听力。

(二)功能特点

鼓膜是一个相当好的声音接收器,外耳道非常微小的声压变化就可引起鼓膜的振动。鼓膜各处的振动形式和幅度并不一致,比较复杂,但起主要作用的是紧张部,紧张部的振动通过锤骨柄带动了整个听骨链的振动,最后由镫骨直接推动耳蜗前庭阶的外淋巴液,引起耳蜗内的液波振动。镫骨的振动并非简单的活塞运动,而是与声压和频率有关,在 70 dB SPL 以下声强、2500 Hz 以下频率时,镫骨底板呈一维振动;但声强在 70 dB SPL 以上、频率在 2500 Hz 以上时,镫骨底板呈复杂的三维振动。

中耳在听觉中的作用是将外界的声音传递到内耳。内耳充满液体（淋巴液），当声音从低阻抗的空气传到高阻抗的液体时，由于阻抗不匹配，大部分声能将在这两种介质的界面上被反射而损失掉，大约相当于衰减30 dB。中耳的作用就是对声能的传递起阻抗匹配作用，使声波从空气中传到内耳淋巴液时的能量损失减少到最低程度。

（三）阻抗匹配作用机制

目前认为中耳的阻抗匹配作用主要通过3种机制，可使中耳总的增压效应达到大约44.2倍，相当于33 dB，可以弥补因阻抗不匹配导致的声能传递损失。

1. 面积比机制　鼓膜面积大于镫骨底板面积，两者相差17倍，在声音从面积较大的鼓膜传递到面积较小的镫骨底板时，由于面积效应，使压强增加17倍，约相当于25 dB的增益。

2. 听骨链杠杆机制　听骨链是一个杠杆装置，由于锤骨柄与砧骨长突的长度比为1.3，因此听骨链的杠杆作用使声压增加1.3倍，相当于2.3 dB的增益。

3. 鼓膜圆锥形杠杆机制　鼓膜的圆锥形或漏斗状形状使鼓膜与锤骨柄之间形成杠杆关系，因此鼓膜的振动幅度大于锤骨柄的振动幅度，可使声压增大2倍。

第三节　耳蜗的结构与功能

一、大体结构

内耳由负责感受声音的耳蜗和负责感受位置及运动觉的前庭器官组成。耳蜗形状似蜗牛，由螺旋形管道围绕蜗轴盘旋数圈（转）而成（图2-3）。人类耳蜗有2.5～2.75转，全长约35 mm，蜗底到蜗尖的高度约5 mm。从蜗轴伸出至螺旋形管道的骨片也随管道螺旋形盘旋，称为骨螺旋板，其宽度约占管径的2/3，其游离缘与螺旋管外侧壁之间为一富有纤维的膜性结构，称基膜。从横断面看骨螺旋板与基膜一起将耳蜗螺旋管分成上下两个腔，上面的腔由外侧壁一斜行向蜗轴的膜性结构（前庭膜）再分隔为两个腔。因此，耳蜗螺旋管从横断面看由上而下分为前庭阶、中阶、鼓阶三个腔。中阶的横断面近似三角形，上边为前庭膜，下边为基膜，外侧壁为血管纹。从整体看中阶为一膜性管状结构，称为蜗管。前庭阶向蜗底止于卵圆窗，鼓阶向蜗底止于圆窗，两者在耳蜗顶部经蜗孔相通。前庭阶和鼓阶充满外淋巴，其成分与细胞外液相似。中阶充满内淋巴，其成分与细胞内液相似。由于蜗管为一盲管，故中阶与前庭阶和鼓阶均不相通。

中阶是耳蜗最重要的部分，外周听觉感受器——耳蜗螺旋器（Corti器）就位于中阶内。中阶上边的前庭膜仅由两层细胞构成，即面向前庭阶的间皮细胞和面向中阶的上皮细胞，两者之间仅有一层基膜。前庭膜的主要功能是分隔内、外淋巴。另外，它在声学上几乎是透明的，声波可以无阻碍地通过前庭膜。中阶下边的基膜是一个十分重要的结构，主要由横行纤维和上皮细胞构成，Corti器就坐落在基膜上，因此从耳蜗机械学的角度看基膜与Corti器密不可分，有时将它们合称为"蜗隔"（cochlear partition）。基膜在底端较窄，宽度仅0.08 mm，向蜗顶逐渐变宽，在接近蜗顶末端处最宽，为0.5 mm。从蜗底到蜗顶，基膜的劲度也逐渐降低，而质量逐渐增大，整个蜗隔的劲度和质量也呈相似的梯度变化。中阶外侧壁的血管纹由边缘细胞、中间细胞和基底细胞组成，该处有独特的离子转运及生电机制，使内淋巴维持体内独一无二的高钾和直流正电位（80 mV）。

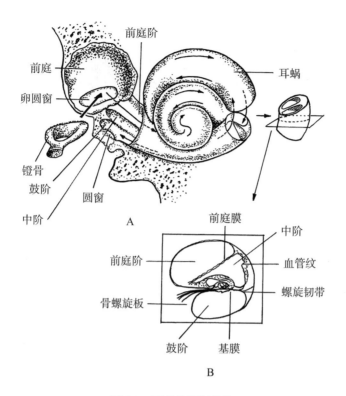

前庭阶

前庭

耳蜗

卵圆窗

镫骨

鼓阶

圆窗

中阶

A

前庭膜

中阶

前庭阶

血管纹

螺旋韧带

骨螺旋板

鼓阶 基膜

B

图 2-3 耳蜗的解剖结构

二、耳蜗螺旋器

耳蜗螺旋器(Corti 器)是耳蜗内感受声音的器官,坐落在基膜上,由感觉上皮(毛细胞)和支持细胞及其他一些附属结构组成(图2-4)。由支持细胞中的内柱细胞和外柱细胞在基膜上形成 Corti 器的机械支架,内柱细胞和外柱细胞的顶端紧密连接,体部斜行分开坐落于基膜上,与基膜一起形成切面呈三角形的管道,称为 Corti 隧道,毛细胞和其他支持细胞附于 Corti 隧道的两侧。Corti 器有 1 排内毛细胞和 3 排外毛细胞,后者在顶转可多达 5 排。人类耳蜗约有 15 000 个毛细胞,其中内毛细胞有 3000～3500 个,外毛细胞有 9000 ～ 12 000 个。内毛细胞位于 Corti 隧道的内侧,其底部被内指细胞所包绕和支托。外毛细胞位于 Corti 隧道的外侧,每一个外毛细胞底部有相应的外指细胞

(Deiter 细胞)支托。外指细胞顶部有指状突向外上方斜行延伸,末端伸展形成小皮板,与外柱细胞的表皮板一起在外毛细胞表皮板的平面形成网状板,网状板与外毛细胞顶端侧面形成对水和离子均不通透的紧密连接。外毛细胞和外指细胞的外侧为高柱状的 Hensen 细胞。在 Corti 器上面,有一胶质和纤维混合而成的结构,称为盖膜,发自螺旋缘的前庭唇,向外伸展覆盖 Corti 器。盖膜除了在外毛细胞外侧与 Corti 器表面疏松接触之外,还与外毛细胞上最长的感觉纤毛紧密接触,因此盖膜与网状板之间的相对运动将会引起纤毛偏斜(图 2-5)。至于内毛细胞的纤毛是否与盖膜接触,目前尚不明了了。

与基膜沿耳蜗纵轴的宽度变化相应,Corti 器的大小也从耳蜗底端到顶端逐渐增大,表现为横切面上的宽度增宽,高度增高。网状板与基膜之间的角度也逐渐变化,在耳

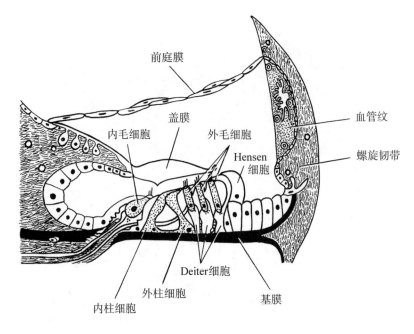

图 2-4　Corti 器的显微结构示意图

蜗底端两者基本相互平行，随着 Corti 器向蜗顶方向盘旋，Corti 器外侧高度增加越来越多，使网状板逐渐向蜗轴倾斜。随着 Corti 器形态的上述变化，外毛细胞从底转到顶转逐渐增大变长，向基膜的倾斜度也越来越大（图 2-5）。因此，从耳蜗底端到顶端，蜗隔的劲度逐渐降低，质量逐渐增大，这是耳蜗对声音频率选择性的机械学基础。

毛细胞为短柱状细胞，因其顶端有数排静纤毛而得名。毛细胞通过其顶端的纤毛感受声音的机械刺激。内毛细胞呈烧瓶状，其胞核位于细胞中部，其他细胞器相对集中在细胞上部（图 2-6）。内毛细胞富含管泡内质网、线粒体和高尔基器，提示其高度活跃的代谢活动。其顶部有一厚而致密的表皮板，纤毛就根植于表皮板上。内毛细胞的纤毛有 40～60 根，排成 2～4 排，从上面看成弧形排列。

外毛细胞呈圆柱状，其胞核位于细胞底部，胞内有高度发达的内质网系统，其内质网在结构上与肌细胞的肌浆网有些相似（图 2-7）。胞内也富含线粒体，其分布相对集中于

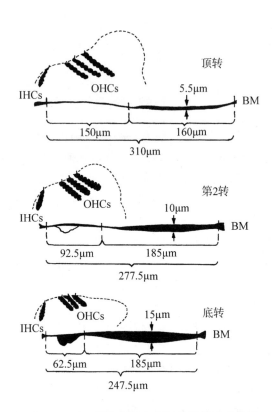

图 2-5　Corti 器和基膜在耳蜗各转的形态差异

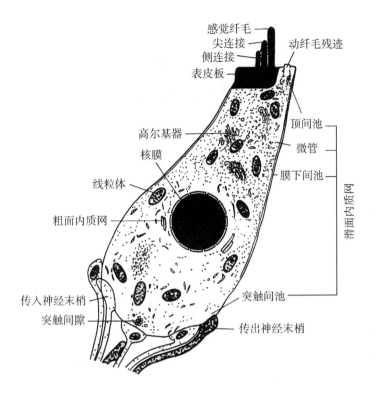

图 2-6　内毛细胞超微结构

细胞两端。外毛细胞的纤毛也根植于表皮板上，有 100～150 根，排成 3～4 排，从上面看成 W 形排列。外毛细胞侧壁有独特的三层结构，与外毛细胞独特的伸缩能力有关。侧壁最外层是细胞质膜，其上镶嵌有高密度的蛋白颗粒。中间层是由数种粗细不同的微丝构成的网状结构，称为皮质网格。最内层是膜下间池，为 1～2 层平行排列的膜性囊状结构。

三、耳蜗的神经联系

耳蜗由传入和传出神经系统支配。

(一)传入神经

元胞体位于蜗轴的螺旋神经节。人类螺旋神经节神经元数目约 30 000 个，90%～95% 为 I 型神经元，其余为 II 型神经元(图 2-8)。

I 型神经元：为含髓鞘的双极细胞，其树突与内毛细胞底部形成突触联系，其轴突即为听神经，经内听道进入脑干，投射到耳蜗核。每个 I 型神经元只与一个内毛细胞形成突触联系，而每个内毛细胞有多达 10～30 个 I 型神经元的树突与之联系。

II 型神经元：为不含髓鞘的假单极细胞，其大部分(90%)与外毛细胞形成突触，这些无髓鞘纤维穿越内毛细胞下方，经 Corti 隧道底部到达外毛细胞底部，每一条纤维可与多达 10 个外毛细胞形成突触。II 型神经元向中枢的投射路径尚不清楚。

(二)传出神经

其神经元位于脑干的上橄榄复合体，发出有髓鞘和无髓鞘的神经纤维分布于毛细胞，因此耳蜗传出神经称"橄榄耳蜗束"或"橄榄耳蜗系统"。耳蜗传出神经可分为两套，一套为有髓鞘的"内侧橄榄耳蜗束(MOC)"，另一套为无髓鞘的"外侧橄榄耳蜗束(LOC)"(图 2-9)。

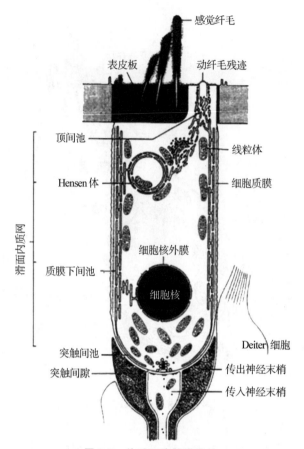

图 2-7　外毛细胞超微结构

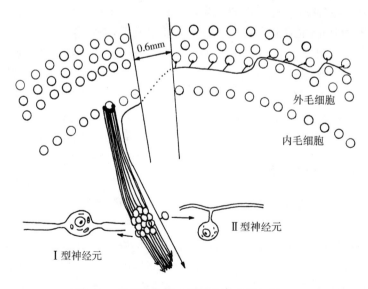

图 2-8　耳蜗传入神经与毛细胞的神经联系

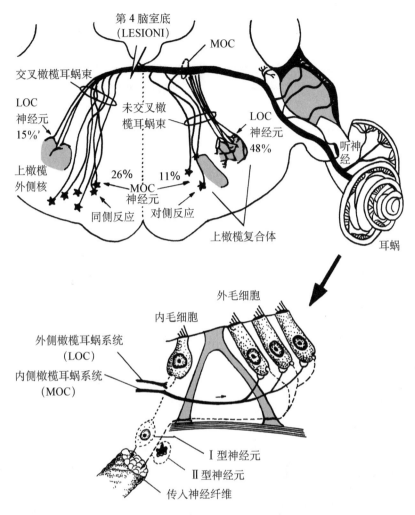

图 2-9　耳蜗传出神经及其与毛细胞的神经联系

1. 内侧橄榄耳蜗系统（MOC）的神经纤维从上橄榄复合体发出后，大部分经第 4 脑室底越过中线到对侧，投射到对侧耳蜗。因此内侧橄榄耳蜗系统又称为"交叉橄榄耳蜗束"。在耳蜗从骨螺旋板穿出后，经 Corti 隧道中部到达外毛细胞底部形成突触。

2. 外侧橄榄耳蜗系统（LOC）的神经纤维主要投射到同侧的耳蜗，与内毛细胞底部的Ⅰ型传入神经末梢形成突触。

因此，内毛细胞主要与传入神经联系，而外毛细胞主要为传出神经支配。这与两种毛细胞的功能有关。

四、耳蜗的听觉生理

听觉过程可以简要概括为下列环节：机械→电→化学→神经冲动→中枢信息处理。耳蜗的听觉过程包括了从机械到神经冲动的环节，是决定听敏度的关键。如果耳蜗这个听觉系统外周感受器官无法提供精细的频率、强度、相位、时间等信息，中枢对听觉信息的一系列精细处理就无从谈起。

（一）声波在耳蜗中的传播

声波在耳蜗中的传播是一系列复杂的内耳淋巴液流体力学和蜗隔组织细胞机械运动

的物理过程,研究这一过程的专门学科为"耳蜗机械学"。Békèsy 的"行波学说"是耳蜗机械学乃至现代耳蜗听觉生理的基本理论基础。根据行波学说,能有效刺激 Corti 器的声能量在耳蜗中的传播是以基膜振动行波的形式进行的。

1. 行波学说及耳蜗内行波的特性 声波撞击鼓膜引起的振动经中耳听骨链传至卵圆窗,引起蜗内液体和蜗隔结构的运动,并将蜗内液体推向圆窗,从而引发基膜上的振动波;该振动波始于耳蜗基底部然后传向耳蜗顶端,形成行波(图 2-10)。Békèsy 认为耳蜗的工作原理类似于空间傅立叶变换器,即沿基膜纵向存在特定的频率-部位关系。Békèsy 行波学说的要点可以归纳如下。

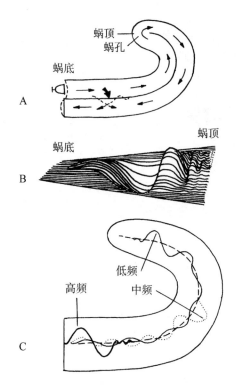

图 2-10 声波在耳蜗内的传播及基膜行波
A. 蜗管内压力的传播;B. 基膜行波的立体模式;C. 高、中、低频声引起的基膜振动。

(1)声刺激引起的镫骨振动通过淋巴液引起基膜的位移振动,这种振动以行波的形式从蜗底传向蜗顶。

(2)对于某一个频率的振动来说,基膜的振动幅度随着行波从基底端向蜗顶移行而逐渐增大并在某一部位达到最大值,之后很快衰减消失,从而形成一个不对称的包络(图2-11)。

(3)最大振幅出现的部位及行波的距离取决于刺激声频率:低频声引起的行波行经较长的距离而在近蜗顶处达到高峰;而高频声只引起较短程行波,在靠近基底端达到高峰(图 2-12)。

(4)行波的传播速度远远低于声波在水中传播的速度。行波的速度从蜗底向蜗顶逐渐减慢,蜗隔振动的相位也随行波的距离发生变化,波长也逐渐变短,不过,振动的频率在蜗内各处保持不变。

(5)基膜调谐曲线在低频侧平缓,在高频侧较陡(图 2-12),提示基膜的作用相当于一个低通滤波器。

2. 耳蜗的被动机械特性与行波的形成 在耳蜗听觉细胞功能丧失的情况下行波依然存在,说明行波是耳蜗组织结构和液体"被动"机械特性(质量、劲度和阻尼)的表现。关于行波形成的物理学基础,多数从事数学模型研究的学者认为与平面波形成的机制相似。在平面波,当能量输入时,能量借由液体运动惯性沿水平方向随波被动传输,重力在垂直方向上提供复原的力。被动耳蜗行波与此相似,不过复原力来自蜗隔的劲度(包括来自基膜及相关结构如柯蒂器和盖膜的劲度)。惯性力包括两种成分:一种来自蜗隔的质量,另一种来自蜗液的质量。但是被动耳蜗内行波与水面波有两方面的不同:①蜗内行波总是从底端向顶端传播,而平面波则从波源向各方向呈放射状播散。②蜗内行波与其在蜗内传播的距离有特定关系,在传播过程中其振幅逐渐增大,到达最大值之后很快下降,波

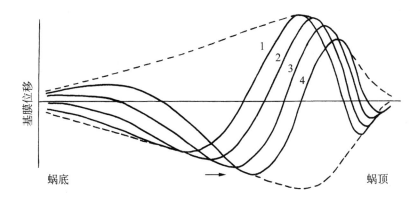

图 2-11　基膜行波包络

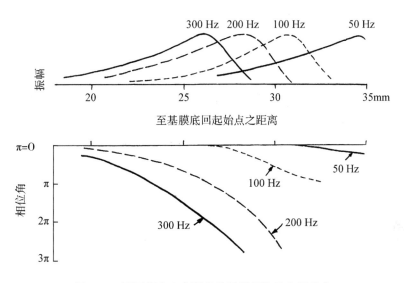

图 2-12　不同频率声音引起的基膜行波的空间分布

峰的位置取决于刺激声频率。这些不同主要是由从蜗底到蜗顶蜗隔劲度和质量的梯度变化造成的。

在行波向蜗顶传播的过程中,由被动机械特性决定的蜗隔振动反应的过程如下(图2-13)。

(1)蜗隔振动幅度取决于导纳的大小和蜗隔两侧的压力差。从耳蜗基底端向顶端直到振动峰,蜗隔的导纳逐渐增大,于是行波振幅逐渐增大(图 2-13 A)。

(2)在近共振点处,振动到达峰值。但越接近共振点,行波速度越慢,这时阻尼效应使

振幅降低,蜗隔两侧的压力差也因之开始减小(图 2-13 B),振动的最大振幅因而在最大导纳点靠基底侧(图 2-13 C)。

(3)过了共振点,蜗隔振动变为质量限制性。要使行波继续进行下去,需要蜗隔劲度和蜗液质量之间的相互作用。但由于在此处劲度已不起主导作用,行波无法继续进行下去,于是迅速衰减消失,整个顶回区的运动相位一致,相位曲线出现平坦区(图 2-13 D)。

(4)在劲度限制性和质量限制性相等而相位相反的部位出现共振。由于对不同频率

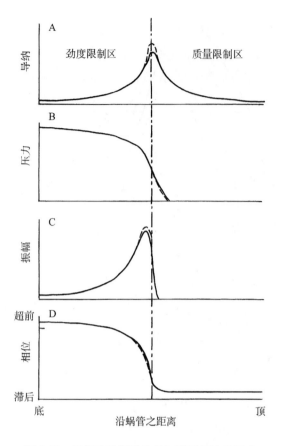

图 2-13　耳蜗被动机械特性与基膜行波的形成

声刺激,惯性力与劲度相匹配的部位不同,使共振点依刺激频率而沿蜗管纵向分布。

（5）在共振点附近,振动幅度受蜗隔的阻尼或摩擦力限制,如果阻尼减小,导纳函数峰值就会变大,行波振幅也增大并且调谐变得尖锐(图中虚线)。

Békèsy 所观察到的基膜行波,实际上是由上述被动机械特性决定的不灵敏耳蜗的机械振动反应,其反应的灵敏度和调谐的尖锐度与正常耳蜗相差甚远。但由上述被动机械特性所决定的基膜行波是灵敏耳蜗正常工作的基础。下文将要介绍,耳蜗并非如过去一直认为的仅仅是个单纯的机械-生物电换能器,Corti 器内存在的对声音的主动处理过程("主动机制")使基膜振动能够达到与听神经反应一样的灵敏度和尖锐调谐。

（二）毛细胞对声音的感受和处理

1. 蜗管内的生化及电环境　耳蜗被前庭膜和基膜分为前庭阶、中阶和鼓阶。前庭阶和鼓阶充满外淋巴,其成分与细胞外液相似。而中阶充满内淋巴,其成分与细胞内液相似。Corti 器的毛细胞是声音的感受上皮。毛细胞的顶面及其上的纤毛浸浴在高钾、低钠的内淋巴中,而毛细胞的体部则浸浴在低钾、高钠的与外淋巴液相似的 Corti 器细胞外液中。此外,中阶内淋巴有一个由血管纹产生的高达 $+80$ mV 的直流正电位,称为"蜗内电位(EP)";而外淋巴液电位只有 $0\sim5$ mV,以外淋巴液电位为参照的毛细胞内电位约为 -60 mV(图 2-14、图 2-15)。因此,在毛细胞顶端形成了内淋巴与细胞内之间大约 140 mV 的电位差。根据 Davis 的电池学说,这个电位差是毛细胞电生理活动的电源,在声音引起的纤毛顶端的机械-电转换通道开放时,由这个电位差驱动内淋巴中的钾离子流过毛细胞,从而产生由声音调制的感受器电位。(有关蜗内电位的形成与 K^+ 的关系在第 3 章中叙述)

2. 毛细胞离子通道的活动　毛细胞上集中了按"闸门"启闭方式分类的所有 3 种"门控"离子通道,即机械门控、电压门控、化学门控通道(图 2-15)。

（1）毛细胞纤毛的机械门控通道:毛细胞排与排之间相邻纤毛的顶端由弹性微丝相连,称为"尖连接"(tip-link)。较高侧纤毛的尖连接处有机械门控通道,又称"机械通道"或"机械-电换能通道"。该通道在静息状态时有一定的开放率,允许相当数量的钾离子流过。离体毛细胞研究发现该通道在静息位置时的开放率为 10%,而在体研究计算的开放率为 57%。当纤毛向外侧偏斜时,通道开放,钾离子经该通道流入毛细胞增多;当纤毛向内侧偏斜时,通道关闭,钾离子经该通道流入毛细胞减少或中断。这样,毛细胞纤毛的机械通道就类似于一个可变电阻。由于纤

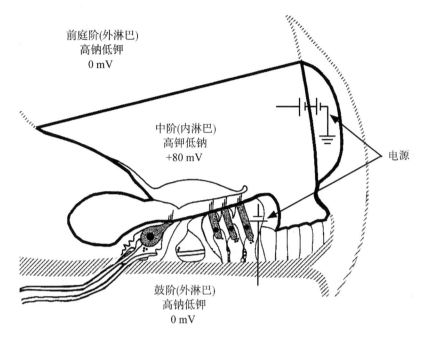

图 2-14 Corti 器的生化及电环境

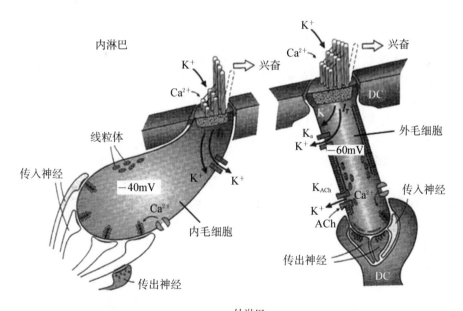

图 2-15 内、外毛细胞的声-电转换及离子通道的活动

毛的往复摆动跟随声音的周期,因此流经毛细胞的电流就按照纤毛随声波的摆动而受到调制,这就是换能器电流,而换能器电流在毛细胞侧膜上产生的电压变化就是感受器电位。机械门控的主要优点是速度极快,不需要第二信使等细胞内复杂生化过程的参与。毛细胞钾离子机械通道的启闭过程在 $10\ \mu s$ 数量级,因此能够跟上 20 kHz 或更高的频率。

(2)毛细胞底侧壁的电压门控和化学门控通道:OHC 的静息膜电位大约为 -70 mV,内毛细胞约为 -45 mV。纤毛摆动时流经机械门控通道进入毛细胞的钾离子数量的变化调制了毛细胞的膜电位,使之发生去极化、超极化或复极化的交流变化。毛细胞底侧壁上主要的电压依赖性离子通道为 K^+ 通道,随膜电位的变化而启闭。化学门控通道对细胞内外的离子浓度变化或对某些生化活性物质敏感。

①外毛细胞:底侧壁上占主导的有两类电压门控 K^+ 通道,分别在膜电位为 $-90\sim-50$ mV 和 -35 mV 时被激活,使细胞内的 K^+ 外流而使膜电位复极化,从而维持外毛细胞的静息膜电位和膜时间常数。后一种通道同时也是 Ca^{2+} 依赖性 K^+ 通道。外毛细胞上还有一类非选择性阳离子通道,可被机械或化学因子激活而对 Ca^{2+}、K^+、Na^+ 等阳离子通透,产生瞬态感受器电位,可能与毛细胞的内环境稳态调节有关。此外,还有与 ATP、乙酰胆碱(ACh)受体关联的 Ca^{2+} 通道,被激活后引起 Ca^{2+} 内流而引发细胞内一系列生化反应。此外还有少量的电压依赖性 Na^+ 和 Ca^{2+} 通道,其生理意义尚不甚明了。

②内毛细胞:底侧壁上有大量的电压依赖性 K^+ 离子通道,分为快、慢两种。快通道介导的快电流类似外毛细胞的 Ca^{2+} 依赖性 K^+ 电流,而慢通道介导的慢电流类似延迟整流电流。内毛细胞近底部的侧壁上有电压依赖性 Ca^{2+} 通道,该通道的开启和 Ca^{2+} 的流入触发毛细胞向突触释放兴奋性递质。

3. 毛细胞的感受器电位 内毛细胞的静息膜电位为 -45 mV 左右,在受声刺激时可产生直流和交流的电反应,即感受器电位。直流成分反映内毛细胞膜电位的去极化,最大振幅可达 $20\sim30$ mV。交流成分跟随声波周期的变化,称为"内毛细胞微音器电位",是耳蜗微音器电位的组成成分,被内毛细胞侧膜的低通滤波特性衰减。由于直流成分为去极化电位,使交流成分表现出明显的不对称性,去极化反应大于超极化反应。此外,内毛细胞感受器电位的交流成分有敏锐的频率特性和明显的强度增长的非线性特性。

外毛细胞的静息膜电位在耳蜗底转为 -84 mV 左右,在第 3 转约为 -54 mV。在受声刺激时也产生直流和交流的感受器电位,但其幅度比内毛细胞的小。由于外毛细胞的数目远远多于内毛细胞的数目(约 3 倍以上),因此用粗电极在胞外记录到的毛细胞感受器电位主要来自外毛细胞。外毛细胞感受器电位直流成分的大小和极性与刺激声频率和强度有关,在低于特征频率时,中、低声强刺激诱发的反应呈负值(出现超极化),高声强时直流成分变为正值(去极化);而在特征频率时直流成分总是正值(去极化),不因声强而变。

(三)外毛细胞的电致运动和耳蜗放大器

人耳听觉有着极其精细的分辨力和动态范围。譬如,在 1000 Hz 的频率,人耳可以听到引起鼓膜振动仅相当于质子直径大小的声音;可分辨在 $20\sim20\,000$ Hz 范围内不同频率声音的音调,甚至灵敏到能够辨别频率相差不到 1 Hz 的两个音调;可感受强度相差 120 dB(100 万倍)的声音。由于 Békèsy 所观察到的由蜗隔被动机械特性决定的基膜行波的灵敏度和调谐的尖锐度与听神经的反应相差甚远,过去一直认为耳蜗的作用仅为被动地将声音机械振动能量转换为生物电能,形成神经冲动,而对声音的精细分辨是由听觉中枢完成的。

近 30 年来的研究已经证实,耳蜗内存在着一个被称为"耳蜗放大器"(cochlear amplifier)的对声音进行分析处理的主动机制,使耳蜗能达到与听神经反应相似的听敏度。"耳蜗放大器"这一概念是 Davis 于 1983 年提出的。1985 年,Brownell 报道了哺乳类动物外毛细胞在受到电刺激时胞体的长度能够发生与电刺激频率相同的快速伸缩变化,这一现象称为"电能动性"或"电致运动"(electromotility),这是耳蜗放大器的功能基础。

现已确认,哺乳类动物外毛细胞沿胞体长轴的快速伸缩运动受细胞膜电位控制,其伸缩的频率可高达几万赫兹(Hz),涵盖了耳蜗的听觉范围。这种快速运动只取决于膜电位的变化,亦即受控于外毛细胞的感受器电位,而与通过外毛细胞的换能电流大小无关,也不依赖于胞内 ATP 的存在。胞体伸缩运动的幅度可达细胞长度的 5%,这种长度变化所产生的力量可推动数倍于外毛细胞自身的质量,电刺激后出现胞体伸缩运动的延迟约在 $100\mu s$ 以内。外毛细胞胞体的长短变化与肌细胞最主要的不同之处在于它是双向运动。当基膜的机械运动使外毛细胞顶部的纤毛向长纤毛一侧摆动时,细胞膜去极化,胞体缩短;而纤毛向相反方向摆动时,外毛细胞膜电位出现超极化,胞体伸长。外毛细胞胞体的这种伸缩运动产生的机械力可通过支持细胞传递到基膜,使基膜的机械振动得到额外的能量。近年,作为外毛细胞能动性物质基础的运动蛋白——快动蛋白(prestin)已在分子水平得到确认(Zheng 等,2000)。快动蛋白存在于外毛细胞侧壁的细胞质膜上,通过外毛细胞内的阴离子感受膜电位的变化,从而使快动蛋白自身的分子构型发生变化,由此改变外毛细胞侧壁的表面积,使外毛细胞发生沿胞体纵轴的伸缩运动。

目前一般认为耳蜗放大器的工作原理如

下:声音通过鼓膜和听骨链的振动引发了基膜行波,使蜗隔的上下振动从蜗底向蜗顶方向传至对声音频率反应最大的部位。由于基膜和盖膜上下振动的支点不同,因此在 Corti 器网状板与盖膜之间就出现了剪切运动,使外毛细胞纤毛发生内外方向的摆动而产生感受器电位,后者通过外毛细胞侧膜的快动蛋白使外毛细胞发生沿胞体纵轴的伸缩运动,这种运动跟随声音的周期,能够产生足够的机械力作用在基膜上,使与刺激声频率相应的基膜上最佳反应部位附近的振动得到加强,这样就相当于将声音放大;同时,基膜振动的调谐也能变得非常尖锐(图 2-16)。耳蜗放大器的这种工作原理在蜗隔上形成了一个"机械→电→机械"的正反馈环路,能够有效地克服基膜振动的阻尼并使振动增强。耳蜗放大器的工作有明显的频率和强度特性,即仅放大与刺激声频率相应的最佳反应部位附近的基膜振动,而且主要对低强度声有放大作用(可放大 40 dB 以上),随刺激声强度增高,放大作用逐渐减弱。这样,耳蜗放大器不仅大大提高了耳蜗对阈值附近声音的感受能力,提高了耳蜗的频率分辨能力,也扩大了耳蜗对声音强度的感受范围。从上述的描述

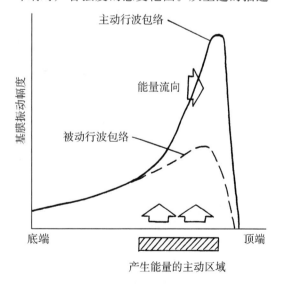

图 2-16　耳蜗放大器对基膜振动的放大作用

我们看到耳蜗放大器对不同强度的声音其放大系数不同,是一个非线性系统,因此,耳蜗的反应必然具有非线性系统的特性,如输入-输出函数曲线的非线性、两音抑制现象、两音或多音的相互调制畸变等。

有学者提出外毛细胞顶端的纤毛可能也参与耳蜗主动机制。在两栖类和鸟类等动物,外毛细胞的胞体不具备能动性,而其纤毛束在电刺激时具有快速摆动的能力,因此其耳蜗主动机制是由纤毛束的主动运动完成的。在哺乳类动物,在相当长的时间里未发现外毛细胞纤毛束的电能动性。最新的研究表明由钙离子介导的纤毛机械敏感性离子通道的电活动使哺乳类动物外毛细胞纤毛束具备电能动性(Kennedy 等,2005),这些纤毛的快速摆动速率可高达数万赫兹。因此,外毛细胞纤毛束的能动性可能是耳蜗放大器的另一个动力源。

(四)内毛细胞的兴奋和听神经传入冲动的发生

听神经传入纤维几乎全部来自内毛细胞。基膜振动引起盖膜与网状板之间的剪切运动,使外毛细胞纤毛摆动而产生感受器电位,但内毛细胞的纤毛是如何受刺激的目前尚不明了。人们推测盖膜与内毛细胞之间的相互机械作用比外毛细胞的要间接得多,有可能是通过盖膜下间隙的液体来耦合。另一种可能是,声刺激引发的内毛细胞顶端的振动和由此引起的纤毛与盖膜下液体中的相对运动从而导致纤毛摆动,而盖膜下液体本身并不流动。

声刺激引起的内毛细胞纤毛向外侧摆动使纤毛尖连接处的 K^+ 通道开放,大量 K^+ 进入内毛细胞,使膜电位去极化,激活内毛细胞底部突触区的电压依赖性 Ca^{2+} 通道,Ca^{2+} 离子内流使膜电位进一步去极化,触发兴奋性递质谷氨酸的释放,谷氨酸与听神经突触后膜上的谷氨酸受体结合,激活受体而使突触后膜上的 Na^+ 通道开放,Na^+ 内流而产生兴奋性突触后电位,当该电位达到阈值时,听神经纤维便发放神经冲动。当内毛细胞纤毛向内侧摆动时,尖连接处的 K^+ 通道关闭,细胞膜电位超极化,递质释放减少。上述过程是跟随声波周期而交替进行的,内毛细胞的兴奋发生在基膜上移使纤毛向外偏斜的半个周期,神经冲动的发放因此也发生在这半个周期之内,这就是听神经反应的"锁相"现象。此外,特定的听神经纤维对特定频率的声音反应最灵敏(特定频率就是该听神经纤维的"特征频率",英文缩写为"CF"),而对特征频率以外的声音反应灵敏度随该声音频率与特征频率间隔的增大而变差,这就是听神经反应的"频率调谐"现象。

内毛细胞与听神经传入纤维之间的神经递质为谷氨酸,听神经纤维在耳蜗的谷氨酸受体有离子型和代谢型两种,分别为 NMDA 和 AMPA 受体。

(五)耳蜗传出神经对耳蜗生理活动的影响

耳蜗传出神经纤维自脑干的上橄榄复合体发出,其中内侧橄榄耳蜗束(MOC)直接与外毛细胞底部和外侧壁形成突触;另一分支为外侧橄榄耳蜗束(LOC),在内毛细胞下面与传入神经纤维形成突触。外侧橄榄耳蜗束的功能尚不清楚,而内侧橄榄耳蜗束已被证实能够抑制外毛细胞的功能活动,从而影响耳蜗的听敏度。

内侧橄榄耳蜗束的主要神经递质为乙酰胆碱(ACh),而突触后膜(外毛细胞膜)上的受体主要为 N 型的 α9 和 α10。内侧橄榄耳蜗束兴奋时释放乙酰胆碱,引起外毛细胞的 Ca^{2+} 离子内流,后者激活 Ca^{2+} 依赖性 K^+ 通道,引起 K^+ 外流而使外毛细胞超极化,降低外毛细胞的兴奋性和电致运动的能力。由于乙酰胆碱增大外毛细胞膜的电导,使外毛细胞感受器电位增大。

因此,内侧橄榄耳蜗束兴奋时对耳蜗生理活动的影响表现为灵敏度下降以及使反应变为线性。具体地说,使基膜振动和听神经复合动作电位(compound action potential, CAP)幅度减小、耳声发射减弱,但耳蜗微音电位(CM)幅度增大。近年发现内侧橄榄耳蜗束对耳蜗生理活动的影响可分为快、慢两种效应,快效应的时程为 10 ms 左右,而慢效应的时程长达几十秒以上。耳蜗传出神经对耳蜗生理活动影响的意义还不十分明确,一般认为:①能够增进耳蜗在噪声环境中对信号的提取能力。②控制耳蜗的机械状态而保持良好的灵敏度。③降低强声对耳蜗的损伤。④提高听觉的分辨力。

听神经进入脑干后终止于耳蜗核,每侧耳蜗核发出交叉和不交叉的纤维与耳蜗传出神经的神经元形成突触联系。因此,耳蜗的传入和传出神经在脑干水平形成了反馈环路,一般认为这是一个负反馈。近年发现,向对侧耳给予声刺激能够兴奋内侧橄榄耳蜗束而抑制同侧耳的耳声发射,利用这一现象,在临床听力学检查中可以检测耳蜗传出神经系统的功能,以助蜗后病变的鉴别诊断。

第四节　听觉神经系统的解剖和生理

耳蜗作为听觉系统的外周器官完成对声音的感受和初步的频率、强度分析,由双极的初级传入神经元组成的听神经将这些听觉信息传向听觉中枢。与听神经的单侧投射不同,听觉中枢的神经投射是双侧性的。听神经的反应形式是以频率调谐及锁相为特征,而构成听觉中枢的神经元的形态和反应形式则多种多样,不仅不同层面的神经元的反应形式各不相同,即使是同一层面的神经元的反应形式也可有很大差异,这提示听觉中枢各层面对声音信息的处理相当活跃,并非只有听皮质才对声音信息进行分析和整合处理的。听觉中枢的生理活动十分复杂,但其基本的生理活动也遵循中枢神经系统的一般生理活动规律。听觉中枢生理的主要内容涉及听觉系统各级中枢的功能和反应特性,以及中枢对听觉信息的分析、加工与整合作用,如频率和强度分析、声源定位等问题。

一、听觉传入神经

(一)解剖特点

连接耳蜗与脑干之间的听神经包括听觉传入和传出神经。无论从数量还是从功能上看,听觉传入神经都占主要,因此一般情况下提到听神经都是指的听觉传入神经。前面提到,听觉传入纤维发自耳蜗螺旋神经节的双极神经元,起自内毛细胞,其轴突穿过骨筛孔进入内听道,形成听神经(也称"耳蜗神经")经小脑脑桥三角进入脑干,投射到同侧脑干的耳蜗神经核。听觉传入纤维基本上都是Ⅰ型纤维,较为粗大,被神经髓鞘包裹,有良好的绝缘性和较快的传导速度。由于耳蜗基膜特定的频率位置关系,听觉传入纤维也随之按特定的频率位置关系排列,低频纤维位于听神经中央,而高频纤维位于周边。不同来源的纤维有序地投射到耳蜗核的相应部位。

(二)听神经的电生理活动

1. 听神经的自发电活动　在安静时听神经有自发的动作电位产生,表现为数秒一次至每秒数次的放电。目前认为听神经自发电活动是内毛细胞随机释放神经递质的结果。听神经自发电活动并不产生听觉,其生理意义可能在于维持神经一定的兴奋性。自发放电率高的纤维其反应阈值低,反之,自发放电率低的纤维其反应阈值高;而且听神经纤维的阈值分布范围很广,这可能是实现强度编码的一种机制。

2. 听神经对声刺激的反应　与中枢神经元的电活动不同,听神经对声刺激的反应都是兴奋型的,表现为放电率的增高。听神经对声音的反应是以神经冲动的形式,不像耳蜗微音器电位那样模仿刺激声的波形。所有动作电位的波形几乎完全一致,因此波形和波幅不具有信息编码的意义。听神经对声音信息的传递是以单个纤维的放电率随时间的变化,以及一群神经纤维放电的空间分布的形式来实现的。对单个纤维来说,可观察到频率编码的锁相现象和频率调谐,以及强度编码的放电率增高及饱和。所有听神经纤维的上述频率编码及强度编码特性的有序组合与神经纤维放电的时间空间分布相结合,才能完成将声音的频率、强度、时程、相位等信息如实地向听觉中枢的传递。由于听神经对声刺激反应的上述特点,在用粗电极记录整根听神经的动作电位时,必须使用时程极短的刺激声,如短声使所有听神经纤维同时

放电(同步排放),才能记录到可辨认的动作电位。

二、听觉中枢的上行通路及核团

(一)耳蜗核

耳蜗核位于脑干的延髓,为哺乳类动物的第 1 级听觉中枢,主要由背核、前腹核及后腹核组成,同侧听神经传入纤维全部终止于此(图 2-17)。听神经对耳蜗核的投射决定了耳蜗核的音频分布特征。从蜗神经核发出的纤维大部分交叉到对侧,多数止于上橄榄复合体,换神经元后上行,形成外侧丘系;有些不换神经元的纤维直接沿外侧丘系上行,止于外侧丘系核或下丘。小部分不交叉的纤维在同侧或止于上橄榄复合体,或上行经外侧丘系止于外侧丘系核、或直接止于下丘。

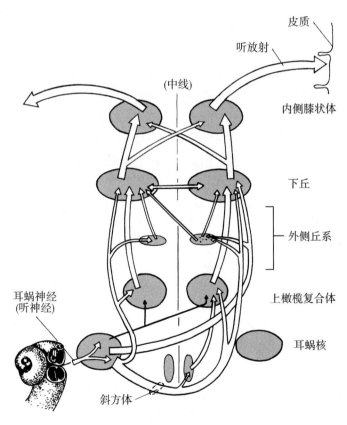

图 2-17　听觉中枢的上行通路及有关核团

耳蜗核对声信号的处理主要有 3 种形式:频率编码、时间编码和强度编码。①频率编码主要通过耳蜗核的音频分布特征及各神经元之间兴奋和抑制的协调活动得以实现。②时间编码为对声信号瞬时变化特征的提取和处理,主要通过调频和调幅机制实现。③强度编码则通过广泛和不同程度的神经元抑制性支配实现。

(二)上橄榄复合体

上橄榄复合体位于脑干的延髓,是一组结构和功能密切相关的核团,与蜗神经核基本在同一平面,是听觉神经系统上行通路的第一级接收双耳信息汇聚投射的中枢。其核团有上橄榄内侧核、上橄榄外侧核、斜方体内侧核及周围分散的神经元。它们接受同侧和对侧蜗神经核的大部分传入纤维,发出上行传出纤维经外侧丘系上行至外侧丘系核或下丘,另有下行传出纤维支配蜗神经核及耳蜗。

上橄榄复合体的主要功能是对双耳声学信息进行整合、对声源进行空间定位。上橄榄内侧核主要利用声场中的低频信号在两耳间的时间差和相位差对声源的空间位置进行编码;上橄榄外侧核主要处理高频信号,对双耳间声信号的强度差进行编码;斜方体内侧核协助上橄榄外侧核对高频信号的处理。上橄榄复合体周围分散的神经元发出耳蜗传出神经,对耳蜗的生理活动进行调控。

(三)外侧丘系

外侧丘系位于脑干的外侧,为神经纤维组成的上行通路,起自蜗神经核及上橄榄核,止于下丘。在神经纤维间有一些分散的神经元,统称外侧丘系核,接受从蜗神经核及上橄榄复合体来的神经纤维,同时也发出少量纤维交叉到对侧,上行止于下丘。对复合声的处理可能始于外侧丘系核,该神经核也参与听觉惊吓反射。

(四)下丘

下丘是中脑四叠体的一部分,其神经元明显地按音频排列,包括中央核、中央旁核群及外侧核,接受来自前面三级低位中枢神经元的传入纤维,发出的上行纤维大部分止于同侧的内侧膝状体,小部分止于丘脑的后核,另有一些纤维交叉到对侧的下丘。

下丘是双耳听觉信息整合的重要部位,将双耳时间差、双耳强度差、声音频率等信息进行整合,在处理听觉空间信息中起着至关重要的作用。下丘与一些体感中枢有纤维联系,是听觉系统与体感系统相互作用的重要中枢。

(五)内侧膝状体及大脑听皮质

1. 内侧膝状体　位于丘脑,是皮质下最高级的听觉中枢,有腹核、背核、内侧核。腹核有明显的音频排列,接受从下丘来的纤维,并发出上行纤维组成听放射,经内囊终止于原发听皮质。背核主要接受低位中枢的弥散投射,它发出的上行纤维止于其他皮质区域,可能参与对听觉注意力的调节。内侧核接受许多非听觉核团的投射纤维,其上行纤维投射更为弥散,包括所有听皮质、非听觉皮质等。内侧膝状体与振动、前庭等感觉系统也有联系。

2. 原发听皮质　位于颞叶,是听觉信息到达大脑皮质的第 1 站,接受从内侧膝状体来的听放射纤维,并与皮质的高级整合中枢联系。

3. 皮质的听觉高级整合中枢　位于颞叶,是听觉信息最高级的整合中枢。

4. 听皮质的可塑性和功能重组　近年发现,神经系统的功能构筑并非一成不变的,而是具有很大的可塑性。可塑性能够保证成年动物的神经系统在内外环境发生变化时做出适应性改变,通常表现为神经系统功能的重新组合或调整。因此,可塑性和功能重组的含义基本相同。在听觉系统,听皮质的功能重组表现为耳蜗局部受损后的短时间内,负责该区域听觉的听皮质的神经元重新获得对声刺激的反应,但特征频率(CF)变为损伤区边缘神经元的特征频率,即皮质的频率关系发生重组。功能重组并不限于表现为音调构筑的变化,还可以表现在信号处理功能多方面的深层次的改变,如投射神经元对频率、强度等声音信息的处理都相应受到影响。听皮质功能重组的过度表达可能是耳鸣产生的中枢机制。有关中枢可塑性的神经生物学机制详见第五节。

三、听觉中枢的下行通路

迄今,我们对听觉下行传导通路的了解还十分有限。一般将听觉下行传导通路分为

3 部分(图 2-18):①听觉皮质下行传导通路,如皮质丘脑束和皮质中脑束等。②皮质下中枢的下行传导通路,如中脑橄榄束等。③听觉低位(脑干)中枢至耳蜗的下行传导通路,即橄榄耳蜗系统。一般认为听觉下行传导系统对声音的感受和声音信息的整合处理具有重要意义。对橄榄耳蜗系统的了解相对较多,已在前面述及的仅仅是简单的耳蜗功能调节。本段将结合解剖学和生理学系统阐述此内容。

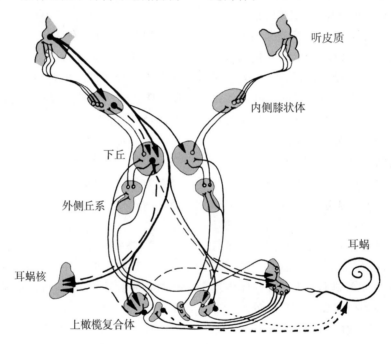

听皮质
内侧膝状体
下丘
外侧丘系
耳蜗
耳蜗核
上橄榄复合体

图 2-18　中枢听觉系统的下行传导通路

听觉传出神经通路是听觉系统重要的投射体系之一,而橄榄耳蜗束(olivocochlear bundle,OCB)是唯一已被证实的听觉传出神经通路,包括内侧橄榄耳蜗束(medial olive cochlear bundle,MOC)和外侧橄榄耳蜗束(lateral olive cochlear bundle,LOC)两部分。

(一)耳蜗传出系统的结构

耳蜗传出神经系统的中枢位于脑干上橄榄复合体附近的神经元群,向下发出传出神经对听觉信号的传入进行反馈调节,即形成橄榄耳蜗束(OCB)。根据神经元群的形态

和位置及它们调节毛细胞的情况的不同,耳蜗传出神经系统可分为两类:①外侧橄榄耳蜗束(LOC)的传出神经起源自上橄榄外侧核(lateral superior olive,LSO),其神经纤维无髓鞘包裹,大部分(约 90%)与同侧的 IHC 下耳蜗传入神经元树突形成突触连接。②内侧橄榄耳蜗系统(MOC)的传出神经起源于上橄榄复合体的内侧核,其神经纤维有髓鞘包裹,大部分于第四脑室底中线交叉到对侧耳蜗,在内柱细胞间穿出,经 Corti 隧道与 OHC 基底直接形成突触连接。

Kujawa 等为进一步研究 OCB 的功能,在豚鼠的第四脑室底中线处和界沟处分别切断 MOC 的交叉部和整个 OCB,结果完整切断 OCB 组噪声诱导的 PTS 显著增加,而破坏 MOC 交叉部组却没有明显改变。因此,单独切断 MOC 交叉部即 MOC 的 2/3 后,橄榄耳蜗束对强声损伤的防护作用没有受到明显影响,推断 MOC 的交叉部可能不参与对侧耳蜗对强声损伤的保护作用。以上研究表明,橄榄耳蜗束可调节听神经纤维的活动,且对听神经的强声损伤有防护作用,但其中 LOC 的作用可能更明显,而交叉后的 MOC 的作用较小。

(二)MOC 对耳蜗功能的调节作用

研究表明,电刺激激活 MOC 系统对耳蜗产生抑制作用,表现为 OHC 对耳蜗的放大作用降低。经典的激活 OCB 产生的抑制效应是由 MOC 纤维与 OHC(outer hair cells,OHC)形成突触并释放乙酰胆碱(ACh)来调节的。ACh 与 OHC 的 α_9/α_{10} ACh 受体复合体结合,引起 Ca^{2+} 内流,Ca^{2+} 依赖性 K^+ 通道通透性增加,这种膜电导的增加最终导致对 OHC 的抑制作用,对耳蜗的放大作用降低,这种效应仅持续 100ms,称为 MOC 的"快效应",MOC 的"慢效应"持续时间约 10s。当耳蜗 MOC 功能异常时,OHC 失去传出神经的支配,可能使 OHC 对耳蜗的放大作用增强,导致听神经微弱的自发性活动过度增强,引起听觉过敏,临床表现为对正常环境声音的异常耐受或者是对正常人感觉没有危害或不适的声音做出持续夸大或不正常的反应。

(三)LOC 对耳蜗功能的调节作用

外侧橄榄耳蜗束起源于上橄榄复合体的上橄榄外侧核(lateral superior olive,LSO)。Le Prell 等应用立体定位技术向豚鼠脑干的 LSO 注射蜂毒素(一种细胞化学毒素),选择性破坏 LOC,结果发现,听神经复合动作电位(compound action potential,CAP)的振幅

降低,而 CAP 的阈值和 N_1 潜伏期没有变化,畸变产物耳声发射(distortion product otoacoustic emissions,DPOAE)正常,表明 MOC 系统的功能仍相对完整,因为已有实验证明 DPOAE 与 MOC 系统的功能完整性密切相关;外毛细胞(OHC)区的突触蛋白标记亦没有受到 LSO 破坏的影响,证明 MOC 系统在此实验中没有受到干扰。因此表明,耳蜗的 LOC 可单独调节听神经活动,即增加听神经的兴奋性。有研究表明 LOC 对耳蜗功能也有抑制作用。Darrow 等用同样方法选择性破坏小鼠的 LOC,耳蜗切片显示 LOC 约减少 50%,而 MOC 保持完整,结果破坏 LSO 后同侧耳的 ABR 振幅较对侧耳和正常对照耳显著升高,DPOAE 正常;在强声暴露后,同侧耳听性脑干反应(auditory brainstem response,ABR)阈移显著增加,而对侧耳及正常对照组的 ABR 阈值无明显改变,DPOAE 均正常,提示 LOC 系统对耳蜗神经的活动有抑制作用,并且对急性声损伤有防护作用。在通过破坏 LSO 选择性阻断 LOC 的研究中,破坏 LSO 后对耳蜗神经的活动既有增强效应也有抑制效应,不同的结果可能是由于实验动物种属的差异性、实验的麻醉条件或其他条件不同所造成的,但更重要的是,这种实验方法对 LSO 的破坏部位存在差异。因此推断,LOC 可能有多个亚功能群,对耳蜗神经既有兴奋作用也有抑制作用,因此 LOC 对耳蜗神经的调节作用可能更多且更为复杂,有待进一步研究。LOC 的神经纤维是无髓鞘包裹的,因此很难通过电刺激来研究其外周效应。Groff 等通过电刺激下丘(inferior colliculus,IC)间接激活无髓鞘的 LOC 系统。IC 是听神经上行和下行通路的连接点,其神经元直接投射到 MOC 细胞,刺激 IC 时耳蜗会产生 MOC 效应,即"快反应"和"慢反应"。但是 IC 的神经元也投射到 LOC 系统,刺激 IC 激活 LOC 系统产生完全不同于电刺激完整 OCB 时耳蜗发生的功

能反应,即对耳蜗神经反应产生持久性(5~20min)增强或抑制作用,并且这种耳蜗反应在完整破坏 OCB 后消失,而选择性破坏 MOC 对其没有影响。说明 LOC 通路包括两个功能亚群,可以缓慢增强或降低听神经的反应强度,这一系统有利于在耳间敏感性缓慢变化时维持声音定位所需要的双耳精确比较。

(四)神经递质的分布及其调节作用

目前在 LOC 系统中发现的神经递质或调质主要有:乙酰胆碱(acetylcholine,ACh)、γ-氨基丁酸(gamma amino butyric acid,GABA)、多巴胺(dopamine,DA)、降钙素基因相关肽(calcitonin gene related peptide,CGRP)、强啡肽(dynorphin,dyn)和脑啡肽(enkephalin,Enk)等。许多研究者采用向活体动物耳蜗内灌注神经递质相关药物的方法来区分内、外侧橄榄耳蜗束并研究其功能改变。如上所述,LOC 释放多种神经递质和神经调质,其中大部分在 MOC 系统同样有分布,仅多巴胺只存在于 LOC 内,因此,现在很多研究主要利用多巴胺来研究 LOC 的调控作用。Le Prell 等应用多巴胺能神经毒素(MPTP)灌入豚鼠耳蜗外淋巴液选择性分离 LOC,为研究 LOC 对听神经活性的调节作用提供了新的方法。该研究发现用突触蛋白抗体标记的 LOC 神经在 MPTP 处理后明显减少,而 MOC 神经保持完整,同时还发现 LOC 的免疫标记在耳蜗的基底回和第二回减少最明显,而越向顶回其改变越小。表明 LOC 中的多巴胺神经元可能在对听觉系统中高频纤维的选择性抑制中起作用。观察者还记录了听神经复合动作电位,其振幅在 MPTP 处理后显著下降,表明 LOC 系统对耳蜗的总体效应是兴奋性的,其机制可能与兴奋性神经递质和抑制性神经递质间的相互作用密切相关。研究表明,LOC 神经元同时包括兴奋性和抑制性神经递质,为衡量两种神经递质的释放假设一个“平衡点”,LOC 对听神经敏感性的调节可以通过此“平衡点”来完成。ACh 和(或)dyn 等兴奋性递质释放平衡点降低,听神经活性增高;相反,DA 和 Enk 等抑制性神经递质释放平衡点升高,听神经活性下降,但其作用机制尚不清楚。当耳蜗 LOC 系统功能异常时,皮质-橄榄-耳蜗束的中枢抑制作用减弱,听觉系统自发放电增加,这样可以导致自发放电感觉到的响度过大(自声过响),即出现耳鸣,因此推断 LOC 的功能异常可能参与了耳鸣的发生。

总之,多巴胺在 LOC 系统中有双向调节作用。既往关于内耳听觉疾病的研究多集中在耳蜗 OHC 能动性及其耳蜗放大机制,但是耳蜗 95% 以上的信息传入是靠 IHC 及其下的传入突触复合体完成的,IHC 下突触复合体又受到来自中枢的外侧橄榄耳蜗系统的调节,因此,对耳蜗传入通路中这一环节的研究逐渐成为热点。如上所述,耳蜗传出神经系统释放多种神经递质和神经调质,大部分在 LOC 和 MOC 系统中同时存在,仅多巴胺只存在于 LOC 系统内。多巴胺在谷氨酸的神经传递中有重要的调节作用,并且在 LOC 系统的生理和病理中占有重要地位。现在有足够的证据表明听觉传入神经的树突受到 LOC 系统的紧张性调控。研究表明,多巴胺对传入神经放电性的抑制作用可通过 D_1 或 D_2 两种受体亚型介导并通过谷氨酸的 NMDA 和 AMPA 两种受体起作用,多巴胺参与调节听神经的活动并对伤害性刺激具有保护作用。在噪声条件下,D_2 受体占主导,起增强抑制作用,而在正常声音条件下 D_1 受体占主导,起增强兴奋作用。研究表明,多巴胺可竞争性地结合谷氨酸受体,使能与谷氨酸结合的谷氨酸受体量减少,从而使传入突触中谷氨酸的作用减弱,并随灌流液多巴胺浓度的增加,逐渐下调耳蜗中 NMDA NR_1 受体的量,降低谷氨酸的作用,Ca^{2+} 和 Na^+ 内流的量减少,听觉传入通路受到抑制。多巴胺可能通过与其抑制作用相关的 D_2 受体来调节 NMDA NR_1 的量,起到抑制作用。最近有学者证实了多巴胺通过 D_1 受体来调节 $Glu R_1$ 的磷酸化并最终实现其兴奋性作用。但是,多巴胺的兴奋和抑制作用间平衡点的调节机制尚不清楚,并且不能完全排除 MOC 和 LOC 之间是否存在相互影响,因此,在成功的选择性分离 LOC 后其多巴胺的作用是否会受到影响,有待于进一步的研究与证实。外侧橄榄耳蜗系统神经元起源于外侧上橄榄体,研究证明,外侧上橄榄体中存在多巴胺能神经元,且形态学证明,外侧上橄榄体中的多巴胺能神经元同样是外侧橄榄耳蜗束神经元总体中的一部分,但其并不是均一分布的,而是集中分布在外侧上橄榄体的高频区域,其神经末梢在耳蜗的分布也集中在基底回和第二回,越向顶回密度越低,表明 LOC 中的多巴胺能神经元可能对听觉系统中高频神经纤维有选择性抑制作用。另有实验证明,多巴胺受体在耳蜗内的分布由底回向顶回逐渐减少,且多巴胺的抑制作用存在一定的频率选择性,对高频神经纤维的抑制作用较强,在噪声暴露下,多巴胺的保护作用也表现为以高频为主,提示以多巴胺为代表递质的外侧橄榄耳蜗束在耳蜗信息编码中可能有重要作用,多巴胺调节神经的兴奋性,除控制避免谷氨酸过度释放导致中毒反应外,还以频率选择性抑制的方式,使耳蜗传入神经活动表现为非线性特点,增大了感受声刺激强度的动态范围。听神经病是诱发性耳声发射(evoked otoacoustic emission,EOAE)正常、ABR 严重异常、纯音听阈一定程度升高、言语识别率严重下降的一种症候群,并且有言语编码障碍,其病变部位可能与 IHC 下传入突触复合体有关。有学者推测在耳蜗信息传入部分就开始对言语进行编码,在此过程中,IHC 及其 IHC 下突触复合体的功能可能更为重要,而 LOC 系统中多巴胺能神经纤维对耳蜗传入突触又起着重要的调控作用,对其病变部位的判断或对耳蜗水平的言语编码是否有影响有待于进一步深入研究。

(五)第三突触与多巴胺的调节

既往已知,Ⅰ 型传入神经元的树突与 IHC 形成突触连接。外侧橄榄耳蜗束(LOC)的无髓鞘轴突主要投射到同侧耳蜗,与传入神经形成多个轴突-树突突触,这就是通常所说的耳蜗传入突触复合体。近年,Sobkowicz 等发现 LOC 神经纤维可与 IHC 及其传入神经树突同时形成突触连接,称为三突触结构(图 2-19),多种神经递质在其中参与调节。

1. 第一突触 从图 2-19 中可见,DA 的 D_1 及 D_2 受体,在 LOC 与传入神经形成的轴突-树突突触中,两者均存在于第一突触的突触前膜及突触后膜。D_1 受体促进 DA 释放,D_2 受体起到负反馈调节的作用,抑制 DA 释放,两者的相反作用平衡了 DA 的总体效应。

2. 第二突触 离子型谷氨酸受体 AMPA 存在于传入神经的突触后膜上,而 NMDA 存在于 LOC 第二突触的突触前膜及突触后膜。Halmos 等发现离体耳蜗中应用 NMDA 能够增加 DA 的释放。

3. 第三突触

(1)代谢型谷氨酸受体(mGluR):Doleviczenyi 等发现,在 LOC 中,多巴胺能的轴突缺乏 mGluR,而在一些 γ-氨基丁酸(GABA)能的轴突末端发现了功能性的 Ⅱ 型 mGluR(第三突触上)。从 IHC 释放的谷氨酸通过这些 mGluR,使 GABA 释放减少,减弱了 GABA 对 DA 释放的抑制作用,从而使 DA 释放增多。

(2)5-羟色胺(5-hydroxytryptamine,5-HT):Gil-Loyzaga 等用免疫组化的方式在耳蜗的 IHC、OHC 周围均发现了来自 LOC 的 5-羟色胺能神经纤维(第三突触上)。用 RT-PCR 的方法可在 Corti 器检测到 5-HT 受体。阻断 5-HT 受体可以抑制复合听神经动作电位。Doleviczenyi 等发现,在耳蜗中,5-HT6 及 5-HT7 受体间接地调控了 DA 的释

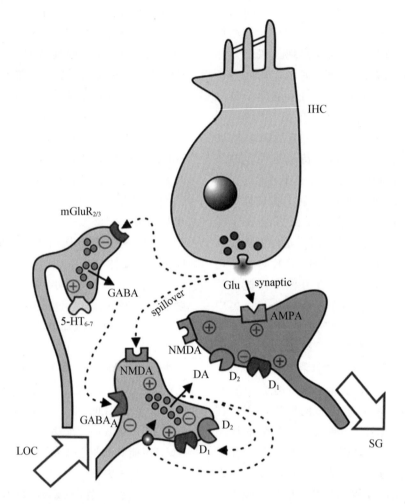

图 2-19　IHC、传入神经树突、外侧橄榄耳蜗束在耳蜗中的化学解剖结构

（图片出自：Balazs Lendval，Gyorgy B. Halmos，Gabor Polohy 等，2011 年）

放，它们位于 GABA 能神经纤维末端，促进 GABA 释放，从而抑制 DA 的释放。

（3）γ-氨基丁酸（GABA）：之前已提到，GABA 是 LOC 的神经递质之一，但并非所有的传出纤维均有 GABA 分布。由此推测，在 LOC 中，GABA 能的神经纤维可以与非 GABA 能的纤维末端相联系。Dolevicze-nyi 等已在多巴胺能的轴突末端发现了功能

性的 GABA-A 受体（第三突触上），应用 GABA-A 受体拮抗药后可观察到 DA 释放增多。

总之，第三突触的概念引出了多种神经递质对 DA 的调节，也许在某些时候（如 D_1 和 D_2 不"平衡"时），会弥补 D_1 受体和 D_2 受体对 DA 的调节和不足，或相辅相成或相反相成。

第五节　听觉中枢生理

听觉中枢神经系统解剖与生理研究虽然 经历了相当长时间的积累，但与外周听觉器

官,即中耳、内耳生理研究相比起步较晚,其原因可能是实验技术的发展相对滞后。在前面有关章节中已比较全面地介绍了听觉传入神经、上行通路及下行通路的解剖和生理学研究概况。尽管各中枢核团神经元对声信号有关特性的编码活动及其机制有比较详细的了解,但对复杂声信号,包括语言信号的编码了解甚少。许多心理声学的现象难以解释,如无论环境如何嘈杂,妈妈都对自己孩子的哭声最敏感;在繁华的农贸市场,当听到有人呼唤自己的名字(或熟悉的小名)时,马上就能分辨出来,并及时应答。就单通道、单信息而言,计算机可以以光速完成信息的提取,但对上述复杂的信息提取,计算机是难以实现的。可见人的听觉中枢对多通道信息提取的速度远远大于计算机,其原因何在? 这就吸引人们关注与上行通路相平行的下行通路(或称离皮质通路)的结构及功能的研究。

其次,记忆痕迹与学习记忆是否有关? 听觉的学习记忆与识别功能有何关系? 这些问题的认识都有待于对听觉中枢的形态和功能的深入研究。本节仅就基本的言语识别、下行通路调控功能、中枢重组现象等作一简要概述。

一、听觉的感受、辨别与识别

对声音的感受和辨别是听觉功能的两个基本方面,但对听觉功能的全面评估,除了包括感受和辨别两个方面外,还应该包括对言语的识别。因此,对听力损失的婴幼儿采取康复措施后,如配戴助听器或植入电子耳蜗后,都要进行言语训练,从而能与人进行语言交流,达到进入主流社会的目的。

(一)听觉感受

听觉的感受功能主要集中在耳蜗毛细胞,在耳蜗内表现形式是场电位的变化,即耳蜗电位(感受器电位)的变化。关于外毛细胞的能动性及其机制研究表明,外毛细胞起主动放大的作用,内毛细胞才是原发感受器,产生原发感受器电位。当内毛细胞兴奋后,促使传入神经递质——谷氨酸释放入突触间隙,与突触后膜的谷氨酸受体相结合,激活与受体相耦联的 Na^+ 通道,同时使传入神经去极化,产生神经冲动,逐级传至中枢各核团。外毛细胞有双向放大的作用,即声-电转换和电-机械转换。通过微机械作用,调制基膜和淋巴液的振动幅度和频率的动态范围,从而使内毛细胞能感受的声强度增大,频率响应范围加宽。

(二)听觉辨别

听觉的感受和辨别是听觉功能的两个方面,两者有差别,但又相互联系,感受是辨别的前提,但就提取有用信号而言,辨别在听觉功能层次上更高一层。听觉辨别是对声音物理特性或属性的各参数最小差值的分辨能力,这种最小差值称为辨别阈(discriminating threshold,DT)或差阈(difference limen,DL)。

前面已提及要全面反映听觉功能,必须以言语识别功能为最终标准,但在言语识别功能检测以前,对听功能的全面评估至少应包括感受和辨别(因为辨别是识别的基础)两个方面,两者的机制是完全不同的。感受的敏感度主要取决于周边器官的功能,即感受细胞,主要是内毛细胞的灵敏度。在临床测听中,以纯音听阈(听力)表示,听觉的辨别与听敏度密切相关。但有时两者的变化并不平行。近几年来临床上听神经病患者屡见不鲜,该病的主要听力学表现为纯音听力轻度或中度(多以低频为主)损失,但言语识别率显著下降,两者变化不成比例。可见听觉辨别除周边器官以外,更多依赖于中枢对传入信息的整合、分析,故听阈测定不能作为判断听觉辨别功能的准确依据。

根据声波的基本物理参数,听觉辨别主要分为以下几类。

1. 频率辨别(frequency discrimination)指辨别两个先后出现的声信号频率差异的能

力,由于音调是频率的主观属性,频率辨别有时又称音调辨别,通常以 ΔF 表示,单位为赫兹(Hz)。心理物理学研究显示,当声信号的频率在 1kHz 以下时,ΔF 为 $1\sim2$Hz,当 F 在 1kHz 以上时,ΔF 为 F 的 $0.1\%\sim0.2\%$。频率辨别首先决定于耳蜗的频率分析功能,每个内毛细胞有 $10\sim30$ 个活动区,并与相应的传入神经纤维形成传入突触连接。根据 Békésy 的部位机制,被兴奋的内毛细胞的所在位置及数量,是频率分析的基础。而传入神经其反应阈值和潜伏期均有差异,所以对不同的声音,被兴奋的内毛细胞以及传入神经纤维的分布有不同的空间构型和时间构型,这为听觉中枢的频率分析和辨别提供了重要的信息。

2. 强度辨别(intensity discrimination) 强度辨别阈(绝对差阈)ΔI 是指人或动物耳能区分(辨别)两个声音强度之最小差值,当人辨别强度时,通常以响度为基准。强度也是声音的基本物理特性之一。正如音调是声音频率的主观属性一样,人们感知的响度也是声音强度的主观属性,然而响度包含了声音强度与频率的函数关系。通常认为,不同频率的声音产生的响度相等时,其声音的强度是不同的。例如,对 100Hz 和 1000Hz 的纯音感知是等响时,100Hz 纯音的声压为 0.25μPa,而 1000Hz 纯音声压为 0.02μPa。因此声信号的频率对强度辨别阈是有影响的,特别是在频率很低和很高时影响较大,在低声强时影响特别明显,而在中频范围,频率对辨别阈值的影响甚小。依据 Weber 定律(即以 Weber 比值 $\Delta I/I$ 来量化),从低频到 $4\sim5$kHz,$\Delta I/I$ 随频率增加略有降低。Weber 定律认为,该比值不应该随声强 I 而改变。正常人耳的 ΔI 值在 $0.3\sim2.0$dB 范围内,多数在 $0.5\sim1.0$dB。而在 $20\sim95$dB 的声强范围内,人的 ΔI 波动不大,稳定在 0.3dB 上下。当 I 降低至 10dB 时,ΔI 稍增大,即 $\Delta I/I$ 之比值改变不大。还有不少作

者也报道,声音的频率不影响强度辨别,声音的时程对强度辨别影响也不大。

在听觉中枢,神经元第 1 个动作电位发放时间与声音强度呈现很好的对应关系,即随声音强度增强,发放时间逐渐变短,而且发放时间表征声音强度的关系比动作电位发放数率稳定、规则。另外,声音强度对听觉中枢神经元放电时间影响也并非完全一致,异相延时和恒定延时神经元可能也遵从声强增强则延时缩短的反应规律。各个神经元反应阈值之差异,很可能就是形成异相延时和恒定延时神经元反应的基础,也许这种动作电位的发生时间差编码了声音的强度。

3. 相位辨别(phase discrimination) 有关声音的相位概念在相关章节中已谈及。通常情况下,双耳做声源定位时,是通过两耳接受声音的相位差来判断。即某一个方位的声源到达两耳的相位是有差异的,通常用 $\Delta\Phi$ 表示。$\Delta\Phi$ 定义为实际声源的空间位置与判断位置至受试者双耳连线中点的夹角,称为声源定位偏差,或称相位辨别阈。$\Delta\Phi$ 的大小与声源的方位有关,在最佳条件下,人的 $\Delta\Phi$ 约为 $3°$。

4. 时间辨别(time discrimination) 声音除了上述基本物理特性以外,其时间特性,包括声信号的时程、声脉冲之间的间隔长短、参数变化的速度等。在随机出现有间隔(只有 f)与无间隔的两个声音的测试中,受试者选择出他认为有间隔的声音。结果表明,两个噪声的时间间隔阈为 $2\sim3$ms。当噪声强度低至听阈时,间隔阈值增加到 $20\sim30$ms;噪声强度为中等或较强时,间隔阈值不随噪声强度发生明显变化。分析声音的时间特性也是听觉系统很突出的功能,新近研究表明,对声音时间辨别阈(主要是两种声信号之间的间隔)与听觉"记忆痕迹"保留的时间长短有关。如果记忆痕迹持续时间短,则要求第二次信号出现间隔要短,才能进行辨别,这可能是语言识别的机制之一。更深入的研究表

明,神经元对声音的反应表现为动作电位速率和动作电位产生的时间(即潜伏期)。虽然第 1 个动作电位以后的动作电位产生时间变异性很大,但第 1 个动作电位产生的时间往往是相当稳定的。而且与平均发放率相比,第 1 个动作电位产生的时间携带更多的感觉信息。因此,相对于神经元动作电位发放速率,神经元反应声音的时间编码能更迅速、更精确地反映感觉信息。这也许是听觉中枢对声信息时间辨别的神经机制。

(三)听觉识别(auditory recognition)

前面已叙述过,对听觉功能的全面评估,最终必须以言语识别为金标准。言语识别是人类听觉系统最高级的功能,很显然它比听觉感受及辨别功能复杂得多。它与学习、记忆、联想、思维、经验等脑的高级功能密切相关。对复杂声的听觉辨别,人不一定比动物强多少,而在言语识别功能方面,人类比动物有质的飞跃。

1. 语音识别的神经机制 语言(language)是由不同通信符号,按一定语法规则组成的通信系统,用以表达具体的事物和事件,或抽象的概念和思维。而通信符号可以是语音、图形、文字,也可是形体语言(手势、舞蹈等),其中以发声为基础的语音最易产生和掌握。以语音为通信符号组成的系统,称为言语(speech)。

对言语的识别主要不是区分语音的声学特征,而是要把它作为通信符号进行区分,并联系它的含义。显然言语识别与大脑皮质密切相关。经过很长时间的研究,确定了一些与语言密切相关的皮质区域。磁共振成像(magnetic resonance imaging,MRI)和正电子发射断层扫描成像(positron emission tomography,PET)技术问世以后,得以对各语言皮质活动区域及其功能分工进行细微的研究,从听到语言到准确复述是语言识别的完整过程。识别的完成有赖于听皮质后方相邻的皮质区域,包括颞顶叶的交界及颞叶后

上部、角回等。主要部分即经典的 Wernicke 区,它与运动皮质下段(发声器官运动)相邻,主要功能是进行发生运动的预编码。语言的定义在 Wernicke 区可被认知,字意的联系则是在 Broca 区进行。实际上,语言活动除了识别以外,还包括发声、理解、语法等许多相关联的内容。所以有关参与皮质的定位及其活动特征还有不少未知领域。

2. 言语识别功能的测试 在临床上,常常用言语测听(speech audiometry)方法对言语识别功能进行评估,清晰度(articulation)与可懂度(intelligibility)是语言识别评分的计量尺度。清晰度是用无意义单词测试,要求受试者复述,偏重听力评估;可懂度则用有意义的多音节词或句子测试,偏重理解句子和词的含义,有利于实际交流效果的评估。

言语识别阈(speech recognition threshold,SRT)原来也称言语接受阈,是受试者刚能听懂所发送言语信号 50% 时的给声强度。测试一般采用扬扬格词(两个音节的强度相等的双音节词)测试表。言语识别率(speech recognition score,SRS)则是以 500Hz、1000Hz、2000Hz 和 4000Hz 的平均听阈上 30~40dB 的强度,播放规定的单音节词表(50 个单词),受试者正确复诵单词的百分比。

言语识别检测方法的准确性在于言语词表是否能代表汉语常出现的辅音和元音,即音素是否平衡,以及识别者对有关语言发声的熟悉程度。近来儿童言语测试词表相继问世,可能应该考虑为不同年龄段的儿童选用不同范围的语词,这样才能准确评估言语识别的功能。同时还要兼顾农村与城市儿童由于家庭教育等因素造成的对语词熟悉范围的差异。对成人要考虑文化程度对语词理解的影响。年轻人与老年人对语词反应的灵敏差异和方言习惯等。总之,作为行为测听方法之一,言语识别测试方法仍有一定局限性,要得到较为准确的结果,除了考虑上述这些受

试者的因素外,研制和编拟适合的言语词表是应该引起共同关心的问题。

二、鸡尾酒会现象与听觉下行通路

(一)鸡尾酒会现象与听觉下行通路调控假说

听觉下行通路的研究最早起始于20世纪中叶对上橄榄核复合体(superior olivary complex,SOC)对耳蜗外毛细胞支配的研究,目前这一下行通路调控的解剖学、神经传导通路及其生理学意义已经有了较明确的认识。随着耳蜗外毛细胞能动性及其主动放大机制的研究、耳声发射的发现及在外耳道的成功记录,对这一下行通路的生理学意义有了更深层次的认识(详见第3、6章有关节段)。

近年来的研究表明,尽管听觉下行传导系统对中脑以下的核团如上橄榄核复合体(SOC)和耳蜗神经核(cochlear nucleus,CN)调控的认识尚不清楚,但基本上了解了听觉下行系统的下行调控在声音感受和信号处理中(特别是对语音的处理)中的重要作用和生物学意义。本节仅下行通路的调控作用,对一些心理物理学现象做粗略的介绍。前文中提到在喧闹的环境中,妈妈对自己孩子的啼哭声最敏感,最有趣的是,鸡尾酒会上的人们能够不受同一个房间的其他声音(音乐、交谈声等)影响,专注于自己所在群体的谈话,尽情交流,对其他声音"充耳不闻"。而如果选择留意另一个小圈子的交谈,也能听到他们的谈话内容。这就是心理学上著名的"鸡尾酒会现象"(cocktail-party phenomenon)。

上述这些心理物理学现象说明,人类能在复杂声信息传入中枢过程中自然地提取某一些声音而忽略其他声音,此乃选择性听觉注意。心理学家们对这一常见现象提出了下行处理模式(top-down process)来解释:当复杂的声信息进入听觉中枢系统后,进入上行处理系统(bottom-up process),对各种声信息平行分析整合并被暂时存放在临时存储器中。下行处理系统根据经验值(为主要的)、预期值和意向值与上行系统传入的暂时信息进行比较,与上述经验值等相同的声信息被放大并继续传向更高一级皮质,而与之不相符的声信息则被抑制,中枢听觉系统大量的离皮质纤维为此心理物理学说提供了解剖学基础。另外一些心理物理学现象可进一步说明此种选择性听觉注意是客观存在的。皮质下自我中心选择原则可构成选择性听觉注意的神经生物学基础:①通过学习和训练能使人对某一声音(或名字、哭声……)的注意力显著提高。②当平常所熟悉的声音与周围其他声音物理特性相差越悬殊,听觉注意的选择性越高。③对与皮质生理特性不匹配的另外一些中枢神经元具有很强的抑制性,最大抑制可达80%。④具有特定的选择性特征,即对较长时间内已习惯和经验性声音具有高度选择性。⑤具有对声音的整体处理特征,即对某一声音的选择注意必须是对此种声音的强度、频率及时程等信息进行整合综合分析,这就是为什么同为小孩的哭声,但只对自己的小孩哭声才最敏感。

(二)神经机制

听觉上行通路解剖学途径已较清楚,从耳蜗传入神经(螺旋神经节)将机-电转换后的神经冲动信息传至耳蜗核、上橄榄核、下丘、内侧膝状体(medial geniculate body,MGB),最后到达听皮质,在听中枢对传入信息进行加工、分析、整合后识别语言。但近些年的许多研究表明,听觉传入系统并不是简单地将信号传入到大脑皮质,这种传入还受到来自高级中枢如听觉皮质的下行纤维的调节作用。听皮质直接投射到皮质下听觉核团和耳蜗的下行纤维被称为听觉离皮质纤维系统。

在听觉信号传入过程中,内侧膝状体起着重要作用。它是听觉丘脑的一个主要核团,接受外周听觉传入,并传递到相应的听觉皮质区域。内侧膝状体又分为两个部分:丘系内侧膝状体(主要为内侧膝状体腹侧亚核)和非丘系内侧膝状体(包括内侧膝状体背侧与内侧亚核)。丘系内侧膝状体是主要的听觉传入的丘脑部位,而非丘系内侧膝状体则主要参与感觉整合等功能。内侧膝状体除了上行传入纤维到听皮质外,还接受更多的来自听皮质的下行纤维。

有研究者观察到,刺激听皮质对内侧膝状体神经元的活动主要起抑制作用;也有研究认为电刺激听皮质对沙鼠或蝙蝠听觉丘脑的活动是以增强作用为主的,但大部分研究认为听皮质对内侧膝状体神经元的听觉反应既有增强作用,也有抑制作用。有实验发现电刺激听皮质第 6 层,丘系内侧膝状体神经元产生了兴奋性突触后电位,从而对其放电产生了增强作用;而非丘系内侧膝状体神经元则产生了抑制性突触后电位,从而抑制了其电活动。由于对丘系内侧膝状体与非丘系内侧膝状体的作用不同,所以皮质的这种调制就起到了一个闸门作用,这也可能是选择性听觉注意的发生机制。推测电刺激听皮质对丘系内侧膝状体神经元的兴奋作用来自于听皮质对内侧膝状体的直接纤维投射,而对非丘系内侧膝状体神经元的抑制作用则可能来源于被听皮质激动的丘脑网状核对内侧膝状体的抑制性投射。

有趣的是,形态学研究发现从听皮质不同层次的锥体细胞发出的到丘脑的神经末梢的分布与形态是不同的。听皮质第 5 层主要投射至非丘系内侧膝状体,其末梢为大结节(直径约 2μm);听觉皮质第 6 层主要投射至丘系内侧膝状体,其末梢呈小结节(直径约 1μm),这种现象在猫、大鼠、猴均有报道。这种分布与形态上的差异可能意味着听皮质不同层次的离皮质调节作用不同。关于不同层次起源的离皮质调节作用有何区别,以及它们的神经机制的研究,目前尚无报道。推测来自听皮质第 6 层的离皮质纤维的小结节可能有利于短途径的调节,主要对丘脑实行反

馈调节;而来自听皮质第 5 层的离皮质纤维的大末梢可能对丘脑实行前馈调节,即皮质-丘脑-皮质调节。

此外,解剖学实验表明在大鼠的底丘脑除了大量的接替神经元外,还有一部分中间神经元。形态学研究表明内侧膝状体的接替神经元与中间神经元还有各自的亚类,这些不同形态的内侧膝状体神经元受到的听皮质离皮质调节作用可能不尽相同。

三、听觉中枢的可塑性

(一)听觉中枢的可塑性

许多现象都表明,听觉中枢可能存在可塑性(plasticity),即频率重组(reorganization)。过去双侧听觉障碍患者常规单耳佩戴助听器,经过一段时间后,未佩戴耳往往比佩戴耳的言语识别率低,这与国人观察到的单侧耳聋患者佩戴助听器后,对侧耳(健耳)DPOAE 幅度升高的现象似乎有些不谋而合。前者结果提示双侧耳聋必须双侧佩戴助听器;而后者提示,单耳聋也须佩戴助听器。但在另一些试验中,一侧耳长时间佩戴助听器后,佩戴耳在高声强(>75dB SPL)时,在噪声环境中的言语识别率要好于未佩戴耳,这可能是佩戴耳对强度敏感性增加的结果。这些现象似乎都证明了听觉中枢存在可塑性。

在研究不同感觉皮质可塑性时,发现视力丧失者的听觉较常人敏感,而听功能丧失者的视觉较常人敏感。且有调查表明后天性(十几岁以后)失明者的听力并不像前述那样敏感,只有先天性视力丧失者听觉较常人敏感。更支持这种假说的是:人们利用功能磁共振成像检查发现,音乐指挥家的听皮质对钢琴音的反应区域显著大于一般人,且开始学习音乐的年龄越小,此听皮质反应区域越大。这些现象均提示声学环境以及学习获得与中枢可塑性密切相关。

真正对中枢可塑性的研究,是始于听觉

中枢神经元特征频率（characteristic frequency，CF）建立和在皮质音频排列定位以后（图 2-20）。后者的变化可作为中枢可塑性的最有效和最可靠的检测指标。不少研究

表明，耳蜗的形态和功能改变，会导致听觉中枢系统结构和功能的变化，其典型变化就是听觉中枢音频定位图的重组，因此有作者又将可塑性称之为频率重组。

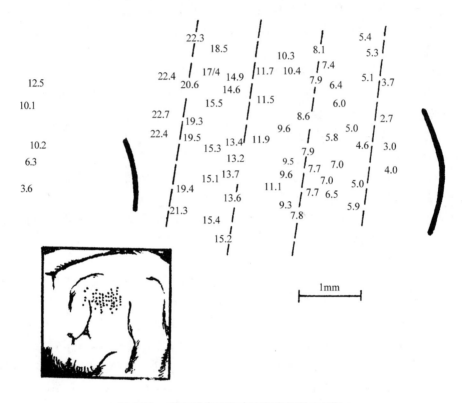

图 2-20　听皮质表面的声音频率投射图（猫）
数字表示该区细胞反应的最优频率（kHz）；左下角照片示记录电极所在位置（梁之安教授惠赠）。

当选择性破坏耳蜗基膜某一频段（如 2kHz）毛细胞后，相对应的听皮质 2kHz 特征性频率敏感区受到抑制（即反应阈提高），但相隔相当长的时间后，对 2kHz 处以外的其他 CF 区的声音逐渐有了反应，这可能是听觉中枢音频定位图的重组。但又有实验表明，鼬鼠耳蜗急性切除后 24h 产生未受损耳蜗侧的皮质，神经元平均阈值降低和自发放电率升高，说明听觉系统可兴奋性变化在很短的时间内出现。但耳蜗切除后，随存活时间的延长，同侧耳兴奋的部位越来越多。神经元反应阈值也越来越低。耳蜗切除的动物可作为先天性聋的模型。上述试验结果提

示，电子耳蜗植入的年龄的选择和蜗性聋的持续时间，对电子耳蜗植入效果至关重要。用 PET 观察听皮质糖代谢区，发现年龄小的患儿颞叶皮质中存在较宽的摄取降低区，随着年龄的增长，上述区域逐渐缩小，提示先天性蜗性聋患儿电子耳蜗植入越早越好。可以用 PET 检测颞叶低糖代谢区的大小作为选择电子耳蜗植入候选者及植入后效果评估的指标。如果在植入人工耳蜗前，从皮质显示的新陈代谢处于正常水平的话，表明由于神经系统的重组，听觉区域已由非听觉突触占据，人工耳蜗植入后效果可能不佳。用耳毒性抗生素诱发高频听力损失后，存活 12 个月

的成年猫听区皮质发生了广泛重组。在正常非损伤时猫的高频可兴奋的区域被相邻低频区所代替。

对于高频听力丧失的重度感音神经性聋患者，佩戴数字移频助听器并经过语训可明显提高语言理解能力。相对于传统助听器，数字移频助听器将患者无法听到的高频区声信号按比例压缩到低频区域，并保持声音的波形特点。初配助听器的患者对移频后的声音并不能掌握，但经过一段时间的语训后，患者对语言的理解能力显著提高，在此过程中，听觉中枢的重组可能发挥了重要的作用。

(二)听觉中枢可塑性的神经机制

1. 侧抑制效应　在正常情况下，耳蜗基膜上不同频率部位的传入冲动及听觉中枢各级平面的不同频率感受区域都存在内在的抑制作用，即侧抑制。

(1)感受细胞间的侧抑制(当某一感受细胞兴奋时，同时对相邻的细胞产生抑制)：当基膜某个最佳频率部位被破坏后，该区域的感觉细胞的电生理活动发生障碍，相应的传导束无兴奋性活动传入，但同时减弱了对邻近部位的传入冲动的抑制，其相应的听觉中枢的音频感受区的细胞活动性增强，取代损害部位的细胞而执行功能。

(2)突触侧抑制效应(synapse effectiveness)，被损害区域的神经元与邻近区域的神经元间的被抑制的突触活性增强，在两个邻近区域之间形成新的突触。

(3)邻近区域的听觉神经元的树突与来自丘脑皮质终支形成的突触的活性增强。

2. 下行通路调控

(1)近年来一些研究认为在听觉中枢信号传递通路中，最为有效的抑制性神经递质之一是 γ-氨基丁酸(GABA)。在下丘(inferior colliculus,IC)已观察到 GABA 阳性的神经元，耳蜗损伤后螺旋神经元释放的GABA 减少，因而造成 GABA 抑制性作用的下降可能是造成 IC 活动过强的原因。Mil-

brandt 等应用免疫组织化学方法检测了耳蜗神经元内谷氨酸脱羧酶(GAD,GABA 复合物中的一种酶)的水平,结果显示噪声性耳蜗损伤后,GAD 急剧下降。另外,Salvi 等利用荷包牡丹碱可与 GABA 结合的特性,将其注入正常动物的大脑听皮质(acoustic cortex,AC),以期阻断 GABA 介导的抑制,结果显示 AC 活动亢进;而当荷包牡丹碱注入IHC 受损的灰鼠大脑 AC,它对 AC 的局域电位几乎没有影响,证实 GABA 抑制性作用的消失可能是继 IHC 破坏后大脑皮质反应增强的原因。

(2)有作者研究了经典条件反射对大棕蝠下丘神经元 CF 的影响。结果表明训练后下丘神经元的 CF 移向条件刺激纯音的频率。这一变化与皮质刺激引起的变化相一致。当用 GABA 的竞争性拮抗药阻断听觉皮质及皮质下行系统后再行条件反射训练,则观察不到上述 CF 漂移现象,而若在动物形成条件反射后再阻断听觉皮质及皮质下行系统的电活动,则不影响上述可塑性变化的产生与维持。这些实验更直观地证明了皮质下行调控在学习诱导的中枢听觉系统可塑性变化中起着重要的作用。

3. 分子生物学机制　有研究表明,在大鼠耳蜗内使用电刺激时,听觉系统接受的是一种不被识别的单音调的刺激,但 2h 后,神经元通过改变基因表达模式而对这个全新的听觉经验发生反应,称为即时基因反应。

腹侧耳蜗核的腹侧或背侧部分神经元依赖于耳蜗受刺激的部位出现反应。这同样可见于橄榄复合体和下丘。可以推测,即时基因反应的早期产物作为一种转录因子,之后进一步激发了大量的基因表达。同时存在细胞内信号的大量交换,包括中枢神经元网络的再构建。其中一个基因 c-fos 的下游产物是 GAP-43,后者出现于听力损伤数天或数周后,而非数小时后,这显示了后续突触水平的可塑性调整。

王玉杏等论述了脑源性神经生长因子（brain-derived neurotrophic factor，BDNF）与听觉中枢可塑性的关系，听觉中枢可塑性依周围感觉神经的活性变化而产生，被称为"活性依赖可塑性"。当外周听觉剥夺后，可使听觉中枢用可塑性产生变化，其发生机制有如下3种说法：①对突触重组有重要作用的受体表达时间的改变。②对神经通路的发展变化有决定作用的分子因素的变化。③活性依赖性的神经环路中神经元形态和数量的不同。

听觉剥夺后的动物模型的听皮质内BDNF的表达较正常听力动物模型有明显的下降，而在植入人工耳蜗后，耳蜗内慢性电刺激使对侧听皮质内BDNF的表达水平明显提高。因此，王玉杏提出研究BDNF在中枢可塑性的调节机制，不仅有助于了解耳聋发病机制，还可为人工耳蜗植入的开发和最佳植入时间提供重要的参考价值。

（郑杰夫　李兴启　王　琳　李雪实　于　宁）

参 考 文 献

[1] 陈熹,余力生,李兴启.耳蜗传入通路在耳蜗信号编码中的意义.听力学及言语疾病杂志,2011,19:475.

[2] 刁明芳,孙建军.听觉过敏.听力学及言语疾病杂志,2009,17:6.

[3] 郭玲伶,余力生,李兴启.多巴胺受体在耳蜗中的分布及其功能.国际耳鼻咽喉头颈外科杂志,2009,33:205.

[4] 郭玲伶,余力生,李兴启.多巴胺对豚鼠噪声性听力损失的保护作用.中国耳鼻咽喉头颈外科,2010,17:411.

[5] 侯志强,余力生,李兴启.多巴胺对豚鼠耳蜗谷氨酸受体NMDA NR1和NMDA NR2A的调节作用.听力学及言语疾病杂志,2010,18:153.

[6] 侯志强,余力生,李兴启,等.多巴胺对豚鼠听觉传入神经的抑制作用及其频率选择性.中华耳鼻咽喉头颈外科杂志,2008,43:977.

[7] 姜泗长,顾瑞.临床听力学.北京:北京医科大学/中国协和医科大学联合出版社,1999.

[8] 姜泗长.耳解剖学与颞骨组织病理学.北京:人民军医出版社,1999.

[9] 李兴启,申卫东,卢云云,等.从内毛细胞下突触复合体结构和功能看听神经病的发病机制及部位——读书心得.听力学及言语疾病杂志,2005,13:223.

[10] 梁之安.听觉感受和辨别的神经机制.上海:上海科技教育出版社,1999.

[11] 李旭敬,吕宏光,崔万明.单侧耳聋配戴助听器后健侧耳DPOAE幅值增高.听力学及言语疾病杂志,2002,10(1):1-2.

[12] 王坚,蒋涛,曾凡刚.听觉科学概论.北京:中国科学技术出版社,2005.

[13] 王玉杏,徐鸥,黄河银,等.脑源性神经生长因子与听觉中枢可塑.国际耳鼻咽喉头颈外科杂志,2012,30(6):311-314.

[14] 闻雨婷,祝威,李兴启.耳蜗外毛细胞及其传出系统与听觉传入.国际耳鼻咽喉头颈外科杂志,2007,31:50.

[15] Bartlett EL, Stark JM, Gullery RW, et al. Comparison of the fine structure of cortical and collicular terminals in the rat medial geniculate body. Neuroscience,2000,100:811-828.

[16] Budinger E, Heil P, Scheich H. Functional organization of auditory cortex in the Morgolian gerbil (Meriones unguiculatus). Ⅳ. Connections with anatomically characterized subcortical structures. Eur J Neurosci,2000,12(7):2452-2474.

[17] Cetas JS, Price RO, Velenovsky DS, et al. Cell types and response properties of neurons in the ventral division of the medial geniculate body of the rabbit. J Comp Neural,2002,445(1):78-96.

[18] Darrow KN, Simons EJ, Dodds L, et al. Do-

paminergic innervation of the mouseinner ear: evidence for a separate cytochemical group of cochlear efferent fibers. J comp Neurol,2006, 498:403.

[19] Doleviczenyim Z,Halmos G,Repassy G,et al. Cochlear dopamine release is modulated by group Ⅱ metabotropic glutamate receptors via GABAergic neurotransmission. Neurosci. Lett,2005,385,93-98.

[20] Doleviczenyi Z,Vizi ES,Gacsalyi I, et al. 5-HT6/7 receptor antagonists facilitate dopamine release in the cochlea via a GABAergic disinhibitory mechanism. Neurochem Res, 2008,33,2364-2372.

[21] Elgoyhen AB,Vetter DE,Katz E,et al. Alpha 10: a determinant of nicotinic cholinergic receptor function in mammalian vestibular and cochlear mechanosensory cells. Proc Natl Acad Sci USA,2001,98:3501.

[22] Gil-Loyzaga P,Bartolome V,Vicente-Torres A,Carricondo F. Serotonergic innervations of the organ of Corti. Acta. Otolaryngol,2000, 120:128-132.

[23] Golshani P,Liu XB,Jones EG. Differences in quantal amplitude reflect GluR4-subunit number at corticothalamic synapses on two populations of thalamic neurons. Proc Natl Acad Sci USA,2001,98:4172-4177.

[24] Groff JA,Liberman MC. Modulation of cochlear afferent response by the lateralolivocochlear system: activation via electrical stimulation of the inferior colliculus. J Neurophysiol,2003, 90:3178.

[25] Hazama M,Kimura A,Donishi T,et al. Topography of corticothalamic projections from the auditory cortex of the rat. Neuroscience, 2004,124(3):655-667.

[26] Halms G,Horvath T,Polony G,et al. The role of N-methyl-D-aspartate receptors and nitric oxide in cochlear dopamine release. Neuroscience，2008,154,796-803.

[27] He J, Yu YQ, Xiong Y, et al. Modulatory effect of cortical activation on the lemniscal auditory thalamus of the Guinea pig. J Neurophysiol,2002,88(2):1040-1050.

[28] He J. Corticofugal modulation of the auditory thalamus. Exp Brain Res,2003,153(4):579-580.

[29] He J. Corticofugal modulation on both ON and OFF responses in the nonlemniscal auditory thalamus of the guinea pig. J Neurophysiol, 2003,89:367-381.

[30] Heil P. First-Spike latency of auditory neurons revisited. Curr OpinNeurobiol, 2004, 14(4): 461-467.

[31] Illing RB,Michler SA,Kraus KS,et al. Transcription factor modulation and expression in the rat auditory brainstem following electrical intracochlear stimulation. Exp Neurol, 2002, 185:226-244.

[32] Kimura A,Donishi T,Okamoto K,et al. Efferent connections of "plsterodorsal" auditory area in the rat cortex: implications for auditory spatial processing. Neuroscience, 2004, 128 (2):399-419.

[33] Kennedy HJ,Crawford AC,Fettiplace R. Force generation by mammalian hair bundles supports a role in cochlear amplification. Nature, 2005,433(24):880-883.

[34] Kujawa SG,Liberman MC. Effects of olivocochlear feedback on distortion product otoacoustic emissions in guinea pig. J Assoc Res Otolaryngol,2001,2:268.

[35] LePrell CG,Shore SE,Hughes LF,et al. Disruption of lateral efferent pathways:functional changes in auditory evoked responses. J Assoc Res Otolaryngol,2003,4:276.

[36] LePrell CG,Halsey K,Hughes LF,et al. Disruption of lateral olivocochlear neurons via adopaminergic neurotoxin depresses sound-evoked auditory nerve activity. J Assoc Res Otolaryngol,2005,6:48.

[37] Lee DS, Lee JS, Oh SH, et al. Cross-modal plasticity and cochlear implants. Nature,2001, 409:149-150.

[38] Lendvai B,Halmos GB,Polony G,et al. Chemical neuro protection in the cochlea:The modu-

lation of dopamine release from lateral olivoco-chlear efferents. Neurochemistry International,2011,150:158.

[39] Milbrandt JC,Holder TM,Wilson MC,et al. GAD levels and muscimol binding in rat inferi-or colliculus following a-coustic trauma. Hear Res,2000,147:251-260.

[40] Mulders WH, Robertson D. Dopaminergic olivocochlear neurons originate in thehigh fre-quency region of the lateral superior olove of guinea pigs. Hear Res,2004,187:122.

[41] Niu X,Canlon B. The signal transduction path-way for the dopamine D1 receptorin the guinea-pig cochlea. Neuroscience, 2006, 137:981.

[42] Rouiller EM,Welker E. A comparative analy-sis of the morphology of corticothalamic pro-jections in mammals. Brain Res Bull,2000,53 (6):727-741.

[43] Robles L，Ruggero MA, Mechanics of the mammalian cochlea. Physiol Rev,2001,81(3): 1305-1352.

[44] Ran I,Miura RM,Puil E. Spermine modulates neuronal excitability and NMDA receptors in juvenile gerbil auditory thalamus. Hear Res, 2003,176(1-2):65-79.

[45] Rouiller EM,Durif C. The dual pattern of cor-ticothalamic projection of the primary auditory cortex in macaque monkey. Neurosci Lett, 2004,358(1):49-52.

[46] Shinkai M,Yokofujita J,Oda S,et al. Dual ax-onal terminations from the retrosplenial and visual association cortices in the laterodorsal thalamic mucleus of the rat. Anat Embryol, 2005,210(4):317-326.

[47] Sobkowicz HM,August BK, Slapnick SM. Synaptic arrangements between inner hair cells and tunnel fibers in the mouse cochlea. Syn-apse,2004, 52:299-315.

[48] Steriade M. Sleep,epilepsy and thalamic retic-ular inhibitory neurons. Trends Neurosci, 2005,28(6):371-324.

[49] Suga N,Xiao Z,Ma X,et al. Plasticity and cor-ticofugal mndulation for hearing in adult ani-mals. Neuron,2002,36(1):9-18.

[50] Sun W,Salvi RJ. Dopamine modulates sodium currents in cochlear spiral ganglion neurons. Neuro report,2001,12:803.

[51] Vanrullen R,Guyonneau R,Thorpe SJ. Spike times make sense. Trends Neurosci,2005,28: 1-4.

[52] Winer JA,Diehl JJ,Larue DT. Projections of auditory cortex to the medial geniculate body of the cat. J Comp Neural,2001,430:27-55.

[53] Wang J,Ding D,Salvi RJ. Functional reorgani-zation in chinchilla inferior colliculus associat-ed with chronic and acute cochlear damage. Hear Res,2002,168:238-249.

[54] Winer JA. Decoding the auditory corticofugal systems. Hear Res,2005,207(1-2):1-9.

[55] Xiong Y、Yu YQ、Chan YS、et al. Effects of cortical stimulation on auditory-responsive thalamic neurons in anaesthetized guinea pigs. J Physiol,2004,560:207-217.

[56] Yu YQ,Xiong Y,Chan YS,et al. Corticofugal gating of auditory information in the thala-mus:an in vivo intracellular recording study. J Neurosci,2004,24:3060-3069.

[57] Zhang L,Tan AY,Schreiner CE,et al. Topog-raphy and synaptic shaping of direction selec-tivity in primary auditory cortex. Nature, 2003,424(6945):201-205.

[58] Zheng J,et al. Prestin is the motor protein of cochlear outer hair cells. Nature, 2000, 405 (6783):149-155.

第3章 听觉诱发电位的神经生物学基础及检测原理

第一节 AEP研究发展概况及分类

一、发展史

电反应测听（electrical response audiometry，ERA）实际上是建立在一系列听觉诱发电位（auditory evoked potentials，AEP）检测技术基础上的客观方法。因此，关于听觉诱发电位的研究早在20世纪20年代就开始进行，只是一直停留在动物实验损伤性电极记录。当计算机问世，特别是平均叠加仪的发展，才用于人头颅上行表面电极记录。因此，谈电反应测听的发展史，应该从听觉诱发电位的动物实验研究开始。

1924年，Berger发现声刺激后脑电波被抑制。

1927年，Forber用短声刺激诱发出听神经的电冲动反应。

1932年，Davis H.记录电极植入脑后，通过耳机可监听到不清楚语词。

1937—1939年，Davis P. A.发现K复合波为给声和撤声反应，并以此来综合评价听力。

1950年，Davis H.发现总和电位（summating potential，SP）。

1950年，Bekesy发现蜗内直流电位（endocochlear potential，EP）。

1950—1954年，Dawsor研制出平均叠加仪。

1958年，Geisler用电子计算机记录到人的听觉诱发电位。

1962—1963年，Williams Davis用数字计算机观察到睡眠中的声诱发电位波形。

1964年，Walter诱发出偶发负变异（contingent negative variation，CNV）和P_{300}迟发反应。

1967年，Yoshie和Aran用平均叠加仪在人记录到耳蜗电图（electrocochleography，ECochG）。

1969年，成立了国际电反应测听学会（IERASG），作为听力学一个分支。

1971年，Tewett用听觉脑干诱发反应（auditory brainstem response，ABR）评价婴幼儿听力。

1974年，商品化的电反应测听仪上市。

1978年，电反应测听（ERA）仪引入中国。

二、发展现状

ABR在神经科和耳神经外科已广泛应用，其时域变化（Ⅰ～Ⅲ、Ⅲ～Ⅴ、Ⅰ～Ⅴ波间期）可进一步鉴别诊断蜗性还是蜗后性聋，而对ECochG的应用并不普及。随着对耳蜗放大机制、内毛细胞（inner hair cells，IHC）和外毛细胞（outer hair cells，OHC）相互关系、耳蜗传入和传出通路之间相互关系的深入研究，以及临床上梅尼埃病、听神经病发病率的增加，都将会大大促进ECochG的应用。然而，随着社会经济的发展，人们对客观评估听力损失程度的要求越来越高，以便对特殊人群的听力情况做出评估并准确鉴别伪聋、夸大聋。但由于刺激声的局限性以及 ABR 和复合动作电位（compound action potential,CAP）均为同步化反应，既要使听神经纤维保持较高程度的同步化放电，又要使其能反映耳蜗各圈的功能，似乎是一个不可调和的矛盾，因此听力学家们从如下两个方面做了努力，一是选择既能诱发神经冲动的同步化，又有较好频率特异性的声刺激，如过滤短声（filtered click）、短音（tone pip）和短纯音（tone burst）；二是探索出其他电位，可以用纯音，甚至语言刺激诱发出来的电位，如 40Hz 相关电位 SN_{10}（慢负波）、颅顶慢反应（slow vertex response,SVR）、P_{300}，但这些电位又受精神状态的影响，受试者必须配合。

同时，对于 ABR 的客观反应，仅依靠主观判断其阈值有误判或判断不准的问题。从 ERA 问世后不久，人们就开始探索，渴望通过计算机编拟一定软件进行客观判断。近几年，多频听觉稳态反应问世，尽管在临床应用中还存在一定问题，但相信通过努力，不断完善，会逐渐弥补 ABR 的这一不足。

三、分　类

因为各种听觉诱发电位，其生理学特性差异较大，所以通常按不同听觉诱发电位的特点进行分类，如果根据记录电极位置不同可分为颅顶电位（vortex potentials,VP）和耳蜗电图（ECochG）。根据生理特点进行分类分为交流电位[如微音电位（cochlear microphonics,CM）、频率跟随反应（frequency-following response,FFR）]、直流电位[如总和电位（SP）、颅顶慢反应（SVR）、偶发负变异（CNV）]。根据出现时间进行分类，如表 3-1 所示。

表 3-1　听觉诱发电位的分类

部位	来源	频率特性	潜伏期（ms）	最佳反应	临床意义
耳蜗电图	螺旋器		0	SP(DC)	有
初	内、外毛细胞	100～3000Hz	0	CM(AC)	有
	第Ⅷ神经		1～4	CAP(N_1)	明显
颅顶电位					有
快	第Ⅷ神经，脑干	100～2000Hz	2～12	ABR	明显
中	神经源性皮质Ⅰ 肌源性"声动"	5～100Hz	12～50	MLR	有
慢	皮质Ⅱ（清醒） 皮质Ⅲ（睡眠）	2～10Hz	50～300 200～800	SVR MMN 持续电位（直流）	有 可疑
				P_{200}-N_{300}	有
迟	皮质Ⅳ	直流	250～600	P_{300}	有
	额叶	直流	DC 偏移	CNV(DC)	有

第二节　听觉诱发电位的神经生物学基础

一、神经细胞的结构及外环境

（一）神经细胞体、树突和轴突

1. 细胞体和树突　神经系统活动的基本单元是神经细胞，也称为神经元。它的功能是接收并传导来自其他细胞或其他神经细胞的信息。神经细胞的特殊结构是完成这一功能的基础。神经细胞由胞体（soma）、树突

(dentrites)、轴突(axon)和轴突末梢(axonal terminals)组成。图 3-1 示耳蜗螺旋神经节 Ⅰ型神经元及其双极连接。

树突是从细胞体发出的突起。刚从细胞体发出时仅是神经细胞胞体的延伸,称为初级树突,初级树突可反复分支,形成树状结构,树突由此而得名。其功能主要是接收信息的传入。

2. 轴突　是从神经细胞发出的一细而长的突起,每个神经细胞有一条轴突。大多数神经元细胞的轴突从细胞体发出,少数从树突的起始部分发生。轴突在离开细胞体的地方呈圆锥状,称为轴丘。初始段后的轴突表面常覆盖一层髓鞘(myelin),髓鞘是由神经膜细胞组成,每隔 $0.5 \sim 2\mu m$ 都有一段无髓鞘的郎飞结,这种轴突称为有髓鞘纤维。另外,也有一些轴突表面无髓鞘,称为无髓鞘纤维。轴突内的物质是轴浆,神经细胞的许多重要的化学物质的运输是靠轴浆完成的。轴膜是动作电位赖以传导的重要结构基础,神经细胞产生的动作电位将沿着轴突的走向传到轴突末梢,并在此转化为化学递质(神经递质)的释放,将信息传递到其他神经细胞。因此轴突的走向及其与之投向的靶细胞和突触是决定神经细胞作用性质的重要因素。有的神经细胞轴突较短,它与靶细胞都在同一神经结构内,这类细胞称为中间神经细胞或高尔基Ⅱ型神经细胞。有的神经细胞的轴突较长,它与靶细胞分别处在不同的神经结构,这类细胞称为投射神经细胞或高尔基Ⅰ型神经细胞。轴突在到达靶细胞附近形成分支状,每个分支末端有纽扣状的终扣(boutons),它与靶细胞形成突触(图 3-1)。

耳蜗螺旋神经节处的神经细胞是双极神经元,其一侧是树突,接收来自 IHC 或 OHC 的信息。在耳蜗螺旋神经节处树突极短,出 Habenular 孔后即脱去髓鞘,基本与神经元形成一体,称为细胞体-树突结构(图 3-1 右侧)。另一侧是向中枢侧的轴突,轴突将信息传入下一级神经元,即耳蜗核(图 3-1 左侧)。耳蜗核神经细胞的轴突组成了继续向高级中枢传递信息的投射纤维。

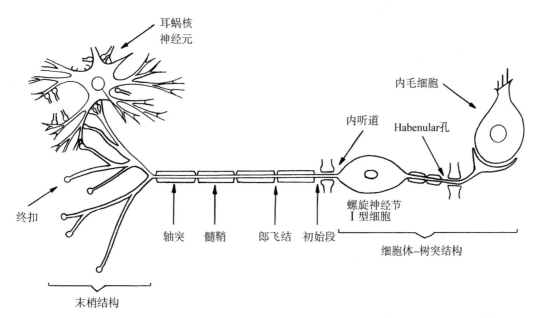

图 3-1　耳蜗螺旋神经节Ⅰ型神经元及其双极连接

在耳蜗螺旋神经节处的神经元，其树突中的Ⅰ型纤维接收来自内毛细胞的信息；Ⅱ型纤维接收来自外毛细胞的信息（图3-2）。Ⅰ型纤维与内毛细胞底的细胞膜形成突触（synapse）连接，这个突触与内毛细胞一起构成了螺旋神经节细胞对传入信息的接收区域。在耳蜗内的传入通路较为复杂，除了Ⅰ型纤维与内毛细胞形成突触连接外，来自橄榄耳蜗束的传出纤维与Ⅰ型传入纤维又形成一个突触连接，最终形成一个传入突触复合体。而外毛细胞直接与传入神经和传出神经形成突触连接（图3-3）。在耳蜗传入神经纤维中，接收来自内毛细胞信息的Ⅰ型纤维占95％以上，而接收来自外毛细胞信息的Ⅱ型传入纤维仅占5％。一个内毛细胞可与多达20根Ⅰ型纤维形成突触；一根传出纤维侧支支配10多个外毛细胞。上述的Ⅰ型和Ⅱ型传入纤维树突内存在多种细胞器，包括合成蛋白质所需的核糖体等。

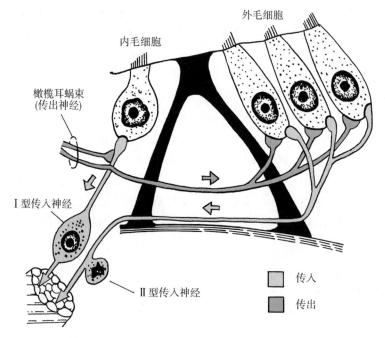

图3-2　螺旋神经节Ⅰ型纤维与内毛细胞、Ⅱ型纤维与外毛细胞相接

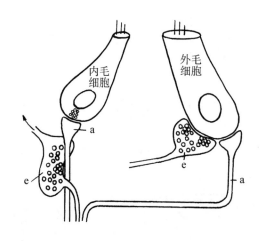

图3-3　内、外毛细胞突触连接示意图

左．内毛细胞与传入神经直接形成突触连接（左a），传出神经末梢与听神经树突的突触小结构成传出突触（左e）；右．外毛细胞与传出神经（右e）和传入神经（右a）直接形成突触连接。

(二)细胞膜的化学组成和分子结构

细胞膜主要由脂质和蛋白质以及少量的糖类等物质构成脂质双分子流体镶嵌模型(fluid mosaic model)(图 3-4),即细胞膜以脂质双分子液态层为基架,其中镶嵌着具有不同分子结构、不同生理功能的蛋白质。脂质部分阻止了离子自由跨膜流动,而蛋白质分子则形成不同构型、不同功能的离子跨膜通路,即各种离子通道。这种结构是可兴奋细胞产生动作电位的重要基础。

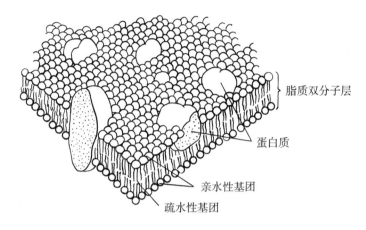

脂质双分子层

蛋白质

亲水性基团

疏水性基团

图 3-4　细胞膜脂质双分子流体镶嵌模型

(三)神经细胞的外环境

神经细胞的周围是胶质细胞(glia cells),在中枢神经系统对胶质细胞的研究已较深入,其数量是神经细胞的两倍。胶质细胞不直接参与神经信息的传递,但对神经细胞起着修复、吞噬、支持、物质交换等重要作用,从而保证神经细胞正常功能的完成。

许多研究表明,胶质细胞与中枢谷氨酸能神经细胞之间存在着谷氨酸-谷氨酰胺循环,以此维持神经细胞内的谷氨酸的平衡状态,防止因谷氨酸在细胞内堆积而产生的兴奋性毒性。在耳蜗中,内、外毛细胞类似于神经细胞,而支持细胞有许多类似胶质细胞的功能。最新研究表明,在耳蜗内的支持细胞与内毛细胞之间也存在谷氨酸-谷氨酰胺循环,不过有些环节还有待实验证明(图 3-5)。耳蜗支持细胞除了起支持和营养作用外,还与钾循环有关,有调节耳蜗功能、增强毛细胞的韧性等作用。

在中枢神经细胞与胶质细胞间有宽15～20nm 的间隙,其间即为细胞外液。神经细胞的内、外液中的离子浓度有着显著的不同,例如细胞内钾离子浓度为 140mmol/L,钠离子为 7mmol/L,而细胞外钾离子浓度为3mmol/L,钠离子浓度为 140mmol/L。这种细胞内外离子浓度的差异在神经细胞功能活动中具有重要的作用。

在耳蜗中,毛细胞的纤毛和表皮板浸泡在内淋巴液中,内淋巴离子成分与毛细胞内液近似,属细胞内液。毛细胞的胞体和底部则与Corti 液、外淋巴液相接触(图 3-6)。Corti 液、外淋巴液的离子成分与脑脊液相近,属细胞外液。

二、神经细胞的功能

神经细胞的主要功能是信息处理,即接收、整合、传导和传递信息,具有可兴奋特性的耳蜗毛细胞也有接收、初级处理和传递信息的功能。信息在神经细胞的表达方式主要为电信号或化学信号两种。

(一)神经细胞的电现象

早在公元前300多年,Aristohe发现了

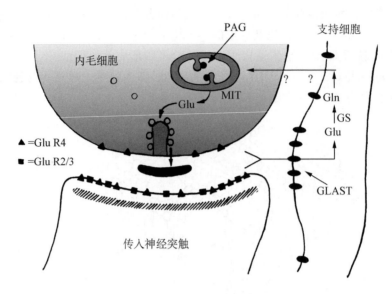

图 3-5　内毛细胞与传入神经突触连接及谷氨酸-谷氨酰胺（Glu-Gln）循环
机制（GLAST. 谷氨酸转运载体，GS. 谷氨酰胺合成酶）。图中"?"
处尚未明确

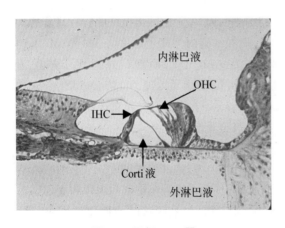

图 3-6　耳蜗 Corti 器

示 OHC、IHC 浸泡在 Corti 液与外淋巴液中，
纤毛、表皮板、盖膜等则浸泡在内淋巴液中。

电鳗的放电现象（一种"震击"作用）。解剖学
证明，电鳗的"震击"是由肌电板单位组成的
如同蓄电池的电板电震所致，每个肌电板可
产生一定电压。18 世纪，伽尔佛尼研究了神
经-肌肉放电现象（图 3-7）。当刺激甲标本的
神经纤维时，甲标本肌肉收缩，观察通过神经
与甲标本肌肉相接的乙标本，发现乙标本的

肌肉同样收缩。

1830 年，电流计问世，实验神经电位-电
流计可显示神经冲动通过时的动作电位。
1902 年，Julius Bernstein（德国）根据当时关
于电离和电化学的理论成果提出形成动作电
位的"膜学说"。1939 年，英国 Hodgkin 和
Huxley 对枪乌贼的巨大神经轴突进行电生
理实验，证实了静息电位的膜学说，对动作电
位的产生做了新的解释和论证。1949 年，
Hodgkin 和 B. Katz 提出的"离子学说"阐明
了静息电位和动作电位的最一般的原理。
1976 年，Ensin Neher 和 Bert Sak 发明膜片
钳技术，可直接观察和记录到细胞膜单个离
子通道的活性，阐明了形成动作电位的分子
生理学机制。随着分子生物学技术的发展，
现可以克隆出离子通道的蛋白质结构。

（二）静息电位与膜电位

有些细胞（组织）接受相对较小的化学或
电刺激后，可表现出某种形式的兴奋性反应，
这种细胞（组织）称为可兴奋细胞（组织）。

在细胞处于静息状态下，细胞膜内外两

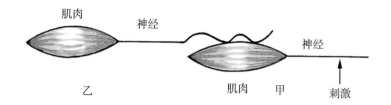

图 3-7 经典的神经-肌肉放电现象

侧存在着电位差,细胞膜的内侧较膜外为负,这种电位差即静息电位(resting potential)。静息电位的大小通常以膜内电位负值的绝对值大小表示。如果膜外电位设为 0,则膜内电位大都为 −10～−100mV。高等哺乳动物的神经的静息电位为 −70～−90mV(图 3-8 左)。静息电位在大多数细胞中是一种稳定的直流电位。

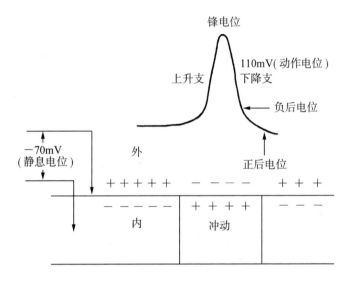

图 3-8 动作电位的构成:上升支、锋电位、下降支、负后电位和正后电位

如前所述,细胞膜内外的离子有很大的浓度差,这是细胞膜上离子载体不断将离子由低浓度侧向高浓度侧主动转运的结果,这是一耗能过程。这种细胞膜两侧离子梯度形成了离子跨膜流动的驱动力,但因为细胞膜的特殊脂质双分子层结构,使得通常情况下离子难以顺梯度流动,只有在细胞膜上该离子通道开放时,离子才能在这种驱动力下由高浓度侧向低浓度侧流动。

离子通道(ion channels)是膜内具有中央孔结构的跨膜蛋白,其"孔"有一个"门"(gate)装置,此"门"可因受特异性刺激而开或关,从而表达不同的信息。根据离子通道有无门控,将离子通道分为非门控的离子通道(即"门"总是处于开放状态的离子通道)和门控离子通道(即通道具有开和关转换的"门"控制行为)。根据引起"门"开放的刺激特点的不同,又分电压门控离子通道和递质门控离子通道。在耳蜗毛细胞纤毛上还有机-电换能通道,在传入突触后膜上还有代谢型离子通道(本节与耳蜗内毛细胞及传入通路相关文字内容)。电压门控离子通道主要参与产生动作电位,递质门控离子通道主要参与产生突触电位,而非门控离子通道的作用主要参与形成静息电位。

Ca^{2+} 作为生命元素,在细胞内必须处于平衡状态(图 3-9)。各种类型的 Ca^{2+} 通道开启、Ca^{2+} 库对 Ca^{2+} 摄入和释放及 Ca^{2+} 泵等,均需要相互协调,方能维持细胞的生命。神经细胞也不例外,然而神经细胞的膜内、外总是存在离子浓度差。细胞膜内、外的离子浓度差的形成是离子从低浓度向高浓度主动转运的结果,这种转运依靠类似于泵的细胞膜上的特定蛋白质完成,如 Ca^{2+}-ATP 酶、Na^+-K^+-ATP 酶等,此为一耗能过程。离子载体借助于离子浓度差所带的能量帮助离子进行跨膜转运。细胞膜上的 Na^+-K^+-ATP 酶不断将钠离子泵出细胞膜,同时将钾离子泵入,由此产生了细胞内高钾细胞外低钾的内外浓度差(图 3-9 右所示)。静息时细胞膜上的非门控离子通道仅对 K^+ 有较强的通透性,因为细胞内 K^+ 浓度高于胞外,在浓度差的驱动下 K^+ 由细胞内移向细胞外,细胞内、外液中正、负离子原是呈电中性的,此时正离子的外移产生了细胞内负外正的电位差,即膜外为正,膜内为负。当浓度差所致的驱动力和电位差所致的反驱动力相平衡时,即形成了内负外正的静息电位,因此静息电位即钾平衡电位(图 3-9 右中所示)。神经细胞在静息时,其胞膜的非门控钾离子通道除对 K^+ 有较强的通透性外,还对 Na^+ 和 Cl^- 具有一定的通透性。因此神经细胞静息电位形成主要是由于 K^+ 跨膜流动形成,同时还有部分 Na^+ 和很少部分 Cl^- 参与。在病理因素损伤或外界因素的刺激下,神经细胞膜电位可发生去极化或超极化变化,使其细胞功能受到影响。

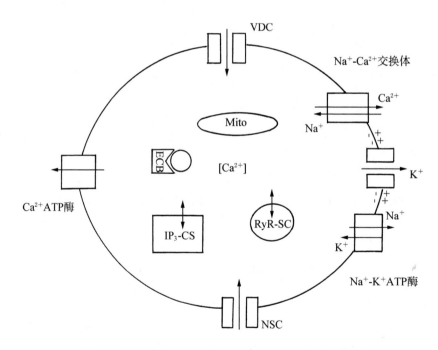

图 3-9 细胞内 Ca^{2+} 平衡系统及静息电位的 K^+ 跨膜流动

VDC. 电压依赖性 Ca^{2+} 通道;NSC. 非选择性阳离子通道;ECB. 内源性 Ca^{2+} 结合蛋白;IP_3-CS. 三磷酸肌醇敏感 Ca^{2+} 库;RyR-SC. Ryanodine 敏感 Ca^{2+} 库;Mito. 线粒体;K^+. 非门控 K^+ 通道。

（三）动作电位与离子通道

1. **动作电位**　通常神经细胞静息时处于极化状态（polarization），即膜两侧电位保持着内负外正的静息状态。当受到某种刺激使神经细胞膜去极化达到或超过阈电位时，即可在极短的时间内突然变化为膜内为正、膜外为负，然后又回到静息电位，从而出现一个陡峭的锋电位变化，即动作电位。

2. **动作电位的构成**　见图 3-8。

（1）膜内电位在短时间内由原来的 $-90\sim-70\mathrm{mV}$ 变到 $+20\sim+40\mathrm{mV}$，由内负外正变为内正外负，构成了动作电位变化曲线的上升支。

（2）膜内电位由零值变正的数值，称为超射值。

（3）刺激所引起的内外电位倒转是暂时的（神经在 $0.5\sim2.0\mathrm{ms}$ 内完成），很快膜内电位下降，构成了动作电位曲线的下降支。

（4）短促而尖锐的脉冲样变化称为锋电位。

（5）锋电位下降一般要经历微小而较缓慢的波动，称为后电位，一般先持续 $5\sim30\mathrm{ms}$ 的负后电位，再出现一段延续较长的正后电位。

3. **动作电位的产生机制**　Ensin Neher 等创造的膜片钳单通道记录技术，为从分子水平了解生物膜离子通道的开放与关闭、动力学、选择性和通透性等膜信息提供了直接的手段。离子通道与神经、肌肉和突触电位呈密切相关。通道的开关过程与产生电信号的神经系统反应相一致，这些微弱电流由神经系统和组织综合加工放大后，形成神经冲动，使生物体做出相应的反应。例如对于钠依赖性动作电位来说，单靠一个钠通道的开放还不足以产生动作电位上升相，它必须至少上千个单钠通道开放后才能产生动作电位的上升相。

（1）去极相的产生：细胞膜内、外 Na^+ 浓度差很大，膜外 Na^+ 浓度显著高于膜内。当神经细胞的胞膜受到刺激时，膜上少量 Na^+ 通道开放，少量的 Na^+ 将顺浓度差内流至胞内。Na^+ 是带正电的离子，它的内流将使得胞内电位轻度去极化。当膜电位减少到阈电位时，大量的电压门控型 Na^+ 通道被激活而开放，Na^+ 内流速度急剧增大，在 Na^+ 的化学驱动力和静息时膜内原已维持着的负电场对 Na^+ 吸引的作用，致使 Na^+ 大量通过易化扩散跨膜进入细胞内，以至于超过了 K^+ 外流。随着 Na^+ 内流增加，膜进一步去极化，而去极化本身又促使更多的 Na^+ 通道开放，膜对 Na^+ 通透性又进一步增加，形成正反馈，膜内电位迅速由负变正，形成了动作电位的上升支。由于膜外 Na^+ 浓度势能较高，Na^+ 在膜内负电位减小到零时，Na^+ 化学梯度可继续驱使 Na^+ 内流，直至 Na^+ 的平衡电位，形成动作电位中的超射。

（2）复极相的产生：细胞膜在去极化过程中，Na^+ 通道开放时间很短，仅万分之几秒，随后 Na^+ 通道关闭而失活。使 Na^+ 通道开放的膜去极化也使电压门控 K^+ 通道延迟开放，膜对 K^+ 的通透性增大，膜内 K^+ 顺电化学驱动力向膜外扩散，使膜内电位又从正值向负值转变，直至原来的静息电位水平，形成了动作电位的下降支，即复极相。快速的上升支和下降支组成了动作电位中的锋电位。

（3）后电位的产生：锋电位发生后，产生了微小而持续时间较长的后电位，包括负后电位和正后电位。

负后电位紧接于锋电位下降支后，膜电位比静息电位小，持续 $5\sim30\mathrm{ms}$，幅度为锋电位的 5%～6%。一般认为负后电位的产生是在复极时迅速外流的 K^+ 蓄积在膜外附近，暂时阻碍 K^+ 外流的结果。

正后电位是在负后电位后出现超极化的电位，持续 50ms 至数秒，幅度为锋电位的 0.2%。正后电位的前半部分的形成主要是由于 K^+ 通道仍然处于一定的开放状态，对 K^+ 的过度通透可持续数毫秒，使较多的 K^+

扩散到膜外,引起膜内正离子的"过多"缺失,后半部分主要由于 Na^+ 泵作用,使 Na^+ 过度外流的结果。神经纤维每兴奋 1 次,进入细胞内的 Na^+ 浓度增加 1/(8 万～10 万),这种微小的变化,足以激活膜上的 Na^+ 泵,使之加速转运,逆浓度差将细胞内多余的 Na^+ 排到细胞外,细胞外多余的 K^+ 摄入。

后电位完结后,电位恢复到静息状态,膜内外 Na^+、K^+ 分布也恢复到静息状态,即是指兴奋性恢复正常,可再次接受刺激产生兴奋。

以上过程可以看出,两种离子通过膜结构中电压门控性钾离子通道和钠离子通道进行的异化扩散,是形成神经细胞静息电位和动作电位的直接原因。膜两侧离子浓度梯度及可调控的离子通道是动作电位产生的基础,而动作电位是各种可兴奋细胞(组织)产生兴奋的共同机制。

正因为生物电的产生是以膜两侧离子浓度梯度即膜离子通道开放和关闭改变离子的通透性为基础,所以改变膜内、外离子浓度或用人工方法调控通道的开关,都将影响生物电的质和量。

4. 动作电位的分类 根据不同的神经细胞动作电位的波形和形成机制的差异,可将动作电位分为钠依赖性动作电位(Na^+-dependent action potential)、钠或钙依赖性动作电位(Na^+ 或 Ca^{2+}-dependent action potential)、钙依赖性动作电位(Ca^{2+}-dependent action potential)。

(1)钠依赖性动作电位:动作电位的上升相主要由 Na^+ 快速内流形成,而这是由于电压门控钠通道(voltage-gated Na^+ channels)开放所致。钠依赖性动作电位的特点是,上升相幅度大,下降相速度快。发生部位在细胞体和轴突处,并沿轴突传到轴突末梢。

(2)钠或钙依赖性动作电位:此种动作电位除了钠、钾通道参与外,还有钙通道的作用。通过钙通道 Ca^{2+} 向胞内流动,部分抵消了 K^+ 外流造成的电位快速下降,从而使动作电位下降较慢。钠或钙依赖性动作电位发生的主要部位在细胞轴突末梢处。它的功能主要是在动作电位期间使电压依赖性高阈值钙通道开放,胞外钙离子内流增加,触发轴突末梢释放神经递质。

(3)钙依赖性动作电位:该动作电位的特点是,幅度低,持续时间长,上升相是在去极化达到高阈值钙通道的激活值后钙通道开放引起 Ca^{2+} 内流所致(图3-10),下降相是延

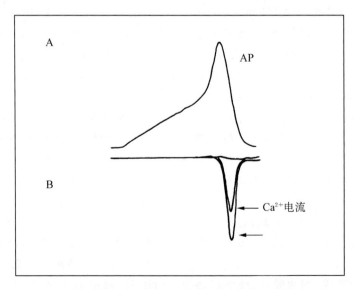

图 3-10 动作电位波形(A)与电压钳 Ca^{2+} 通道电流(B)之间的关系

迟外向整流钾通道和钙依赖性钾通道开放引起的钾外流所致。其发生的主要部位是树突处。

此外，作用于动作电位下降相的还有钙依赖性钾通道。此钾通道主要依赖于细胞内 Ca^{2+} 浓度的提高，而 Ca^{2+} 增加的途径有：激活的过程使电压依赖性 Ca^{2+} 通道开放，胞外 Ca^{2+} 内流；或经受体门控通道开放内流；或

经胞内钙库（如线粒体、IP_3 等）释放使 Ca^{2+} 增加，从而进一步激活钾通道使钾外流，细胞出现超极化后电位。相当于耳蜗毛细胞受机械声波刺激后使纤毛的机-电换能通道打开，胞外 K^+ 和 Ca^{2+} 内流，激活毛细胞侧壁上钙依赖性钾通道开放使钾外流，一方面使毛细胞复极化，另一方面形成钾电流参与耳蜗内的钾循环（图 3-11）。

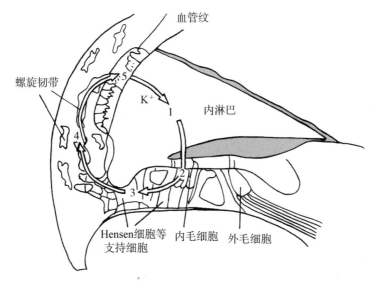

图 3-11　耳蜗钾循环

1—内淋巴；2—外毛细胞；3—Hensen 细胞等支持细胞；4—螺旋韧带；5—血管纹。

5. 动作电位和它在同一细胞的传导　在自然条件下，神经细胞的动作电位只能由感受器细胞膜和突触后膜的去极化型局部电变化引发。

（1）实验性阈电位的形成（图 3-12）：先用一对刺激电极同直流电源相连，然后把刺入轴突膜内的一个电极同电源负极相连，该负电极的插入将引起膜不同程度的超极化，这时，即使用很强的刺激也不会引起诱发电位。当膜内的刺激同电源正极相连时，电极的刺入将引起去极化，当逐渐加大刺激强度，使膜内去极化到达某一临界值时，就可记录到一个明显的突然上升的电位，即产生了一

次动作电位。将能引起动作电位的最低电位值称为阈电位（threshold membrane potential）。一般细胞阈电位大都较它们的静息电位高 10～15mV。

（2）局部兴奋及其特性：阈下刺激引起钠离子通道少量开放，这时少量钠离子内流造成的去极化和电刺激造成的去极化叠加，在受刺激的局部出现一个较小的去极化，称为局部兴奋。局部兴奋的强度较弱，很快会被外流的钾离子抵消，不能引发大量钠通道开放，即不能诱发动作电位。其特点为：①无全或无现象。阈下刺激范围内，随强度的增大而增大。②电紧张性扩布。即阈下刺激产生

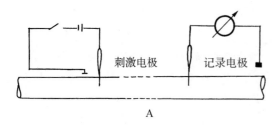

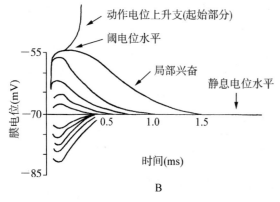

图 3-12　局部兴奋的实验布置(A)和实验结果(B)

的局部兴奋可以使邻近的膜产生类似的去极化,但随距离的增加迅速减小以至消失,不能在膜上做远距离传播。③可以相互叠加。局部兴奋可在空间上和(或)时间上进行总和。若干个局部兴奋在时间、空间上的总和可能形成阈上刺激而诱发动作电位。

(3)兴奋在同一细胞上的传导机制:可兴奋细胞任何一个部位的膜所产生的动作电位,都可沿着细胞膜向周围传播,表现为动作电位沿整个细胞膜的传导。

无髓神经纤维的某一段受到足够强的外加刺激出现动作电位,由于膜两侧的溶液都是导电的,于是在已兴奋的神经段和它相邻的未兴奋的神经段之间,产生局部电流,流动方向是:膜外的正电荷由未兴奋段移向已兴奋段,膜内的正电荷由已兴奋段移向未兴奋段,造成未兴奋段膜内电位升高而膜外电位降低,引起去极化,达阈电位时,使该段出现

动作电位。

有髓神经纤维在轴突外面包有一层相当厚的髓鞘,而构成髓鞘的胶质是不导电的,只有在髓鞘暂时中断的郎飞结处,轴突膜才能和外液接触,当有髓纤维受刺激时,动作电位只能在邻近刺激点的郎飞结处产生,形成跳跃式传导。

(4)动作电位的传导速度:在不同神经纤维上动作电位的传导速度不尽相同,因为在有髓鞘纤维动作电位只能在郎飞结处产生,呈跳跃式传导,显然有髓鞘纤维比无髓鞘纤维快。有髓鞘纤维典型的传导速度为 10m/s,动作电位的持续时间约为 2ms,因此跨膜距离为 2cm。在耳蜗传入神经的动作电位可以通过观察此指标的变化了解神经冲动的同步化程度,从而进一步推测传入神经及突触是否正常。

正常情况下影响动作电位传导速度的因素:①髓鞘或膜电阻,有髓鞘存在使传导速度加快;如果脱髓鞘,则传导速度减慢。②与神经纤维的束径有关,因为神经冲动传导速度与膜电阻和膜内电阻有关,膜电阻与纤维的半径成正比,而膜内电阻与半径的平方成反比,所以神经纤维直径越大,传导速度越快。③与膜去极化快慢有关,去极化愈快,达到阈电位所需时间愈短,引起兴奋愈快,传导速度也就愈快。

三、耳蜗毛细胞及其传入、传出通路

上面重点叙述了一般神经生物学的基本知识。作为中枢听觉系统的各级神经元及其信息传导特点,基本符合这些规律,但同时存在着许多不同之处。本节着重讨论听觉系统的耳蜗毛细胞及耳蜗内的传入、传出神经的结构和功能特点。

(一)耳蜗内、外毛细胞结构、功能比较

见表 3-2。

表 3-2　内、外毛细胞的特点比较

特点	内毛细胞（IHC）	外毛细胞（OHC）
数量	约 3500 个，烧杯状	约 12 000 个，试管状
行数	单行	三行
突触连接	与 95％的传入神经纤维形成突触连接	少许与传入神经纤维形成突触连接（<5％）
与传出神经关系	与传出神经不直接连接	与传出神经纤维直接相连
纤毛数量	每个细胞有 50～70 根纤毛	每个细胞有 40～150 根纤毛
损伤后状态	受损伤后，传入纤维可退化	受损伤后，传入纤维不退化
支配方式	每个细胞与 20 根传入纤维相连	1 根传出纤维侧支支配 10 多个 OHC
髓鞘	传入纤维有髓鞘	一般无髓鞘
作用	原发感受器	驱动、调制 IHC
放大方式	被动放大	主动放大
反应方式	对盖膜下液体流动的速度起反应	纤毛与盖膜直接相接（镶嵌在盖膜内面）（图 3-13C）靠盖膜机械运动刺激，当疏相波时，纤毛束向较长的纤毛方向偏移，引起兴奋；密相时，不引起兴奋
接受刺激方式	纤毛与盖膜不直接相连，靠内淋巴流动速度刺激	除了受盖膜机械运动的刺激外，还受传出纤维的支配，在传入、传出纤维的共同作用下，可能会改变 IHC 的张力，增加其传入神经的灵敏度
对药物的敏感性	不易受药物、噪声损伤	易受药物、噪声损伤

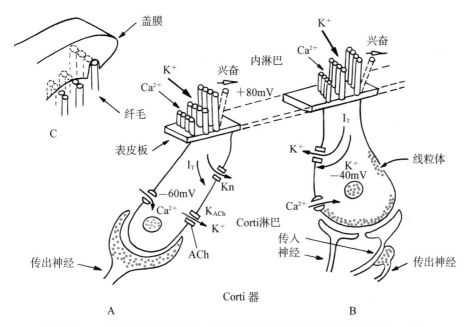

图 3-13　内、外毛细胞纤毛的机-电转换通道和胞膜的主要离子通道开启过程

A. 外毛细胞；B. 内毛细胞；C. 显示纤毛与盖膜之间的镶嵌关系。I_T 为由声波引起的纤毛摆动所控制的换能电流。

在体的胞内电位记录技术的发展（Dallos P 和 Russel IJ），发现 OHC 具有较高的敏感性，其表现为 OHC 在低声强时有超极化直流电位，OHC 最大输出＜IHC。IHC、OHC 具有不同的锁相特征，IHC 超前 OHC 90°。IHC 响应于基膜的运动速度，OHC 响应于基膜的位移。

OHC 与盖膜、基膜共同构成感受效应系统，即驱动系统，调节 IHC 的频率选择性和敏感性，而目前尚未发现 OHC 本身可产生传向中枢的冲动。然而低声强时，IHC 反应需要 OHC 来驱动或者激活。

以上的发现修正了过去双元理论提及的 OHC 决定反应阈值（响应低声强），IHC 响应高声强刺激的说法，而认为 IHC 较 OHC 更敏感，但前提是在外毛细胞完好的情况下，一旦外毛细胞受损，IHC 的敏感性将下降。

正因为 OHC 有主动机制及驱动作用，使 OHC 胞内记录的感受器电位表现出非线性特点；而胞外（中阶记录）的微音电位（CM）、总和电位（SP）也为非线性。但在噪声暴露后，OHC 受到损伤，上述非线性特点减弱，表现出 IHC 的被动线性特点。以上实验结果进一步说明，此非线性特点来自 OHC。试验中也观察到 CM 的两音抑制现象，但噪声暴露后，两音抑制现象减弱。顺铂灌流后，OHC 受损，CM、SP 和复合动作电位（compound action potential，CAP）非线性特点减弱。

（二）耳蜗 OHC 的兴奋性特点

OHC 的静纤毛是以高低不等分布于表皮板上，各纤毛的顶尖部有"尖连接"（tiplink），纤毛上有机-电换能通道，是非选择性离子通道，除 Ca^{2+} 通道外，主要以 K^+ 通道为主，当纤毛受到盖膜位移机械刺激后，如果向较高（长）一侧的纤毛弯曲时，K^+ 通道开启，通透性增加，K^+ 向胞体内流增多；而向相反方向弯曲时通道开启减少，K^+ 电流也相应减弱，因此这种 K^+ 电流可随声波刺激频率

正、负相摆动而受到调变，这一方面形成感受器电位，另一方面导致毛细胞的去极化。当毛细胞去极化后，使得分布于毛细胞底侧壁上 L 型 Ca^{2+} 通道开启，胞外 Ca^{2+} 进入胞内，胞内 Ca^{2+} 的增加又激活毛细胞侧壁的 Ca^{2+} 依赖性 K^+ 通道开启，形成 Ca^{2+} 依赖性钾电流（I_{KCa}）使毛细胞超极化（图 3-13），当 K^+ 进入 Corti 液（成分同外淋巴液）后参与耳蜗内 K^+ 循环（图 3-11）；此外 OHC 的底侧壁上电压依赖性外向钾电流，对胞外的 K^+ 有高度选择性和依赖性（图 3-13）。正如在神经细胞功能一节中所述那样，这种电流可能与形成静息电位有关；浸于淋巴液中的静纤毛还有 ATP 激活的与 ATP 受体 P_2X 型相偶联的 Ca^{2+} 通道形成 Ca^{2+} 内向性离子流，使毛细胞去极化；另外，在耳蜗传出神经与 OHC 底部形成的突触后膜还有乙酰胆碱（acetylcholine，ACh）可激活的 ACh 离子型受体通道开启，一般是先 Ca^{2+} 内流，使细胞产生去极化，然后由 Ca^{2+} 又引起 Ca^{2+} 依赖性 K^+ 通道开启，形成外向型 K^+ 电流使 OHC 超极化（图 3-13）。

早在 19 世纪，就有人认识到听觉系统存在传出神经。1946 年，有学者发现上橄榄核复合体（superior olivary complex，SOC）。SOC 与耳蜗螺旋器之间有传出神经联系，称橄榄耳蜗束（olivocochlear bundle，OCB）。内侧橄榄耳蜗束（medial olivocochlear bundle，MOC）以较粗的有髓鞘纤维通过交叉与不交叉两种纤维支配双侧耳蜗 OHC，人体有 95% 左右的 MOC 纤维自第四脑室底中线交叉至对侧，约 5% 的 MOC 纤维不交叉，在猫和小鼠，交叉的 MOC 纤维占 70%～75%，在大鼠、豚鼠和猴则占 60%～65%。MOC 纤维在 OHC 底部直接与细胞膜形成突触。业已证明，乙酰胆碱（ACh）是 MOC 传出神经系统的主要神经递质，以后又发现了 γ-氨基丁酸（gamma amino acid butyric acid，GABA）。在活体 OHC 底部用 GABA 可引起胞体可逆

性伸长,ACh 则引起 OHC 可逆的缓慢收缩。说明这两种神经递质在耳蜗放大系统的调控中起相互平衡的作用。有关 MOC 对 OHC 如何调控,在第 4 章中将详细论述。

(三)耳蜗 IHC 的兴奋性特点

与 OHC 一样,在 IHC 表皮板上也有三排高低不等的静纤毛,因为 IHC 是浸泡在内淋巴液中的,当受到内淋巴液波动的机械刺激时,纤毛产生内外摆动,并引起纤毛底部机-电换能通道(非选择性阳离子通道,以 K^+ 通道为主,其次是 Ca^{2+} 通道)开启,以开放程度调节换能电流大小(图 3-13)。当阳离子电流增大时,IHC 去极化。这种去极化使 IHC 底侧壁 Ca^{2+} 通道开启,形成 Ca^{2+} 内流,细胞内 Ca^{2+} 浓度的增加一方面导致神经递质的释放,引起所支配的神经纤维产生动作电位;另一方面使细胞侧壁上的 Ca^{2+} 依赖性 K^+ 通道开启,形成外向性 K^+ 电流(I_{KCa})使毛细胞超极化,从而恢复到静息电位水平。除此以外,K^+ 外流还参与耳蜗 K^+ 离子循环和动态平衡(图 3-11)。

IHC 兴奋后释放出神经递质(谷氨酸)到突触,并与突触后膜上的谷氨酸递质受体相结合,激活与谷氨酸受体相偶联的 Na^+ 离子通道的开启,Na^+ 内流使传入神经末梢去极化,从而产生动作电位。但也有报道可能激活了与谷氨酸受体相偶联的 Ca^{2+} 通道的开启,Ca^{2+} 内流使神经末梢去极化。但后者引起的是幅度低、下降缓慢的动作电位。

早已证明,在中枢神经系统,神经元与胶质细胞间存在谷氨酸-谷氨酰胺循环。目前不少学者也在探讨耳蜗中是否存在着此循环机制,推测当内毛细胞释放出谷氨酸至内毛细胞与Ⅰ型螺旋神经节神经元之间的突触间隙,一部分谷氨酸(glutamic,Glu)激活离子型谷氨酸受体,使非选择型阳离子通道开启,引起神经末梢的兴奋,对于过量释放再被突触后膜受体结合后过多的 Glu 由支持细胞上的谷氨酸-天冬氨酸转运体(glutamate-as-

partate transporter,GLAST)转运进入支持细胞,在谷氨酸合成酶的作用下转变为谷氨酰胺,并释放到细胞外,由内毛细胞摄取后在磷酸激活的谷氨酰胺酶作用下重新合成谷氨酸完成循环。在中枢神经系统内,谷氨酸受体可分为离子型受体和代谢型受体。前者可分为 NMDA 受体(NMDA 受体又包括 NR1 和 NR2 两个亚型)和非 NMDA 受体,而后者又可分为 AMPA 受体和海人藻酸(KA)受体。实验证明,在耳蜗中存在 NMDA 和 AMPA 受体。NMDA 受体亚型 NR2B 主要分布在螺旋神经节底部,特别是在邻近 OHC 处。此外,在 IHC 上还存在谷氨酸受体即自身受体;当对离体培养的 IHC 加入外源性 Glu 后,用共聚集激光显微镜可观察到,IHC 内游离钙增加,由此也证明 IHC 膜上存在 Glu 自身受体,并以正反馈机制调节细胞内的 Ca^{2+}。当外源性 Glu 行全耳蜗灌流时,会引起 CAP 幅值下降,阈值升高。而 CM、SP 未改变,提示 Glu 选择性破坏 IHC 及 IHC 下突触而不伤及 OHC,从而推断 IHC 上有谷氨酸代谢受体,OHC 上则无此受体。当 IHC 受损后会继续诱发传入神经末梢的退行性病变,证明 Glu 及其代谢型受体对神经末梢有营养作用。

(四)耳蜗传入突触复合体结构及功能

1. 结构　内毛细胞突触复合体(the inner hair cell synaptic complex)包括:

(1)传入(afferent)突触:由 IHC 和传入听神经树突的突触小结(lutton)构成(图 3-3 左 a)。

(2)传出(efferent)突触,由外侧橄榄耳蜗束(lateral olivocochlear bundle,LOC)的无髓鞘传出神经末梢大部分与同侧传入听神经树突的突触小结构成(图 3-3 左 e)。

(3)外毛细胞则与传出神经(图 3-3 右 e)、传入神经(图 3-3 右 a)直接形成突触连接。

2. 主要功能

(1)IHC 与所有的螺旋神经节Ⅰ型细胞

形成突触并组成放射状传入神经纤维,进入脑干的耳蜗核。在哺乳类动物,耳蜗每个IHC有10~30个活动区,每个活动区只与一条传入神经纤维的突触小结形成突触连接。IHC上的一个活动区提供了一条传入神经纤维上的所有听觉信息。同时起源于同侧上橄榄复合体外侧的小神经元通过传出突触对IHC下的传入突触进行反馈调节。

以上这些结构对言语的时间整合及相位编码等可能起重要作用,即在耳蜗信息传入部位就开始对言语进行编码和初级的识别。听神经病患者言语识别率下降程度与其纯音听力下降不成比例,这也许是原因之一。

(2)突触前膜"快速可释放池"(readily releasable pool,RRP)的耗竭现象可能在听觉快速适应过程中起重要作用。实验证明小鼠耳蜗底回IHC的25个活动区域中的每一个区域,都可以在突触前膜以最快2000个囊泡/s的速率快速释放递质。这么高的突触前膜融合速率显然可以满足听神经上最高频率的冲动发放。而且某些毛细胞仅对某一频率范围的声刺激产生反应而表现出电位共振,这种电位共振依赖于L型Ca^{2+}通道及Ca^{2+}激活的K^+通道。这些IHC及突触前膜的"RRP"和钙通道的特点为耳蜗的频率分析机制之一——排放理论提供了重要依据,而频率分析又是言语识别的基础。在突触前膜记录到反映RRP耗竭的IHC出胞速率减慢的现象,其时程与快速听觉适应的时程相似,且RRP恢复时程的两个阶段与听神经复合动作电位从适应中恢复的时程也相似。因此,突触前膜的RRP的耗竭现象可能在听觉快速适应中起重要作用。而传入突触的突触抑制作用,即同侧橄榄耳蜗束的传出神经递质多巴胺的作用,可能是快速听觉适应的基础。这实际是一种学习记忆的过程,而这个过程也是言语识别的基础。所以听觉适应对言语的识别至关重要。

(3)IHC拥有功能不同的活动区,它们分别与具有不同自主频率和阈值的听神经纤维形成突触连接,而活动区之间不同的释放特性可解释听神经纤维间自主频率的变化。已观察到功能不同的活动区RRP恢复动力学是有差异的。换句话说,与听皮质相似,耳蜗内毛细胞上也有空间分布特点,即位置编码作用,这也是耳蜗进行言语编码的基础之一。

(五)耳蜗感受器电位与钾离子循环

1. 耳蜗毛细胞的微环境及钾离子循环

在前面已述,外淋巴液离子成分与细胞间(外)液相近。在Corti器中,毛细胞纤毛浸泡在内淋巴液中,而胞体和底部则被Corti液和外淋巴液包围(Corti液和外淋巴液离子成分相近)。内淋巴液与外淋巴液成分的重要区别在于内淋巴液像细胞内液一样,高钾(约150 mmol/L)而低钠(约1 mmol/L),外淋巴液则是低钾(约3 mmol/L)、高钠(约140 mmol/L)。因此,如果相对于外淋巴毛细胞内的电位约为-60mV,而内淋巴相对于外淋巴有大约80mV的正电位,故在毛细胞纤毛侧的内(外淋巴)、外(内淋巴)绝对电位差值为140mV(图3-14)。在中阶(内淋巴)记录到的直流电位高达80mV,称为蜗内直流电位(endocochlear potential,EP)。

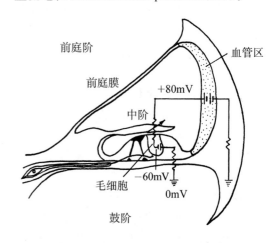

图3-14 耳蜗内电位及其等效电路

实验证明,形成如此大的电位差是靠 K^+ 循环形成的(图 3-11)。而内淋巴的高 K^+ 并不是来源于血管纹丰富的血液供给,而是来自血管纹中多种细胞的协同活动和耳蜗毛细胞、支持细胞等构成的 K^+ 循环。K^+ 循环可能存在 3 种途径:①K^+ 通过支持细胞间的缝隙连接到达螺旋韧带,然后通过螺旋韧带到达血管纹,最后进入内淋巴。②K^+ 通过外淋巴到螺旋韧带,通过血管纹进入内淋巴。③K^+ 通过支持细胞到达螺旋韧带的纤维细胞和齿间细胞,最后通过齿间细胞的 Na^+-K^+-ATP 酶泵入内淋巴。以上均提示耳蜗中支持细胞在保持耳蜗 K^+ 循环和毛细胞正常功能发挥着重要作用。实验证明,Hensen 细胞上的电压依赖性钾电流参与了耳蜗中 K^+ 循环以及 EP 的形成。

2. 耳蜗感受器电位与钾电流　前面已论述在毛细胞纤毛侧的内、外存在 140mV 的电位差,在纤毛顶的机械-电换能通道开启时 K^+ 内流使毛细胞去极化,继而使毛细胞侧壁上的 Ca^{2+} 依赖性 K^+ 通道打开,形成毛细胞外向钾电流,称为换能电流。

早些时候 Davis 认为,耳蜗内直流电位(EP)和跨越毛细胞顶部的电动势(总共 140mV)是感受器电位产生的动力。当耳蜗接受声波刺激后,耳蜗中淋巴液和基膜产生振动,于是镶嵌于盖膜中的 OHC 的纤毛与盖膜之间产生相对位移,包括相位、方向、大小,使之阻抗值产生相应的变化,其位移的变化(即阻抗大小)调制了上述换能器电流,于是产生了随声波频率变化的感受器电位,即耳蜗微音器电位,而新近离子通道研究证明,上述电阻之变化实际上是纤毛上的机械-电换能通道开放状态的变化。

受声波刺激后,纤毛向最高的纤毛方向弯曲时,这种机械-电换能通道开启使 K^+ 进入细胞内增多,毛细胞去极化(产生兴奋)。而向相反方向弯曲时通道开启减少,于是流经毛细胞的 K^+ 电流会根据纤毛摆动方向,大小受

到调节。这种电流在毛细胞侧膜上产生的电压就是感受器电位(receptor potential)。

那么毛细胞纤毛顶端上的机-电换能通道是如何开启和关闭的呢?有一个"门控弹簧"假设可以比较好地解释此问题。当纤毛向长纤毛方向弯曲时,纤毛之间的连接桥张力可能增加,使本来关闭着离子通道的塞子被拔出,从而打开了离子通道,使离子向细胞内流增加,毛细胞兴奋;当纤毛向短纤毛方向弯曲时,纤毛之间的连接桥张力下降,离子通道关闭,中断了离子向细胞内流,毛细胞不兴奋,这就是所谓负相波使毛细胞兴奋,正相波使毛细胞不兴奋的机制所在。

总之,凡是在听觉通路(从周边到中枢)上,任何一个环节受病理因素的影响,诸如:耳蜗 K^+ 循环的障碍使 EP 下降;谷氨酸-谷氨酰胺循环障碍,使突触谷氨酸堆积造成谷氨酸兴奋性毒性;毛细胞 Ca^{2+} 通道过度开放,使胞内 Ca^{2+} 超载,以及压迫神经纤维、传入神经纤维脱髓鞘病等都会引起电生理指标[包括耳蜗电图、听性脑干反应(ABR)、40Hz 相关电位(40Hz auditory event related potential,40Hz AERP)、多频稳态反应(multiple frequency auditory steady-state response,MASSR)]等缺如或出现异常。

四、正常听力的听觉系统与神经细胞的发育

(一)神经细胞的发育过程

前面几部分均叙述的是正常成年神经细胞或听毛细胞的结构和功能,但神经系统在自胚胎起的整个发育过程中神经细胞的结构和神经细胞间的联系将发生巨大的变化,如未成熟的神经细胞在结构和功能上表现出很大的可塑性,这种可塑性在维持正常细胞功能或代偿性恢复过程中也有重要作用。

神经细胞从外胚层分化而来。全过程为在中胚层诱导因子的作用下,外胚层细胞首先分化出神经细胞前体,在某种因子(如某种

神经营养因子)的作用下分化成神经细胞或胶质细胞。除少数外,大部分细胞都迁移,到达它们最终所在的部位,在发育过程中一方面增生、完善,同时也发生大量的死亡和凋亡,即增生与死亡同时存在,直到总数减少到正常成年时的数目。前体细胞受神经营养因子的作用才能定向分化成某一种特定功能的细胞,这些神经营养因子还对在发育过程中的细胞是生存还是死亡起重要作用。

(二)正常听力听觉系统的发育过程及电生理指标的表现

前面叙述了一般神经细胞的发育过程。那么在听觉系统中,耳蜗毛细胞、神经细胞、突触等在发育过程中,其功能表现如何,本节着重讨论此问题。

1. 听觉系统及其生理特性发育　神经纤维髓鞘在出生后继续发育,听神经和脑干的髓鞘形成在出生后6个月完成;突触连接的发育及形成要0.5—1岁完成或更长;而从脑干投射到听皮质神经纤维的髓鞘形成持续

到5岁;胼胝体的髓鞘形成持续到15—20岁;通过胼胝体联系起来的两个半球的信息整合在语言感受中起重要作用。

电生理实验证明,反映听神经水平的复合动作电位(CAP),其幅度和潜伏期在出生后一个月即达到成人水平;听觉脑干反应(ABR)中较晚的成分(波Ⅴ)1岁时达到成人水平;而中潜伏期反应(middle latency responses,MLR或40Hz AERP)在10—14岁仍未成熟。

国内研究证明,听觉脑干反应(ABR)的各波间期,包括Ⅰ～Ⅴ、Ⅰ～Ⅲ、Ⅲ～Ⅴ间期的临床观察,对于神经突触的发育和病变有重要的诊断价值。史伟等观察正常听力婴幼儿的ABR各波间期随月龄变化的情况为:当在出生后42d时,ABR各波间期均比正常成人的长;当月龄为3个月时,Ⅰ～Ⅲ间期缩短,而Ⅲ～Ⅴ间期仍较正常成人的长;当月龄为6个月时,Ⅰ～Ⅲ间期进一步缩短与正常成人的接近,Ⅲ～Ⅴ间期还没有缩短的趋势(表3-3)。

表3-3　各组不同刺激声强度下的ABR各波潜伏期($\bar{x}\pm s$)($n=40$耳)

组别	刺激声强度(dB nHL)	波潜伏期(ms)			波间期(ms)		
		Ⅰ	Ⅲ	Ⅴ	Ⅰ～Ⅲ	Ⅲ～Ⅴ	Ⅰ～Ⅴ
A组(6周龄)	100	1.49±0.08	4.42±0.16*	6.61±0.25*	2.93±0.18*	2.19±0.17△	5.12±0.28*
	90	1.54±0.09	4.45±0.16	6.66±0.26	2.91±0.18	2.21±0.18	5.12±0.27
	80	1.63±0.08	4.52±0.17	6.74±0.26	2.89±0.17	2.23±0.18	5.12±0.27
	70	1.83±0.12	4.64±0.18	6.87±0.26	2.80±0.19	2.23±0.24	5.04±0.27
B组(3月龄)	100	1.47±0.07	4.35±0.20*	6.50±0.25*	2.88±0.18*	2.14±0.15△	5.03±0.25*
	90	1.53±0.07	4.38±0.20	6.57±0.24	2.85±0.19	2.20±0.15	5.05±0.23
	80	1.64±0.11	4.44±0.20	6.67±0.26	2.80±0.20	2.23±0.17	5.03±0.25
	70	1.84±0.13	4.62±0.22	6.80±0.26	2.78±0.20	2.18±0.21	4.95±0.25
C组(6月龄)	100	1.45±0.07	4.17±0.15*	6.32±0.22*	2.71±0.15*	2.15±0.18△	4.87±0.20*
	90	1.48±0.08	4.19±0.15	6.36±0.21	2.70±0.15	2.16±0.16	4.87±0.20
	80	1.60±0.11	2.27±0.16	6.43±0.24	2.68±0.16	2.16±0.16	4.84±0.23
	70	1.79±0.14	4.42±0.20	6.56±0.24	2.63±0.17	2.14±0.24	4.77±0.23
对照组	100	1.45±0.07	3.77±0.11*	5.49±0.20*	2.33±0.13*	1.72±0.14*	4.05±0.20*

△与对照组比较,$P<0.01$;*A、B、C组及对照组每两两之间比较,$P<0.01$。

林倩等进一步观察刚出生（零月）婴儿的 ABR 各波潜伏期的变化发现，刚出生时婴儿的 ABR 波Ⅰ潜伏期较正常成人的长，到月龄为 42d 时，Ⅰ波潜伏期缩短与成人接近（表 3-4），可见耳蜗内传入通路的第一级即螺旋神经节之突出传递，并不是在胚胎时期发育成熟，而是在出生后 1 个月才发育成熟。

表 3-4　正常听力级 70dB 短声刺激下不同月龄婴儿 ABR 潜伏期与波间期的比较($\bar{x}\pm s$,ms)

组别	耳数（耳）	潜伏期（ms）			波间期（ms）		
		Ⅰ	Ⅲ	V	Ⅰ～Ⅲ	Ⅲ～V	Ⅰ～V
新生儿	40	1.65±0.17	4.56±0.19	6.72±0.23	2.91±0.18	2.17±0.21	5.08±0.20
42d	40	1.47±0.13	4.38±0.13	6.51±0.19	2.91±0.13	2.13±0.16	5.04±0.16
3 月龄	40	1.46±0.10	4.20±0.24	6.28±0.22	2.74±0.17	2.08±0.23	4.82±0.16
6 月龄	40	1.46±0.12	4.12±0.25	6.05±0.31	2.66±0.18	1.93±0.28	4.59±0.25
F 值		19.91	35.59	57.33	22.81	8.78	53.19
P 值		0.0000	0.0000	0.0000	0.0000	0.0000	0.0000

2. 对声强感知的发育　心理声学（psychoacoustics）研究表明，其行为反应阈值可在 6 个月以内的婴儿测得，与成人的相应阈值相差约 15dB，但在噪声环境中，因心理发育及经验积累不够，5-6 岁时尚未达到成人水平。

3. 对频率感知的发育　用心理学调谐曲线可测得频率分辨率（frequency resolution，记为 Δf），而频率辨别（frequency discrimination）即对不同频率的辨别能力，对频率的感知低频与高频不同。低频范围，3 个月内已达成人水平；高频范围，6 个月已达成人水平。低频与高频结果的不一致性可能对时域信息的提取要比耳蜗神经信息的发育快。

4. 声音时域信息鉴别的发育　6 个月婴儿明显不成熟，对声音中的一段时间间隔的分辨能力较成人差 10 倍。

5. 听觉处理（auditory processing）发育　虽然儿童对听觉复杂的处理能力较早出现，但要达到成人水平则要持续相当长时间。因为儿童必须学习与事件相关联的声音形式，听觉处理技巧依赖于练习和经验。有学者认为，出生后 6 个月以前可看出儿童具有

母语的语音学知识，而这些知识的完善要持续到青春期。对词语知识，在 1-1.5 岁已具备，2-4 岁快速增加，在以后的阶段持续发展。关于婴儿的语音学知识，有学者发现 3 个月婴儿可对元音的声学变化做出反应（当然这些变化不足以改变元音性质）。6 个月时，如果元音是其母语中的一部分，则停止对这些变化反应。此发现提示：6 个月儿童已具有关于代表某一种语音的特征性声音范围（sound range）的知识。

6. 听觉言语感知（auditory speech perception）　当讲话人发出声音代表某种语言形式（language pattern），这就意味着，人们得到的印象不再是产生声音的物理或事物所引起的内部象征（internal representation），而是语言形式的内部象征——音节、音素、词汇、句子、故事等。此时的背景包含语音要素：语音发生于词汇的背景中，词汇发生于短语的背景中，语言发生于句子的背景中，句子发生于对话的背景中。听觉言语感知涉及听者的语言知识，语音学、词汇学、语句学、语意学、社会语言学和语法等。语言感知处理技巧包括记忆回顾（retrieval）和语言知识的应用、理解等。所以，听觉语言感知比一般听觉

感知复杂得多。

7. 知识和经验的积累在听觉感知的作用 尤其在言语的感知及语言的处理技巧的发育过程中起关键作用,有人认为,上述感觉(感知)迹象的数量依赖于外周机制的状态,与经验无关。但有人认为,这种感知迹象不仅依赖于外周机制的完整性,也依赖于外周和中枢机制间相互作用,经验在这种相互作用中起重要作用。有实验证明,新生猫放在持续的 8kHz 纯音环境下饲养 3 个月,当发育到成年时,研究听觉皮质对不同频率声最佳反应的空间分布,发现 8kHz 频率的区域比正常环境下长大的猫大 1 倍。这个现象有两个含义:听觉皮质空间组织受新生个体成长环境中声音特性的影响;环境中的声音的行为意义并非是影响发育的必须因素。此发现支持如下假说:听觉经验在听觉系统的发育中起作用,听觉系统为从神经传入的声音信息中获得感觉迹象而进行最佳组织和整合,该假说对听觉障碍患者早期听力康复有实际指导意义。

第三节　AEP 检测原理及技术

一、容积导体及偶极子

1. AEP 是从头皮表面电极记录出的听觉诱发电位,均为场电位,分为远场记录和近场记录的场电位。

(1)远场记录:记录电极未直接与兴奋性组织接触,而是置于颅外称为容积导体的远场记录,如 ABR、40HzAERP、SVR 等。

(2)近场记录:耳蜗鼓岬电极或鼓膜电极等,可通过组织液及圆窗膜和外淋巴有效地接触可谓近场记录,如 ECochG 等。

无论是远场记录还是近场记录,其电位大小均与容积导体及偶极子(dipole)有关。

2. 颅内的大脑及其内含组织是一个很好的容积导体,因为内含有溶解状态的导电性能相当好的电解质,且分布均匀,在大脑任何一点的电位大小与偶极子电动势(即电压差)决定的电场强度 E 成正比,与该点到偶极子联线中点的距离(r)成反比,与其夹角(θ)的余弦成正比(图 3-15)。

由容积导体的概念,可引申出两个值得注意的问题:①任何一个电源发生器的电位在头颅不同位置均能记录到,只是其电位幅度、相位不同。②头颅某点的电位绝不是代表单一的电源发生器,而是多个发生器电位

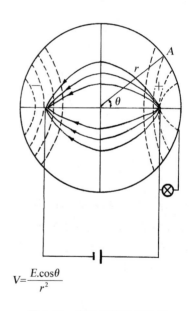

$$V=\frac{E.\cos\theta}{r^2}$$

图 3-15　容积导体及偶极子

的总和,但不是简单的串联或并联。

3. 等电位线:在头顶记录到的诱发电位是远场记录,一个先决条件是许多放电的神经元的同步活动构成了有效的外电场,这些神经元上诱发电位的锁相特性保证了这一点。Vaughau 等在 1970 年从头皮的各点记录了听觉的颅顶慢电位,根据结果绘出了 P_{200} 电位在头部的电场分布及等电位线图(图 3-16)。在头顶此电位的极性为正,且振

幅最高;向侧方大约 80°电位振幅减至最小,>80°电位极性反转为负相,且振幅又逐渐增大。这个极性反转区大致相当于雪尔维裂的位置。

从图 3-16 所示的等电位线也可见头颅不同位置记录到的电位,其电位幅度和相位都不尽相同。

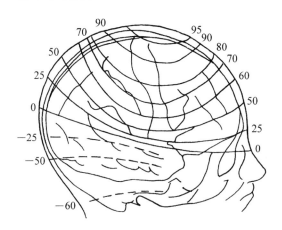

图 3-16　听觉诱发电位的等电位线

对短声反应的 P_{200} 波在头皮上的电场分布,以下颌为参考电极(仿 Vaughan,1969)。

二、数字平均器及叠加原理

(一)诱发电位的基本概念

诱发电位是相对于自发电位而言的,人为地刺激感受器或传入神经引起的中枢神经系统的电活动称为诱发电位,它具有 4 个特征:①反应是在受刺激后经一定潜伏期出现;②呈现特定的波形;③反应是在一瞬间出现(而自发脑电是长时间,周期出现);④有相应的电位分布区,其分布位置与面积取决于有关组织的结构特征。

(二)表面电极记录诱发电位的发展过程

在前面已叙述,用损伤性电极来记录声诱发电位早在 20 世纪 20 年代就开始了,但用无损的表面电极记录声诱发电位,则是随着计算机技术的发展才逐渐出现并完善的。人体听觉系统声诱发电位是利用声音刺激

在听觉系统不同结构中所引起的电反应,可用电极和放大器把它记录下来。然而从头皮上引导出来的声诱发电位振幅很小,大多<1μV,只有自发脑电的 1%,故常规的生物电记录技术不能获取人体听觉诱发电位。

诱发反应(evoked response),即诱发电位,是指机体对某个外加刺激所产生的反应。通过诱发反应可以了解生物体各部分之间的关系。但是与刺激无关的其他反应,例如自发反应(脑电、肌电、心电、皮肤电等)常常要比所要研究的诱发反应大得多,因此待测信号常常淹没在很强的自发反应或噪声之中。当试图通过放大来记录待测信号时,噪声干扰通常也会被放大。通常的抗干扰措施如屏蔽、去耦、接地等方法可以抑制测量系统外部的噪声,但对系统内部噪声(热运动、白噪声、放大器中晶体管 PN 结的散粒噪声、其他生物电等)却是无能为力的。如果噪声的频谱高于或低于信号的频谱,可以应用滤波技术提取有用信号,但如果信号与噪声频谱相互重叠,则滤波技术也无能为力。早在 1875 年 Richard Caton 首次从兔脑表面直接记录到了诱发电位。但因其波幅小(0.1~10μV),并埋藏在自发脑电图(electroencephalogram,EEG)活动中,故无法进行细致和广泛的研究。所以只有采用有效的数据处理的方法,才能对待测信号进行提取和加工。

1947 年,Dawson 首先介绍用照相叠加技术记录 EP,并首次从人记录到 EP,应用 EP 对病人(肌阵挛、癫痫)进行研究。1951 年,Dawson 又介绍了数字平均技术,并在生理学会上示范了第 1 台平均仪,从而开创了 EP 应用的新纪元。1958 年,林肯实验室创制成了第 1 台平均相应计算机(ARC-1)。这是一台通用的、带有磁芯贮存器的半导体化的高速数字计算机。计算机由诱发反应的刺激所触发,然后再触发一个模-数转换器(ADC),后者收集反应的瞬间振幅,并用二

进制数字编码,然后将数字贮存在一系列磁芯记录器之中。20 世纪 90 年代初我国制造的 TQ-19 型计算机,能把重复的信号对准相位进行累加,可以把淹没在噪声中无法辨认的微弱信号清晰地显示出来。

(三)叠加平均仪的原理

1.基本原理 在人体听觉诱发电位(AEP)的测试中,如果把实验重复记录几次就可以发现,诱发放电虽然在振幅方面没有什么特征,但是在时间方面都有一个特征,即它总是在刺激后经过一定的潜伏期才出现。如果严格地以刺激时间为标准,将每次实验结果相叠加,即将每一点的电位线性相加,叠加 N 次后将使诱发放电的振幅增加到原来的 N 倍;而来自自发反应的自发放电和来自机内机外的噪声所引起的干扰放电则都是随机信号,在矢量相加过程中由于相位不同会相互抵消一部分,从而不能使其振幅成倍地增加,而是增加到原来的 $\sqrt{N}$ 倍。假设叠加 4 次,那么待测信号将增加到原来的 4 倍,背景噪声增加到原来的 2 倍,信噪比(signal-to-noise ratio,SNR)将增加到原来的 2 倍。通过这样叠加将使得待测信号从噪声背景中凸显出来。叠加法也称平均诱发反应法,简称 AER(averaged evoked response),是处理微弱诱发放电的第一个关键步骤。

从上述原理可知,通过累加可以增加信噪比,增加叠加次数可使信噪比加大,具体如下:同步反应的振幅(A)随累加次数 N 而增加,即

$$\sum_{i=1}^{N} A_i = A_1 + A_2 + \cdots + A_N = N \cdot A$$

而无规噪声(B)是随其均方根值增加的,即

$$\sqrt{\sum_{i=1}^{N} B_i^2} = \sqrt{B_1^2 + B_2^2 + \cdots + B_N^2} = \sqrt{N} \cdot B$$

实际增加的信噪比等于

$$N \cdot A/B \cdot \sqrt{N} = \sqrt{N} \cdot A/B$$

由上式可见,信噪比的增加与累加次数的平方根成正比,即累加 900 次可提高信噪比 30 倍,而把累加次数增加到 2500 次(即增至 2.8 倍)仅能使信噪比提高 50 倍(即仅比原来增加 1.7 倍)。看来过多的累加次数获益并不大,而且耗费时间与易使受试者疲劳。

对诱发电位和噪声叠加平均的过程如图 3-17 所示,平均之前,待测信号被淹没在噪声信号中,随平均次数的增加,噪声信号逐渐变小,而待测信号变大,从而提高了信噪比。目前常用的微机平均器系统结构如图 3-18 所示。

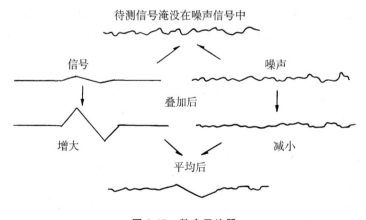

图 3-17 数字平均器

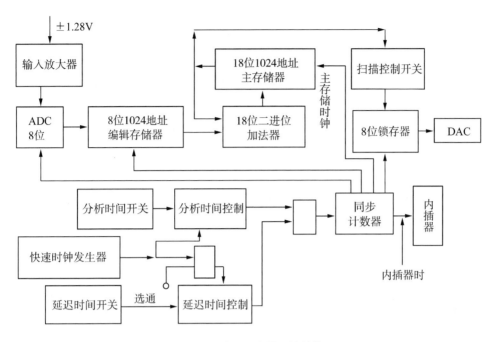

图 3-18　微机平均器系统结构

这种平均方法对听觉脑干诱发电位来说是适用的,而源于大脑皮质的长潜伏期 EP 的波幅和形态,会随觉醒和注意水平的不同而有相当大的变化,叠加后的效果不理想。另外短潜伏期的 EP,在某些疾病状态下也可能变为无定形、不规律的反应,叠加平均后的效果就比较差,故临床应用中应根据此原理,对反应的波形变异做具体分析。

2. 其他增加信噪比的方法　事实上,< 0.1μV 的 EP 平均技术很难记录出来。如要成功检测到待测信号,就要增加信噪比(SNR),即增强信号或(和)降低噪声。尽管背景噪声可以控制在一定强度下,但完全消除背景噪声是不可能的。除了通过平均技术达到提高信噪比的目的外,通常还用以下方法增加信噪比。

(1)剔除伪迹,力求反应的波形、潜伏期和波幅精确可靠。干扰电刺激和肌电波常为待测信号的数十倍到数百倍,如不剔出将严重影响检测结果。

(2)重复测试:当刺激重复 N 次时,待测信号的幅度原则上增加到 N 倍,噪声增加到 $\sqrt{N}$ 倍,最终信噪比将增加到原来的 $\sqrt{N}$ 倍。

(3)平均技术:多数用加减平均技术。加减平均技术(±averaging)也称 Wiener 滤过后技术,即在进行标准单纯加法平均技术处理的同时,对输入的信号也进行一套交替的加减法的平均处理,此时 EP 信号因相位不同而相互抵消,而无规律的噪声残余反而被显现出来。将残存噪声的频谱用计算机滤过处理,能使噪声减少。

(4)时间变换滤波(time-varying filtering):此技术不只是单处理频率范围的问题,而是同时测定 EP 和噪声在时域和频域的相对强度。优点是能够区别出与 EP 有着同样频谱特征但发生时间却不同的噪声;能减少所用的刺激和叠加次数。

在时变滤波处理过程同时也会带来相应的缺点,即电位幅值可能变小,测量不准确,在极端的情况下反应甚至可能小至不能鉴别,从而出现误判。

在下列情况下的信号是无法平均的：①起源于刺激的电伪迹。但可交替改变刺激信号的相位，以消除电伪迹。②和 50Hz 干扰有谐波关系的刺激率。③记录长潜伏期 EP 时，若刺激率是有规律的，而受试者又能预料到刺激开始的时间。④跟随视听刺激出现的某些肌电伪迹（微反射 micro reflexes）。⑤吞咽和变换体位时出现的爆发性的肌电伪迹。

不要过分夸大平均技术的作用，因为盲目增加平均次数是不可能把这种伪迹消除掉的。应该注意到诱发信号不一定完全相同，以及反应时间的波动常会使波形失真，刺激到反应时间的波动，使瞬态特性受到影响，当高频成分受到阻断的情况下，特别是当时间波动恰好使反应波形落在 180°的时候，平均结果会相互抵消。而叠加次数过多，失去的高频成分也多，因此平均次数还应视诱发电位大小、频率变动情况而定。

三、电反应测听实际应用及要求

（一）电屏蔽隔声室的建造及要求

1. 六面双层紫铜网　规格 22 目/平方英寸，用来屏蔽高频电磁波。

2. 六面铁板或铁皮　用来屏蔽低频电磁波。

3. 地线　电阻≤0.5Ω，新近的电反应测听仪共模抑制比如果＞100dB，则不一定要使用屏蔽铜网，但必须埋植专用地线。如果周围电干扰较小，用 $1m^2$ 紫铜板埋入地下 1.5～3m 深，在南方地下较湿，埋 1.5m 深即可，在北方，因土地较干燥，则需埋入 3m 以下。为了节省铜板，可用改良的地线埋入法。先用 3 根镀锌的钢管砸入地里所需深度，再用电焊将 3 根钢带与 3 根钢管分别相连（图 3-19）。

4. 背景噪声　可按一般测听室的要求，应＜30dB(A)，如果要进行科研工作，则要求应＜16dB(A)，如果仅做耳聋病人，在一般安

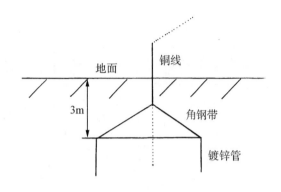

图 3-19　简易地线埋植

静的病房也可。

以上屏蔽及地线电阻要求，要视机器本身抗干扰能力的程度及周围电磁波干扰大小而定，当周围安静而电干扰较小时，同样可进行正常工作。

（二）电反应测听仪的调试

通读使用说明书，然后对照机器各部件熟悉各旋钮的功能及操作方法；在通电以前，注意电源电压选择开关是在 120V 还是 240V，电源接至稳压电源。注意电源线插头，花绿色是地线，红色是火线，黑色是零线。再用万用表在电源插座上分清火线、零线、地线插孔，电源线的 3 个插头对号入座。

检查声刺激器能否正常发出声音，再检查放大器示波器和叠加仪是否能正常工作。

检查方法如下：将银盘电极接至负载电阻，其方法如图 3-20 所示。

调节主放大器灵敏度至最低挡，打开主放大器开关，启动示波器显示，用手轻轻触动如图 3-20 中的电阻，观察示波器扫描线波动幅度是否能增加，如果幅度有变化，说明示波器、放大器工作正常。再调节主放大器灵敏度至较高挡，打开声刺激器开关，启动叠加仪，此时计算机开始工作，如果负载电阻在 8kΩ，叠加 512～1024 次，基线是平的，则说明叠加仪工作正常。如果干扰信号大，则说明地线电阻大，或周围电干扰大，或者是主机有问题。

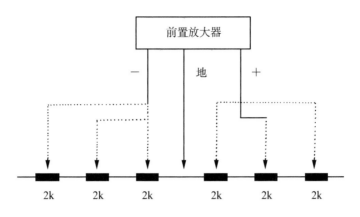

图 3-20　主机调试时,负载电阻(Ω)

为了进一步说明是否因周围电干扰问题,可将 3 根电极线平行靠近,在叠加后示波器显示干扰信号小时,就可说明上述情况存在(或将极间电阻变小后,再观察干扰信号也可)。

(三)如何使波形清晰易认

ABR 在临床上的诊断价值,无疑已经得到肯定,但要为临床提供比较确切可靠的依据,还有待于解决多方面的问题,需要积累更多的经验,ABR 的波形的清晰度和重复性都可能受到刺激条件、记录方法以及它们内部相连的环节,患者等因素变化的影响,除了在下面第四节中将对有关问题进行详细论述外,本节就如何使 ABR 波形清晰易认的问题从另外一个角度简述一下我们的经验体会。

1. 声刺激重复率即刺激间隔

(1)作 CAP 记录时,如果在高声强刺激,因为 CAP 的波幅较大,持续时间较长,如果刺激间隔太短,则 CAP 来不及反应完全,第 2 次刺激的反应可能落在前一次反应的不应期内。所以,CAP 幅度反而减小,此时,特别是在作正常值时,应将刺激间隔增长,即由 10 次/s 减少到 5 次/s。

(2)作 ABR 记录时,一般来说,比较高的刺激重复率(即刺激间隔较短)在一定的周期内得到大量的反应总和,但对改善波形的清晰度不利,重复率越高,将引起早期波形的消失,特别容易使波 V 的确切界限受到影响,一般情况以 10~20 次/s 为宜。

(3)作 SP 记录时,则要求刺激重复率要高,或用持续时间长的短纯音(tone burst)刺激,以消除 CAP。

(4)作 SVR 记录时,则以 2 次/s,即间隔 500ms 为宜,而作 CNV 时,刺激间隔则要求 2000~4000ms。

2. 扫描时间的选择　根据 Davis 的意见,按电位出现的时间来分类可分为快、中、慢、晚期反应,作不同电位的记录时,必须选择不同的扫描时间。当作 ABR 记录时,一般选择 20ms 为适宜,如果选 10ms,则波形拉宽,峰尖不易辨认,计算潜伏期时就会受到影响,且 10ms 以后的波形往往记录不清楚。当作中期反应记录时,扫描时间选 50ms 为宜;当作 SVR 时,扫描时间选 500 ms 为宜;作 CNV 时,选 2000ms 为宜。

3. 声刺激类型　因为 ABR 是给声反应,所以,它取决于神经同步化的程度,而同步化主要发生在耳蜗基底圈,愈往顶圈,同步化程度越差,因此刺激声选择时程越短的或越高频的声信号最好,但此种声信号无频率变化的特性,或频率特性较差。虽然,短纯音

(tone burst)有纯音特性的变化,且反应阈可用来确定1kHz以上频率在相同刺激条件下的主观听阈。但短纯音刺激引导的ABR波形往往不清楚,增加短纯音的频率,则ABR波形清晰度就会增加。

对听力有障碍的人可根据听力图来选择刺激声,如果4kHz听力太差(其余频率尚好),短声(click)可能引不出ABR,可以用8k、2k或1kHz的短音来诱发ABR。

4. 刺激强度 因为蜗后病变会影响神经冲动传导的速度,可用ABR来正确估计中枢传导的时间,至少要有两个波形或一个波形,一般认为,用Ⅰ~Ⅴ间期来判断蜗后病变的实际意义更大,但有时因病变严重,确切的出现Ⅴ缺如,也得显示出波Ⅰ才行。ABR的波Ⅴ的出现最不易受到强度的影响;而波Ⅰ在低强度时,则往往不出现。简单增加刺激强度,可达到出现波Ⅰ的目的,但有的患者听力损失太严重,尽管增加了强度,但仍引不出,所以靠增加刺激强度来引出波Ⅰ是有限的,此时最好检测近电场记录的CAP。

(四)如何识别和判断AEP波形

前节简述了如何通过改善测试条件,各参数的选择等来达到波形清晰易认,应该说这本身包含了识别波形的问题,但对初学者,或刚从事电反应测听工作的人来说,如何判断和识别波形仍有一个经验积累过程。

1. 主、客观比较 在正式测试电反应以前,用所测试的刺激声(如短声)做主观听阈测试,其方法和纯音测听方法相同,一般来说,CAP和ABR的波Ⅴ反应阈与短声主观听阈可相差5~10dB,但不可超过10dB,因长时间刺激可能出现疲劳现象,可在测试完毕后,再测一次主观听阈,与最后测得的客观反应阈进行比较。因为,目前多用同一感觉级(SL)的声强来诱发双耳ABR,比较双耳各

波潜伏期差,所以准确测试主观听阈是非常重要的。

2. 根据潜伏期的变化来判断波形 如果是正常耳,在阈值强度时,CAP潜伏期在4~5 ms,ABR的Ⅴ潜伏期在8~9ms,如果是单耳听力下降,可在同一感觉级声强情况下测试双耳ABR,如是蜗后病变,则ILD≥0.4 ms(即患耳的波Ⅴ潜伏期长于健耳),且Ⅰ~Ⅴ间期延长(正常值4.5ms);如是耳蜗性病变,平坦型听力下降有重振现象者ILD为负值(即患耳波Ⅴ潜伏期反而比健耳的短),高频陡降型听力下降者Ⅰ~Ⅴ间期反而缩短。

3. 降低分贝 在测定ABR的反应阈时,可从潜伏期来判断,随着刺激声强的减弱,ABR波Ⅴ潜伏期延长。如果此时出现潜伏期过短的波形,可能是肌电干扰。通常ABR波Ⅴ后面是一个比较大的切迹,在确定ABR波Ⅴ最小反应强度时(即阈值确定),必须再降低5dB,诱发不出波Ⅴ时,方能确定上一个强度为阈值。

4. 波形的正负相位 文献上有的波峰向上,有的则向下,为什么同是CAP,画出的波形峰尖方向不一样呢?这是因为所用的记录电极和参考电极换位之故,因放大器的正负极是固定的,而叠加仪无论是正、负波形,都可叠加,根据容积导体的概念,当某一组织去极化出现正电位时,那么相对于这点的别的位置的组织则为负性电位,如果放大器的正、负极与此相一致,则向上的波峰为负,如果将参考电极和记录电极位置交换一下,则波峰向下为负。至于记录的波形波峰尖向上还是向下,要视个人习惯而定。

总之,ABR有时往往得不到确切的结论,在临床应用上虽然有许多优点,但并不是万能,须结合其他诊断手段进行综合评估,有时仍离不开基本纯音听力图的帮助。

第四节　声刺激和非声条件对听觉诱发电位的影响

一、刺激声种类及选择

一个声信号从无声到某一预定强度有一个过程,这一过程即上升时间(rise time)。声信号达到某一程度后持续的时间可长或短,这一持续时间(即时程)内声强级稳定不变,然后经过下降时间(fall time)降到无声。声信号的时程和人主观感觉到的响度有关。对 1000Hz 纯音,时程(duration)需在 200ms 左右才能充分累积达到最高限度的响度。这时再延长时程,响度也不会增加,但缩短时程就会使响度降低。上升时间太短会出现短声(click)伪迹。上升时间越短声刺激的频谱主瓣越宽、频率特性越差,特别是低频纯音更易失去其频率特征。

耳蜗电图的全部反应持续不到 4ms,脑干听诱发电位也在 10ms 以内,用上升和持续时间较长的纯音来测试显然是不适用的。上升时间越长,神经元对纯音的反应的同步性越差。在听觉的早期和中期反应中,反应是由声信号的开始而诱发出的"给声"反应(on-effect)。只有用上升时间短的声信号才能达到神经冲动同步化好的要求。因此选用怎样的声信号才获得最满意的听觉诱发电位,是电反应测听技术中的一个重要问题。这包括声信号的上升时间、时程、频率特性、强度、相位及需用重复多少次声刺激,声刺激间的间隔时间为多少,用哪种耳机(或扬声器),是单耳还是双耳给声,需否掩蔽等。

(一)短声(click)

将波宽为 0.1 ms 的方波(或正弦波)送至扬声器或耳机而发出来的清脆短促的声音。基本上是一种宽频带噪声,频率特异性较差,能量主要集中在 3~4kHz。

(二)滤波短声(filtered click)

由 0.1 ms 的方波通过 1/3 倍频程滤波器后形成的声。诱发出的 CAP 波形在低频时较差(图 3-21)。

1. 形状　由一串(6~7 个)振幅先递增后递减的准正弦波。

2. 频率特性　由滤波器的中心频率决定(图 3-22 B)。

(三)短音(tone pip)

由纯音包络形成,有数个准正弦波,频率特异性与滤过短声相近(图 3-22B)。目前多用 Blackman 来包络纯音,其频率特异性较好(图 3-23)。

(四)短纯音(tone burst)(图 3-22B)

比纯音较短的声音(真正的纯音是不存在的),时程从数十毫秒至数百毫秒不等,因有一定的上升/下降时间,所以与纯音相比,短纯音有较多的不纯成分,频谱形成一窄带,其频率特异性与时程、上升/下降时间有关(图 3-24)。

即使是同一种电信号,由于不同的给声器或耳机,其输出的声学波形也会有较大的差异。如图 3-25 中 A、B 滤波短声的声学波形并不相同,这会影响 AEP 波形的变异(详细参看本节第二部分)。图 3-22B 显示了不同刺激声的频谱图。

二、刺激声参数对 AEP 的影响

(一)声强度对诱发电位的影响

1. 声强度　改变短声刺激的强度,会使耳蜗电图及脑干电反应的潜伏期、振幅以及波形发生变化。各波的潜伏期随声强增高而缩短。例如波 V 潜伏期在刺激声为 80 dB nHL 时为 5.6ms 左右,而刺激声为 10 dB nHL 则为 8.2ms 左右。潜伏期标准差在声强减小时稍有增大。在 70 dB nHL 时波 V 潜伏期标准差为 0.2~0.25ms,而在 30 dB nHL 时潜伏期的标准差为 0.3ms。

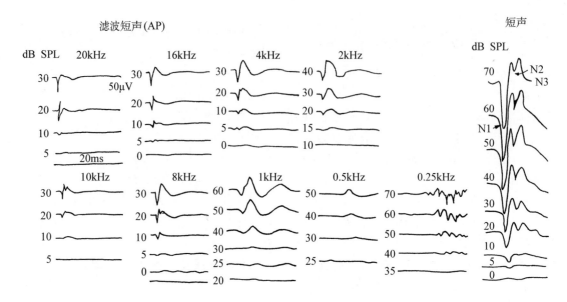

图 3-21　左侧示在豚鼠圆窗处用滤波短声(0.25~20kHz)引导 CAP 示低频时波形分化差；右侧示在豚鼠圆窗处用中心频率 4kHz 的短声引导的 CAP，低强度时，电位波形分化仍较好

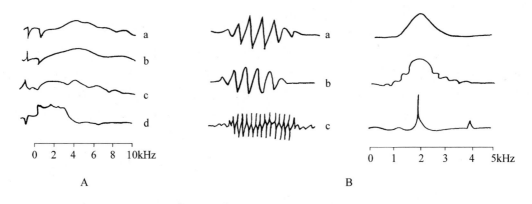

图 3-22　各种刺激声的声学波形

A 图单个短声的频谱，b-d 为用 540μs 宽的矩形波冲击 TDH 49 耳机、4219 型仿真耳、普通扬声器所产生短声的频谱；a 同 b，但相位相反；B 图左侧为声波形，右侧为频谱. a 为滤波短声，1/3 倍频程滤波器的中心频率为 2kHz；b 为 2kHz 短音；c 为 2kHz 短纯音[引自陈光地，梁之安. 声学技术，1986，5(1)：9-13]。

1kHz 短音，时程 4ms，使用 Blackman 窗

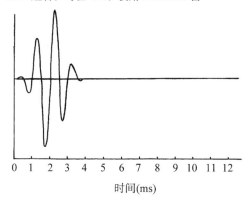 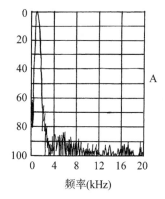

4kHz 短音，时程 4ms，使用 Blackman 窗

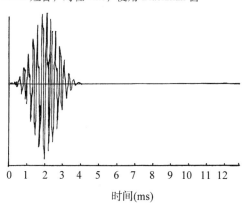 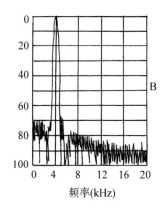

8kHz 短音，时程 4ms，使用 Blackman 窗

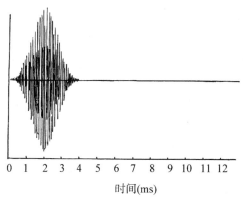 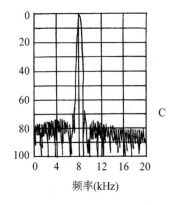

图 3-23　Blackman 包络短音

A、B、C 分别代表 1 kHz、4 kHz、8 kHz 的短音；左侧为其声波波形，右侧为其频谱图。

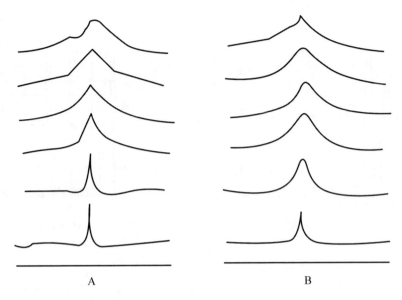

图 3-24　短纯音频谱

　　A. 自上而下信号时程依次为 20、50、100、200、400 ms 及持续纯音,上升下降时间均为 10ms;B. 自上而下上升下降时间依次为 0、2.5、10、20、50ms,信号时程均为 100 ms,声级标度均为 40dB(自梁之安)。

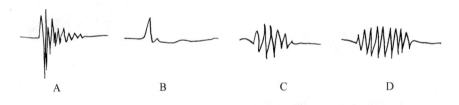

图 3-25　不同发声器的声学波形

　A. 滤波短声(扬声器);B. 滤波短声(TDH39 耳机);C. 短音;D. 短纯音。

　　2. 声强-潜伏期的函数关系　两者呈一线性回归线。如阈值强度时潜伏期为 8.28ms,声强-潜伏期函数曲线的斜率为 $-38\mu s/dB$。正常斜率范围在 $-20\sim-50\mu s/dB$。然而也可见到在高强度时斜率仅为 $-10\mu s/dB$,而低强度时斜率达 $-60\ \mu s/dB$ 的情况。这一关系并不完全是线性的。

　　除波 I 外,其他波和波 V 的斜率类似,强度减弱时,波 I 的潜伏期变动较大,特别是在中等强度范围内,因此波 I～V 的峰间潜伏期在不同刺激级时可不相同。在 70dB(SL)时为 4.02ms 左右,而在 30dB(SL)时减

到 3.68ms。

　　3. 脑干反应振幅和声强的关系　研究较少。它们之间的关系也受到所用的滤波通带的影响。例如用 100Hz 以下截止频率的高通滤波时波 V 和后面的颅顶负波间的振幅于 70dB nHL 时约为 $0.6\mu V$,到 20dB nHL 时则减至 $0.3\mu V$。声强低于 20dB nHL 时振幅减小较快,高于 70dB nHL 时振幅增加较慢。如果用截止频率在 100Hz 以上的高通滤波,则波 V 的振幅较小,而且在较弱的声强时即已达到最大值。

　　脑干反应前几个波的振幅比波 V 的振幅

减小得快些。在 30dB nHL 时,对于刺激速率为每秒 10 次的短声,波 V 振幅约为 70dB nHL 时的 60%;而 I 波和 III 波则降到 30% 左右。通常于听阈上 20dB 时可清晰辨认波 V,而前几个波则在 50dB nHL 以下时难以辨认。

4. 听阈测试　鉴于声强对反应振幅和辨认率的影响,在测试之前应先测受试者两耳的主观听阈。尽可能用受试耳阈上 60~70dB 的短声测试。低于 60dB SL 时有些试者的波 I~波 III 的峰间潜伏期可缩短。如果对受试者的听阈不清楚可先从 70dB nHL 开始,逐渐增加到 80 或 90 dB nHL,直到得出可靠的可重复的结果。应该记住多数市售的电反应测听仪不可能发出 >95~100dB nHL 的声强,而且耳机在这样的高声强级也不会呈线性响应。这就是说,当听力损失超过 20dB 时,就只可能用低于最适宜的声级 (70dB SL)的刺激来测试。目前还没有一种满意的方法可以将正常对照值用在这些受试者。可以用的一种办法是测得一组传导性聋和一组感音性聋病人在不同声强级时的标准值;另一种办法是以波 I 为基准,得出与 I 波相对照的峰间潜伏期值。

5. V 波的振幅、潜伏期与声音强度间的关系　比较复杂。从刚可检出的大约听阈上 5dB 到反应清楚的听阈上 20dB,其振幅增加迅速而明显,从 20~80dB 反应振幅增加比较慢,80dB 只是 20dB 的反应振幅的 2 倍稍多一些。高于 80dB,这种关系可有不同表现,有些人的反应振幅随声级之增加而很快增高,有些个体是慢慢增高,另一些人则"饱和"在一恒定水平,甚至当声音强度高至 100 或 110dB 时反应振幅却稍稍降低。

一般来说,声强上升,诱发电位幅度增高,潜伏期缩短,但有的电位(如 CM)出现非线性。

(二)声极性(polarity)或相位(phase)的影响

1. 极性或相位　在改变短声相位时,反应波的潜伏期和振幅可有相当显著的变化。这可见于正常成人,而在婴儿则更常见且较明显,高频听力损失者也明显。在听性脑干反应,疏相短声引出的波 I 振幅常大于密相短声引出的波 I 振幅,潜伏期一般较短(在正常成人中短 0.04 或 0.07ms)。在高频听力损失时,密相和疏相的波 I 潜伏期相差较大,有时可达 1ms。增加刺激重复率时,密相短声比疏相短声的反应波 I 潜伏期延长明显。波 III 和波 V 短声的极性影响不明显。因此疏相短声的波 I 较大,有的作者认为波 I~V 峰间潜伏期较密相短声引出的波 I~V 峰间潜伏期长。

2. 声信号的相位对 ABR 各波的形态及潜伏期的影响　文献报道各论不一,差异较大。有的认为相位的影响使反应均值基本没有差异;而有的作者发现在组内就有较大的个体差异。Ornitz 等以动物实验证明短声极性(或相位)涉及的 ABR 潜伏期变化可能依赖于声刺激的频率成分。如频率主要集中在 4000Hz 或 4000Hz 以上,观察反相极性短声的差分式 ABR 可能性减小。但低频成分声信号对差分式 ABR 的出现可能有较高概率。

不宜常规地用相位交替短声,因为交替短声会使反应峰模糊失真,从而使原有的耳蜗病变在检查中漏诊(Stockard,1974)。有时用交替短声有助于区别波 I 及 CM。如用两种短声,就必须对它们的各种重复率和强度引出的反应都得出正常值。必须校准送入耳机的电信号是否极性相同,引起的声刺激是否相位相同,并校准某一已知的电极性引起的声刺激的类型。最简单的办法是与一组定标过的耳机相比较。

(三)声信号包络(即上升、下降、持续时间)的影响

1. 给声反应　Hecox 观察到声信号上升时间从 0 增加到 10ms,ABR 波 V 潜伏期增加了 2ms 以上;持续时间从 0.5 增加到

30ms 时,波 V 潜伏期增加了约 0.5ms;而声信号的下降时间对波 V 潜伏影响最小,进一步证明 ABR 是一种给声反应。用 80dB 的短纯音,在 0~10ms 范围内改变上升时间,可见到随上升时间增加,CAP 的 N_1 振幅逐渐减低,潜伏期逐渐延长。当上升时间为零时,改变短纯音的持续时间对 CAP 几乎没有影响,CAP 与声刺激的开始点关系密切。这些结果提示,当测试 ECochG 中的 CAP 时,特别是应用鼓室外描记法(ET 法)的情况下,选用上升时间为零的一段纯音比较有利,然而,这样做的结果不利于对频率因素的分析,很可能都是对开始瞬时声的反应。

2. 皮质慢反应 是一种给声反应,大部分听觉诱发电位均属此种。它出现于对短声或短音(tone pips)的反应中,也在连续纯音给声时出现。纯音上升时间不超过 20ms 为宜,20ms 与 3ms 的上升时间所引出的 N_{90}~P_{180} 之振幅并无差别。持续时间 30ms 的纯音与更长纯音比较效果相同。在连续给声的情况突然改变其强度或频率也可诱发出 VP,这与安静时给声的效果一样,其增量与减量的有效值取决于变化速率。

3. 撤声反应 在一个持续时间较长的短纯音(tone burst)终止时可出现一诱发电位——撤声反应,它不如给声反应可靠,且振幅只为后者的 1/3 左右。声音持续数秒者比仅为 1~2s 者的诱发电位振幅稍大。奇怪的是,撤声反应的潜伏期从声强度开始减弱点测量约为 15ms,比给声反应的潜伏期短。撤声反应有时会对给声反应造成干扰,如用时程约 75ms 的短纯音作为刺激,其撤声反应的 N_1 波将重叠在给声反应的 P_2 波上,从而使幅度降低。因此选用短纯音的时程以短至 40ms 以内或长至 ≥150ms 为合适。

(四)声信号频率的影响

因为 ABR 是一给声反应,依赖于神经发放的同步化程度,所以上升时间短的刺激是理想的声刺激信号。上升时间越短反应的同步化越好,但频率特性越差。较高频率的短音可引起较佳的同步化反应又可保留较好的频率特性。用短声或是用高频的短音都可引出清晰的可识别的 ABR 波形,而且随着短音频率的增高波形的清晰度逐渐增加。但当用短音作为刺激时 ABR 的波 V 潜伏期与刺激声的频率呈反比,即频率高波 V 潜伏期较短,而频率低时 V 潜伏期较长。低频(250、500、1000Hz)的短音对 ABR 的形态和振幅影响较大,且这种信号引起的 ABR 振幅远远小于由短声诱发的反应,反应各波波界分化不清,这与神经元群的同步程度有关。

当用不同频率(0.5、1、2、4、8kHz)的短纯音与一个 4kHz 的一个正弦波产生的短声诱发 CAP 时,发现以 4kHz 的短纯音及短声诱发出的 CAP 振幅最高,波形最稳定,-SP/AP 比值变异最小。如在 80~90dB nHL 声音作用下,4kHz 短纯音的 CAP 振幅为 28~38mV,2kHz 者为 18~28mV,1kHz 为 16~22mV,短声引出者 AP 振幅最高,可达 53mV。各种声音刺激所得到的 -SP/AP 比值列于表 3-5。

表 3-5 短声与各个频率短纯音在不同强度时所得到的 -SP/AP 正常值

声音类型	频率(kHz)	90 dB nHL	80 dB nHL	70 dB nHL	60 dB nHL
短纯音	2	0.25±0.08	0.20±0.03	0.10±0.04	0.16±0.06
	4	0.16±0.05	0.17±0.03	0.18±0.03	0.18±0.05
	8	0.17±0.09	0.16±0.08	0.11±0.05	无-SP
短声		0.20±0.04	0.18±0.05	0.19±0.05	0.16±0.04

纯音频率与 $N_{90} \sim P_{180}$ 的振幅关系较简单。全部可闻声频均可诱发出颅顶电位（VP），但以中频（1000 Hz 与 2000 Hz）反应最大，频率或高或低均可使反应明显减小，对中频或高频的反应波形比对 250 Hz 及 500Hz 的反应波形更陡峭些。

（五）电声换能器（耳机、扬声器）的影响

在耳蜗电图中，CM 和 SP 是与耳蜗分隔的运动同时发生的。第 1 个声波到达鼓膜后只几分之一毫秒 CM 和 SP 即发生，因此 ECochG 的潜伏期极短。用一般耳机时，如声刺激为高强度的，电伪迹就会成为一个很麻烦的问题。这可以在测试时把扬声器放在距受试耳 1m 以外处给声，通过声波延迟到达鼓膜的办法来解决。也可采用插入式耳机，声波通过导声管到达外耳道，可有约 0.9ms 的延迟。用高导磁合金（mumetal）屏蔽的电磁耳机可减少电伪迹，然而屏蔽会改变耳机的声学特性。

由于不同换能器发出的短声声学特性不同，这可使记录的反应发生明显的变化，特别是在低强度时更明显（图 3-26）。Coats 和 Kidder（1980）指出，即使耳机相同，但耳垫不同或有无屏蔽也会使波形明显改变。由于扬声器的不同频率特性和测试时没有耳机遮耳，使得出的波形与用耳机得出的不同。配助听器宜用自由声场-扬声器给声法。

Starr 和 Brackman（1979）报道经电子耳蜗给电刺激，引出的脑干反应早 1.5～2.6ms。

经耳机给短声时，比给通常的持续纯音的耳间传递时间要少，耳间衰减平均约 65dB。短声的耳间衰减比低频纯音的大而和高频纯音的耳间衰减大致相等。在双侧传音性听力减退时这会引起测试和分析的困难，这时可用 ECochG 做进一步的检查。

Jerger 和 Haycs（1976）等用骨导短声刺激测试脑干诱发电位。骨导引出的波 V 的潜伏期比相同感觉级的气导短声的反应平均迟 0.36～0.46ms。这可能与骨导耳机不能像

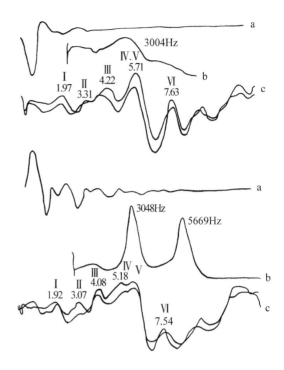

图 3-26　两种不同耳机的 ABR

a. 短声波形；b. 短声声谱；c. 听性脑干反应。

气导耳机那样输出足够大的高频能量有关。另一种了解骨导听阈的方法是测试气导反应的同时，经骨导耳机加掩蔽噪声。

（六）给声刺激的速率（stimulation rate）

在电反应测听中要平均成百上千次声刺激引出的反应。这种声刺激应该以怎样的重复率（repeat rate）送给受试耳呢？或者说"刺激间隔"（interstimulus interval, ISI）是多少呢？ISI 太长或刺激率太慢，会增加测试时间，而受试者难以长时间地控制自己；ISI 太短（或刺激率太快）反应又会减弱，潜伏期会延长。

例如对脑干诱发电位来说，波 V 的峰潜伏期（在每秒 10 次和每秒 100 次之间），以平均每次 $5.1\mu s$ 的递减率随着刺激率的加快而延长。然而这一关系不完全是线性的，在较快的重复率时影响较显著，当刺激率减到每秒 10 次以下后，潜伏期就不再有明显的改变。将短声重复率从每秒 10 次增加到每秒

80次,波Ⅰ、波Ⅲ及波Ⅴ的潜伏期分别增加0.14、0.23和0.39ms;疏相短声70dB SL诱发的波Ⅰ～Ⅴ峰间潜伏期从3.96(±0.22)ms增加到4.41(±0.31)ms,密相短声的这一效应不那么明显。在刺激率增快时,波Ⅴ的振幅相对稳定,直至刺激间隔(ISI)减至约30ms时才开始改变。ISI为20ms时波Ⅴ振幅约为100ms(ISI)的90%,10ms时约为80%。从每秒刺激10次增加到80次,波Ⅴ振幅约减小10%,而波Ⅰ及波Ⅲ则减小约50%。

在耳蜗电图,刺激率的变化对耳蜗神经的动作电位影响不大。Eggermost报道如用频率较高、声强较大的短纯音,刺激率超过100/s时,CAP潜伏期最多只增加0.8ms。用短声时改变刺激率则对CAP影响很小(100/s时只增加0.1ms)。

在刺激重复率加快时,CAP振幅随之减小。重复率为40/s的短声引出的CAP只有重复率为10/s的短声引出的CAP的53%。与此不同的是,CM与SP不受刺激重复率的影响。早在1949年Davis等已发现刺激间隔长至7s时,颅顶电位(VP)的振幅最高。但间隔时间过长则使试验时间过长,势必影响受试者状态。应以收集时间在1min以内,能获取最高振幅的刺激间隔为适宜。实验证明是1～2s,过长或过短均不甚理想。有学者发现令刺激间隔不规则出现,即在一定范围内(0.5～4s)随机改变,可使诱发电位振幅稍稍增高(10%)。

(七)单耳给声与双耳给声

双耳听力正常者,双耳给声时比单耳给声时ABR振幅大,Davis报道双耳给声时波Ⅴ振幅比单耳给声高约25%,个别的达75%。ECochG是单侧特性,故双耳给声时其振幅未必有增大现象。当同时给两种声音刺激时,N_{90}～P_{180}波幅比单耳刺激时只高20%左右,同侧与对侧刺激的反应潜伏期并无差别,两侧正中神经电刺激在一侧躯体感

觉手区记录的N_1或P_2波峰潜伏期也证明了这点。

疏波诱发的波Ⅰ振幅大于密相波引起的波Ⅰ振幅,且潜伏期短,高频听力损失时,上述两者差异更大,用交替短声可使CM消失,以区别Ⅰ波。

三、非声条件对AEP的影响

(一)受试者状态

1. 年龄　不同年龄的颅顶电位(VP)可有所不同。在出生后头几天到几星期,颅顶电位的变化较大。这和中枢神经系统的成熟过程有关。初生后几天或几周内这种差异很有规律,Rapin及Barnet等都对这种关系作过系统描述,这对于研究中枢神经系统的成熟过程是非常重要的。对于听力学来说,VP的年龄差异给人们增加了识别真伪的困难。婴儿的觉醒与睡眠状态界限较模糊,可较快地发生转变,因此在测试中这次结果和下次结果的波形可明显不同。新生儿的脑干反应波Ⅰ振幅较大,而波Ⅴ的振幅与成人的差不多。正常新生儿的波Ⅰ～Ⅴ峰间潜伏期平均为5.0～5.3ms。新生儿波Ⅱ不清楚,而波Ⅰ比成人的明显。以10次/s的重复率给短声刺激,新生儿对60dB nHL的脑干反应波Ⅴ潜伏期为7.1ms,对20dB nHL的为8.5ms。随着发育成熟新生儿波Ⅰ潜伏期逐渐变短,至6～12个月时达到正常的成人值。波Ⅴ潜伏期通常在18个月时才达到正常成人值。

脑干反应的潜伏期、振幅和波形,在18月龄直至中年,均很稳定。中年后波Ⅴ潜伏期可以延长(0～0.2ms)。50岁以后正常值的上限较高,50—60岁后平均波Ⅰ～Ⅲ峰间潜伏期稍长。

Galambos等(1978)用方波短声测得新生儿的反应阈值在成人行为听阈之上10～30dB。而Kaga及Yoshisato(1980)用3000Hz单周正弦波短声测得新生儿反应阈在成人行为听阈之上30dB。

加快给声重复率,新生儿的潜伏期延长要比成人明显,自 10 次/s 增加到 80 次/s,可使波Ⅴ潜伏期平均延长 0.8ms,而成人只延长 0.4ms。

2. 性别　女性成人的波Ⅲ、波Ⅴ的潜伏期比男性的短,波Ⅲ平均短 0.15ms,波Ⅴ平均短 0.22ms(0.05～0.36ms)。波Ⅰ无明显的性别差异,因此女性成人的波Ⅰ～Ⅴ峰间潜伏期约短 0.21ms。女性的反应振幅比男性的大,波Ⅰ约大 30%,波Ⅲ大 23%,波Ⅴ大 30%。儿童无性别差异。McClcll 及 McCrca(1979)报道性别差异开始于 14 岁。Donovan(1980)报道 8 岁时即已出现明显的性别差异。在经期Ⅰ～Ⅴ峰间潜伏期稍有变化,在 12～26d 平均为 3.81ms,其他日期为 3.92ms。

3. 体温　体温降低会使脑干反应的潜伏期延长。这见于体外循环或低温麻醉时。体温每降低 1℃,波Ⅴ潜伏期延长 0.25ms(或 0.45ms),这可能与不同的麻醉药导致的神经传导阻滞有关。

4. 药物　睡眠的不同深度对颅顶慢皮质反应有明显影响,故在测试醒觉颅顶慢反应时应避免用镇静药。Rapin 及 Graziani(1967)报道戊巴比妥钠使婴儿的慢反应不清晰。脑干反应则较不易受药物的影响。巴比妥类药物对脑干反应无影响,水合氯醛等可减小肌源性伪迹对脑干反应的清晰辨认还有帮助。乙醇及具有降低体温作用的麻醉药可使脑干反应潜伏期延长。镇静、麻醉药对耳蜗电图无影响,但甘油等改变内耳液体压力的药物会影响 ECochG 的图形。肌肉松弛对中期肌源性反应有影响。

5. 受试者的精神状态　醒觉慢反应需要受试者保持清醒的状态,必要时让受试者心算。中期肌源性反应需受试者清醒并保持颈肌适当的张力。一般认为是否使用镇静药及睡眠对脑干反应影响不大。但有些作者报道听诱发电位中的早电位受注意力

的影响。脑干电位没有长时间的习服现象,在 1h 的测试时间内前后两度扫描 2400 次,结果并无差别。而皮质慢反应则有习服性,不过在 2h 的测试过程中不致影响测试结果所得的阈值。

清醒状态下的 VP 是个很可靠的反应,只要受试者听力良好而能合作,一般均可成功地记录出这种反应。然而这种反应与受试者状态关系密切,随觉醒水平不同而有规律地变化,这与脑电背景活动有关。当困倦时 VP 显著降低,而当高度注意或清醒时则 VP 明显升高。在电反应测听中需要受试者维持足够的清醒水平时,可让他们阅读书籍、欣赏图片或静静地玩玩具。

(二)测试环境

由于听觉诱发电位在微伏数量级,属于小信号测量技术,所以屏蔽与抗干扰技术是非常重要的。近代的 ERA 仪器一般都具有较高的共模抑制比,有的还设计了抵消 50Hz 干扰的特殊电路,使得能够在普通病房并无屏蔽的条件下给患者检查。尽管如此,仍有必要提出以下几点注意事项。

(1)仪器要切实接好地线,记录系统单独接地。

(2)仪器要远离强干扰源,如高频理疗机、大功率交流变压器、X 射线机、电梯等。

(3)尽量缩短输入导线并最好使之屏蔽。

(4)输入与耦联导线不可扭结,需妥善焊牢。

(5)插头与插座要接触良好。

(6)导联电极与皮肤间的电阻需<10kΩ,若过大则可能将干扰信号引入。一般用乙醚乙醇混合液脱去皮脂;头皮必要时可用细砂纸磨去少许角质层;对购入的或自配的导电膏质量进行检查,确保其导电性好;电极用毕后要及时把表面清洁干净。注意到这几点便不难使皮肤电阻符合测试要求。也可使用 100Hz 的交流电脉冲与交流阻抗表来测。由于诱发电位是交流信号,因此用后者

测出的电极阻抗值更接近于实际情况。

ERA 检查应当在隔声屏蔽室内进行，这是由于环境噪声的掩蔽作用可以使诱发电位的振幅明显减低、阈值提高以及潜伏期延长；交流电场可能对微伏数量级的诱发电位造成干扰，严重时测试无法进行。因此，一般要求在隔声屏蔽室内进行测试。图 3-27 示 ERA 测试仪结构与隔声屏蔽室布局，主机和操作人员的桌椅应在隔声屏蔽室的观察窗下。

表 3-6 所列出的隔声室衰减值可作为设计和检验的基本要求。

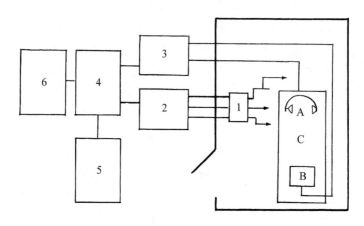

图 3-27　电反应测听仪示意图
A. 耳机；B. 扬声器；C. 床；1－前置放大器；2－主放大器；3－声刺激器；4－叠加仪；5－示波器；6－记录器。

表 3-6　隔声室对气源声的衰减

频带（Hz）	衰减值（dB）
37.5～75	35
75～150	48
150～300	64
300～600	79
600～1200	81
1200～2400	79
2400～4800	＞83
4800～9600	＞80

电反应测听仪的结构如图 3-27 所示。

（三）滤波范围

听性诱发电位各组波的生物电频率特性不同。快（早期）反应为 100～2000Hz，中期反应为 5～100Hz，慢反应为 2～10Hz。采用不同的滤波范围可使所需要的诱发电位通过而将其他频率成分的生物电排除，以减少背景噪声。滤波范围的改变对记录的波形有影响。例如，在早期，许多脑干反应的记录用的是 200～500Hz 间的滤波，得出的 ABR 波 V 要比现在用较低截止频率带通记录的小。尽管听性脑干反应（ABR）在 100～1500Hz 范围内均易发现，但如果过分进行较高频带的滤波，就会使诱发的反应变得平坦，波峰不清晰，波形界线不清楚，甚至使反应波的潜伏期延长；而当增宽了低频滤波截止范围时，又会导致更多的诱发反应成分混杂在一起，波峰识别变得困难，波潜伏期减小。当截止频率低于 100Hz 时，肌电和自发脑电也可混在诱发反应中；超过 100Hz 时又会使所记录的反应中慢的成分失真，特别是使波 V 的负波失真，使波难以辨认。鉴于此，一般人认为高通截止为 1～30Hz，低通截止为 3～5kHz 的滤波带宽最为合适。总而言之，滤波范围必须视所需观察的诱发电活动而定。

其次,滤波的斜率也对波形有影响。例如斜率极陡的高通滤波可影响波形。在ABR 记录中用斜率极陡的 40Hz 高通滤波会使对低频声反应中的波Ⅴ减小,而使后面的颅顶负波(SN$_{10}$)加强。

用中等强度的短声作刺激信号时,可用 100～3000Hz 的带通放大器记录 ABR。但用低强度的短声或低频声时,反应所含的电能量主要集中在 100Hz 以下,此时则用 10～20Hz 的低频截止滤波,否则会影响记录的波形。

(四)电极位置

电极(electrode)是拾取声诱发电位并经导线送至分析处理系统的关键部件。电极有碟形、耳夹式、针形、耳道珠形等类型,电极放置的位置分近场记录和远场记录。远场记录采用头皮电极。

做 ABR 记录时,一般标准的程序是记录颅顶和乳突或耳垂电极之间的电位差。在记录听诱发电位时,也可用多个电极放置于头皮不同的部位。这些不同部位放置的电极组成一个 10～20 道国际电极系统(international electrode system)。电极位置按以下规律命名:以 N 代表鼻根点到枕外隆突尖(inion)分成相距 10% 或 20% 的间距,在 N 后间距 10% 处称为 F$_{PZ}$,F 为额,P 为近额(frontoproxional),Z 为中线;再后 20% 为 Fz(额中线);再后 20% 的 Cz 为冠中线;再后 20% 为顶(vertex)。Cz(冠中线)是在两外耳道口之间的中点,也是头顶的中心。奇数表示在左侧,偶数表示在右侧,z 表示电极放在中线,F 为额,C 为冠状,P 为顶,O 为枕,T 为颞区,A 代表耳,M 代表乳突。

不少学者研究了在一个较宽的范围内变化电极位置对 ABR 的影响,研究结果表明,在头顶上各位置或在颈部的许多位置上,其电反应均有差异,但有的差异意义较小。记录电极放在颅顶或者是额部发际时,两者记录出来的电反应差异较小,但后者可避免移动头发,标记清楚,显然操作起来方便得多。

如果 ABR 的电活动是出现在参考中性位置的每副电极上时,则记录到的电反应波形相位就是一定的;而当改变参考电极的位置时,就会使有的波形幅度减小,有的波形幅度增大。如参考电极放在对侧乳突时,除比在同侧耳垂记录到的波形稍小外,其余反应基本相同。如用外耳道电极代替耳垂电极,则波Ⅰ较大,但后者波Ⅴ清晰;如参考电极放在对侧乳突或耳垂,则引出的波Ⅰ很小,甚至缺如,波Ⅱ潜伏期延迟 0.1ms,波Ⅲ有报告延长的,有报告缩短的,也有报告相同的,但幅度比同侧记录的小 1/2～2/3;波Ⅳ潜伏期无差异,但波Ⅳ峰到Ⅳ～Ⅴ间的波谷的振幅比同侧记录的大,波Ⅳ重复性较好,于是波Ⅴ的识别率增大。但有的报道认为在整个 2～4ms 的潜伏期范围内,同侧和对侧记录的反应波中有些相位不一的趋势。Mair 的研究工作证明,在颅顶与颈部之间进行记录时,未能改善波Ⅴ或后续负电位的清晰度,波Ⅰ倒有较好的改善。颅顶下方为一大块等电位的颈部组织,是记录颅内电位放置参考电极的良好部位。如上所述,除 ABR 外,记录其他诱发电位时,参考电极放在颈部(包括乳突和耳垂)任何一处都无明显差别(图 3-28)。

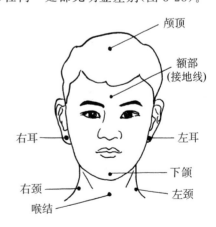

图 3-28　记录 ABR 时的电极位置

(李兴启　曹效平　谢林怡　洪梦迪
王倩李进李楠)

参 考 文 献

[1] 曹效平,黄志纯,李兴启.耳蜗中的谷氨酸-谷氨酰胺循环.国外医学·耳鼻喉科分册,2005,29(6):326-328.

[2] 李建雄,李兴启.豚鼠耳蜗单离 Hensen 细胞离子通道及电生理特性的研究.中国人民解放军军医进修学院,2003.

[3] 李建雄,李兴启.豚鼠耳蜗单离 Hensen 细胞的分离技术及其钾通道.听力学及言语疾病杂志,2003,11(1):32-34.

[4] 李建雄,郑建全,翁谢川.豚鼠耳蜗单离 Hensen 细胞钾电流特性及三磷酸腺苷对其影响.中华耳鼻咽喉科杂志,2003,38(5):343-346.

[5] 李兴启.脉冲声暴露后豚鼠耳蜗传出神经和 AChE 变化的定量分析.中华耳鼻咽喉科杂志,1992,28(增刊):35.

[6] 李兴启,孙建和,于宁,等.谷氨酸调节耳蜗内毛细胞游离钙的实验观察.中华耳鼻咽喉科杂志,2001,36(2):80-83.

[7] 李兴启,中卫东,卢云云.从内毛细胞下突触复合体结构和功能看听神经病的发病机制及部位.听力学及言语疾病杂志,2005,13(4):223-225.

[8] 刘军,李兴启.钙通道阻滞药对耳蜗功能的影响.中华耳科学杂志,2003(2):69-72.

[9] 史伟,兰兰,丁海娜,等.不同月龄婴儿的 ABR 正常值分析.听力学及言语疾病杂志,2009:5.

[10] 孙建和,李兴启.豚鼠耳蜗传出神经末梢及乙酰胆碱酶活性量变的关系.中华耳鼻咽喉科杂志,1993,28(4):239.

[11] 孙伟,李兴启.白噪声暴露对耳蜗支持细胞内电位变化.军医进修学院学报,1997,18(3).

[12] 孙伟,李兴启,姜泗长.白噪声暴露后豚鼠耳蜗两音抑制现象的实验观察.声学学报,1997,22(4):299-313.

[13] 孙伟,丁大连,李兴启.豚鼠耳蜗螺旋神经细胞电压依赖性离子通道的研究.中华耳鼻咽喉科杂志,2001,26(3).

[14] 孙勍,李兴启,单希征.噪声对豚鼠耳蜗外淋巴谷氨酸含量及耳蜗电位的影响.听力学及言语疾病杂志,2004,12(2):93-95.

[15] 谭祖林,韩梅,李兴启,等.噪声暴露对豚鼠耳蜗内毛细胞谷氨酸免疫反应的影响.听力学及言语疾病杂志,2002,10(3):153-155.

[16] 谭祖林,韩梅,李兴启,等.噪声暴露对豚鼠耳蜗内毛细胞下传入神经末梢的损伤.声学学报,2002,27(5):465-470.

[17] 谭祖林,李兴启,韩梅,等.噪声暴露引起耳蜗内毛细胞谷氨酸样免疫反应的动态变化.耳鼻咽喉—头颈外科杂志,2002,9(3):161-163.

[18] 于宁,李兴启.外源性谷氨酸灌流对耳蜗电位 CM、CAP 的影响.解放军医学,2001,26(6).

[19] 于黎明,邵殿华,李兴启,等.听觉诱发电位的时变滤波叠加.中华耳科学杂志,2003(2):76-78.

[20] 赵立东,周春喜,李兴启,等.豚鼠耳蜗 Hensen 细胞的分离、活性检定及其胞内静态游离 $[Ca^{2+}]$ 分布.神经解剖学杂志,2002,18(1):13-16.

[21] 赵立东,李兴启.耳蜗中的 ATP 和一氧化氮/环磷酸鸟苷途径.中华耳科学杂志,2003(2):64-78.

[22] 赵立东,李英莉,李兴启,等.豚鼠耳蜗中 ATP 对一氧化氮/环磷酸鸟苷途径的激活作用.生理学报,2003(6):658-662.

[23] Elgoyhen AB,Johnson DS,Boulter J,et al. Alpha 9: an acetylcholine receptor with novel pharmacological properties expressed in rat cochlear hair cells. Cell,1994,79(4):705-715.

[24] Fuchs PA, Murrow BW. A novel cholinergic receptor mediates inhibition of chick cochlear hair cells. Proc Biol Sci, 1992, 248(1321):35-40.

[25] Housley GD, Ashmore JF. Ionic currents of outer hair cells isolated from the guinea-pig cochlea. J Physiol,1992,448(3):73-98.

[26] Kikuchi T, Kimura RS, Paul DL, et al. Gap junctions in the rat cochlea: immunohisto-chemical and ultrastructural analysis. Anat

Embryol(Berl),1995,191(2):101-118.

[27] Lin X,Hume RI,Nuttall AL. Voltage-dependent block by neomycin of the ATP-induced whole cell current of guinea-pig outer hair cells. J Neurophysiol,1993,70(4):1593-1605.

[28] LePrell C. Neuratransmission in the inner ear: functional and molecular analyses,2nd ed physiology of the ear. ed. J Santos-sacchi. San Diego: Singular: Thomson Learning, 2001: 575-611.

[29] Li X,Sun J,Yu N,et al. Glutamate induced modulation of free Ca^{2+} in isolated inner hair cells of the guinea pig cochlea. Hear Res, 2001,161(1-2):29-34.

[30] Li Xingqi,Sun Jianhe. Glutamate induced modulation of free Ca^{2+} in isolated innear hair cells of guinea pigs cochlea. Hear Res,2001,16(8): 29-34.

[31] Li X,Sun J,Yu N,et al. D-AP5 blocks the increase of intracellular free Ca^{2+} induced by glutamate in isolated cochlear IHCs. Chin Med J(Engl),2002,115(1):89-93.

[32] Qian L,Yi W,Xingqi L,et al. Development of tone-pip auditory trainstem responses and auditory steady-state responses in infants aged 0-6 months. Acta otolaryngol,2010,130(7):8, 24-30.

[33] Schulte BA,Steel KP. Expression of alpha and beta subunit isoforms of Na,K-ATPase in the mouse inner ear and changes with mutations at the Wv or Sld loci. Hear Res,1994,78(1): 65-76.

[34] Safieddine S,Wenthold RJ. The glutamate receptor subunit delta1 is highly expressed in hair cells of the auditory and vestibular systems. J Neurosci,1997,17(19):7523-7531.

第4章　耳声发射及其临床应用

人耳听觉有着惊人的效率和极其精细的分辨力。在 1000 Hz 左右的频率,人耳可以听到引起鼓膜振动仅相当于质子直径大小的声音;可在 20～20 000 Hz 范围内分辨不同频率声音的音调,甚至灵敏到能够辨别频率相差不到 1 Hz 的两个音调;可感受强度相差 120 dB(100 万倍)的声音。听觉这样高的灵敏度、这样精细的分辨力和这样大的感受动态范围,依赖于耳蜗内独一无二的对声信号的主动处理和感受机制。

早在 1948 年,Gold 即首次从理论上提出耳蜗内可能存在一个耗能的主动生理机械过程,这一过程有助于使耳蜗调谐变得更加精细。1960 年,Bekesy 通过实验提出了耳蜗基膜振动的行波学说。该学说指出不同频率的振动在基膜上有各自相应的调谐点,即耳蜗内存在着机械调谐过程。但 Bekesy 所显示的耳蜗行波调谐十分粗糙,属于"被动耳蜗"的反应。1971 年,Rhode 报道了基膜运动的非线性特点,即基膜振动随刺激声强增加而增大的比率<1 dB/dB。他同时还发现基膜反应的非线性具有频率选择性,即仅能在最佳频率附近观察到。从理论上看,Rhode 实验中所使用的声刺激强度是不会引起一个被动系统产生非线性反应的,因此,他观察到的耳蜗的非线性反应表明,基膜运动并非一个简单的被动过程,而是有其他机制的参与。

1978 年,英国科学家 David T. Kemp 报道了耳声发射现象。耳声发射是产生于耳蜗、经听骨链传导引起鼓膜振动而在外耳道出现的声信号(Kemp,2002)。Kemp 设计了一个耳机/传声器组合探头,将其插入人的外耳道,通过耳机发出瞬态声刺激信号(短声),同时用高灵敏度传声器记录外耳道内的声信号。他发现在短声刺激后,在外耳道内可以记录到一延迟数毫秒出现、持续十余毫秒以上的"回声"(Kemp,1978)。在排除了其他可能性之后,Kemp 认为这一声信号来自耳蜗,是由耳蜗内耗能的主动活动所产生,将其称为"耳声发射(otoacoustic emissions,OAEs)"。随后数年,Kemp 和其他科学家又陆续发现了各种其他形式的耳声发射。耳声发射现象的发现及随后耳蜗外毛细胞(outer hair cells,OHC)电能动性的发现是听觉生理学和听力学领域近 30 年来具有划时代意义的重大突破,为耳蜗主动机制的假设提供了直接证据,导致了"耳蜗放大器"理论的形成和发展,使人们对耳蜗功能的认识发生了根本性变化。对耳声发射的研究是听觉生理及病理机制研究的一部分。现已确认,耳声发射来源于耳蜗外毛细胞的主动机械活动,在临床听力学检查中可用于了解耳蜗特别是 Corti 器外毛细胞的功能。目前,耳声发射已广泛应用于临床听力学检查,其临床应用主要有听力损失的鉴别诊断、听力筛查、听力损害的动态监测和耳蜗传出神经系统功能的测试。

第一节　耳声发射的种类和基本特性

一、耳声发射的概念

如上所述,耳声发射是产生于耳蜗、经听骨链传导引起鼓膜振动而在外耳道记录到的声信号。

耳声发射以机械振动的形式起源于耳蜗,现在普遍认为这种振动能量来自外毛细胞的主动运动。外毛细胞的这种运动可以是自发的,也可以是对外来刺激的反应,其运动通过 Corti 器中与其相邻结构的机械联系使基膜发生机械振动。这种振动在内耳淋巴液中以压力变化的形式传导,并通过卵圆窗推动听骨链及鼓膜振动,最终引起外耳道内的空气振动。上述过程大体上是声音传入内耳的逆过程。在人类和多数哺乳类动物,这种振动的频率多在数百到数千赫兹(Hz),属声频范围(20～20 000 Hz),因而称之为耳声发射。在某些动物,耳声发射的频率可以达到 20 000 Hz 以上。据计算,鼓膜振动幅度仅为 0.1nm(相当于一个氢原子的直径)时就能够在容积为 1ml 的外耳道里记录强度高达 34 dB SPL 的耳声发射。

关于耳声发射的性质,有两点需要特别强调:①与其他听觉诱发反应不同,耳声发射是声信号,而非"诱发电位"。②耳声发射是耳蜗主动机制的副产物,它本身在耳蜗听觉过程中并不起任何生理作用。准确了解耳声发射的概念对于正确理解耳声发射的本质及其在实验研究和临床应用中的意义十分重要。

二、耳声发射的分类

通常按是否由外界刺激所诱发,将耳声发射分为"自发性耳声发射"(spontaneous otoacoustic emissions,SOAEs)和"诱发性耳声发射"(evoked otoacoustic emissions,EOAEs)。在诱发性耳声发射中依据由何种刺激诱发,又可进一步分为:"瞬态诱发性耳声发射"(transiently evoked otoacoustic emissions,TEOAEs)、"畸变产物耳声发射"(distortion product otoacoustic emissions,DPOAEs)、"刺激频率耳声发射"(stimulus frequency otoacoustic emissions,SFOAEs)及"电诱发耳声发射"[electrically evoked otoacoustic emission(s),EEOAEs]。

近年有人提出按耳声发射的产生机制分类(Shera and Guinan,1999)。现将这两种分类法归纳如下。

(一)分类

1. 一般分类

(1)自发性耳声发射(SOAEs)。

(2)诱发性耳声发射:①瞬态诱发性耳声发射(TEOAEs);②畸变产物耳声发射(DPOAEs);③刺激频率耳声发射(SFOAEs);④电诱发耳声发射(EEOAEs)。

2. 按产生机制分类

(1)线性反射机制产生的耳声发射①自发性耳声发射;②反射性耳声发射(诱发性)。

(2)非线性畸变机制产生的耳声发射:畸变产物耳声发射(诱发性)。

(二)名词术语

1. 自发性耳声发射(SOAEs)　是耳蜗在没有任何外界刺激的情况下几乎持续产生的耳声发射,表现为单频或多频的窄带谱峰,其频谱极似纯音。

2. 瞬态诱发性耳声发射(TEOAEs)系指耳蜗受到外界短暂脉冲声(一般为短声或短音,时程在数毫秒以内)刺激后经过一定潜伏期,以一定形式释放出的声频能量,其形式由刺激声的特点决定。由于这种形式的耳声发射具有一定潜伏期,有学者也将其称为"延迟性诱发耳声发射"(delayed evoked otoacoustic emissions,DEOAEs)。此外,由于它的声学特性类似刺激声的回声,是 Kemp 最早报道的耳声发射形式,因此也有人称之为"Kemp 回声"(Kemp Echo)。

3. 畸变产物耳声发射(DPOAEs) 是由耳蜗非线性畸变机制产生的耳声发射。耳蜗为一非线性生物系统,当其受到两个具有一定频率比关系的纯音(称为原始音,primary tones,以 f_1 和 f_2 表示,$f_1 < f_2$)作用时,由于其主动机制对两个原始音诱发的基膜行波的非线性调制作用,而在耳蜗中产生与原始音有特定频率关系($nf_1 \pm mf_2$,n 和 m 都为整数)的一系列畸变音,这些畸变音由耳蜗传至外耳道,就形成了畸变产物耳声发射。常见的 DPOAEs 有 $2f_1 - f_2$ 和 $f_2 - f_1$。

4. 刺激频率耳声发射(SFOAEs) 耳蜗受到一个连续纯音刺激时,在经历一定潜伏期后,也会将与刺激音性质相同的声频能量发射回外耳道。由于这种耳声发射的频率与刺激频率完全相同,故称之为刺激频率耳声发射。

5. 电诱发耳声发射(EEOAEs) 对耳蜗施以交流电刺激能够诱发出与刺激电流具有相同频率的耳声发射,称为电诱发耳声发射。这种耳声发射的测试只在动物上进行。

三、耳声发射的基本特性

1. 非线性 诱发性耳声发射的振幅在低强度声刺激下可随声刺激强度增加而呈比例(线性)增长,当刺激声强度增加到接近 40～60 dB SPL 时,耳声发射强度增长减慢并趋于饱和,这就是非线性。这一特点反映了耳声发射来源的生物学属性,也是对其与声伪迹进行鉴别的一个重要特征。

2. 锁相性 耳声发射的相位取决于声刺激信号的相位,并跟随其变化而发生相应的变化。利用耳声发射的锁相性特点,结合其非线性特点,在测试时可用来减小或消除记录伪迹。在测量 SFOAEs 时,利用这一特点可将耳声发射与刺激声相区分。

3. 可重复性和稳定性 正常耳的诱发性耳声发射的声学特性(如时域波形或频谱)存在明显的个体间差异,但在个体自身则具有良好的可重复性和稳定性,可连续数年无明显变化。

4. 与听力状况的关系 耳声发射的产生和记录依赖于耳蜗外毛细胞和中耳传导结构的功能完整。耳声发射在传导性耳聋时一般很难记录到,这是因为产生于耳蜗的耳声发射能量很低,难以克服中、外耳传导机制障碍所带来的阻力。在蜗性耳聋,当听力损失超过 40～50 dB 时,耳声发射明显减弱甚至消失。耳声发射与蜗后听力损失的关系不确定,取决于病变的部位和范围。

5. 耳声发射的强度 耳声发射的强度很低,需用高灵敏度的传声器并在安静的环境中才能够测量到。正常情况下,无论何种类型的耳声发射的强度一般为 −5～20 dB SPL,很少超过 30 dB SPL。

第二节　耳声发射的产生机制

一、耳声发射的生物源性

耳声发射来源于耳蜗的生物现象,不是一种纯粹的物理现象。其耳蜗的生物源性有如下主要证据。

(1)耳声发射只在中耳和耳蜗都正常时才能在外耳道记录到,在仿真耳和声学耦合腔记录不到耳声发射,因此不可能是测试系统产生的伪迹。

(2)耳蜗受损伤时(如缺氧、强声、耳毒性药物等作用),耳声发射减弱或消失。

(3)诱发性耳声发射的非线性特征提示了它的生物源性。

(4)耳声发射可被外部声所调制,其调谐曲线或掩蔽曲线与心理物理调谐曲线及第Ⅷ对脑神经调谐曲线相似。

此外,耳声发射是神经生物现象,有如下主要依据。

(1)耳声发射是在听神经活动出现之前产生的,与突触传递无关。用化学制剂阻断第Ⅷ对脑神经传递或切断第Ⅷ对脑神经之后,不再能测得声刺激引起的听神经反应,但仍可记录到耳声发射。

(2)诱发性耳声发射不受刺激率改变的影响,这与听神经反应不同。

(3)诱发性耳声发射有频率离散现象,即刺激声的频率愈高潜伏期愈短,总体上耳声发射的潜伏期短于听神经反应潜伏期。

上述证据从不同方面支持了耳声发射来源于耳蜗的学说,而最强有力的证据来自Brownell 于 1985 年报道的耳蜗外毛细胞的电能动性(详见下文)。

二、耳蜗主动机制与耳声发射的产生

在 Kemp 发现耳声发射之后,许多科学家从形态和生理方面进行了大量工作,探索耳声发射的起源和产生机制。Brownell (1985)首先发现了哺乳类动物外毛细胞的电诱发运动,他发现离体外毛细胞在受到电刺激时胞体的长度能够发生与电刺激频率相同的快速伸缩变化。这一现象称为"电能动性"或"电致运动"(electromotility)。这一发现为耳声发射的来源以及耳蜗主动机制的存在提供了直接证据。现已确认,哺乳类动物外毛细胞的胞体有两种活动方式:一种为受细胞膜电位控制的胞体长短的快速变化,其伸缩运动的频率可高达几万赫兹,涵盖了耳蜗的听觉范围,这是耳蜗主动机制(或称"耳蜗放大器")的功能基础。这种快速运动只取决于膜电位的变化,亦即受控于外毛细胞的感受器电位,而与通过外毛细胞的换能电流大小无关,也不依赖于胞内 ATP 的存在。胞体伸缩运动的幅度可达细胞长度的 5%,这种长度变化所产生的力量可推动数倍于外毛细胞自身的质量,电刺激后出现胞体伸缩运

动的延迟约在 $100\mu s$ 以内。外毛细胞胞体的长短变化与肌细胞最主要的不同之处在于它是双向运动。当基膜的机械运动使外毛细胞顶部的纤毛向长纤毛一侧摆动时,细胞膜去极化,胞体缩短;而纤毛向相反方向摆动时,外毛细胞膜电位出现超极化,胞体伸长。外毛细胞胞体的这种伸缩运动产生的机械力可通过支持细胞传递到基膜,使基膜的机械振动得到额外的能量。外毛细胞的另一种活动为胞体长短和直径的缓慢变化,由耳蜗内多种神经活性物质调控,其作用可能是通过改变外毛细胞与盖膜之间的机械耦合关系而调节耳蜗的听敏度。近年,作为外毛细胞能动性物质基础的运动蛋白——快动蛋白(prestin)已在分子水平得到确认(Zheng 等,2000),这是外毛细胞能动性和听觉研究极为重要的突破性进展。

有人提出外毛细胞顶端的纤毛可能也参与耳蜗主动机制。在两栖类和鸟类等动物,外毛细胞的胞体不具备能动性,而其纤毛束在电刺激时具有快速摆动的能力,因此其耳蜗主动机制是由纤毛束的主动运动完成的。在哺乳类动物,在相当长的时间里未发现外毛细胞纤毛束的电能动性。最新的研究表明由钙离子介导的纤毛机械敏感性离子通道的电活动使哺乳类动物外毛细胞纤毛束具备电能动性(Kennedy 等,2005),这些纤毛的快速摆动速率可高达数万赫兹。因此,外毛细胞纤毛束的能动性可能是耳蜗放大器的另一个动力源,也是耳声发射的另一个来源。

外界声刺激通过鼓膜和听骨链振动而诱发耳蜗基膜振动,后者以行波的形式从蜗底向蜗顶传播;基膜振动使特征频率(characteristic frequency,CF)附近的外毛细胞发生主动运动,外毛细胞的主动运动提供的机械力不仅克服了基膜运动的黏性阻尼,而且能放大 CF 附近的基膜振动幅度,并使基膜行波在该处发生尖锐的调谐,这就是耳蜗放大器的工作过程。耳声发射就产生于这一放大

过程中。

在耳毒性药物引起外毛细胞损伤时,耳声发射减弱或消失。用卡铂选择性破坏内毛细胞而外毛细胞保持形态完整和功能正常时,耳声发射不受影响。这证实了耳声发射来源于外毛细胞。

三、耳蜗内声波的逆向传播及耳声发射的形成

尽管已经确认耳声发射来自耳蜗外毛细胞的主动运动,但其产生和形成的确切机制还不甚明了。Kemp 等科学家提出了迄今广为接受的"逆向行波学说"以解释耳声发射的产生过程:耳声发射产生于以外毛细胞主动运动为基础的耳蜗放大器机制所释放的机械能量,该机械能量引起基膜的逆向行波,也就是说,基膜行波不仅可以由蜗底传向蜗顶,也可反向传回蜗底,从而引起听骨链和鼓膜振动,在外耳道产生声信号。但是美国俄勒冈医科大学的任田英教授研究结果提示基膜的逆向行波可能并不存在,耳蜗内声波的逆向传播可能是以压缩波的形式实现的(Ren,2004)。

Kemp 明确提出,耳声发射是耳蜗放大器工作过程的副产物(Kemp,2002)。他认为,哺乳类动物的耳蜗是一个高保真的"声学影像系统",它以基膜行波的方式将刺激声能量沿基膜进行音频定位的重新分布,使刺激声频率与听神经末梢的音位排列相匹配,从而保证了频率信息向听觉中枢的精确传递。而以外毛细胞主动运动为基础的耳蜗放大器的存在是保证基膜行波敏锐调频必不可少的前提。Kemp 认为,耳声发射仅在耳蜗放大器存在并且处于一定的工作状态时才能产生,但耳声发射的产生还取决于另一个重要因素,这就是耳蜗放大器的"不完善"特性。

根据 Kemp 的理论,基膜可由于各种原因而致其机械阻抗在某些部位呈现不均匀分布的情况,而外毛细胞的能动性也非均匀分布,即耳蜗放大器的空间分布不完善。当行波放大器在结构上或功能上出现不均匀分布时,便导致了放大作用的不稳定,于是,部分经过放大的能量发生折返,逆向传向镫骨底板,振动听骨链、鼓膜并传入外耳道,形成刺激频率耳声发射(SFOAEs)。这就是耳声发射形成的耳蜗放大器不完善机制。

当同时受到两个不同频率的纯音(称为"原始音")作用时,由于耳蜗的非线性调制作用,两个原始音的行波在基膜上其特征频率之间的区域以特定形式相互作用,形成调制畸变信号并引起一定频率能量的逆行折返,形成畸变产物耳声发射(DPOAEs)。这就是耳声发射形成的调制畸变机制。畸变产物的行波在产生后也可以沿基膜向蜗顶到达其自身特征频率区,在该处调谐并放大,又逆向返回蜗底(图 4-1)。Yates 和 Whithnell(1998)认为,瞬态诱发性耳声发射射(TEOAEs)包含了 SFOAEs 和 DPOAEs 的成分,故其产生机制涉及了上述两种机制。

此外尚有由基膜上的主动反馈机制导致的另一种耳蜗放大器不完善机制。基膜上的正反馈可导致基膜行波放大系统的不稳定和自发振荡。在耳蜗内,大部分行波能量传向蜗顶并被吸收,但部分"逃逸"并传向基底端的能量可以被部分反射回来,形成新的顺向行波,再次诱发外毛细胞的主动运动。在放大器的增益较高的情况下,可形成循环往复的行波,在耳蜗内形成持续的振荡,从而产生自发性耳声发射(SOAEs)。

尽管人们普遍认为,耳声发射来自耳蜗的非线性主动机制,但也有许多证据表明耳声发射中还含有一定的以物理发射为基础的线性成分。比如,对 DPOAEs 的研究提示在不同的声强刺激诱发的 DPOAEs 的产生机制可能不同。低声强诱发的 DPOAEs 来自外毛细胞的主动机制,而高声强诱发的 DPOAEs 则可能来自耳蜗的被动机制。

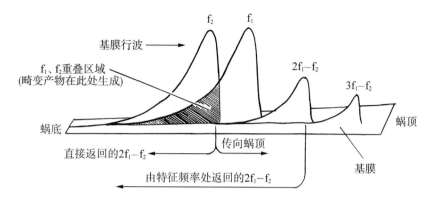

图 4-1 畸变产物耳声发射(DPOAEs)的产生及逆向传播

第三节 耳声发射的测试原理

一、耳声发射测试的意义

耳声发射是耳蜗主动机制的副产物,它本身并无任何生理作用,但耳声发射代表着耳蜗内耗能的主动性机械活动,这种主动活动是正常耳蜗功能的一个极重要的部分。因此,耳声发射的意义在于它能够反映耳蜗的主动机制,或者具体地说,反映耳蜗外毛细胞的功能状态。在听觉基础研究中,耳声发射是了解耳蜗放大器工作状态的重要指标。在临床上,耳声发射是检测耳蜗功能的一个重要手段,有助于鉴别耳蜗的内、外毛细胞功能异常及蜗性和蜗后病变。近年来发现,对侧声刺激可兴奋耳蜗传出神经的内侧橄榄耳蜗系统,从而抑制外毛细胞的主动运动。因此通过观察对侧声刺激对耳声发射的抑制情况能够了解内侧橄榄耳蜗系统的功能。

二、耳声发射测试中需注意的共同问题

由于耳声发射是外耳道内的空气振动产生的声音信号,各种可以传导至耳道内的噪声都可以与耳声发射信号相混淆或将其掩盖,从而影响其记录。因此,各种耳声发射的记录有如下共同要求,以求最大限度地减少噪声的影响。

1. 安静的周围环境 耳声发射的强度很弱,多为-5～20 dB SPL,因此,过大的环境噪声将影响耳声发射的记录。目前耳声发射记录系统多使用耳道内插入式探头,并以泡沫塑料或海绵密封耳道,可以在言语频率区隔绝30～40 dB的外界噪声。因此,为使耳道内噪声水平在记录频率内(人主要为250～8000 Hz)保持在0 dB SPL以下,记录耳声发射时的环境噪声应尽量控制在30 dB(A)以下,一般来说应在隔声室进行。

2. 受试者应尽量保持安静 受试者自身产生的噪声称为内源性噪声,主要来自受试者的呼吸、心搏、吞咽和其他身体运动。检查耳声发射时应嘱咐受试者尽量避免身体活动和吞咽等动作,保持平静呼吸,同时尽可能使受试者保持觉醒,避免因入睡后打鼾产生噪声,影响记录。对不合作的小儿可使用镇静催眠药。对动物测试时一般均将动物麻醉,必要时还应切断中耳肌。对连接探头的电缆应注意其位置,不与受试者身体或其他物体摩擦产生噪声。

3. 去除电、声干扰 首先应注意去除电干扰,应注意仪器的电屏蔽和机壳的接地。

其次,采用带通滤波、平均叠加和锁相放大等技术措施进一步剔除干扰噪声。

4. 探头放置　正确放置探头,使探头尖端尽量对准鼓膜,探头与耳道壁耦合好。市售的耳声发射记录设备一般带有探头检查程序,应在检查开始前运行该程序,确保探头在耳道内耦合正确,频响曲线平坦。检查测试中间也应间断重复使用该程序以检查探头位置是否发生变化,以确保检查数据的可靠性和准确性。

三、瞬态诱发性耳声发射（TEOAEs）的记录

瞬态声诱发性耳声发射（TEOAEs）是用短暂脉冲声（一般为短声或短音,时程在数毫秒以内）诱发的耳声发射,声刺激后经过数毫秒的潜伏期可在外耳道内记录到与刺激声特点相对应的持续 10ms 以上的声信号。记录 TEOAEs 所用的探头内除含有记录耳道声场变化的高灵敏度低噪声微音器外,尚需一个给予声刺激的微型耳机。由探头微音器拾取的信号经放大后送至平均叠加仪进行时域上的平均叠加,以提高信/噪比,并以时域波形的形式进行显示和记录,这些时域信号经快速傅立叶变换（FFT）后可以以频谱的形式显示（图 4-2）。

对 TEOAEs 记录来说,外耳道声场内声信号污染的控制良好与否,是决定能否得到清晰、灵敏记录的关键。安静的测试环境、安静的受试者、探头与外耳道耦合良好均有助于降低噪声污染。此外,仪器的设计采取了如下措施降低声信号的污染。

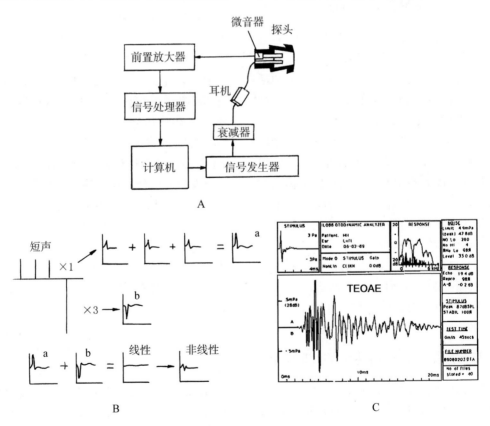

图 4-2　瞬态声诱发耳声发射的测试

A. 记录系统示意图；B. 刺激信号及记录信号处理方法；C. TEOAEs 波形及频谱分析。

(1)使用高保真耳机和高灵敏度低噪声微音器。

(2)提高探头质量,使其时间响应特性和频率响应特性达到一定要求(在 2 ml 耦合腔内,当耳机输出的声强为 60 dB SPL 时,声刺激信号的振荡长度应≤5 ms,频率响应在 300～6000 Hz 范围内应基本平坦,振幅波动应<3 dB)。

(3)采用物理门控或延迟触发,不仅可以去除记录开始数毫秒内的刺激声信号(一般在 3～5 ms),而且可以避免因过强刺激信号使放大器饱和而出现长时程电路低频振荡所产生的电伪迹。

(4)使用带通滤波器降低噪声污染(一般取 300～6000 Hz,斜率 24 dB/倍频程)。

(5)利用 TEOAEs 的锁相性和非线性特性进行信号加减处理。先以密相短声刺激并平均叠加,得出一条曲线,再用减低 10 dB 的疏相短声刺激并记录出另一条曲线。对线性变化的成分来说,降低 10 dB 后其幅度约为原幅度的 1/3。但对呈非线性变化的耳声发射来说,刺激信号降低 10 dB 并不能使其幅度也下降 10 dB,故其幅度将大于原幅度的 1/3。现在将第二条曲线乘以 3,则这条曲线中的线性成分的幅度正好与第一曲线相等,但相位相反。而非线性的耳声发射部分的幅度将大于第一条曲线,相位亦相反。此时将二曲线相加,则线性成分因幅度相等相位相反而抵消,仅留下非线性的耳声发射信号。

(6)非线性相消法。使用 3 个 1 倍振幅的正向方波和 1 个 3 倍振幅的反向方波(这些方波的时程一般为 $80\mu s$)产生的短声诱发耳声发射,将每个短声刺激诱发的外耳道声信号相加,道理与(5)相同。

四、畸变产物耳声发射 (DPOAEs)的记录

在 Kemp 首次报道发现 TEOAEs 后,次年就有了 DPOAEs 的报道。当耳蜗受到一个以上频率的声音刺激时,由于其主动机制的非线性活动特点,会产生各种形式的畸变,在其释放返回到外耳道的耳声发射中就含有刺激声频率以外的其他畸变频率,统称为畸变产物耳声发射(DPOAEs)。DPOAEs 与 TEOAEs 在应用上相辅相成,但 DPOAEs 有更宽的测试频率范围(10kHz 以上),而对耳蜗的轻微损害不如 TEOAEs 敏感,在一些轻度耳蜗损害的病例 TEOAEs 未能引出来,但较强的刺激声(70 dB SPL)仍可引出 DPOAEs,因此 DPOAEs 的临床应用已日益广泛。不过,在频率特性方面,TEOAEs 和 DPOAEs 并没有明显差异。

目前临床及实验研究中诱发 DPOAEs 主要使用具有一定频比关系的 2 个连续纯音对耳蜗进行刺激,所产生的 DPOAEs 其频率与刺激声(也称为"原始音",primary tones,常以 f_1 代表其中频率较低的、以 f_2 代表频率较高的纯音)有固定关系,以公式表示为 $nf_1 \pm mf_2$(n 和 m 都为整数),如 $2f_1 - f_2$、f_1、$3f_1 - 2f_2$ 等。由于 $2f_1 - f_2$ 在动物和人均有较高的强度,便于记录,因而是最常记录和研究的 DPOAEs。$2f_1 - f_2$ DPOAEs 的频率在知道原始音 f_1 和 f_2 后很容易计算。设 f_1 为 1000 Hz,f_2 为 1200 Hz($f_2/f_1 = 1.2$),则 $2f_1 - f_2$ DPOAEs 的频率为 $2 \times 1000 - 1200 = 800$ Hz。

DPOAEs 的记录与 TEOAEs 相比稍显复杂。它需要两个具有一定频比关系的纯音(f_1 和 f_2)同时刺激耳蜗,因而组合探头内要有 2 个耳机和 1 个记录耳道声场信号的微音器。微音器的输出经放大、滤波后进行模/数转换。对转化为数字形式的信号进行 FFT 变换,形成频域功率谱后进行显示并记录(图 4-3 A、B)。此外,由于耳声发射的记录极易受到外耳及中耳状况影响,一些设备可在探头中设置压力泵,同时进行鼓室声导抗测试,保证耳声发射记录的可信度

（如尔听美麦德森的咔培拉®Capella®，图4-3A）。

DPOAEs 出现在与原始音 f_1 和 f_2 有关的固定频率上（如 $2f_1-f_2$ 或 f_2-f_1 等），在频谱上表现为纯音样的窄带谱峰，一般以高于本底噪声 6 dB 为确认标准。刺激声参数不仅对 DPOAEs 的幅度、频率有明显影响，而且对 DPOAEs 反映耳蜗病损的灵敏度也有影响。经过众多学者长达 10 多年的大量研究，目前认为获得最大幅度的 DPOAEs 反应须采用的刺激声参数如下。

（1）原始音的频率比 f_2/f_1 应在 1.17～1.22。不同测试频率的最佳原始音的频率比略有不同，频率越高，所用的 f_2/f_1 比值应越小，反之亦然。在此比值范围内不同测试频率 DPOAEs 的幅度与用其最佳频率比所诱发的反应相差不超过 3 dB，但原始音的频率比一旦超出上述范围，DPOAEs 的幅度即显著降低。因此，为方便起见，临床测试时多将 f_2/f_1 固定在 1.20 或 1.22。

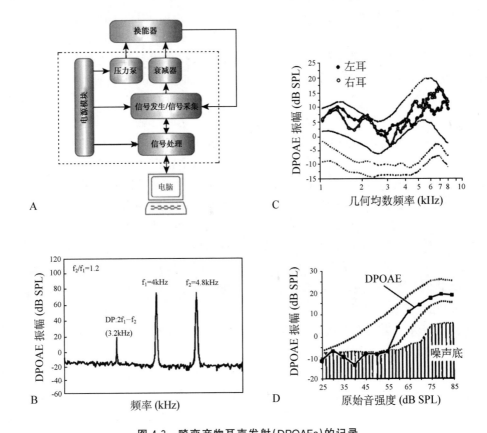

图 4-3　畸变产物耳声发射（DPOAEs）的记录

A. 记录系统；B. 原始音及 DPOAE 频谱；C. DPOAE 听力图；D. DPOAE 输入/输出函数图。

（2）两个原始音的强度关系可为 $L_1=L_2$（称为"对称方案"）或 $L_1>L_2$（称为"不对称方案"），但以后者更好。一般以高频的原始音（L_2）比低频的原始音（L_1）强度低至少 10 dB 为佳，亦即 $L_1-L_2\geqslant10$ dB。

（3）原始音的强度可在 30～75 dB SPL，但一般认为使用低于 60 dB SPL 的原始音诱发的 DPOAEs 更能代表生理状态下的耳蜗主动机制。

由于 DPOAEs 具有准确的频率特性，因此可利用它绘制出 DPOAEs 听力图(DPOAEs audiogram,图 4-3 C)、输入/输出函数图(input-output function,图 4-3 D)、掩蔽调谐曲线等。制作 DPOAEs 听力图时固定原始音的强度(多用 $L_1 = 65$ dB SPL,$L_2 = 55$ dB SPL)和频比,而以 f_2 或 f_2 与 f_1 的几何均数频率代表所表达的被测频率(作为 DPOAEs 听力图的横坐标),将各频率 DPOAEs(目前多测量 $2f_1 - f_2$ DPOAEs)的强度连接起来,便形成了 DPOAEs 听力图(图 4-3 C)。可以根据需要选择 DPOAEs 听力图的测试频率间隔。通过 DPOAEs 听力图可以较直观地了解各频段外毛细胞的功能情况。绘制某一频率上的输入/输出函数时使用固定的频比,逐渐增加原始音的强度(标记为图的横坐标),将不同原始音强度下 DPOAEs 的相应强度记录并连接起来,就得到输入/输出函数(图 4-3 D)。原始音变化可以以 3 dB 或 5 dB 一挡进行。输入/输出函数可以反映 DPOAEs 的非线性表现,某些病理状态下或记录不准确时,输入/输出函数会有与正常耳不同的表现。

五、自发性耳声发射(SOAEs)的记录

目前,一般认为 SOAEs 是耳蜗的一种正常生理现象,与耳鸣没有明确的关系,在临床上应用相对较少。

SOAEs 的记录方法相对较为简单(图 4-4)。用一个含高灵敏度微音器的探头与外耳道紧密地耦合,微音器与一个低噪高增益放大器相连。来自微音器的时域模拟信号经放大、滤波后进行模/数转换,并进行时域叠加,降低噪声、改善信噪比。此后,对信号进行 FFT 处理,产生频域功率谱。将此功率谱再行叠加、进一步改善信噪比后显示在计算机屏幕上。经这样处理后的信号,其典型噪声水平在多数频率可以低至 -10 dB SPL 以下,并使得 SOAEs 十分容易辨认。SOAEs 只有在功率谱上才能够较为清晰地显示、辨认和测量。

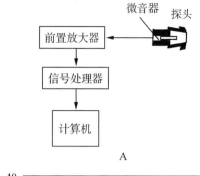

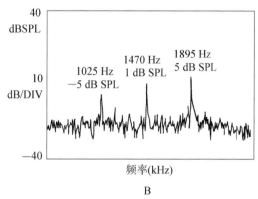

图 4-4 自发性耳声发射(SOAEs)的测试
A. 记录系统示意图;B. SOAEs 频谱。

SOAEs 的性质近似纯音,在频谱上表现为一个或多个不同频率和幅度的窄带谱峰。SOAEs 的判定通常以高于本底噪声 3 dB 为标准。在同一耳可同时存在数个 SOAEs,其频率及强度多较为稳定,但可为某些药物(如阿司匹林)抑制。

六、刺激频率耳声发射(SFOAEs)和电诱发耳声发射(EEOAEs)

此两者在临床及研究中都进行得很少。刺激频率耳声发射(SFOAEs)的记录探头与记录其他诱发性耳声发射所用的相同,但声刺激采用连续纯音,并逐渐变化其频率;耳道声场记录的信号经放大后测量其幅度(图 4-5)。虽然由内耳返回的 SFOAEs 与耳机输出的刺激音频率等特性完全相同,但由于其具有一定潜伏期,且其潜伏期随频率的变化而发生变化,因而 SFOAEs 与刺激

音在相位上不断出现相对变化,其幅度相加或相减,使耳道声场的信号总幅度呈现不断的高低变化。这种现象随刺激强度增加而饱和消失。区别 SFOAEs 与刺激声信号有一定难度,需要一些特殊的信号处理技术,如锁相测量技术、矢量测量技术、使用抑制音等。

电刺激诱发耳声发射(EEOAEs)是利用埋植在耳蜗的电极向耳蜗内输入交流电刺激,耦合在外耳道的微音器探头可记录到耳道声场中与刺激电流频率相同的耳声发射信号。目前认为,刺激电流直接引起外毛细胞胞体的快速伸缩运动,从而引发EEOAEs。EEOAEs 目前仅限于在动物实验中研究活体外毛细胞的电能动性,尚未用于临床。

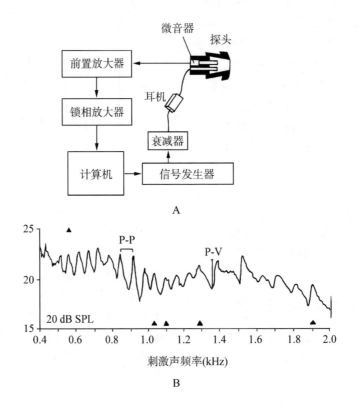

图 4-5 刺激频率耳声发射(SFOAEs)的测试

A. 记录系统示意图;B. SFOAEs 频率-振幅函数图。

第四节 耳声发射的临床应用

OAE 的发现和在人外耳道的成功记录,以及对耳蜗 OHC 能动性的组织学研究和 Prestin 蛋白的发现,是听觉生理学和听力学领域近 30 年来划时代的突破,并在临床和科研实验中逐渐得以广泛应用。下面就六个方面的应用做些详细的描述。

一、新生儿听力筛查

因为听力残疾发生率位列六大残疾之首。因此世界卫生组织倡导对新生儿进行普遍听力筛查,以便早期发现听力障碍、早期诊断和早期干预。在学习言语的最佳时期获得听力康复,可以大大减少听力言语残疾的发生率。OAE 记录技术的问世,为听力筛查提供了一种快速、简便、无创而灵敏的方法。OAE 只反映 OHC 的功能,且当听阈＞40dB HL 时无法引出。因此只能判断听力有无损失,不能判断听力损失的程度。但仅就前者,也足以胜任初步的听力筛查。普通病房的新生儿,初次的 OAE 筛查应在生后 48～72h 进行。这样既能保证新生儿听力筛查的通过率,又能兼顾筛查的覆盖率,以保证新生儿听力筛查的普遍实施。国内外研究证实,筛查的时间越晚通过率越高,新生儿耳道内的胎脂、胎性残积物及羊水,均会影响耳声发射的通过率。周涛等通过对 20 例不同日龄新生儿进行 OAE 筛查,结论表明新生儿出生后第 1 日筛查通过率为 60％,第 2 日为 85％,第 5 日接近 100％;Burdzgla 等关于健康新生儿听力筛查通过率的研究显示,出生第 1 日为 19.0％,第 2 日为 69.5％,第 5 日新生儿全部通过检查。进行新生儿听力筛查时,OAE 检测为自动判别技术,结果均是以"通过"或"未通过"表示。如果"通过"OAE 筛查,表明耳蜗外毛细胞功能基本正常;"未通过"时不能确诊一定存在听力损失,需进行进一步的复筛或诊断性检查。图 4-6A 示生后 45d 的男婴右耳的 TEOAE 检测结果,在中线以上和以下均记录到不少于 8 个且方向交替变化的有效峰值,测试结果自动显示为"Pass",即(通过)。图 4-6B 示生后 45d 的女婴右耳的 TEOAE 检测结果,在中线以上和以下均未记录到有效的有效峰值,测试结果自动显示为"Refer",即(未通过)。图 4-7 左侧示出生后 45d 男婴右耳的 DPOAE,可见 2000、2500、3200、4000Hz 各频率的 DPOAE 幅度高,测试结果自动显示为"Pass",即"通过"。而图 4-7 右侧示另一个出生 45d 的小孩,右耳 2000、3200、4000Hz DPOAE 幅度低,测试结果自动显示为"Refer",即"未通过"。以上结果判定均以信噪比≥6dB 为前提。测试过程中,如果 4 个测试频率中有 3 个频率通过,仪器就会自动判别显示"Pass",即"通过",否则为"Refer",即"未通过"。

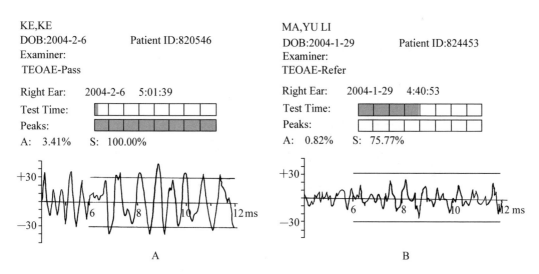

图 4-6　左示一 45d 男婴右耳的 TEOAE,呈现高幅度的准正弦波。右示一例出生 45d 女孩右耳的 TEO-
　　　　AE,无明显的准正弦波

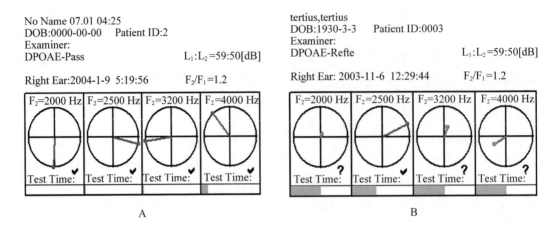

No Name 07.01 04:25
DOB:0000-00-00   Patient ID:2
Examiner:
DPOAE-Pass   L₁:L₂=59:50[dB]

Right Ear:2004-1-9 5:19:56   F₂/F₁=1.2

tertius,tertius
DOB:1930-3-3   Patient ID:0003
Examiner:
DPOAE-Refte   L₁:L₂=59:50[dB]

Right Ear: 2003-11-6 12:29:44   F₂/F₁=1.2

图 4-7　左侧示出生后 45d 男婴右耳的 DPOAE,可见 2000、2500、3200、4000Hz 各频率的 DPOAE 幅度高,均
　　　　通过。右侧示另一个出生 45d 的婴儿,右耳 2000、3200、4000Hz DPOAE 幅度低,DPOAE 未通过

二、听力损失的鉴别诊断

如上所述,OAE 只能粗略反映耳蜗 OHC 的功能,因此单独应用 OAE 很难对感音神经性聋及蜗性和蜗后性聋做鉴别诊断。但由于 OAE 记录技术的发展,使得听神经病(auditory neuropathy,AN)的诊断有了较为可靠的听力学依据。AN 典型的听力学表现是 OAE 正常而 ABR 未引出或严重异常(详细论述参看第 16 章)。DPOAE 还可以鉴别 AN 与蜗后病变,如听神经瘤、颅脑外伤等(详见第 16 章)。图 4-8 示 1 例听神经病患者的听力学检查结果。

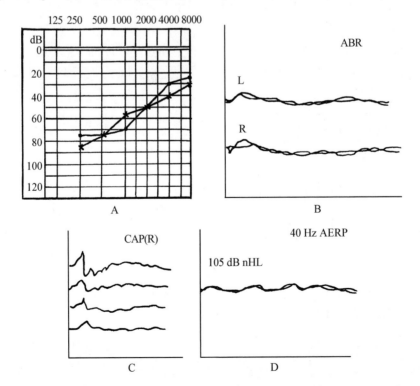

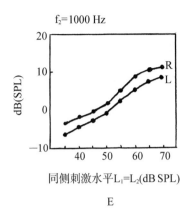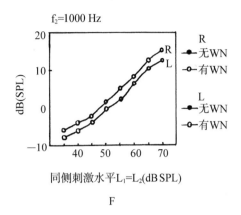

图 4-8　听神经病

　　患者主诉双耳听力下降 3 年,言语识别率为 40%。A 示纯音听力以低频听力下降为主,双侧声反射消失,B 示双耳 ABR 无反应,C 示右耳－SP/AP＝0.67,D 示 40Hz AERP 波形正常,E 示 DPOAE I/O 曲线双侧均呈非线性,对侧加白噪声前后其幅度无明显改变,即无对侧抑制效应。

三、梅尼埃病的鉴别诊断

　　梅尼埃病(Meniere disease,MD)是一种特发的内耳疾病。表现为反复发作的旋转性眩晕,波动性听力下降、耳鸣和耳胀闷感。基本病理改变为膜迷路积水。诊断标准要求至少 1 次纯音测听表现为感音神经性听力损失。MD 患者由于迷路积水,引起内淋巴液压力增高,造成液体动力学和机械动力学改变,导致毛细胞缺氧、主动机制下降。患者行 TEOAE 检查常呈阴性,或主频位移至低频,如图 4-9 示 1 例 MD 患者接受甘油试验前后的 TEOAE 主频分布图,服甘油前主频偏低,为 1 kHz,服甘油 3h 后因脱水,使膜迷路积水减轻,TEOAE 主频提高到 1.2 kHz。

　　有研究表明,与正常人相比,MD 患者 DPOAE 的 I/O 函数曲线斜率增加,即幅度增长率增大。如图 4-10 所示,正常耳 I/O 函数曲线的斜率接近于 1,而 MD 患者(患耳)的 I/O 函数曲线斜率＞1。

四、听力损失的动态监测

　　病理生理实验结果证明,许多感音神经性聋,如老年性聋、噪声性聋、药物性聋、突发性聋等,首当其冲受损的是 OHC,并明显表现出听力损失。我们观察了一组老年人(50－70 岁)的纯音听力和 OAE 出现率,发现即便是纯音听力正常者 OAE 也会引不出,且随着年龄增长,OAE 出现率减少。我们测试了 50－69 岁,听力正常(≤25dB HL)者 30 人(57 耳),8.47% 未记录出 TEOAE;其中 50－59 岁年龄组,6.98% 未引出 TEOAE;60－69 岁年龄组,14.29% 未引出 TEOAE。可见用 OAE 可以早期监测老年性聋的出现,以提出预防措施。对噪声性聋也可以用此方法进行监测,早期进行干预。我们认为还可以尝试应用 DPOAE 监测突发性聋的治疗效果和预后。有作者观察到长期单侧耳聋可导致健耳听力下降,早期佩戴助听器后,听力较好耳的 DPOAE 幅值增加,由此提出单侧耳聋也应佩戴助听器。

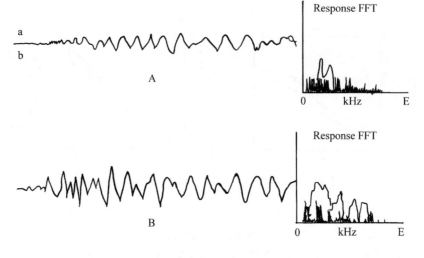

图 4-9　梅尼埃病甘油试验前后

　　1 例 MD 患者服甘油前和服甘油 3h 后的主频分布；A. 服甘油前，主频在 1 kHz；B. 服甘油 3h 后，主频在 1.2 kHz。

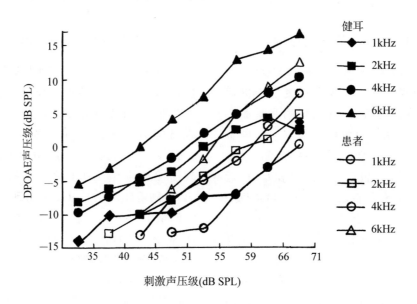

图 4-10　梅尼埃病与正常人比较

　　实心符号标记为正常耳的 I/O 函数曲线，其斜率接近于 1，空心符号标记为 MD 患者(患耳)的 I/O 函数曲线，斜率＞1。

五、耳蜗传出神经系统功能的监测

　　解剖学证明，内侧橄榄耳蜗束(medial olivocochlear bundle，MOC)传出神经纤维支配 OHC，并释放出乙酰胆碱(acetylcho-line，ACh)，抑制 OHC 的能动性，从而调节耳蜗传入系统的功能(详见第 3 章)。实际上听觉神经系统存在一个反射弧对 OHC 的能动性及其 ACh 进行调节，即耳蜗毛细胞感受声音，通过 IHC 及其下面的传入突触，将信息(神经冲动)传至螺旋神经节,再上传至耳蜗核,然后大部分神经冲动传至对侧上橄榄复合体,由 MOC 传出神经纤维传至对侧耳蜗 OHC,形成一典型的神经反射弧。所以可用 OAE 的幅度及其存在与否来反映上述反射弧是否存在某一环节的病变。听觉过敏现象可能是耳蜗传出通路某一环节出现病变后,对 OHC 能动性抑制作用减弱或消失后 OHC 过度敏感的一种表现。也有作者观察了 32 例耳鸣患者 DPOAE 的 I/O 函数曲线,其中 21 例在加上对侧白噪声后无抑制现象。因此听觉过敏及耳鸣与 OHC 及传出神经系统是否有关系,值得进一步探讨。

六、咽鼓管功能不良的检测

在外耳道能引出 OAE 的前提之一是中耳必须完好,所以有作者报道用 DPOAE 来判断中耳的轻度病变。作者对 24 耳进行了

观察,这些患者主诉为耳闷、耳胀或耳鸣,耳镜下见鼓膜内陷,活动度良好,DPOAE 的检测提示 4 kHz 以上(包括 4 kHz)幅值低于正常,纯音测听正常。鼓室导抗图 A 型 11 耳,C 型 8 耳,B 型 5 耳。所有患者接受咽鼓管吹张治疗,自觉症状减轻后复查 OAE,发现高频 OAE 幅值明显改善。因此作者建议对高频 OAE 改变的患者不应单纯进行感音神经病变的治疗,可以行中耳的、咽鼓管功能等方面的试验性治疗。

OAE 的临床应用也存在一些不足之处。当听力损失≥40dB 时,OAE 不能检出;中耳传声放大系统受损时,也记录不出 OAE;OAE 的能量幅度太低时,信号易受噪声掩盖而不能通过。因此测试 OAE 时应尽量选择安静的隔声环境。

(郑杰夫　于　澜　丁海娜　刘　晶)

参 考 文 献

[1] 崔晓波,姜舒,陈海燕.畸变产物耳声发射与响度重振现象关系的探讨.中华耳鼻咽喉科杂志,1998,33(5):294-296.

[2] 郭维,张素珍,李兴启.瞬态耳声发射的主频对梅尼埃病的诊断价值.听力学及言语疾病杂志,1998,6(4):174-176.

[3] 韩军,李奉蓉,倪道凤,等.畸变产物耳声发射幅值与纯音听阈相关性的研究.听力学及言语疾病杂志,2002,10(3):139-142.

[4] 姜泗长,顾瑞.临床听力学.北京:北京医科大学中国协和医科大学联合出版社,1999:37.

[5] 李旭敬,王慧,王淑琴,等.单侧耳听力损失患者配戴助听器后对侧耳听阈及 DPOAE 变化的观察与分析.听力学及言语疾病杂志,2005,13(3):187-188.

[6] 石勇兵,姜泗长.耳声发射——耳蜗主动机制的研究.中华耳鼻咽喉科杂志,1989;24:246.

[7] 郑杰夫,姜泗长,顾瑞,等.内侧橄榄耳蜗系统功能障碍及其听力学检查.中华耳鼻咽喉科杂志,1996,31(2):78-81.

[8] 王慧,吕宏光,李旭敬,等.听力正常的耳鸣患者耳声发射测试.中国耳鼻咽喉头颈外科,2005,12(9):598-599.

[9] 于黎明,李兴启,仇春燕.耳声发射在耳蜗病变早期诊断中的应用.听力学及言语疾病杂志,1996,4(3):128-129.

[10] 周娜,于黎明,李兴启.畸变产物耳声发射正常值及探测音强度差对其影响.临床耳鼻咽喉杂志,1999,13(7):305-306.

[11] Collet L, Veuillet E, Bene J, et al. Effects of contralateral white noise on click-evoked emissions in noamal and sensorineural ears: Towards an exploration of the medial ovlivocochlear system. Audiol,1992,31:1-7.

[12] Hall, III W. H. Handbook of Otoacoustic Emissions. San Diego,CA: Singular,2000.

[13] Kemp DT. Otoacoustic emissions, their origin in cochlear function, and use. British Medical Bulletin,2002,63:223-241.

[14] Kennedy HJ,Crawford AC,Fettiplace R. Force

generation by mammalian hair bundles supports a role in cochlear amplification. Nature, 2005,433(24):880-883.

[15] Lonsbury-Martin BL, Martin GK. Otoacoustic emissions. Curr. Opin. Otolaryngol. Head Neck Surg,2003,11:361-366.

[16] Longsbury-Martin BL, Martin GK. The clinical utility of distortion-product otoacoustic emissions. Ear Hear,1990,11:144-154.

[17] Probst R. A review of otoacoustic emissions. J Acoust Soc Am,1991,89:2027-2067.

[18] Puel JL, Rebillard G. effect of contralateral sound stimulation on the distortion product $2f_1$-f_2:Evidence that the medial efferent system is involved. JAcoust Soc Am, 1990, 87: 1630-1635.

[19] Ren. Reverse propagation of sound in the gerbil cochlea. Nature Neuroscience, 2004, 7: 333-334.

[20] Shera CA. Mechanisms of mammalian otoacoustic emission and their implications for the clinical utility of otoacoustic emissions. Ear & Hear,2004,25:86-97.

[21] Starr A, Picton TW, Sininger T, et al. Auditory neuropathy. Brain,1996,119:741-753.

[22] Whitehead ML. Evidence for two discrete sources of $2f_1$-f_2 distortion-product otoacoustic emission in rabbit. II: Differential phyiological vulnerability. J Acoust Soc Am, 1992, 92: 2662-2682.

[23] Yates GK, Whithnell RH. Intermodulation distortion in click evoked otoacoustic emissions. Assoc Res Otolarygol,1998,21:17.

[24] Zheng J, Shen W, He DZ, et al. Prestin is the motor protein of cochlear outer hair cells. Nature,2000,405:149-155.

第5章 耳蜗电图的特点及应用

耳蜗电图（electrocochleography，ECo-chG）在临床听力学中包括3个成分：耳蜗微音电位（cochlear microphonics，CM）、总和电位（summating potential，SP）、听神经复合动作电位（compound action potential，CAP）。此外，在哺乳动物耳蜗中阶还可记录到蜗内直流电位（endocochlear potential，EP），不过此电位只是用于动物实验的观察指标。

第一节 耳蜗微音电位（CM）的来源和特点

一、耳蜗微音电位的来源

CM 主要来源于外毛细胞（OHC），占 80%～85%，其次来源于内毛细胞（IHC），占 15%～20%。但有报道认为 IHC 仅占正常情况下的 1/30。所以，CM 是毛细胞感受器电位中的交流成分在生物电场中的综合反应，CM 起源于耳蜗内的毛细胞的学说，已经得到广泛认可。有实验证明，当动物死后仍可记录到小幅度的 CM，提示与盖膜的压电效应有关。CM 实际上是在静息膜电位基础上因声波振动引起的一种电位波动。Davis 提出了机-电转换学说，当毛细胞的纤毛与盖膜之间产生相对运动时，受到剪力的作用，由此产生机械阻力的变化，调制耳蜗的静息电位而形成（图 5-1，图 5-2）。新近研究表明，在静纤毛上存在非选择性阳离子换能通道，当纤毛受刺激后，换能通道打开，Ca^{2+}（占 20%）、K^+（占 80%）等正离子内流产生的去极化而使毛细胞兴奋。经典研究证明，毛细胞顶部的网状板处最有可能是产生 CM 的部位。有关 CM 产生机制的详细论述可参见第 3 章。

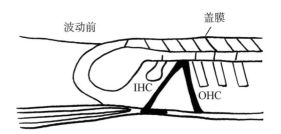

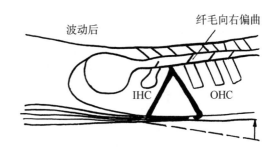

图 5-1 螺旋器及盖膜的运动
毛细胞的纤毛受剪力而偏曲。

二、耳蜗微音电位的特点

（一）忠实复制刺激声的声学波形（图 5-2）

当声波的相位反转 180° 时，CM 也发生同样的变化。CM 的这一特点，一方面使得我们可在记录 ABR 时为了突出波 I 的分化而采用交替声刺激，以消除 CM。另一方面

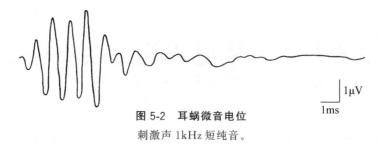

图 5-2　耳蜗微音电位

刺激声 1kHz 短纯音。

却给区分 CM 和刺激伪迹带来极大困难。刺激伪迹主要是耳机的电磁场产生，且与 CM 的形状、潜伏期完全相同。在做科研实验和临床检测之前，必须能辨别和消除这种伪迹。其方法有二：将记录电极和参考电极插入动物相距两点的皮下组织，耳机靠近电极，如果仍可记录出"CM"样图形，则可确认这是伪迹，反之亦然；移动原来记录 CM 时耳机的位置，使其与受试耳的距离增加 2 倍或 3 倍，此时伪迹的"CM"潜伏期不变，而真正的 CM 潜伏期延长。因为电磁波传导速度之快可达"光速"，这点距离的变化不足以影响"CM"的潜伏期，而真正的 CM 则受声波在空气中传播距离的影响。

正因为 CM 有如此好的频率选择性，所以在科研实验中，常用短纯音诱发的 CM 来反映耳蜗各转的功能。

（二）无潜伏期

因为 CM 是发生在听神经活动之前的事件，起源于毛细胞换能过程的感受器电位，当记录 CM 时，实际是记录此电位在空间的反应，所以从理论上讲，CM 没有潜伏期，随刺激声给出即发生，当刺激声终止时即结束。

（三）幅度呈非线性变化

在低声强度（0～70dB SPL）刺激时，随强度的增加，CM 的幅度呈线性增加，而在高声强度（80～110 dB SPL）时，CM 幅度增加程度减弱，甚至幅度下降，出现非线性特点（图 5-3）。有学者认为，通常在圆窗龛或鼓膜下环处记录到的 CM 是一种多细胞总和的场电位。上述非线性特点可能与各个细胞活动时相位不一致而相互抵消有关。但是在体的外毛细胞胞内记录证明，CM 的输入/输出函数曲线的确表现出非线性特点（图 5-4）。提示耳蜗水平的 CM 非线性特点是由 OHC 决定的。

（四）其他

与 CAP 相比，CM 无不应期，无适应性，非"全或无"，没有真正的阈值。

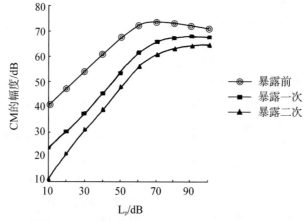

图 5-3　白噪声暴露前后中阶记录的 CM(0.8 kHz) 的 I/O 曲线

$n = 8$，随暴露次数增加曲线非线性特点减弱，CM 幅度减小。

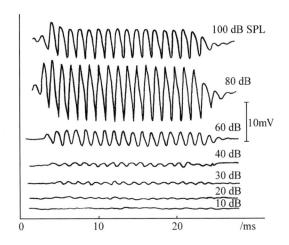

图 5-4　白噪声暴露前 0.8kHz 短纯音诱发 OHC 胞内感受器电位波形

可见 80dB SPL 时 CM 的幅值最大,100dB SPL 时反而变小。

第二节　总和电位(SP)的来源和特点

一、总和电位的来源

　　总和电位(SP)是耳蜗内不同非线性机制的多种成分反应的总和。多数实验证明,SP 是耳蜗毛细胞的感受器电位,是感受器细胞直流响应的反应。有学者也认为 SP 主要产生于基膜的非线性振动,所以当膜迷路积水时,可使基膜振动不对称,从而产生优势－SP,但是此推测却不能解释非迷路积水的耳聋,如噪声性聋、老年性聋及突发性聋等,也可表现出优势－SP。在临床测听中,用短声刺激在鼓膜下环处记录到的 SP 通常是 SP 和 AP 的复合波(图 5-5)。强噪声暴露后,可先出现－SP,随着暴露后恢复时间的延长,由－SP 可逆转为＋SP。

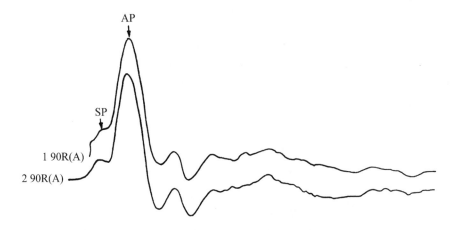

图 5-5　在正常人鼓膜下环处记录到的 SP 和 AP 复合波

（90dB SPL,短声刺激）

但不少病理生理实验证明，＋SP 主要来源于 OHC，－SP 主要来源于 IHC，因为在 IHC 内记录到的是正电位，推测在 IHC 膜外则应是负电位，因此我们认为，在中阶记录的 SP＝＋SP－SP，即＋SP 和－SP 之代数和。尽管 Davis 将 SP 下了上述定义，认为是多成分反应，但考虑为 OHC 和 IHC 电位的总和更为近似些，因为只有这样，才能解释临床上某些突发性耳聋病人治疗前出现优势－SP，经治疗后随听力的恢复－SP 消失或减小的可逆变化。实验证明，当 OHC 损伤时，＋SP 消失或减小，而－SP 增大，随恢复时间的延长，当＋SP 恢复后，－SP 又消失了（图 5-6，图 5-7）。

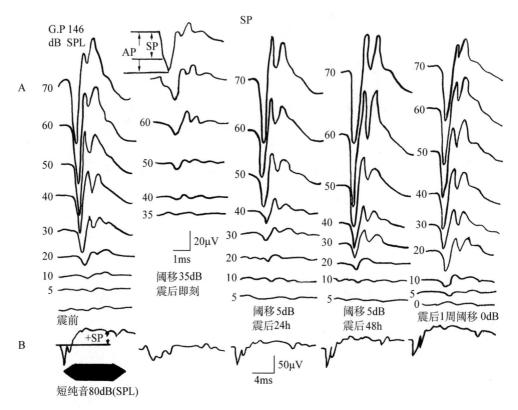

图 5-6　＋SP 和－SP 的相互关系

从豚鼠圆窗龛慢性电极记录。A. 由短声诱发的 SP-AP 复合波；B. 由短纯音诱发的＋SP。当噪声暴露后即刻，CAP 阈移≥30dB 时，＋SP 振幅下降（上图 B），－SP 振幅增加（上图 A）（第 2 列图形）；当 CAP 阈移≤5dB 时，＋SP 逐渐恢复增大，而－SP 消失（第 3、4、5 列图形）。

进一步观察脉冲声暴露后＋SP 和－SP 的关系，发现－SP 的出现与 CAP 阈移有一定的关系，只有当 CAP 阈移≥30dB 时，才出现优势－SP（图 5-8），根据上述观察到的结果，提示此时 OHC 受损，并与 Dallos P. 的结论 OHC 主要感受 0～40dB SPL 的声强正好基本吻合。

急性缺氧时，＋SP 消失，－SP 呈优势，再给氧时－SP 消失，＋SP 出现（图 5-9）。但有的实验证明，IHC 和 OHC 对－SP 有相同的贡献。在鸟类无内、外毛细胞之分，仍可记录出＋SP 和－SP。以上诸多看法，基本上都认为无论是＋SP 还是－SP 都与毛细胞或基膜有关。有些临床听力学的表现说明，

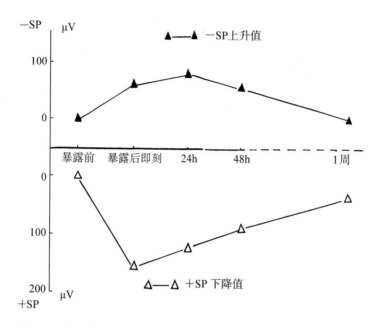

图 5-7　脉冲声暴露后不同时间−SP 的上升值及＋SP 的下降值比较
　　$n=10$，当＋SP 下降越多，−SP 增加值就越多，反之亦然。

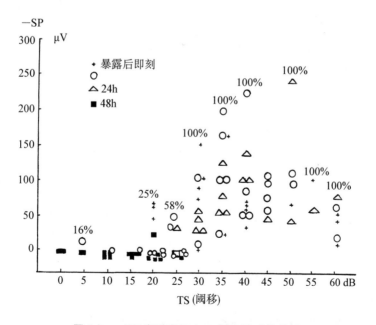

图 5-8　−SP 出现率与 CAP 阈移(TS)的关系

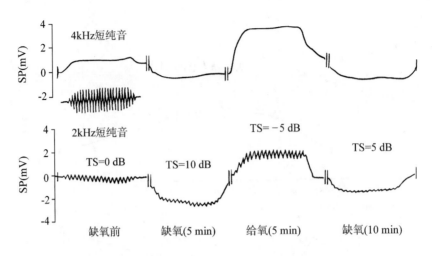

图 5-9　缺氧及供氧条件下 SP 幅度及极性的变化

短纯音(上升/下降时间 2ms,平台期 20ms);TS=阈移。

－SP 可能与传入听神经纤维非同步化程度有关,特别是一些听神经病患者,往往出现优势－SP,这可能是传入神经纤维非同步化引起的。因为－SP 出现在 AP 之前,说明作为瞬态反应的 AP,其瞬态特性变差,本来就存在有空间分布的数千根传入神经纤维由于其潜伏期、反应阈值的差异而表现出"各行其是",－SP 就是这些非同步化纤维冲动的总和。

二、总和电位的特点

SP 无不应期,无疲劳现象和潜伏期。且 SP 没有真正的阈值,一般在声强度较高时,才能诱发出来(图 5-10),刺激声越大,SP 幅度越大,但仍有非线性特点(图 5-11),但各频率的短纯音均能诱发出 SP(图 5-12),提示 SP 具有较好的频率选择性,但无复制声学波形的特点。

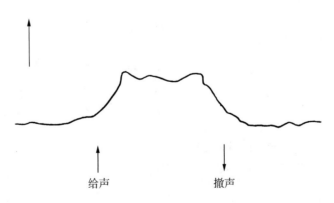

图 5-10　用 1kHz 短纯音(上升/下降 2ms/2ms,时程 8ms)90dB
SL 相位交替声刺激,使 CM 抵消,记录出－SP

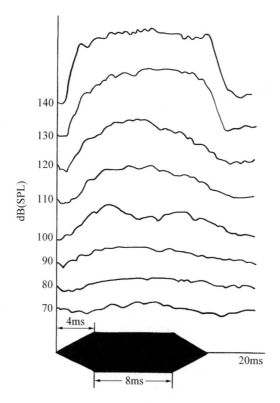

图 5-11　在人鼓膜下环处用短纯音(上升/下降时间为 4ms 持续时间为 8ms)记录到
　　　　 的 4kHz 的－SP。130 dB SPL 和 140 dB SPL 时的－SP 的幅度几乎相等,
　　　　 与 120 dB SPL 时的幅度相比无明显增加

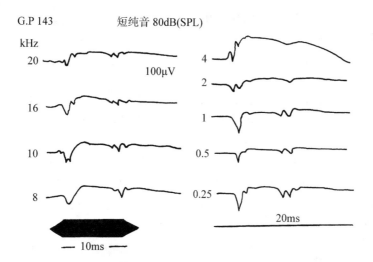

图 5-12　在豚鼠圆窗龛处用短纯音(上升/下降时间为 2ms,持续时间
　　　　 10ms)记录到的各频率(0.25～20kHz)的＋SP

第三节 复合动作电位(CAP)的来源和特点

一、复合动作电位的来源

当耳蜗毛细胞受机械刺激兴奋后产生
CM 的同时,传入神经递质谷氨酸释放入突
触,经传入突触与突触后膜的谷氨酸受体结
合,激活与谷氨酸受体相偶联的 Ca^{2+} 通道,
引起 Ca^{2+} 内流,使突触后膜即传入树突去极
化产生 AP,复合动作电位(CAP)实际上是
数以千计的单个听神经纤维 AP 之总和。图
5-13 可清楚看出 CM 和 SP-AP 复合波之间
的关系,在低频声(0.5、1kHz)刺激时,CM
实际上是每个正弦波都引起一个 AP,CM 没
有潜伏期。从高频到低频 CAP 的潜伏期从
1.76~3.84 ms,约相差 2ms。

听神经复合动作电位(compound action
potential,CAP)在人体 ECochG 记录中常呈
潜伏期为 1.5ms 左右的一组电位,且始终表
现为负性,不随刺激的相位交替而改变,包括
N_1、N_2、N_3。在高强度刺激时 N_2、N_3 比较明
显,N_2 潜伏期比 N_1 延迟 1ms,N_3 再延长
1ms 左右。图 5-15 示 N_1、N_2、N_3 随刺激强
度变化情况。因为 CAP 实际上是数以千计
的单个听神经元放电之总和。因此,有的作
者对短声引出的来自基膜全长的神经活动电
位称为"全神经动作电位"(whole-nerve AP,
WNAP),而用具有频率特性的刺激引出的
称为复合动作电位(compound action poten-
tial,CAP)。通常认为 N_1 来源于有髓鞘的
听神经纤维,N_2、N_3 来源于传导速度慢的无
髓鞘纤维的放电或重复放电。另外还有实验
证明,N_2 部分来源于耳蜗核,N_3 部分来源于
橄榄核。

基膜运动使毛细胞产生耳蜗微音电位,
经突触传递使耳蜗神经纤维的传入树突去极
化,但一般认为疏相声刺激使基膜产生向上
的运动,是对毛细胞及随后的传入纤维的最

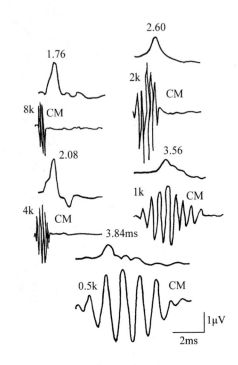

图 5-13　用 短 音 8kHz、4kHz、2kHz、1kHz、
0.5kHz 刺激引导 AP,其 AP 的潜伏
期从 8k 的 1.76ms 逐渐延迟到 0.5k
时 3.84ms,整个行波延迟 2.08ms
(刺激强度均为 115dB SPL),且可
清楚看见 CM 和 SP-AP 复合波的关
系(从豚鼠圆窗龛记录)

有效刺激。听神经纤维对声刺激以两种基本
形式发放冲动做出反应。第 1 种是持续性动
作,其发放率在声刺激一开始就达到最大程
度;第 2 种是只对声音有频率锁相(phase-
locking)特性的神经纤维发放冲动。每一传
入神经纤维单位都有一"特征频率"(charac-
teristic frequency,CF)和对这特征频率最敏
感的感受器区。对低强度刺激只有特征频率
的感受区有反应。当刺激强度增高时,反应
区扩大。这种反应区的扩大主要是向低于
CF 的一侧延伸,而向高于 CF 的一侧的延伸
则很有限。

在对短促的声刺激做出反应时,耳蜗神经纤维的发放有一潜伏期。这一潜伏期是由行波运行的时间和突触延迟所决定的。在接近蜗尖的神经纤维对短促刺激的反应是一种减幅的迟发放电。观察行波过程,行波从蜗底传至蜗顶约需 2ms 的时间延迟(图 5-13)。

CAP 的潜伏期随刺激强度增加而缩短(图 5-14),两者呈负相关关系。在反应阈处潜伏期约 4ms,至 90dB SL 时缩短到约 1.5ms。CAP 的振幅则随声刺激强度增加而增加,但在声强增加到 40～50dB SL 时振幅达到一稳定平台,而继续增加至 60dB SL 时,振幅又突然急剧加大。CAP 的潜伏期及振幅和刺激声强度之间的函数关系可用图 5-14 表示。振幅—强度函数曲线可分为“H”(高)、“平台”和“L”(低)段。在高强度时 CAP 以 N_1 为主;在 60dB SPL 时,AP 呈 W形,N_1 和 N_2 的振幅几乎相等;在低强度(40dB SPL)时则以 N_2 为主,在阈值强度(20dB SPL)时以 N_3 为主(图 5-15)。

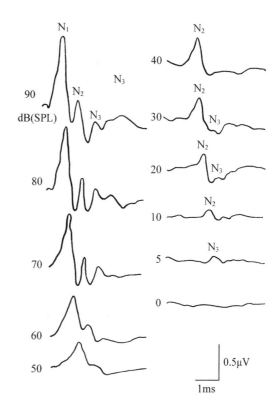

图 5-15　人 ECochG 记录的 AP,示 N_1、N_2、N_3 随刺激强度减弱而变化过程,40 dB 时 N_2 代替 N_1,5dB 时 N_3 代替 N_2

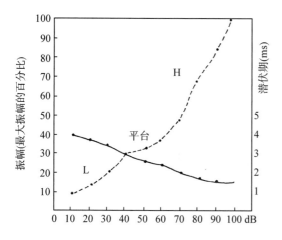

图 5-14　20 例正常人耳 CAP 振幅/强度(I/O)及潜伏期/强度(I/O)函数关系(4kHz 短纯音引导)

CAP 的波形和输入-输出函数曲线的特性可以用两群不同的感觉单元的反应来解释。内毛细胞主要由放射纤维支配,位于基膜的边缘距最大振动处远,弱刺激不足以兴奋内毛细胞,强刺激才能激活内毛细胞。因此认为高强度时主要是由内毛细胞及与之相连的神经纤维发出的 N_1,也就是说 H 段反映了这一群神经单元的活动。N_2 则为外毛细胞及与之相连的神经纤维产生的冲动,是 L 段的基础。换句话说,OHC 对阈值强度灵敏,而 IHC 对高强度刺激反应。由于神经冲动沿螺旋纤维的非髓鞘树突传递比沿放射纤维传递的时间长,所以 N_2 的潜伏期比 N_1 的长。链霉素、卡那霉素中毒使外毛细胞损害时,L 段消失而 H 段不受影响。

而用两群神经单元解释上述现象并不完善。另一种解释是,从单根神经纤维的频率调谐曲线(frequency tuning curve,FTC)可知各神经纤维对它本身的 CF 最敏感,刺激强度增加到 60dB SPL 左右时,FTC 朝低频侧伸展至最宽程度。FTC 的尖峰处即是各纤维的 CF 的反映。在 ECochG 中,低强度刺激时,CAP 是从相应的 FTC 的尖峰处的神经单元发生的,这相当于 L 段;刺激强度超过 60dB SPL,CAP 则为由 FTC 的宽部许多神经单元所发生的,这相当于 H 段。这种解释又无法说明波形的问题。

第 3 种解释认为 WNAP 的波形是由于各神经单元与行波到达的时间关系不同,阈值不同,可能极性也不同,这些综合起来使耳蜗各段产生的 CAP 综合组成 WNAP 的波形。

近年来,Dallos P. 和 Russell P. T. 成功地进行了在体的毛细胞的胞内记录,使之真正认识了耳蜗毛细胞的生理特性。实验证明,内毛细胞比外细胞敏感,但它必须依赖于外毛细胞的完整,表现出主动机制的非线性特点,提示在正常情况下,OHC 对 IHC 有驱动作用。当 OHC 损伤时 IHC 灵敏度下降,CAP 阈值升高,且耳蜗功能表现出被动的线性特征。耳声发射现象的发现及对外毛细胞能动性和胞内肌动蛋白组织学基础的研究,进一步证明了外毛细胞的主动机制及其与内毛细胞之间的关系,从而补充和修正了上述两群不同感觉单元的假说。

二、复合动作电位的特点

1. 符合"全或无"定律　即阈下刺激时不引起反应,而对阈上刺激无论强度大小,总产生一定的动作电位,有不应期。

2. CAP 的幅度与刺激强度成特定的非线性关系　根据 CAP 为同步化反应或瞬态反应之特点,当短声的刺激声强较大时,其强度可在短时间内达到最大值,可使不同阈值、不同潜伏期的纤维在短时间内达到兴奋状态而发放冲动。此时 CAP 的潜伏期短,幅度大,反之亦然。CAP 潜伏期-强度曲线基本上呈负相关的线性关系,而 CAP 幅度-强度

曲线分为 L、平台和 H 三个阶段。其产生的原因如上所述,可能是 OHC 与 IHC 各自特点及相互关系造成的(图 5-14)。

3. CAP 具有真正的阈值　可以比较真实地反映耳蜗功能,为耳蜗功能重要的指标,也是临床和科研实验中常用的指标(图 5-16)。

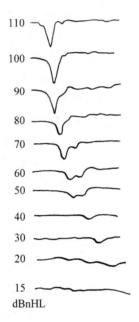

图 5-16　不同声强级的 CAP 波形
可见 20dBnHL 仍有反应波形,15dBnHL 则无反应,可较清楚地看出反应阈值时的波形。

4. CAP 为听神经的同步化反应　CAP 是数千根传入神经纤维动作电位的空间总和,因此各根纤维活动的同步化程度是记录 CAP 的前提,为了获得数千根纤维的同步化效应,大量的实验得出结论,只有瞬态特性好(即上升/下降时间短)的短声可引出同步化程度高的 CAP,所以 CAP 也称瞬态反应。然而短声是宽频带噪声,其能量主要集中在 3~4kHz,所以短声诱发的 CAP 不能反映耳蜗各段的功能。因此,既要选择瞬态特性好的刺激声使 CAP 同步化好,又要保证其频率特异性几乎是不可实现的。学者们采用了

"折中"的办法,即选择频率特异性较好、瞬态特性又较好的滤过短声或短音来诱发 CAP。图 5-13 为用不同频率的短音诱发 CAP 的例子,但值得注意的是在低频时(0.5、1kHz) CAP 波形分化得并不好,会给判断反应阈值带来困难,需要反复测试和谨慎从事。

5. CAP 有被掩蔽的特性　无论在临床听力检测或者动物实验中,当我们诱发 CAP 时,周围有噪声持续一段时间时可见 CAP 的幅度下降甚至消失,此特点可能是做纯音测听时加掩蔽噪声消除好耳"影子"曲线的生理学基础。在实验或临床检测中,如果需要突出 CM 也可用宽带噪声来掩蔽 CAP 的出现。

第四节　耳蜗电图的应用

一、记录技术

(一)受试者的准备

在做电反应测听前,应先向受试者及其家属说明测试的目的和意义。让受试者了解"电反应"并不是用电刺激引出的反应,而是声音引起的人体正常的电活动,打消受试者不必要的顾虑。

对不配合测试的儿童需给以镇静或麻醉,经鼓膜做鼓岬电极记录耳蜗电图时可用氯胺酮等麻醉,全身麻醉最好是由麻醉科医生进行。测试室中应有吸痰、输氧等急救设备。

做外耳道鼓环银球记录时,以乙醇或乙醚使鼓环处充分脱脂。如果用针形鼓岬电极,则更必须严格消毒。

受试者应舒适躺在测试台上,垫枕以放松颈部和肩部肌肉。

(二)测试环境

应在符合要求的隔声、电屏蔽的双间测听室中进行,室内本底噪声应达到纯音测听要求。如用扬声器给声则应符合声场测听要求。对室内进行视听监控,经过观察窗和监听耳机了解受试者的情况和给声情况。

(三)常用刺激声

1. 短声(click)　通常用来引导 CAP。短声是以 $100\mu s$ 宽度的窄方波输入耳机,冲击耳机产生的一种宽频带噪声,但一般能量主要集中在 $3\sim4kHz$。由于短声上升时间快,所以是引起神经冲动同步化最佳的信号,可得出最清晰的反应波形。但短声的缺点是不能像纯音那样具有频率特异性。

2. 滤过短声(filtered click)　将 $100\mu s$ 的方波电脉冲通过 1/3 倍频程滤波器,输出即为含一系列的准正弦波(6～7 个)的滤波短声,其正弦波的频率决定于滤波器的滤波通带的中心频率,这种短声的时相(从上升到下降至消失)随频率的不同而不同。高频时的滤波短声具有一定的频率特异性,低频时(0.25、0.5、1kHz)频率特异性较差。

3. 短音(tone pip)　短音的声学波形与滤波短声的波形甚为相似,频谱的外形与滤波短声的外形基本相仿。

(四)电极及其放置位置

1. 鼓岬电极　用一长约 6cm 的细于 22 号的皮下注射针头或针灸针,除针夹和尾端外均涂以绝缘材料(如聚四氟乙烯、六氟六烯),国外有商品化的 ECochG 专用针电极,经 75% 乙醇浸泡或高压消毒后备用。电极经鼓膜的后下象限刺入鼓室直抵鼓岬,参考电极置同侧耳垂,额部接地。合作的成人可在局麻下放置电极,儿童则需氯胺酮全麻。从鼓岬记录的 CAP 反应振幅较外耳道电极记录的大,可在主观听阈 10dB 以内检出 CAP 反应阈。怀疑听神经瘤的病人,当外耳道电极记录不出 CAP 时,则需行鼓岬电极记录。

2. 外耳道电极　用一绝缘银丝,末端烧成小珠状(直径约 0.5mm),放入 NaCl 溶液中通过直流进行泛极化处理,涂上导电膏,用膝状镊将电极珠送至外耳道鼓环处,参考电极和接地位置同上。从外耳道记录的 CAP 反应振幅较鼓岬电极记录的小,但反应规律两者基本一样。有作者报道,从鼓岬记录的 CAP 阈值平均比从外耳道记录的低 17.6dB(图 5-17)。

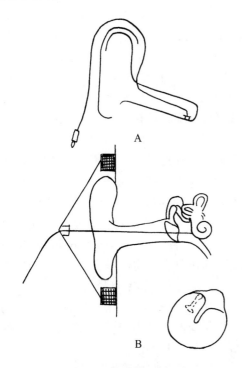

图 5-17 电极放置位置

A. 银珠外耳道电极放置示意;B. 经鼓膜鼓岬电极放置。

3. 外耳道皮下电极 用 1% 普鲁卡因溶液浸润麻醉外耳道局部皮肤,再用针形电极刺入达骨性外耳道外缘附近,参考电极和接地位置同上,因此法为创伤性法,故不常用。

(五)ECochG 测试程序

1. CM 引导 动物实验研究常用 CM 作为指标,记录电极一般放在圆窗龛,故电位振幅较大,通常在示波器上直观测试。在人身上记录全频 CM 图、多频 CM 图和单频 CM 图的记录方法。前两者需要频谱分析仪或计算机处理,一般实验室条件达不到。用单频纯音做

刺激,只要用一个简单的正弦波同步信号发生器,使平均器的扫描与纯音正弦波的周期同步,分析时间为 10ms,则 10s 内即可叠加 1000 次。耳垂作记录电极时 CM 振幅虽小,但波形清晰,快速易行(图 5-18)。

2. SP 引导 通常临床应用短声引导 CAP。在耳蜗病变时,往往可见 −SP,形成 AP-SP 的复合波。用短纯音引导时,其上升、下降时间和持续时间有差异。用上升下降时间为 2ms,持续时间为 10ms 的短纯音,在豚鼠圆窗记录时可获得 AP 和正性 SP 的复合波。观察 −SP 振幅的变化对判断耳蜗病变是有意义的。给人用外耳道电极,上升下降时间为 4ms,持续时间为 8ms,则可记录到 −SP 而不见 AP。放大器滤波带宽 0(或 0.5)Hz 至某一高频,例如用 1000Hz 的短纯音,高通截止频率为 1000Hz,以消除伪迹。以此类推,或者不作任何滤波处理也可。声刺激重复率一般用 30 次/s。扫描时间: 20ms,灵敏度:50μV 或 100μV,平均次数: 256∼512 次。

3. CAP 引导 刺激声常用短声或滤波短声。后者为进一步了解耳蜗各部功能而用,刺激重复率 10 次/s,一般不得超过 30 次/s。放大器滤波带宽:80(或 100)Hz∼1.5(或 3)kHz;扫描时间:10 或 20ms;灵敏度:50μV 或 100μV;平均次数:256∼512 次。

常规必须做出阈值反应,在阈值附近时,需重复几次测试,以期获得确切的反应波形。

(六)动物 ECochG 的记录

做人和动物耳蜗功能检测的最大区别在于前者只能做无创伤的表面电极记录,而在动物实验中可将电极直接置于所需位置,真正做到近电场记录,所记录的 CAP 或 CM 幅度均可达到毫伏级。下面以豚鼠为例来说明具体做法。

如果做急性实验,可腹侧进路暴露听泡。在听泡上打一个 3mm 直径的小孔,在显微镜下透过小孔观察,并确定圆窗龛的位置。将

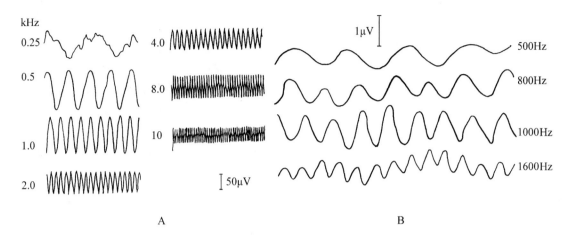

图 5-18　耳垂记录电极的 CM 振幅
A. 从豚鼠圆窗龛处记录出的单频 CM；B. 从人耳垂处记录出的单频 CM。

事先做好的银球记录电极(用带特氟龙的银丝 10cm，在乙醇灯下将银丝一头烧成圆球，直径约 1mm。)卡在圆窗龛上，后续银丝固定在听泡上，参考电极置于已暴露的肌肉上，鼻尖接地。有关记录系统的平均器和放大器的各参数的选定，与记录人的 ECochG 相同。引导 CAP 时，选用的刺激声可为短声、短音、短纯音(短纯音的平台不长于 4ms)。引导 CM 时，可用平台较长(10ms 以上)的短纯音，以便取 CM 中间较平稳一段，量取幅度，做出 CM 的输入/输出(I/O)函数曲线，可作试前试后的比较，以确定 OHC 损伤的程度以及对 CAP 阈值的影响。

如果做慢性实验，可背侧进路暴露乳突。在乳突下 1/3 处钻一小孔(直径约 1mm)，在显微镜下观察并确认圆窗龛的位置。将上述的带银丝的银球电极卡在圆窗龛上，用牙科水泥固定后续银丝于上述乳突小孔处。待牙科水泥干后，并确认固定已牢，将银丝从头皮穿至颅顶，并与预先准备好的微型插座上相应插头焊接。在颅顶不同位置处钻两小孔，用微型螺钉(与细的不锈钢丝焊接)拧于小孔处，钢丝另一头焊在微型插座上，分别作为参考电极和接地，微型插座与头颅固定(图 5-

19)。待 1 周后，如果无感染(或测试 CAP 为正常阈值)，即可作为正式实验的动物。只需将记录系统的前置放大器的记录电极、参考电极及地线插进与微型插座相应的插孔，即可记录出 CAP、CM、SP 等。记录系统的平均器、放大器各参数的选择参考上述急性实验。选用刺激声及 CAP、CM 记录、数据处理同上述急性实验。但慢性电极植入可远期全程观察耳蜗生理功能发生发展及恢复过程，可观察更多的规律，提示更深层的认识。无论急性或慢性实验，都是从器官或细胞水平了解其功能，为功能基因的研究提供了生理学佐证，将大大促进功能基因组计划(蛋白组计划)研究的进程。

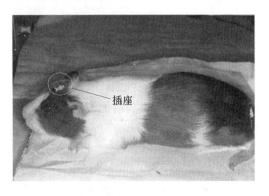

图 5-19　慢性试验中，电极插座固定位置

二、梅尼埃病的诊断

用 ECochG 检查梅尼埃病和监测膜迷路积水变化情况是现在最常用的临床诊断指标。

(一)－SP/AP 比值

一般认为由于膜迷路积水，内淋巴液增加使基膜振动不对称是－SP 产生的基础。临床用甘油等脱水后－SP 随之减小，也支持这种看法。

AP 和 SP 的绝对振幅有很大的个体差异。SP 和 AP 的振幅比值则较恒定，其量取方法见图 5-20。一般将－SP/AP 比值≥

0.45（或≥0.4）视为异常。然而 Coats（1986）报道在正常人，当 AP 振幅由 1μV 增加到 4μV 时，SP/AP 比则由 0.4 减至 0.25。因此，只简单地用 SP/AP 比值单项来判断耳蜗功能是否正常是不够的。Coats 提出用"AP-修正 SP"振幅比来弥补其不足之处。图 5-21 中的两线之间为正常 SP-AP 振幅关系的 95％置信区间，任何高于此区间的都为异常（即在此界限上方的都视为－SP/AP 振幅比值＞正常）。在具体分析时还应考虑做 ECochG 检查时电极位置、声刺激的参量等对 SP、AP 记录的影响。

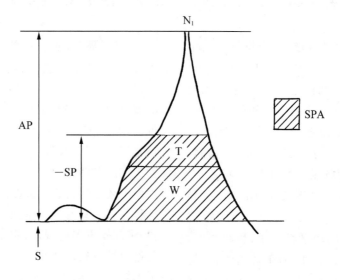

图 5-20 SP-AP 复合波的－SP/AP 比值、T/W、SP 积分面积(SPA)的量取方法
T-AP 在 AP1/3 高度处的时程；W-AP 示 AP 在基线处的时程。

(二)SP-AP 复合波的宽度

约 2/3 的梅尼埃病患耳的 SP-AP 复合波宽度增宽。正常人 SP 的平均时程为 0.957ms，单侧梅尼埃病的健耳为 1.158ms，患耳的为 1.327ms，约 58％的梅尼埃病患者时程延长（图 5-22）。我们还曾探讨过用计算机自动算出 AP-SP 复合波的宽度或－SP 的积分面积作为梅尼埃病的诊断指标，其阳性率也较高（图 5-20）。无论是用 SP-AP 的

宽度还是－SP 的积分面积，都可克服因听力下降导致 AP 幅度下降所引起的－SP/AP 比值升高出现的假阳性。

(三)SP 的极性

当记录电极接近耳蜗，参考电极在同侧或对侧耳垂时，SP 与 AP 的极性一致，均为负。然而有时在梅尼埃病的患者，SP 极性可与 AP 相反，AP 为负，SP 为正。这种情况见于用 4000 或 8000Hz 高频短纯音做声刺激时。

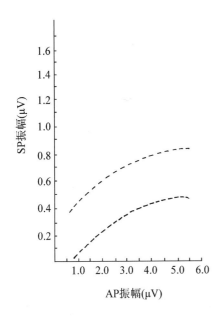

图 5-21　"AP-修正 SP"振幅正常关系的 95％的置信区间

(四)CAP 的幅度－声强度的输入/输出(I/O)函数曲线

梅尼埃病人的 CAP I/O 曲线常表现为 L 和平台段均消失只剩下 H 段(图 5-23),提示在低声强时,CAP 幅度降低,阈值升高,但在高声强时,CAP 幅度与正常人接近,这可能是响度重振现象的生理学基础,也有作者用 AP 的 N_1 波或 ABR 的波Ⅰ潜伏期缩短来判断重振现象。

三、－SP/AP 和－SP 绝对值对听神经病的鉴别诊断

判断耳蜗性疾病是否有响度重振现象,通常用－SP/AP 比值＞0.4 作为判断标准。但－SP/AP 受 AP 幅度的影响,当听力下降时,AP 幅度肯定下降(表 5-1)。阈值升高,－SP/AP 比值无疑会升高。最新的临床研究表明,听神经病(AN)患者与正常对照组相比,－SP 的绝对值也增加(表 5-3)。且－SP/AP 之比值可以≥1(表 5-2,图 5-24)。可见 AN 患者的耳蜗传入神经冲动非

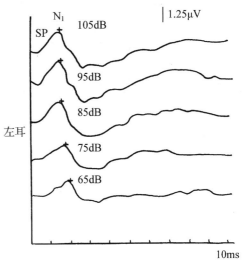

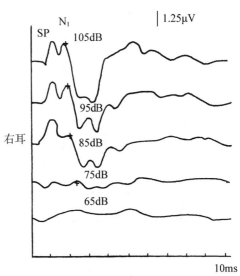

图 5-22　梅尼埃病患者,短声诱发的 AP-SP 复合波,示优势－SP 和时程延长

同步化成分也加入了－SP 之列,这也许是 AN 与一般感音神经性聋区别之所在。

表 5-1　正常耳与 AN 患耳的 AP 幅度(μV)

	耳数	AP 幅度	P
正常对照组	20	1.56±0.79	0.002
AN 组	20	0.86±0.41	

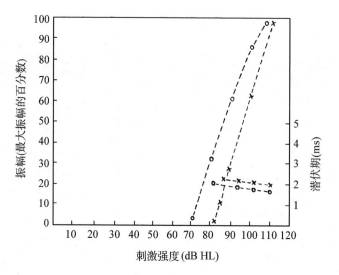

图 5-23　双耳梅尼埃病的 AP 输入-输出函数曲线

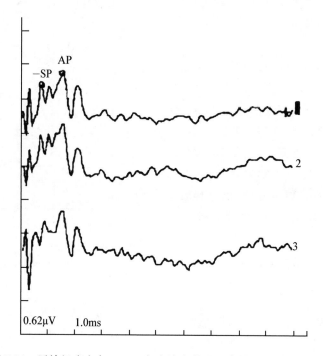

图 5-24　听神经病患者 AP-SP 复合波中出现双峰的－SP 且幅值较大

表 5-2　正常耳与 AN 患耳的－SP/AP 比值

组别	耳数	－SP/AP 比值	P
正常对照组	20	0.23±0.09	<0.001
AN 组	20	1.22±0.33	

表 5-3　正常耳与 AN 患耳的 SP 幅度(μV)

组别	耳数	SP 幅度	P
正常对照组	20	0.32±0.17	<0.001
AN 组	20	0.80±0.45	

四、感音神经性聋

在部分重度感音神经性聋患者中，ABR的波Ⅰ不能清晰分辨或记录不出时，可用CAP代替波Ⅰ计算 ABR 的Ⅰ～Ⅴ间期以进一步判断是否为蜗后病变。

在其他非梅尼埃病的感音神经性听力损失中，按 Coats(1981)"AP-修正 SP"振幅正常关系分析，－SP/AP 比值绝大多数都在其95%置信区间内。但国内有关于非梅尼埃病的感音神经性听力损失的 SP/AP 比值≥0.4的报道，往往未进行"AP-修正 SP"振幅关系分析，在计算 SP/AP 振幅比时，未考虑听力损失的程度和听力图形。

在小脑脑桥三角肿瘤的患者，CAP 的波形和肿瘤大小有关。小或中等大小的肿瘤，CAP 可以正常或振幅稍增大；肿瘤较大时，有些纯音测听显示重度听力损失的患者，CM 仍可检出。但 CAP 振幅减小（图 5-25），有可能是肿瘤压迫内听动脉后使耳蜗供血不好而引起蜗性病变。肿瘤进一步长大时CAP 不再能检出。

对于感音神经性聋的病变部位，应考虑有 3 个环节，即毛细胞、传入突触及传入神经纤维。有实验研究证明，当噪声暴露后，CM、SP 随时间的延长可逐渐恢复，但 CAP阈值仍较高，提示 IHC 传入突触或传入纤维受到损伤。

另外，临床中还发现，听神经病患者的ECochG 会出现优势－SP（－SP/AP 比值＞0.4)（图 5-26)、－SP 呈多峰形、SP-AP 复合波波形增宽、AP 幅度减低或消失等表现，提示这些患者的病变部位可能在传入突触及传入神经纤维，从而引起耳蜗神经的非同步化放电。因此，对听神经病患者耳蜗电图特点的研究将有助于听神经病的发病部位和机制的深入认识。

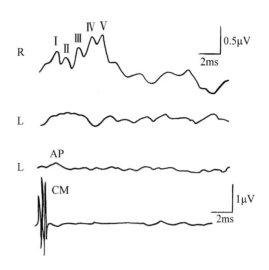

图 5-25　CT 诊断左侧直径约 3cm 的听神经瘤

张某，ABR 右侧（上图）正常，左侧（下图）未引出，用 4kHz 短音（tone pip）可引出低幅度的AP 和 CM。

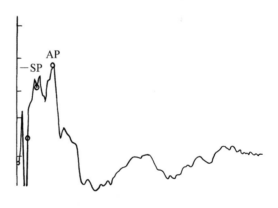

图 5-26　某听神经病患者 ECochG：示－SP/AP＝0.54

五、突发性聋

突发性聋往往出现 CAP 高反应，或出现优势－SP（－SP/AP 比值≥0.4)，可用优势－SP 作为指标来了解突聋的预后。我们的观察结果表明在有优势－SP 的突发性聋病人中，约 70% 预后较好，－SP/AP 比值可恢复至正常范围（≤0.27)。因此可用－SP/AP 比值来评估突发性聋病人的预后效果。

六、中枢性聋

一般不影响 ECochG,但部分听神经瘤患者,当内听动脉受压迫时,内耳受损,也可表现为优势－SP,在 ABR 中表现为波 I 增宽(图 5-27)。

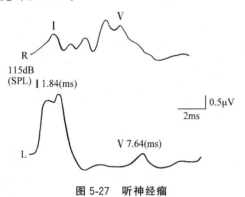

115dB
(SPL) I 1.84(ms)

0.5μV
2ms

V 7.64(ms)

图 5-27　听神经瘤

患者,男,40 岁,左耳听力下降,ABR 波 I～V＝5.80ms,波 I 明显增宽。右耳正常。手术证实为左耳直径 0.9cm 的听神经瘤。

七、耳蜗微音电位的应用

(一)听神经病的综合诊断

听神经病患者典型的听力学表现为低频听力下降为主,言语识别率与纯音听力不成比例地严重下降,ABR 缺失或严重异常,耳声发射(OAE)正常。但目前临床中发现,某些同时存在中耳病变的听神经病患者的 OAE 幅度偏低或引不出,此时用高声强刺激做 ECochG 检查可见 CM 幅度仍较大,除此,有作者提出对高危新生儿当 OAE 和 ABR 均未引出时,应注意观察 CM。然而,CM 不仅来源于 OHC,还有 20％来源于 IHC。在观察 CM 幅度变化时,要持谨慎态度,最好作 CM 幅度的 I/O 函数曲线,观察其非线性特点,若无改变,提示 OHC 的功能是正常的,因此在临床工作中我们还可以用 CM 来帮助诊断听神经病。

(二)婴幼儿 CM 的记录方法及应用

短声诱发 ABR 相减法,提取 CM:所有的测试程序如同常规的 ABR 引导方法,只是先用短声的疏波诱发 ABR,再用其密波诱发 ABR,两者相减平均后,可得出似短声时域波形的 CM(图 5-28)。

当要鉴别是伪迹还是真正的 CM 时,可将耳塞式耳机的声管夹住,如果声管夹住后

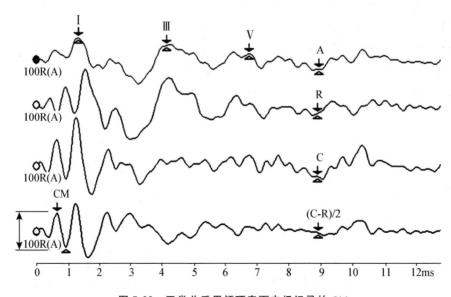

图 5-28　正常儿采用颅顶表面电极记录的 CM

A. 交替波;R. 疏波;C. 密波;(C-R)/2. C 和 R 相减平均;CM 振幅如箭头所示。

仍有"CM",则是伪迹。如果未出现"CM",则夹声管前的 CM 为真实的 CM(图5-29)。

史伟等(2012)观察了三组小儿在不同刺激声强度下的 CM 最大振幅出现的潜伏期和幅度。如图 5-30 和表 5-4 所示。

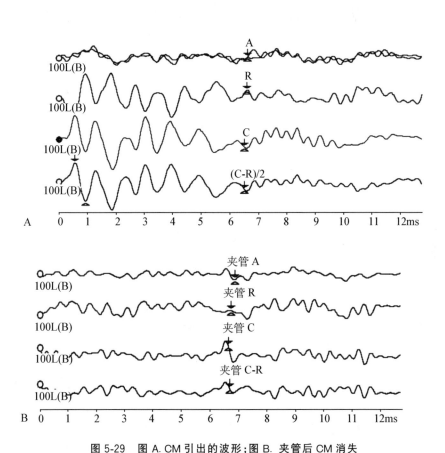

图 5-29　图 A. CM 引出的波形;图 B. 夹管后 CM 消失

A. 交替波;R. 疏波;C. 密波;C-R/2.C 和 R 相减平均;CM 振幅如 A 中箭头所示。

表 5-4　三组 CM 的潜伏期和幅度

组别	例数	耳数	潜伏期(ms)	CM 振幅(μV)			
				100 dB nHL	90 dB nHL	80 dB nHL	70 dB nHL
A 组	15	30	0.63±0.04	0.47±0.15	0.40±0.13	0.26±0.08	0.13±0.05
B 组	21	30	0.63±0.07	0.24±0.08	0.18±0.07	0.10±0.06	0.04±0.03
对照组	15	30	0.63±0.04	0.45±0.13	0.41±0.13	0.28±0.11	0.14±0.06

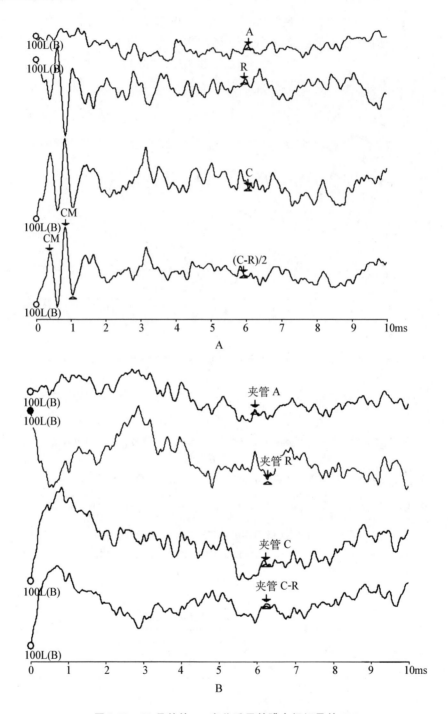

图 5-30　22 月龄的 AN 患儿采用鼓膜电极记录的 CM

图 A. 夹管前 CM 波形；图 B. 夹管后 CM 消失。A. 交替波；R. 疏波；C. 密波；(C-R)/2. C 和 R 相减平均；CM 振幅如 A 中箭头所示。

做三组 CM 的输入/输出函数（I/O）曲线，可见，被确诊为 AN 的患儿 DPOAE 引出者，与正常组的幅度和 CM 的 I/O 函数曲线都相似，均为非线性。而未引出 DPOAE 者，CM 幅度下降，且 I/O 函数曲线非线性减弱（图 5-31）。

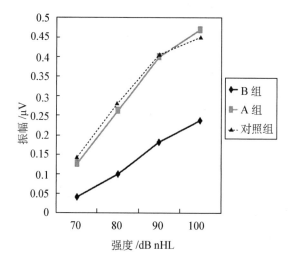

图 5-31　CM 幅度的输入-输出函数曲线（n＝30 耳）

确诊 AN 的患儿，DPOAE 引出者，CM 的 I/O 曲线（A 组）。确诊 AN 的患儿，DPOAE 未引出者，CM 的 I/O 曲线（B 组）；正常听力小儿（对照组）。纵坐标为 20lg（CM 幅度/基准幅度），基准幅度取正常对照组在 70dB nHL 的幅度。

结果提示，当怀疑患儿有 AN 时，用上述方法，引得 CM，是有助于对 AN 的诊断的。当 CM 的 I/O 曲线呈非线性时，AN 发病部位可能在 IHC、IHC 突触或突触后，三个环节中的一个或两个环节以上出现了故障；如果其 CM 的振幅下降且 I/O 曲线非线性减弱，则提示 OHC 有损伤，AN 发病部位可能在突触或突触后。

（三）CM 频率特异性在临床中的应用

既往认为，CM 无真正的阈值，但就近研究证明，CM 具有频率特异性，可反映真实的纯音听阈，Poch-Broto J.（2009）观察的结果表明，CM 测得的反应阈与纯音听阈相差 10dB 以内的 81% 以上（即使是在 250Hz 小于 10dB 差异的病人，也占 91.67%），只有少数病人大于 20dB。与其他客观测听方法相比，其反应阈与纯音听阈相关性更好。只是记录电极需放置近电场的鼓膜处，有一定的难度。国内已有外耳道电极记录的方法。总之不管什么方法记录，都必须满足记录 CM 的幅度稳定。

（四）动物实验

CM 具有严格复制刺激声的声学波形的特点，在科学实验中用途颇大。我们常在多种动物模型造模前后比较其自身的 CM 幅度变化。如在研究噪声性聋的动物模型中，图 5-32 A 显示噪声暴露前后 CM 幅度（在圆窗龛记录）变化情况，在噪声暴露后即刻和第 7 天时 8kHz 纯音诱发的 CM 幅度下降较大，第 25 天时 CM 幅度开始恢复，而 10kHz 纯音诱发的 CM 幅度在噪声暴露前后变化不大。

既然 SP 也是感受器电位，同样可反映耳蜗毛细胞的功能，因此除了在临床中（或动物实验）（图 5-32）诱发 CAP 时，观察 SP-AP 复合波的中－SP 的大小变化来了解耳蜗功能，在动物实验时还可用短纯音来诱发＋SP，观察造模前后＋SP 的幅度变化，也可了解耳蜗功能（图 5-32B）。

另外，在动物实验中常常发现，对豚鼠行 100dB SPL 的噪声暴露，2h 后当 OHC 损伤时，CM 幅度的 I/O 函数曲线的非线性特点明显减弱或消失（图 5-33），而行豚鼠全耳蜗灌流谷氨酸 2h 后，IHC 及其传入突触损伤时，其非线性特点无明显改变（图 5-34）。

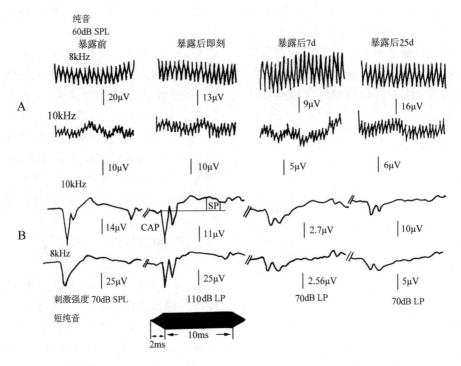

图 5-32　噪声暴露前后 8、10kHz 短纯音诱发的 CM 电位振幅变化比较(A),SP 振幅的比较(B)

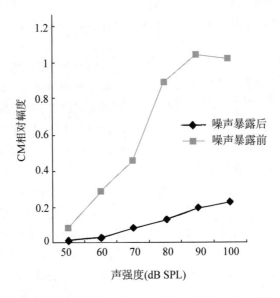

图 5-33　豚鼠在 100dB SPL 白噪声暴露 2h 后，CM 的 I/O 曲线示非线性
特点消失,形态学证明 OHC 损伤为主

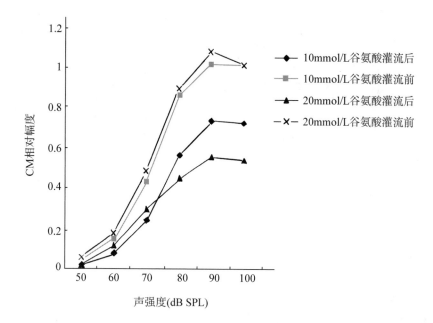

图 5-34　豚鼠全耳蜗灌流不同浓度外源性谷氨酸后, CM 幅度略有下降, 但 I/O 曲线仍保持非线性特点, 形态学证明 IHC 及 IHC 下传入突触内空泡形成, OHC 无明显变化

八、耳蜗电图在听神经瘤切除术中的应用

随着听神经瘤外科治疗技术的发展, 人们越来越注重术中的神经 (面神经和听神经) 功能保存和术后患者的生活质量。听力监测作为听神经瘤手术中辅助保留患者听力的一种手段, 在听神经瘤手术中扮演着越来越重要的角色。成人的中枢神经元是不可再生的, 且临床上尚无有效的神经元修复方法, 因此听神经瘤切除手术操作中一旦损伤耳蜗神经, 即会导致耳蜗神经功能永久性损伤。

听觉系统受到声刺激后, 其神经通路上的各级神经元和神经连接以电位变化的形式响应, 电位的变化可以通过远场或近场的方式记录到。这些诱发的电位为听力监测提供了神经生理学基础。术中听力监测是通过 ABR、ECochG、耳蜗神经动作电位 (cochlear nerve action potential, CNAP) 等听觉电生理测试, 监测术中耳蜗神经功能完整性的技术, 听力师通过观察神经电位的波形变化, 可及时发现术中造成耳蜗神经的牵拉、压迫或是内耳供血系统障碍等可能对听觉通路造成损害的操作, 据此预警信号主刀医师可及时调整当下的手术操作方式, 得到较高术后听功能保存率的可能。1988 年 Lambert 等首次将耳蜗电图用于听神经瘤切除术中实时评估耳蜗至耳蜗神经通路及内耳血供的状态, 使得听神经瘤术中的听力监测技术在时效性上得到显著的改善。此后, 术中 ECochG 连续监测逐渐发展成为用于术中迅速纠正可逆性耳蜗神经损伤, 防止永久性耳蜗神经功能缺损的较为成熟的技术, 但仍需进一步的推广和普及。

(一)测试前准备

1. 测试前材料准备　在进入手术室前测试人员应清点需带入手术室的测试仪器与相应配件 (表 5-5), 并对听觉诱发电位仪、换能器、导联线等部件进行检查, 确保仪器设备工作正常。

表 5-5　术中监测设备和材料准备清单

测试设备	多功能诱发电位仪(包括主机,放大器,插入式耳机,耳塞,电源线,光纤,USB 连接线),便携式笔记本(已安装测试软件,电源线)
电极及相关配件	两根电极线,一根耳蜗电图专用电极线,耳蜗电极,电极片若干,导电膏,生理盐水
除脂材料	95％乙醇,无菌棉球
辅助工具	枪状镊,卷棉子,鼻部扩张器
固定材料	胶带和 3M 贴膜若干

2. 皮肤除脂和电极放置　患者全身麻醉后用无菌棉球蘸取 95％乙醇对同侧耳垂和眉心处皮肤进行脱脂处理,以降低皮肤接触阻抗(建议低于 5 kΩ)和极间阻抗(建议低于 1 kΩ)。使用鼓膜电极记录耳蜗电图时,为降低电极接触阻抗,通常使用 95％乙醇或乙醚对鼓膜进行脱脂。由于脱脂操作时卷棉子会接触鼓膜附近皮肤,故应使用扩鼻器将患者耳道撑开,借助手术室显微镜看清鼓膜光锥,使用卷棉子蘸取 95％乙醇轻轻擦拭鼓膜紧张部和鼓环位置充分脱脂。

电极的连接:接地电极在眉心处,记录电极鼓膜,参考电极同侧耳垂(图 5-35)。

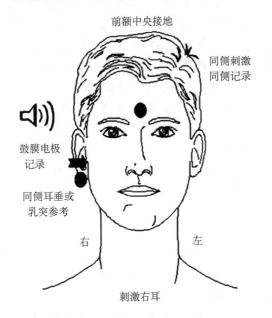

图 5-35　耳蜗电图电极连接方式

为了提高术中波形的稳定性,术前需将记录电极和耳机仔细固定在外耳道内,可以通过镊子用无菌棉球填满外耳道和耳郭。电极表面粘贴 3M 薄膜保护,防止术前消毒液浸湿影响电极接触。

皮肤除脂和电极放置步骤见图 5-36。

(二)刺激声和信号采集

ECochG 监测常使用短声(click)作为刺激信号,刺激声通常选用交替极性以尽量减少 CM 对 AP 波形的干扰。刺激速率通常为每秒 7.1 次,叠加次数 200～500 次,滤波范围 100～3000Hz,记录窗宽 12ms,初始刺激声强度 100 或 95dB nHL。耳蜗电图的记录电极距离波形起源相对较近,噪声干扰较少,可以用较少的平均次数快速(10s 内)获得波形(记录电极位置越靠近耳蜗神经记录到的 AP 幅度越高)。ECochG 为近场记录技术,其所诱发的 AP 是单侧效应,故无需对非手术耳加白噪声掩蔽。

(三)观察指标

在 ECochG 监测中,观测的重点是 AP 幅度的变化(图 5-37)。当 AP 的第一个波峰 N_1 波幅度下降超过 50％或增大 10％,或第二个波峰 N_2 幅度下降超过 30％,应引起警惕并报告手术操作者。

(四)测试时伪迹的鉴别

手术室内仪器设备较多,室内心电监护仪、麻醉机等设备的使用也会使供电线路产生波动,这对术中诱发电位的顺利监测是不

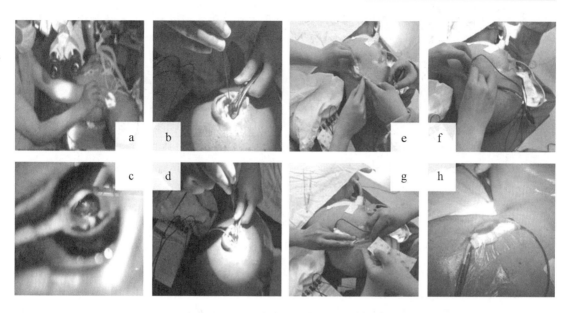

图 5-36　皮肤除脂和电极放置步骤

　　①显微镜下用卷棉子对鼓膜表面及外耳道皮肤除脂(图 a,b);②显微镜下将听力监测电极放置于鼓膜表面,外耳道内放置给声装置(图 c,d);③术前将听力监测装置放置后,妥善固定保护(图 e-h)。

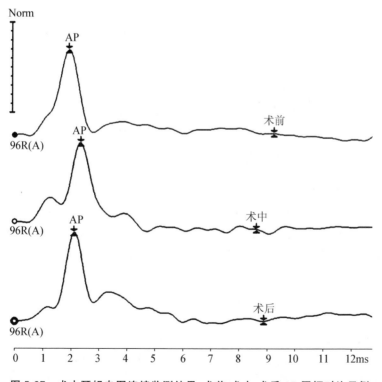

图 5-37　术中耳蜗电图连续监测结果,术前-术中-术后 AP 同框对比示例

小的挑战。为减少手术室内其他电器设备的干扰,可以埋设术中诱发电位监测专用地线。该地线应与诱发电位测试设备的机壳接地端相连,接地线电阻建议小于或等于5kΩ,也可以增加一个专用电源滤波器对进入的电源进行滤波处理。

手术室附近的电梯、核磁等大型仪器运行都容易产生较强的电磁波,因此术中记录诱发电位时也需警惕可能的电磁伪迹。鉴别电磁伪迹和真正的AP可采用夹管法(降低刺激声强度)或增加耳机与外耳道的距离。①夹管法:记录到可疑类刺激声波形后,将耳机的声管夹住或降低刺激声强度后重复测试。如果"AP"幅度明显降低或未出现"AP",则可确定夹声管前的波形为生理性的AP;反之,如果夹管后仍然引出清晰的类刺激声波形,则说明该波形来自电磁干扰而非真正的"AP",应当被认为是刺激伪迹。②移动原来记录AP时耳机的位置,使其与受试耳的距离增加2倍或3倍,如出现AP"潜伏期"延长和幅度降低,则之前记录的AP为真实的AP。

图5-38为一典型的术中监测图例,表5-6为各手术中AP潜伏期和振幅变化情况。术者取瘤过程中碰到内听动脉,AP振幅迅速下降,暂停取瘤给予罂粟碱,振幅未恢复。但记录波形在1ms左右出现可重复的类似AP的波形,为排除电磁伪迹的可能,降低刺激强度至70dB nHL进行了重复测试,记录到的"AP"潜伏期和幅度几乎无变化,因此判定其为刺激伪迹。

表5-6 术中监测过程中AP潜伏期和振幅变化情况

曲线名	刺激声强度(dB nHL)	AP潜伏期(ms)	AP振幅(μV)
术前	96	2.2	1.82
术中2	96	2.5	1.27
术中3	96	2.5	0.35
术中4	96	1.4	0.25
术中5	96	1.4	0.25
伪迹?	70	1.4	0.23

(五)ECochG术中连续监测的意义与必要性

在术中监测中,AP最能感知耳蜗血供的变化,是内耳血供的敏感指标,实时的AP波幅下降可以提示术者手术操作或起到预警作用。AP的幅度降低或消失表示手术操作可能对迷路(内听道)动脉造成了损伤,暂停当下操作采取局部灌注利多卡因或罂粟碱的补救措施,能达到缓解内听动脉痉挛,恢复内耳微循环血供,在一定程度上可提高听力保护的概率。我们观察了30例术中实时耳蜗电图监测的手术,术中有8例出现AP的幅度突然降低或消失后,及时提醒术者,暂停手术,最后有4例术后成功保留听力。图5-39示一患者术中ECochG连续监测的波形图,表5-7为患者手术过程中AP潜伏期和振幅的变化。术中患者发生血管痉挛,AP短暂消失,当用罂粟碱行局部灌注,2 min后AP波波幅渐渐增高,潜伏期逐渐前移,最后恢复到术前水平。这也提示在手术中保护供应血管十分重要。

术毕时AP波的存在也可以预示残余听力的保留。杨仕明等观察的18例术中连续耳蜗电图监测中,14耳术后AP存在,其中11耳术后听力得以保存,术后听力A级4耳,B级4耳,C级2耳,D级1耳。术后存在AP未保留听力的6耳,5耳在电钻夹持内听动脉或处理内耳道处肿瘤时,AP波幅

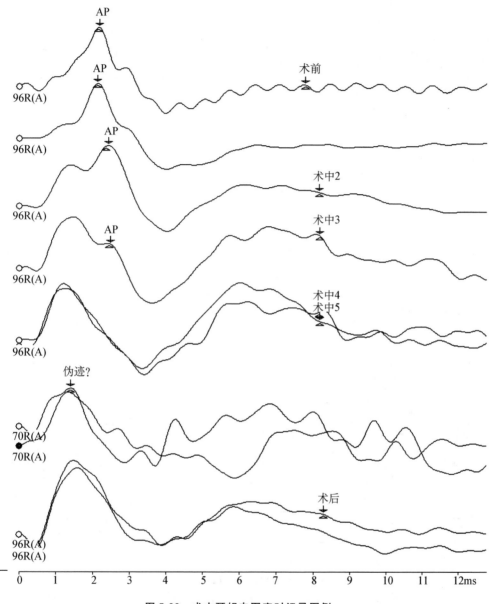

图 5-38　术中耳蜗电图实时记录图例

①手术开始前 AP 潜伏期 2.20ms,振幅 1.82μV;②术中 2 和术中 3 为取瘤时对应波形,AP 振幅逐渐下降,分别为 1.27 和 0.35μV;③术中 4 和术中 5 对应波形在 1ms 左右出现可重复的类似 AP 的波形,潜伏期为 1.40ms,振幅 0.25μV;④为排除电磁伪迹的可能,降低刺激强度至 70dB nHL 进行了重复测试,记录到的可疑"AP"潜伏期 1.40ms 无变化,振幅 0.23μV 轻微下降,刺激声强度降低,潜伏期没有延长反而变短,不符合 AP 波特性,因此判定其为刺激伪迹,即未见 AP 波。

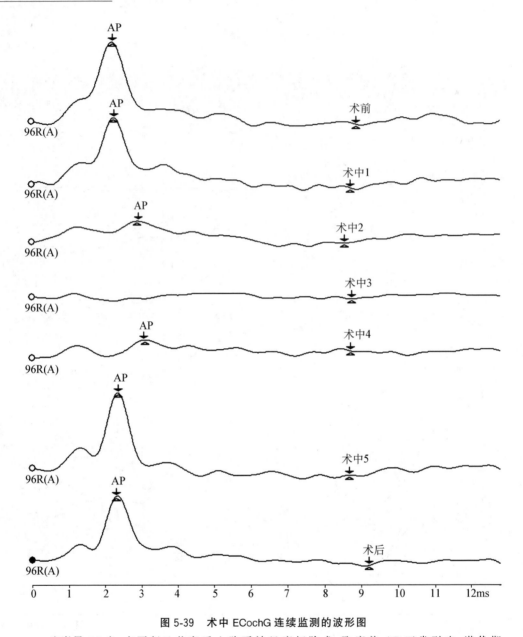

图 5-39　术中 ECochG 连续监测的波形图

　　患者男,52 岁,右耳行乙状窦后入路听神经瘤切除术,取瘤前 AP 正常引出,潜伏期 2.25ms,振幅 2.15μV(术前);术中发生血管痉挛,AP 潜伏期延长、振幅降低至短暂消失(术中 1 至术中 3),立即用罂粟碱行局部灌注,2 min 后 AP 重新出现波波幅渐渐增高,潜伏期前移(术中 4,AP 潜伏期 3.10ms,振幅 0.46μV),最后恢复到术前水平(术中 5,AP 潜伏期 2.40ms,振幅 2.10μV);取瘤结束后,AP 潜伏期 2.38ms,振幅 2.06μV(术后)。

明显下降,甚至下降至 0,术毕 AP 幅度仅恢复至术前的 50% 以下。1 耳内耳供应血管和耳蜗神经与肿瘤一并切除,但 AP 始终存在。耳蜗神经损伤使耳与中枢听觉通路断开导致外周听觉功能存在但不能经传入神经传入,患者听不到刺激声但仍可记录到 AP,因此也有观点认为,术中 AP 监测能反映血流变化而无法评判术后能否保留听力。

表 5-7　术中监测过程中 AP 潜伏期和振幅变化情况示例

曲线名	刺激声强度(dB nHL)	AP 潜伏期(ms)	AP 振幅(μV)
术前	96	2.25	2.15
术中 1	96	2.5	1.27
术中 2	96	2.95	0.52
术中 3	96	/	/
术中 4	96	3.1	0.46
术中 5	96	2.4	2.1
术后	96	2.38	2.06

(六)小结和讨论

ECochG 作为一种术中可靠、有效的听力监测手段,通过对手术操作中耳蜗神经及内耳血供的监测和保护,为提高手术水平提供了可靠的监测指标。ECochG 作为术中监测有其独特的优点:①近场记录,信号更稳健,幅度较大,可以用较少的扫频和较少的平均次数快速获得信号。②快速反馈,因为需要的信号平均较少,通常 10s 内就能获得稳定波形,相比 ABR 监测手术操作者会更早地被提醒操作可能会造成损伤。③AP 波波幅反应灵敏,尤其是对手术操作中耳蜗供血血管的骚扰,听力师通过观察 AP 波幅的变化可以及时提醒和指导主刀医师进行操作调整。我们的工作结果提示,ECochG 术中监测是值得推广和应用的。

随着人们对术后生活质量的追求不断提高,目前的 ECochG 术中监测还存在许多局限,未来研究面临更高的挑战:①AP 振幅和潜伏期的变化与术后听阈变化的关系无法量化。AP 阈值作为预估术后听力的价值有待进一步研究。重视术前 ABR、纯音、言语识别率和听力与影像学资料的收集,同时建立完善的随访机制,检测术后不同时间的听力,确定第一次复查的最佳时间。优化术中监测观察指标,ABR 和 ECochG 联合监测,也许可以帮助解释 AP 存在但听力未保留的原因。②研发抗电磁波干扰能力强的诱发电位设备,尽可能避免电伪迹带来的假阳性的影响,提供一个优良的操作环境进行术中监测。③肿瘤的位置和与神经粘连程度是影响术后听力保留的重要因素,而肿瘤大小、术前 ABR 引出与否对听力保留的影响还需扩大样本进一步研究验证,多因素分析确定手术保留听力效果的预测因素是未来术中监测的发展热点,因此制定个性化的最优的术中监测方案是十分必要的。

(兰　兰　李兴启　史　伟　张　超
曾佳玲　熊　芬　张秋静　申卫东　杨仕明
韩东一)

参 考 文 献

[1] 段家德,汪吉宝.听神经病患者的耳蜗电图特征.临床耳鼻咽喉科杂志,2002,16(11):605-606.

[2] 李兴启,于黎明,姜泗长.耳蜗电图在临床上的诊断价值及耳蜗毛细胞生理功能的观察.军医进修学院学报,1982,3(1):35-37.

[3] 李兴启,于黎明,姜泗长.动作电位和电位复合波相对波宽对美尼尔氏病诊断价值的探讨.中华医学杂志,1986,66(2):81-82.

[4] 李兴启,于黎明,姜泗长.耳蜗电图与突聋预后

的关系.中华耳鼻咽喉科杂志,1987,22(3):21-23.

[5] 李兴启,孙建和,孙伟.脉冲声暴露后豚鼠耳蜗电位及毛细胞形态学变化的实验观察.中华耳鼻咽喉科杂志,1991,24(4):67-69.

[6] 李兴启,于黎明,周娜.突聋临床听力学表现及疗效的关系.中华耳鼻咽喉科杂志,1992,27(3):79-82.

[7] 李兴启,孙伟.滤波短声诱发的 AP 和短纯音诱发的 SP-AP 复合波之比较.听力学及言语疾病杂志,1993,1(1):15-17.

[8] 李兴启,孙伟.脉冲声暴露后豚鼠耳蜗 SP+、SP-的变化.声学学报,1993,18(3):35-38.

[9] 李兴启,孙建和,孙伟,等.响度重振现象机理的探讨.听力学及言语疾病杂志,1994,2(4):190-193.

[10] 李兴启,孙建和,孙伟.缺氧豚鼠耳蜗总和电位和形态学实验观察.中华耳鼻咽喉科杂志,1994,29(2):74-76.

[11] 李兴启,孙建和.急性缺氧条件下,EP、CM、CAP 及耳蜗毛细胞形态学变化.声学学报,1995,20(1):1-6.

[12] 李兴启,孙伟,罗惟民.豚鼠畸变产物耳声发射(DPOAE)和耳蜗微音电位(CM).声学学报,1995,20(3):42-44.

[13] 孙伟,李兴启,孙建和.耳蜗中阶记录总和电位(SP)频率选择性的实验观察.听力学及言语疾病杂志,1996,22(10):16-18.

[14] 李兴启,孙伟,孙建和.豚鼠耳蜗电位幅度"重振"现象的实验观察.声学学报,1998,23(4):327-332.

[15] 倪道凤,李奉蓉,徐春晓,等.耳蜗电图在梅尼埃病诊断中的价值.听力学及言语疾病杂志,1996,4(4):169-171.

[16] 孙勍,李兴启,单希征,等.噪声对豚鼠耳蜗电位及其超微结构的影响.中国耳鼻咽喉科杂志,2005,12(6):373-376.

[17] 孙勍,李兴启,单希征,等.外源性谷氨酸对豚鼠耳蜗内、外毛细胞易损性的比较.听力学及言语疾病杂志,2006,14(1):45-47.

[18] 孙伟,李兴启.用同一微电极在中阶同时记录 EP、SP 和 CAP.军医进修学院学报,1994,4(1):15-16.

[19] 孙伟,李兴启,姜泗长.白噪声暴露对豚鼠耳蜗毛细胞感受器电位非线性特性的影响.中华耳鼻咽喉科杂志,1997,32(2):88-91.

[20] 王登元,卜行宽,邢光前.小儿听神经病神经生理学特点及意义.中华医学杂志,2003,83(4):281-284.

[21] 于黎明,李兴启.AP-N$_1$ 或 ABR 波Ⅰ潜伏期判断响度重振现象.听力学及言语疾病杂志,2001,9(4):29-31.

[22] 于黎明,顾瑞,杨伟炎.听神经病患者耳蜗电图－SP、AP 幅度分析.中华耳科学杂志,2004,3(3):194-195.

[23] 于宁,刘军,李兴启,等.外源性谷氨酸对豚鼠耳蜗复合动作电位及微音电位的影响.解放军医学杂志,2002(3):239-240.

[24] 吴子明,张素珍,韩东一,等.迟发性膜迷路积水的诊断.临床耳鼻咽喉科杂志,2006,20(1):4-5.

[25] 钟乃川.耳蜗电图.听力学及言语疾病杂志,1994,2(4):213-222.

[26] 陈洪文,李兴启.耳蜗电图的计算机处理及应用.北京生物医学工程,1992,11(3):152-156.

[27] 杨仕明,于丽玫,于黎明,等.听神经瘤手术的听力保存技术[J].中华耳鼻咽喉头颈外科杂志,2008,43(8):564-569.

[28] 韩东一,于丽玫,杨仕明,等.听神经瘤手术的听力保护[J].中华耳科学杂志,2004,2(3):174-174.

[29] 熊芬,谢林怡,兰兰,等.听神经瘤切除术中的听力监测技术[J].中国听力语言康复科学杂志,2022,20(03):169-173.

[30] 朱丽烨,杨洁,朱伟栋,等.两种听觉监护在听神经瘤术中的联合应用及评价.中国耳鼻咽喉头颈外科,2017,24(9):445-448.

[31] 廖行伟,尹时华,黄巧,等.听神经瘤术中听力监测及术后听力保留影响因素分析.听力学及言语疾病杂志,2020,28(3):257-262.

[32] Dallos P. The active cochlea. Neurosci,1992,12:4575-4585.

[33] Li Xingqi,SUN JH,Sun wei,et al. Changes of summating potentials and morphology in the guinea pig cochlea during anoxia. Chinese Journal of Acoustics,1995,4(14):159-163.

[34] Li Xingqi,Sun Wei. Amplitude recruitment of cochlear potential. Chinese Journal of Acoustic,2001,20(1):11-17.

[35] Lu Y,Zhang Q,Wen Y,et al. The SP-AP compound wave in patients with auditory neuropathy. Acta oto-laryngologica,2008,128:896.

[36] Poch-Broto J, Carricondo F, Btathat, et al. Cochlea microphonic audiometry,a new hearing test for abjective diagnosis of deafness. Actu oto-laryngologica,2009,120(7):749-574.

[37] Shi W. Ji F,Lan L,et al. Characteristics of Cochlear microphonics in infants and young children with auditory neuropathy. Acta Otolaryngol,2012,132:188-196.

[38] Starr A,Picton TW,Sininger Y,et al. Auditory neuropathy. Brain,1996,119:741-753.

[39] Colletti V,Fiorino F G. Vulnerability of hearing function during acoustic neuroma surgery [J]. Acta oto-laryngologica, 1994, 114(3): 264-270.

[40] Oh T,Nagasawa D T,Fong B M,et al. Intraoperative neuromonitoring techniques in the surgical management of acoustic neuromas [J]. Neurosurgical focus,2012,33(3): E6.

第6章　听性脑干反应的特点及应用

第一节　听性脑干反应各波的起源

一、听觉信息上传通路

目前,对来自耳蜗的Ⅰ型传入纤维投射途径及功能了解较多,Ⅰ型听神经进入脑干后有规律地投射到特定核团,先经耳蜗核(cochlear nucleus,CN)换元,少部分神经冲动经同侧的外侧上橄榄核上传至下丘,经内侧膝状体到听皮质,大部分神经冲动经斜方体交叉到对侧的外侧上橄榄核,再由外侧丘系到下丘,通过内侧膝状体到听皮质。

二、ABR 各波的起源

听性脑干反应(auditory brainstem re-sponse,ABR)为1～10ms潜伏期内出现的一系列反应波,依次用罗马数字来表示,即波Ⅰ、Ⅱ、Ⅲ、Ⅳ、Ⅴ、Ⅵ、Ⅶ。其中波Ⅰ、Ⅲ及波Ⅴ最明显,且出现率较高。

正常人的脑干听觉诱发电位(图6-1)。

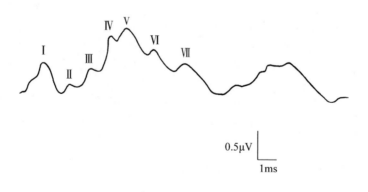

图 6-1　正常听力者的 ABR 波形

根据许多病理、生理实验及 CT 和手术提供的依据,通常认为,ABR 的波Ⅰ来源于耳蜗,波Ⅱ来源于耳蜗核,波Ⅲ来源于上橄榄核,波Ⅳ来源于外侧丘系,波Ⅴ来源于下丘,波Ⅵ来源于内膝体,波Ⅶ来源于听放射(图6-2)。

另外也有一些学者认为,波Ⅰ来源于蜗神经近蜗端,波Ⅱ来源于蜗神经近脑端,波Ⅲ来源于耳蜗核,波Ⅳ来源于上橄榄核,波Ⅴ来源于斜方体。

尽管关于 ABR 各波的来源有不同的说法,但新近研究表明,ABR 各波均为突触后电位。因此,各波的潜伏期除与神经传导速度有关外,还受突触发育程度及传递障碍的影响。

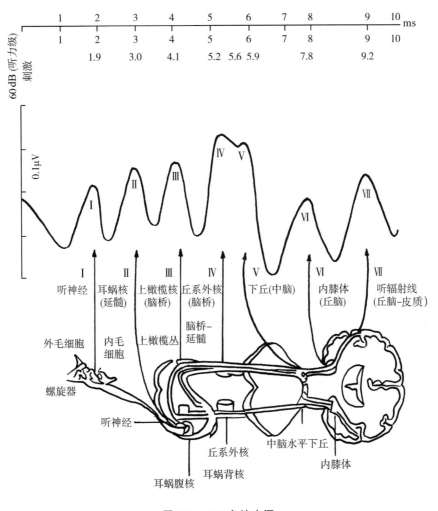

图 6-2　ABR 各波来源

第二节　ABR 的特点

一、ABR 电位幅度低

因为 ABR 是远电场记录,所以较复合动作电位(compound action potential,CAP)的幅度低得多,波 V 的幅度通常只有 0.5μV 左右。按常规的方法记录(参考电极在耳垂,记录电极在颅顶),波 V 的幅度＞其他各波,尤其比波 I 要大。

二、ABR 同步化反应

与 CAP 一样,ABR 是神经纤维的同步化反应,因此 ABR 各波分化程度决定于神经冲动的同步效应。适合用瞬态特性好的短声来诱发,故又可称为瞬态反应,以区别于听觉稳态反应(auditory steady-state response,ASSR)。

三、ABR 无频率选择性

因为常用短声来诱发 ABR,而短声是一种宽带噪声,但能量集中在 2～4kHz,故 ABR 可粗略反映耳蜗 2～4kHz 处的功能。尽管可用频率特性较好的短纯音来诱发 ABR,但在低频时,ABR 波形分化并不理想,在判断反应阈时会带来困难。

四、ABR 不受受试者状态的影响

受试者无论是睡眠还是清醒状态对 ABR 均无影响,可克服 40Hz 相关电位受被测人员状态的影响和弥补 ASSR 检测时受试者必须入睡的不足。但肌电会干扰 ABR 的记录,故受试者应尽量放松。

五、ABR 有稳定的潜伏期

不同年龄段正常人的 ABR 都具有可重复的各波潜伏期和相对潜伏期,当有病理因素、占位性病变或突触传递阻滞时,均会引起潜伏期的改变。因此,在神经外科、耳神经科诊断中枢病变时具有明确的诊断意义,可用来评估耳蜗至下丘各中枢核团的功能。

六、ABR 有真正的阈值

ABR 各波出现率不同,以波 V 出现率最高,因此常用 ABR 的波 V 幅度变化来判断阈值(图 6-3),对其他哺乳类动物则以波 Ⅲ(豚鼠)或波 Ⅱ(小鼠)来判断阈值以评估耳蜗 3～4kHz 的听功能(图 6-20)。

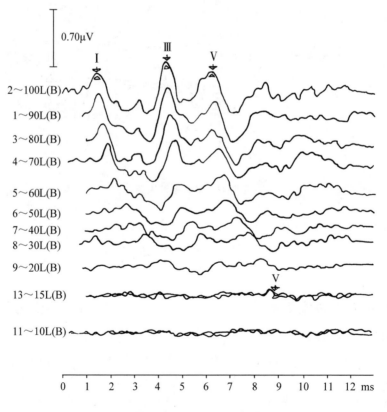

图 6-3　男,5 个月,左侧 ABR 阈值 15dB

第三节　ABR 的应用

一、ABR 的记录技术

在进行 ABR 测试之前,应先了解病史。通过询问病史,了解测试的目的、听力减退的病史,有无头部外伤、饮酒、用药史,有无内科或神经科疾病。

传导性和感音神经性听力减退可影响脑干反应的潜伏期和峰间潜伏期,特别是高频听力减退的患者,可使脑干反应难以分析。因此测试 ABR 之前应先做纯音测听,如不能测听则应通过询问病史估计有无高频听力损失。

(一)ABR 测试程序

1. 脱脂　用酒精棉球脱脂,极间电阻应<5kΩ。

2. 电极位置　记录电极放置在颅顶,参考电极放置在同侧耳垂内侧,额部接地,一般使用纽扣电极或用银盘电极加导电膏。

Stockard 等指出,耳周电极的位置最为重要,微小的变动即可引起波峰振幅和波形的明显改变。耳垂内侧位是得出最大波 I 振幅和最少刺激伪迹的位置,且易于重复。

应检查电极以避免 50Hz 伪迹,保证记录系统不会因为电极不好而受地线的干扰。如从地线记录就会得出畸形的反应而做出异常反应的报告。

用两个导联——颅顶至同侧耳和颅顶至对侧耳同时记录同侧和对侧对刺激的反应,并比较两侧的波峰振幅、潜伏期。这有利于提高波峰辨认的阳性率,特别在异常反应时更有帮助。

3. 刺激声类型　一般用短声或高频短音,刺激声相位交替,刺激间隔时间为 75ms,耳机给声。同侧刺激同侧记录,以及同侧刺激对侧记录。

4. 放大器增益　应在 10 000 倍左右,增益应尽可能大,直至受试者休息时电信号能通过伪迹排斥线路(在±10μV)及紧张时能将噪声信号排斥。

5. 滤波带宽　如低频截止频率低于 100Hz,则肌电和脑电活动可污染反应;高于 100Hz,反应的较慢成分会失真,特别是波 V 后的负波。会使波的振幅比改变并使波 V 难于辨认。高截止频率低于 3kHz,峰潜伏期可有相应变动和振幅改变,高于 3kHz 不会增加有意义的信息传入,而只会使高频噪声变明显。

6. 刺激重复率　重复率越低,波越清晰,但测试需时越长。增加重复率,振幅变小,潜伏期和峰间潜伏期延长,测试时间缩短。现在一般用 11.1 次/s 的重复率。用 30～50 次/s 的重复率只适于查听力而不适于神经检查,因为只有波 V 清楚而波间潜伏期难以判断。

7. 叠加次数　每次叠加 1024 次,并于每个刺激强度重复 1 次,必要时重复 4～8 次,直到得出波 I、III 及 V(或肯定它们消失之后),重复测试之间的潜伏期差异不应大于 0.1～0.2ms,最好振幅在 5% 的变异范围之内(但在紧张的病人不易如此)。当振幅小或波形失真时,只有再叠加一些反应才能证实波峰的存在。单次不能重复的反应,可能会将肌肉活动的反应误认为脑干反应而得出错误结论。波形变异的最常见原因是肌电伪迹,而不是脑干异常。在能清晰辨认波 I、III 及 V 时,或证实对每侧耳进行刺激都引不出时,检查才可结束。

(二)阈值的判定

用 70～80 次/s 的短声刺激,在 95% 以上的正常人,对 30dB nHL 以下的强度,平均 4000 次,可记录到>0.1μV 的可辨认的脑干反应波 V。在成人对 10 次/s 的短声,可于短声行为听阈上 6dB 得出可辨认的脑干反应。正常婴儿对短声的脑干反应阈为：出生时 30dB nHL，1 岁时 20dB nHL，5 岁时 10dB nHL 左右。Ryerson 及 Beagley 报道，在 2—3 岁的幼儿，经鼓膜在鼓岬上记录耳蜗电图得出的阈值平均比脑干反应的阈值低 12dB；从外耳道记录的耳蜗电图（electrocochleography，ECochG）阈值与脑干反应的相同或较前者稍高。

由于重振性感音性听力减退患者阈上反应的振幅增长很快，所以其阈值比正常人的较易精确地得出。而另外一些感音神经性听力损失可能受中枢时间整合（temporal integration）作用降低的影响，因此不会出现上述现象。

短声刺激时，脑干反应阈和 2～4kHz 的纯音行为听阈最接近，在高频听力损失明显的病人，脑干反应也可通过较低频率的刺激来引出。

短纯音刺激时，脑干反应阈平均在行为听阈之上 10～20dB。

脑干反应并不能全面反映听觉系统各部分的活动情况。可能某些疾病会侵犯脑干反应的神经径路，却不影响听觉的传导。脑干反应是神经纤维的同步化反应，而单纯的听敏度是由中枢的时间整合作用决定的。因此，正常 ABR 反应阈要高于主观的纯音测听阈值。

（三）振幅及潜伏期的量取

ABR 的振幅，有人计算颅顶正峰到后面的颅顶负谷间的振幅，在波 V 计算从较高的 Ⅳ 或 V 峰到后面波谷的最低点，不管这一最低谷在波 Ⅵ 的前面或后面。也有人采用对波 Ⅰ 和波 V 计算正峰到负谷的振幅，波 Ⅱ、Ⅲ 及 Ⅳ 计算负谷到正峰的振幅的量取方法。

无论哪一种量取方法均以各波的波峰为参考点，归结起来不外乎两种方法：①从峰顶到前一个或随后的一个波谷；②从峰顶到基线。图 6-4 为两种方法的示意图。潜伏期的量取其起点一般是从电脉冲给予转换器的时间算起，至电位的起始点为真正的潜伏期。作为研究性的工作则从声音到达鼓膜的时间算起。但电位的起始点很难确定，所以通常以各波的峰尖为电位的"起始"点，以此方法来量取的潜伏期为峰潜伏期。如果波峰不能重复时，则取两个峰的均值，如果波峰是宽的或平滑的，则用延伸线的方法，取其两根斜线的交点。

（四）波的辨别

一般依靠潜伏期和某一波的前面或后面有几个波来辨认脑干反应的波形，波 V 随后往往是一个大的"切迹"。

对于估计听阈来说波 V 最重要，对神经耳科检查来说波 Ⅰ、Ⅲ 和 V 最重要。

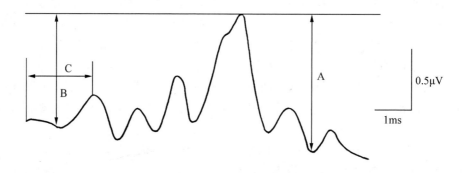

图 6-4 ABR 各波振幅和潜伏期量取方法
A. 波 V 的波峰至波谷幅度；B. 波 V 的波峰至基线的幅度；C. 波 Ⅰ 的波峰潜伏期。

1. 波 I　波 I 是计算其他各波的基准,因此辨认波 I 尤为重要。波 I 应与 CM 及刺激伪迹相鉴别。在高频听力损失,特别是在老年,波 I 的振幅较低甚至波 I 缺失。此时增加刺激强度,减慢刺激重复率或从外耳道中记录,可使波 I 振幅加大。减小刺激强度,使波 I 潜伏期延长,可与潜伏期不变的 CM 相区别。改变刺激极性或用交替变换极性的刺激可使 CM 的极性改变或将 CM 抵消,对波 I 则无影响。从对侧记录到的波 I 的振幅低得多,但波 I 后的负波一般较明显。对侧和同侧记录间的差异可指示波 I 峰的位置。

2. 波 III　波 III 振幅一般高于波 I,最好是比较同侧和对侧记录来辨认波 III。对侧记录中波 III 振幅较低,潜伏期较短,与波 II 较接近。波 III 偶可为分叉型,这时难以肯定用哪个峰来计算。如果对侧记录中只有一个峰或改变刺激极性时只剩下一个峰,则可用这个峰。

3. 波 V　波 V 常是最高的一个峰,而且后面继之以一明显的颅顶负波。改变给声重复率和降低声强,对波 V 出现率影响较小。在其他波消失后波 V 还可继续存在。波 V 和 IV 常合成一“IV～V”复合波。在波 V 或 IV～V 复合波下降段中仅呈一细小的曲折点时,可导致混淆。有时在较低的刺激强度时可将两个波分开。而从对侧记录中波 V 几乎总是和波 IV 分开的。对侧记录波 IV 比同侧记录常迟 0.1～0.2ms 出现。另一种可错认的模式是波 V 发生在波 IV 的负波尚未达到谷底之前,这从对侧记录中只有波 V 而 IV 多已衰减可辨认。一般情况 IV～V 复合波有 6 种变化(图 6-5)。

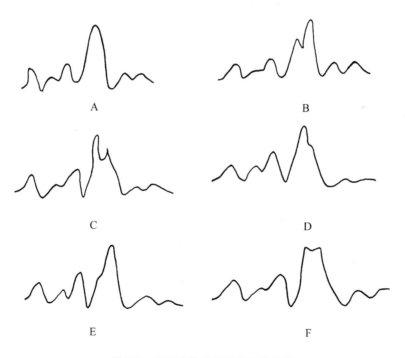

图 6-5　ABR 波 V 6 种正常变化波形

A. 波 IV～V 并未分离,仅出现一个单一的复合波;B. IV～V 波分离,V 波比 IV 波高;C. IV 波比 V 波高;D. 波 V 显示为在波 IV 上一个弯曲(切迹);E. 波 IV 显示为在波 V 上一个弯曲;F. 波 IV 和波 V 显示为相同的高度。

听觉诱发反应及应用

（五）波形

ABR 的波形有很大的个体差异。约有 5% 的正常人波 I 峰分叉（双峰）。波 III 为双峰的也占 5% 左右。双峰在较高声强级时出现。波 IV～V 有 6 种形状（图 6-5），15% IV～V 合为一峰，45% 波 IV 小于波 V，30% 波 V 振幅低于波 IV，10% 波 IV 和波 V 相等（Picton 等，1981）。约有 1/3 的人两侧的波 IV～V 形状不相同。

二、ABR 的一些正常值

（一）各波的出现率

ABR 各波的正常值与所用仪器、操作技术的不同等有关。我们对 30 耳的测试结果显示各波出现率分别为：波 I、III 及 V 均为 100%；波 II 为 80%；波 IV 为 47%；波 VI 为 63%；波 VII 为 50%。国内各单位报道的 ABR 波 I、III 及 V 出现率或辨认率也都是 100%，或接近 100%（表 6-1）。

表 6-1　ABR 各波出现率或辨认率(%)

报道者	短声声波	波 V	波 III	波 I	波 VI	波 II	波 IV	波 VII
胡 崟，等	70dB(SL)	100	100	100	95.4	93.0	60.5	37.2
	0 dB(SL)	30.2	7.0	23.3	…	2.3	…	…
戚以胜，等	80 dB(HL)	100	96.7	100	76.7	90	76.7	50
	30 dB(HL)	90	43.3	43.3	23.3	20	10	6.7
李兴启，等	75 dB(SL)	100	100	100	63	80	47	50
赵纪余，等	75 dB(SL)	100	100	96	90	80	85	45
	15 dB(SL)	95	15	7	10	…	…	…
江 敏，等	75 dB(SL)	100	100	100	…	98.7	87.5	…
魏保龄，等	70～80 dB(SL)	100	100	99	83	80	93	64

（二）各波的潜伏期的正常值

见表 6-2，表 6-3。

表 6-2　ABR 波 I～VII 潜伏期(ms)

报道者	声级(dB)	波 I	波 II	波 III	波 IV	波 V	波 VI	波 VII
胡 崟，等	70 (SL)[*]	1.69±0.17	2.82±0.17	3.94±0.19	5.13±0.20	5.80±0.22	7.44±0.28	8.56±0.34
戚以胜，等	90 (HL)[**]	1.91±0.27	3.07±0.36	4.16±0.30	5.35±0.45	5.35±0.45	7.32±0.38	8.57±0.50
李兴启，等	75(SL)	1.63±0.14	2.84±0.17	3.91±0.17	5.01±0.15	5.74±0.20	7.34±0.27	8.93±0.49
赵纪余，等	75(SL)	1.74±0.10	2.75±0.16	3.82±0.16	5.00±0.15	5.64±0.21	7.16±0.26	8.75±0.59
江 敏，等	75(SL)	1.33±0.17	2.53±0.22	3.65±0.25	4.90±0.25	5.58±0.26	…	…
陈玉琰	80(SL)	1.3	…	…	…	5.5	…	…
		(1.0～1.70)				(5.3～5.7)		
魏保龄，等	80(SL)	1.5±0.1	2.6±0.1	3.8±0.3	5.00±0.3	5.7±0.3	7.1±0.4	8.8±0.4
徐丽蓉，等	80(SL)	1.76±0.18	2.75±0.24	3.84±0.27	5.09±0.34	5.77±0.28	…	…
陈瑞文，等	80(SL)	…	…	…	…	5.78	…	…
						(5.28～6.01)		

[*] 由耳机发出刺激短声；[**] 由扬声器发出刺激短声。

— 164 —

表 6-3　国外不同作者的正常人 ABR 各波潜伏期

报道者	短声强度(dB)	波 I	波 II	波 III	波 IV	波 V	波 VI	波 VII
Jewett,等	65～75(SL)	1.5	2.6	3.5	4.3	5.1	6.5	…
Starr	75(SL)	1.4	2.6	3.7	4.6	5.4	6.9	8.7
Picton	60(SL)	1.5	2.5	3.4	5.0	5.8	7.4	…
加我,等	85(SL)	1.93	2.37	3.60	4.89	5.42	6.89	8.48
大西	70(SL)	1.55	2.59	3.67	4.80	5.48	6.81	8.40
堀内	80(SL)	1.5	2.8	3.6	5.5	6.2	7.0	…
市川	…	2	3	4.1	5.0	6.5	7.2	8.3

(三)各波之间的峰间潜伏期

见表 6-4。

表 6-4　ABR 波的峰间潜伏期

报道者	声级(dB)	I～III(ms)	III～V(ms)	I～V(ms)
胡　岢,等	90～10(SL)	2.25±0.17	1.86±0.15	4.11±0.21
		(2.4～2.08)	(2.01～1.71)	(4.32～3.90)
戚以胜,等	100～30(HL)	2.28±0.15	1.83±0.19	4.11±0.17
		(2.41～2.01)	(2.11～1.62)	(4.41～3.88)
李兴启,等	75～10(SL)	(2.68～1.92)	(2.12～1.40)	(4.38～3.62)
	75～35(SL)	…	…	3.89±0.21(4.10～3.68)至
				3.70±0.27(3.97～3.43)
江　敏,等	75(SL)	2.33±0.23	1.92±0.24	4.24±0.27
		(2.5～2.09)	(2.16～1.68)	(4.51～3.98)
徐丽蓉,等	80(SL)	2.09±0.03	1.92±0.04	4.00±0.08
		(2.12～2.06)	(1.96～1.88)	(4.08～3.92)

(四)两耳间波 V 潜伏期差(interaural latency difference,ILD)

见表 6-5。

表 6-5　两耳间波 V 潜伏期差值(ILD)(ms)

报道者	高声级时	低声级时
李兴启,等	75 dB(SL)	…
	0.089±0.086	
赵纪余,等	75 dB(SL)	35dB(SL)
	0.094±0.098	0.137±0.128
江　敏,等	75 dB(SL)	…
	平均 0.09,最大不超过 0.4	
陈瑞文,等	85 dB(HL)	…
	平均 0.21(0～0.26)	

（五）不同月龄婴儿的 ABR 各波潜伏期及波间期

ABR 潜伏期受声音传导的速度、神经纤维传导的速度和突触传递延迟的影响。在怀孕 24 周，听觉传导通路基本建立，但听觉中枢系统在出生后继续发育，不断成熟。一般听神经和脑干髓鞘的形成，在出生后 6 个月完成，突触连接的发育及形成要到 6 个月之后或 1 岁或更晚才能完成。所以 1 岁以内的婴儿 ABR 的波Ⅲ、Ⅴ潜伏期比成人长，且随月龄升高逐渐缩短，其Ⅰ～Ⅴ波间期相应缩短。在此过程中，可发现Ⅰ～Ⅲ波间期的缩短早于Ⅲ～Ⅴ波间期的缩短，推测听觉系统外周部分成熟早于脑干的中枢听觉通路的成熟，见表 6-6。潜伏期和波间期的缩短在早产儿更为明显，所以对早产儿的评估更应以妊娠周数来考虑潜伏期的变化。同时从表中可以看出出生 42d 以后的婴儿Ⅰ波与成人相近。

表 6-6　不同月龄婴儿在不同刺激声强度下的潜伏期及波间期

年龄	刺激声强度 (dB nHL)	波潜伏期（ms）			波间期（ms）		
		Ⅰ	Ⅲ	Ⅴ	Ⅰ～Ⅲ	Ⅲ～Ⅴ	Ⅰ～Ⅴ
42d	100	1.49±0.08	4.42±0.16	6.61±0.25	2.93±0.18	2.19±0.17	5.12±0.28
	90	1.54±0.09	4.45±0.16	6.66±0.26	2.91±0.18	2.21±0.18	5.12±0.27
	80	1.63±0.08	4.52±0.17	6.74±0.26	2.89±0.17	2.23±0.18	5.12±0.27
	70	1.83±0.12	4.64±0.18	6.87±0.26	2.80±0.18	2.23±0.18	5.04±0.27
3 月龄	100	1.47±0.07	4.35±0.20	6.50±0.25	2.88±0.18	2.14±0.15	5.03±0.25
	90	1.53±0.07	4.38±0.20	6.57±0.24	2.85±0.19	2.20±0.15	5.05±0.23
	80	1.64±0.11	4.44±0.20	6.67±0.26	2.80±0.17	2.23±0.17	5.03±0.25
	70	1.84±0.13	4.62±0.22	6.80±0.28	2.78±0.18	2.18±0.20	4.95±0.25
6 月龄	100	1.45±0.07	4.17±0.15	6.32±0.22	2.71±0.15	2.15±0.18	4.87±0.20
	90	1.48±0.08	4.19±0.15	6.36±0.21	2.70±0.15	2.16±0.16	4.87±0.20
	80	1.60±0.11	4.27±0.16	6.43±0.24	2.68±0.16	2.16±0.20	4.84±0.23
	70	1.79±0.14	4.42±0.20	6.56±0.24	2.63±0.17	2.14±0.20	4.77±0.23

三、ABR 在新生儿及婴幼儿听力筛查中的应用（ABR 和 AABR）

1. 短声诱发的 ABR　在 20 世纪 70 年代以前，还没有一种非常理想的婴幼儿客观听力检查技术，而脑干反应测听的发展为婴幼儿听力的客观检查提供了一种可靠的方法，使早期听力筛查成为可能。1974 年以来，Galambos 等先后在这方面做了大量工作。通过对 600 余例新生儿及婴幼儿的测试结果分析，认为其 ABR 平均阈值比成人高 10dB，并提出反应阈为 30～40dB nHL 为轻度聋。他们进一步研究了正常新生儿和经新生儿重症监护病房（newborn intensive care unit，NICU）成活的新生儿的脑干反应测听及其听力普查结果。他们在每一年约有 3000 名新生儿出生的产科病房中，随机检查了生后 7～12h 的正常健康足月新生儿 220 名。受检的新生儿总数约相当于同期出生的全部新生儿的 1/4。检查在一间安静房间内进行，婴儿在哺乳后处于自然睡眠状态。检查结果没有发现有听觉障碍的新生儿。他们同时对 NICU 1－4 周的婴儿 75 例进行了脑干反应测听，发现其中 4 名婴儿有严重耳聋。对另外 325 名 1 岁以上曾经 NICU 处理的婴幼儿进行了追踪检查，又发现 4 名幼儿有严重听力损失。因此在平均约 50 名经 NICU 处理的婴幼儿中，可能有 1 名患有严重耳聋。因此,当时对全部新生儿进行脑干反应测听既不可能也不必要,但对 NICU 处理的婴儿进行常规脑干反应测听却是有价值的。从 20 世纪 90 年代 WHO 就提出了对新生儿进行普遍听力筛查,以便早期发现、早期诊断、早期干预,以减少听力残疾发病率。加我等报道婴幼儿月龄越小反应阈越高。生后 1 个月为 30 dB nHL,6 个月为 20 dB nHL,12 个月为 16 dB nHL,两岁为 12 dB nHL,5 岁为 8 dB nHL。若筛查时发现 ABR 阈值升高,最可能的原因是脑干发育尚未成熟。岩田认为早产儿的 ABR 潜伏期显著延长,如妊娠达 39－40 周者波 V 潜伏期为 7.16ms(70dB SL),而 35－36 周的则长至 7.88ms。实践证明,对新生儿、1 个月－5 岁儿童、常规测听不合作的儿童及伴有昏迷和中枢神经系统严重缺陷的患儿,ABR 测试尤为必要。每个测听室应建立各自的不同年龄段儿童 ABR 正常值,以资参考。

2. 短声诱发的 AABR　传统 ABR 在听阈评估上存在许多缺点,如测试费时、受检患儿需服镇静药、对波形的鉴别主要依赖于经验等,近年来多用自动听性脑干反应技术(automatic auditory brainstem response,AABR)来进行新生儿的快速听力筛查。ALGO 采用 Fsp 技术自动侦测源于听觉系统的神经生物活动和测试过程中的背景噪声,两者的比值称为 Fsp。在不同版本的设备中,扫描停止的标准分别为 Fsp＝2.4 和 3.1。当至少一个测试通道的 Fsp 值达到标准值或噪声低于 $15\mu V$ 而又检测不到 ABR 时自动终止测试,然后系统将每一个测点的反应结果与取自正常人的标准模板作比较,自动得出通过或不通过的结论。但由于 AABR 的通过标准不同,直接影响了其敏感性和特异性,且无法提供潜伏期的资料。Sininger 等经过比较发现,以 40dB nHL 为标准时,AABR 的敏感性和特异性分别为 98％和 96％;以 30 dB nHL 为标准时,敏感

性为 100％,特异性为 91％。Yoshida 等对 30 例 60 耳高危听力障碍新生儿进行 AABR 筛查,通过的 53 耳再做传统 ABR 测试,发现仍有 2 耳存在听力障碍,进一步检查发现为染色体异常。因此在筛查过程中要注意到 AABR 结果存在假阴性的可能,对高危儿童或筛查时扫描时间明显延长或波形分化明显变差的新生儿,即使通过筛查亦有必要定期复查。另外,随着小儿听神经病发病率增加,除了要进行 OAE 的快速筛查外,还要做 AABR 的筛查。但尚无足够的理由证明 AABR 可以取代其他筛查手段。

3. Chirp 声诱发的 AABR　现在已问世由 Chirp 声诱发的 AABR。1985 年,Shore 等首次将 Chirp 声用于听觉电生理反应测试。Latherhoner 和 Dau 等还报道了 Chirp 声诱发的 ABR,其反应幅度比标准的 Click 诱发的 ABR 高。Chirp 声是调频脉冲声。其频谱与短声(Click)相似,都是从 200～8000Hz 的宽频带噪声,只是两者的时域不同。以后,在特定的 Chirp 声基础上,Eiberling 等研发出了更适用于听觉测试的 CE-Chirp 声,其特点是刺激声信号在一个周期内,载频频率随时程的延长而增加。根据行波理论,刺激声由耳蜗基底圈传至顶圈有一行波延迟,因此由底圈至顶圈神经冲动发放不同步化,ABR 幅度偏低,而 CE-Chirp 声其频率随时间而变化,根据行波延迟的时间,即先发放频率较低的刺激声,然后再发放较高频率的刺激声,使之 CE-Chirp 声全部频点的能量同时达到基膜相应感受区域,使之神经冲动同步化变佳,ABR 幅度增加,因而测试时间大大缩短。如图 6-6 所示为德国 MAICO MB11 CE-Chirp 声根据行波延迟发放的原理。

国内外的研究表明,正常新生儿的听力障碍发生率为 1‰～3‰,而高危新生儿的听力障碍发生率高达 2％～4％。为保证听力筛查的敏感性和特异性,新生儿听力筛查的

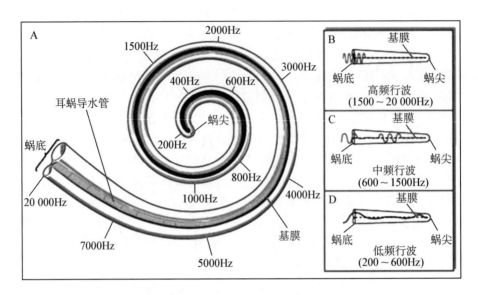

图 6-6 耳蜗底圈至顶圈刺激声由高频至低频行波延迟原理(图片由 MAICO 公司提供)

模式多选用 AABR 或(和)OAE 联合筛查。在没有条件的地区,可采用行为观察测听法,使用不同频率的发声玩具、啭音或鸟鸣声等,观察婴幼儿的眼动或转头等反应,进行初步筛查,也是可行的。

四、器质性聋和功能性聋的鉴别

根据以下两点可以诊断功能性聋:①正常人或器质性聋者其短声主观听阈均较脑干反应阈值低,而功能性聋者却相反,其脑干反应阈较其短声主观听阈低。②功能性聋者在阈强度短声刺激时脑干反应正常,波Ⅴ潜伏期无明显改变;器质性聋(包括感音神经性、混合性和传导性聋)者波Ⅴ潜伏期延长;轻度高频听力损失者其波Ⅴ潜伏期明显延长。

由于做 ABR 测试通常使用的是能量集中于 2～4 kHz 的短声刺激,所以测试结果主要是反映 2～4kHz 的听力。临床实践证明,ABR 阈值与 2000～4000 Hz 纯音听阈很接近,与其他频率相关性差。

对于先天性外耳道闭锁,利用气导和骨导做 ABR 能较早的预测婴幼儿的听力。如耳蜗发育正常,则气导的反应阈提高或消失,而骨导结果接近正常。此外,用 80dB 气导刺激,耳蜗性聋的波Ⅴ潜伏期均在 6.5ms 之内,而传导性聋有半数可达到 6.5～8ms,有利于鉴别这两类不同性质的耳聋。

中耳病变时会引起中耳传声机制的改变,往往导致 ABR 波Ⅰ潜伏期延长,因此 ABR 检查对鼓膜正常而有潜在分泌性中耳炎的儿童更有意义。

五、ABR 在耳神经学上的应用

从耳神经学诊断的目的来分析 ABR 时应注意:①波的振幅是否存在或消失。②各波的潜伏期。③峰间潜伏期,特别是波Ⅰ～Ⅴ,波Ⅰ～Ⅲ,波Ⅲ～Ⅴ的峰间潜伏期。④两耳Ⅰ～Ⅴ峰间潜伏期及两耳波Ⅴ潜伏期差(ILD)的对比。⑤波形的可重复性。根据 ABR 的发生原理和来源,凡是引起听觉传导通路神经纤维变性、压迫的因素都会使冲动传导速度受到阻滞,可表现为 ABR 各波潜伏期的变化。有关 ABR 各波的潜伏期,各测听室也应建立各自的正常值。

肿瘤等病变引起听觉通路的神经活动同

步不良时,波Ⅰ～Ⅴ的峰间潜伏期可延长。当波Ⅰ未检出时比较耳间波Ⅴ的潜伏期差(ILD)。正常人的 ILD_5 接近于零,受肿瘤压迫时则 ILD>0。由于刺激声的强度会影响波Ⅴ潜伏期,所以计算 ILD_5 时应作相应的校正。Hydc 等用图 6-7 所示的校正法对传导性聋耳加以校正。两耳都用 85 dB nHL 测试 ABR,传导性听力损失在 1000、2000 和 4000 Hz 平均为 30dB,则有效刺激声强为 55dB nHL。两条虚线之间相差 0.4ms,这个 0.4ms 即为校正值。从测得的波Ⅴ潜伏期中扣去这一校正值,即得校正的波Ⅴ潜伏期(图 6-7)。也可用同一感觉级的声刺激(dB SL)诱发双耳 ABR,此时无须进行上述校正,ILD 数值除外了中耳或内耳病变引起的潜伏期改变。

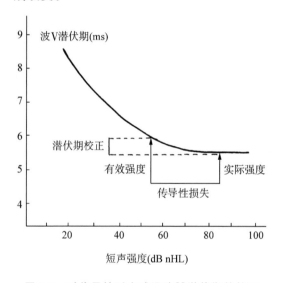

图 6-7　对传导性听力减退波Ⅴ潜伏期的校正
（仿 Hyde 等,1981）

对感音神经性听力减退的波Ⅴ潜伏期的校正则较复杂。正如上所述,也可用同一感觉级的声刺激(dB SL)诱发双耳 ABR,来比较 ILD。

当两耳都能检出清晰的波Ⅰ和波Ⅴ时,还可比较两耳在相同感觉级声刺激时波Ⅰ～Ⅴ峰间潜伏期(IPL)差。如相差 0.4ms 以上,则为异常。在未记录到波Ⅰ时,可用 ECochG 的 AP 中的 N_1 代替波Ⅰ来计算波Ⅰ～Ⅴ潜伏期。

(一)小脑脑桥三角(桥小脑角)肿物的诊断

1. 听神经瘤或其他小脑脑桥三角肿物

在 ABR 上主要表现为波Ⅴ潜伏期延长(图 6-8)或波Ⅴ消失(图 6-9)。一般认为两耳波Ⅴ的 ILD≥0.4ms,Ⅰ～Ⅴ间期>4.5ms 即为蜗后病变的阳性指征。我们观察了 101 例小脑脑桥三角肿瘤的患者,其 ABR 可表现为各波均消失,仅有Ⅰ波,多数表现为Ⅰ～Ⅴ波间期延长(>4.5ms),其中主要表现为Ⅰ～Ⅲ波间期延长,提示肿物靠近周边。本组资料中未见波Ⅴ幅度<波Ⅰ的表现。在101例中,除有16例未引出反应,不能判断

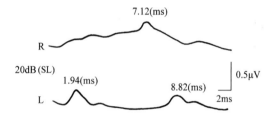

图 6-8　患者,男,45 岁,术前左耳听力下降,左ABR I-V = 6.88ms,与健耳(右)比较,ILD=1.70ms,手术证实为 3cm(直径)的听神经瘤

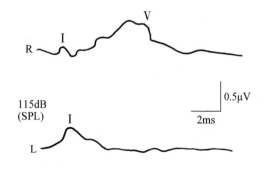

图 6-9　患者,女,48 岁,术前左耳听力下降,ABR右侧正常,左侧只能引出波Ⅰ,波Ⅴ消失,手术证实 4cm(直径)听神经瘤

是否有蜗后病变外,能引出 ABR 波形者 85 例,其中 80 例 ABR 异常,5 例正常。ABR 异常率 94.1%(80/85)。其中患侧 I～V 波间期＞4.5ms 者 34 例,占 40%(34/85),对侧 I～V 波间期＞4.5ms 者 17 例,占 20%(17/85)。患侧仅有 I 波者 29 例,占 34.1%(29/85)。5 例 ABR 正常者,其中 3 例经 CT 及 MRI 检查证实为听神经瘤,2 例经手术证实为胆脂瘤。ABR 的表现形式可能与听神经瘤的生长方式及大小有关,当肿瘤未压迫听神经时,ABR 可表现正常。本组病例中 ABR 正常仅占 5.0%,说明 ABR 检出率较高。ABR 是一种快速无损伤的可靠检查方法,可作为一种早期诊断小脑脑桥三角占位病变的筛选手段(表 6-7)。

表 6-8 显示当肿瘤＜1cm 时,ABR 正常 2 例(2/8,占 25%),或主要表现为 I～V 波间期＞4.5ms(3/8,占 37.5%);当肿瘤＞1.1cm 后,其 ABR 各波形消失增多,且出现对侧 I～V 波间期＞4.5ms,说明当肿瘤较大时,患侧 ABR 缺失,但可引出对侧 ABR 改变。因此当用最高声级刺激仍引不出 ABR,很难判断是否为蜗后病变时,要注意观察对侧的 ABR。如果出现异常,可能病变范围较大,仍可确定为蜗后病变。所以,应把双侧 ABR 检测作为常规。

表 6-7 小脑脑桥三角占位病变 ABR 主要表现

病变	例数	各波均消失	仅有 I 波	患侧 I～V＞4.5ms	对侧 I～V＞4.5ms	正常
听神经瘤	84	13	26	27	15	3
胆脂瘤	8	0	2	4	0	2
其他肿瘤	9	3	1	3	2	0
合计	101	16	29	34	17	5

表 6-8 不同大小听神经瘤的 ABR 表现及 AP 出现情况

| 肿瘤直径 | 例数 | 类型 | | | 波间期 | | | | AP | |
		各波消失	仅有 I 波	仅 I 波消失	I～V＞4.5ms 患侧	I～V＞4.5ms 对侧	I～III＞2.5ms 患侧	正常	存在	消失
＜1cm	8	0	3	0	3	0	1	2	8	0
1.1～3cm	38	14	10	0	14	6	10	0	28	10
＞3.1cm	17	8	5	2	2	6	1	0	11	6
合计	63	22	18	2	19	0	0	2	47	16

注:I～III 波间期＞2.5ms 的例数实际包含在患侧 I～V 波＞4.5ms 例数以内(表 6-8 同)。

在 ABR 检测过程中,患者听力损失的程度及听力曲线的类型对准确解释 ABR 结果具有一定影响。因此,在做 ABR 检测前,患者必须先进行纯音测听,以明确听力损失情况。从表 6-9 可以看出,极重度聋及重度聋者 ABR 各波消失者多(28/50,占 56%),必须结合其他检查判断有无蜗后病变;但在极重度聋患者 31 例中有 6 例 ABR 仅出现 I 波,占 19.4%(6/31),其他异常表现 5 例占 16.1%(5/31),两者合计占 35.5%,可确定为蜗后病变。因此对极重度聋患者不可忽视 ABR 检查。而在中轻度聋患者,甚至是正常听力者中,若 ABR 出现异常,仅有 I 波存在或 I～V 波间期＞4.5ms,均可提示为蜗后病变(表 6-9)。

表 6-9 不同程度听力损失患者的 ABR 表现

听力损失程度	例数	类 型				波间期		正常
		各波消失	仅有 I 波	仅Ⅲ波消失	仅 I 波消失	I～V>4.5ms 患侧	I～Ⅲ>2.5ms 患侧	
极重度	31	20	6	1	2	2	0	0
重度	19	8	5	0	0	6	3	0
中度	22	0	10	3	0	8	7	1
轻度	14	0	5	1	0	6	5	2
正常	15	0	2	0	0	11	7	2
合计	101	28	28	5	2	33	22	5

表 6-10 显示 81 例小脑脑桥三角占位病变患者 ECochG 的异常表现为 AP 消失（17/81，占 21.0%），－SP/AP≥0.4（25/81，占 30.9%），两者合计为 51.9%；余为无－SP 或－SP/AP<0.4，占 48.1%（39/81）。AP 消失表示耳蜗或听神经受损严重而无法诱发出动作电位。当听神经瘤<1cm 时，AP 存在者占 100%（8/8），直径>3.1cm 时，AP 存在者占 64.7%（11/17）（表 6-8），提示随着肿瘤增大，AP 的出现率降低。当小脑脑桥三角占位病变患者的 ABR 异常合并－SP/AP≥0.4，则可能为肿物压迫动脉致供血不足引起的继发性蜗性病变，也有人认为是神经冲动同步化变差所致。

表 6-10 81 例小脑脑桥三角占位病变 ECochG 的表现

病变	例数	AP		－SP/AP		
		存在	消失	>0.4	<0.4	无－SP
听神经瘤	70	55	15	21	10	24
胆脂瘤	4	4	0	2	2	0
其他肿瘤	7	5	2	2	2	1
合计	81	64	17	25	14	25

听神经瘤可同时引起前庭功能障碍，最常见的前庭症状是步态不稳，偏倒，重者出现眩晕，因此前庭功能检查，特别是冷热试验对听神经瘤的诊断具有较大的价值。在本组病例中，患者半规管功能异常者占 92%，ABR 表现正常的 5 例患者均出现半规管功能低下。因此，前庭功能检查对于小脑脑桥三角占位病变的诊断具参考意义。

Glasscock 等将 ABR 测听结果与其他检查结果比较，表明除颅后窝脊髓造影外，ABR 测听是诊断听神经瘤最有效的办法（表 6-11）。特别是早期诊断更有价值。我们曾观察 1 例病人，表现为头晕、共济失调。第 1 次检查时，双耳听力正常，CT 阴性，但 ABR ILD＝0.52ms，I～V＝4.56ms，提示左蜗后病变。5 个月后做第 2 次检查，左耳全频听力重度下降，未引出 ABR，只引出高振幅的 CM 和低幅度的 AP-N$_1$，明确提示蜗后病变，再行 CT 扫描证实为小脑蚓部肿物（图 6-10）。此病例病情发展过程及 ABR 变化过程证明，早期病变也许听力无障碍，但 ABR 已有异常改变。在早期诊断方面似乎 ABR 测试比 CT 还敏感些。

表 6-11　内听道或小脑脑桥三角肿瘤患者各项检查结果

检查项目	音衰试验	短增敏感指数试验	镫骨肌反射衰减试验	ERA	岩锥 X 线照相	CT	颅后窝脊髓造影
检查例数	48	48	48	49	41	40	38
正常	37.5%	29.2%	18.8%	2%	22%	50%	0
异常	62.5%	70.8%	81.2%	98%	78%	50%	100%

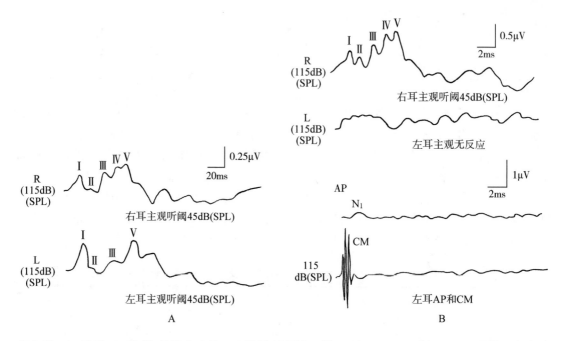

图 6-10　A. 患者,女,52 岁,1982 年 5 月 ABR 波形,左耳Ⅰ～Ⅴ＝4.56ms,ILD＝0.52ms, CT 阴性；B. 与 A 同一患者,1992 年 10 月未引出 ABR 波形,可引出 AP-N$_1$ 和 CM,CT 扫描小脑蚓部肿瘤

从部分资料统计情况看,以 ABR 测试来判断听神经瘤的准确率是比较高的,均在 90%以上(表 6-12)。

2. 听神经瘤的位置和大小与 ABR 的关系　ABR 波形和肿瘤的位置、大小有密切的关系,在较大的肿瘤常记录不出 ABR。一般将肿瘤的直径＞1.5cm 者归于大的。我们观察了一组病例,提示肿瘤大小与Ⅰ～Ⅴ间

表 6-12　听神经瘤患者听性脑干反应结果比较

年代	著者	检查例数	假阴性	阳性率(%)
1977	Selters 和 Brackmann	46	0	100
1977	Brackmann	20	0	100
1979	Glsaacock 等	49	1	98
1979	Clemis 和 McGee	27	2	93
1979	House 和 Brackmann	146	3	98

期明显相关(表6-13)。但在另外一组病例中,肿瘤大小和 ABR 异常的关系并不密切(表6-14)。而肿瘤的位置、硬度、是否影响内耳供血

等则可能是导致 ABR 异常更为重要的因素。如表6-14 中例 11(图6-11)中所示在内听道中的小肿瘤可引起很明显的同侧 ABR 异常。

表 6-13　肿瘤大小与各波间期的关系

病例号	Ⅰ~Ⅲ(ms)	Ⅲ~Ⅴ(ms)	病变性质	肿瘤大小(cm)
正常值($\bar{X}\pm2S$)	2.58	2.21	—	—
1	2.74	1.62	CT 阴性	
2	2.72	2.16	听神经瘤	2×2.5(CT 证实)
3	4.86	1.90	听神经瘤	2(直径)
4	3.28	1.72	听神经瘤	2×2.5×3
5	3.22	3.08	舌咽神经	3×3×3
6	3.22	2.36	听神经瘤	4×4(CT 证实)
7	2.86	4.02	听神经瘤	5(直径)
8	2.24	4.04	听神经瘤	3×4×4
9	波Ⅰ缺如	2.44	脱髓鞘	
10	2.20	3.06	脱髓鞘	
11	2.22	2.76	脱髓鞘	
12	2.28	3.22	脑血管局灶软化	
13	2.88	2.04	脑血管局灶软化	
14	1.88	3.44	脑外伤	
15	左Ⅰ~Ⅳ消失　右Ⅲ~Ⅴ消失		脱髓鞘	
16	2.32	Ⅵ~Ⅴ消失	脱髓鞘	
17	左Ⅲ~Ⅴ消失	脑干肿瘤(CT 证实)		
	右Ⅲ消失、Ⅴ延长			

表 6-14　IDL 和Ⅰ~Ⅴ间期与肿瘤的大小无明显相关

病例号	ILD(ms)	Ⅰ~Ⅴ(ms)	术后诊断病变性质	肿瘤大小(cm)
1	0.52	4.56	CT 阴性	
2	0.06	4.88	听神经瘤	2×2.5
3	0.52	5.02	听神经瘤	2×2.5×3
4	1.04	5.50	听神经瘤	0.9×0.9
5	2.06	6.36	舌咽神经瘤	2×3×3
6	2.48	6.76	听神经瘤	2×2
7	1.70	6.88	听神经瘤	3(直径)
8	1.44	6.28	听神经瘤	3×4×4
9	2.56	6.56	听神经瘤	4×4
10	2.08	7.06	听神经瘤	5(直径)
11	能引出 AP	未引出 ABR	听神经瘤	1×1×1.5
12	能引出 AP	未引出 ABR	听神经瘤	4.3×3.5
13	能引出Ⅰ	Ⅱ~Ⅴ消失	胆脂瘤	3.3×3.8

（续　表）

病例号	ILD(ms)	Ⅰ～Ⅴ(ms)	术后诊断病变性质	肿瘤大小(cm)
14	能引出Ⅰ	Ⅱ～Ⅴ消失	转移癌	4(直径)
15	能引出Ⅰ	Ⅱ～Ⅴ消失	胆脂瘤	3×4×4
16	能引出Ⅰ	Ⅱ～Ⅴ消失	听神经瘤	3×3×6
17	能引出Ⅰ	Ⅱ～Ⅴ消失	听神经瘤囊性变	4(直径)
18	能引出Ⅰ	Ⅱ～Ⅴ消失	听神经瘤	2×3
19	能引出Ⅰ	Ⅱ～Ⅴ消失	听神经瘤	3×3
20	能引出Ⅰ	Ⅱ～Ⅴ消失	听神经瘤	3×4
21	能引出Ⅰ	Ⅱ～Ⅴ消失	双侧听神经瘤	右侧＞左侧(示大小)
22	能引出Ⅰ	Ⅱ～Ⅴ消失	双侧听神经瘤	左:4.5×4.8×3 右:2.4×3.4×2
23	能引出Ⅰ	Ⅱ～Ⅴ消失	脑干肿瘤	以左为著

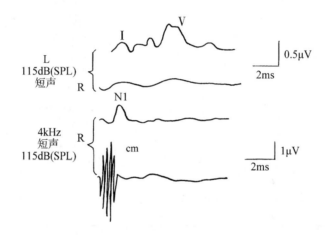

图 6-11　听神经瘤

　　患者,男,49 岁,右耳听力严重下降,内听道 1 cm 直径的听神经瘤。

　　3. 小脑脑桥三角肿瘤对对侧 ABR 的影响　许多文献报道了一侧小脑脑桥三角肿瘤对对侧 ABR 的影响。局限于内听道的和＜2cm 的肿瘤不会对对侧耳给声所引起的 ABR 有什么影响。如果对侧耳给声,引出异常的 ABR(同侧耳给声也引出异常的 ABR)则很可能是颅后窝中＞2～3cm 的肿瘤的表现。对侧 ABR 的异常表现可为Ⅰ～Ⅲ间期正常而Ⅲ～Ⅴ间期延长,或Ⅰ～Ⅲ间期延长而Ⅲ～Ⅴ间期正常,或Ⅰ～Ⅲ和Ⅲ～Ⅴ间期都延长,或检不出波Ⅴ而Ⅰ～Ⅲ间期正常或

延长。图 6-12 示患者一侧未引出 AP 和 ABR,虽难判断,但左侧 ABR 波Ⅴ消失,提示一侧病变较大,引起双侧 ABR 异常。

　　听神经瘤对侧 ABR 异常应与其他原因导致的双侧 ABR 异常相区别,例如双侧听神经瘤及双侧Ⅰ或Ⅲ波不能辨认的重度听力损失。对侧 ABR 异常也有助于判断肿瘤大小,而且可以预计在术后对侧听力有望改善。

　　而随着检查技术及影像学的进步,使小听神经瘤的早期发现率明显提高,再加上手

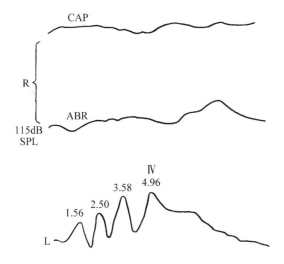

图 6-12　听神经瘤

患者,男,28 岁,右耳未引出 AP 和 ABR;左耳 ABR 的 V 波消失,余正常;CT 证实为 4cm 直径的右侧听神经瘤。

术技巧、术中内镜技术及听力检测技术的应用,使听神经瘤手术保留听功能的概率大大提高。术中最常用的听功能监测是脑干听觉反应(ABR)和蜗神经复合动作电位(CAP),可及时发现听觉通路上的损害如牵拉、压迫或内耳血供受阻,以便在听功能发生不可逆的变化之前指导术者调整手术操作方式,进而提高听力保护率。并且可根据术中监测的结果来初步估计患者术后的听力恢复情况。Matthies 和 Sammi 等发现向上、下、内、后、外方牵拉肿瘤神经束及直接牵拉耳蜗神经时均可引起 ABR 波形改变,如 波 V 消失或 I～III、I～V 波间潜伏期延长等。而 CAP 的 N_1、N_2 幅度和潜伏期对耳蜗血流下降造成的耳蜗缺氧、缺血更为敏感。

肿瘤影响 ECochG 及 ABR 的机制可能有以下两种:①对第Ⅷ对脑神经牵扯或压迫,使神经传导速度改变或使第Ⅷ对脑神经纤维去同步化(desynchronization)。②机械性能干扰第Ⅷ对脑神经和压迫引起耳蜗的供血不足,造成耳蜗病变,故出现优势－SP(－SP/AP＞

0.4)(图 6-13),而对对侧 ABR 的影响则可能是肿瘤使脑干移位,从而使对侧脑干听区间受压。图 6-13 示一患者为右侧小脑星形细胞瘤,压迫对侧的同时也可有脑室系统受压,引起颅内压增高,导致双侧 ABR 均异常。推测同侧外侧丘系核受压时可使脑桥下部处的交叉纤维去同步化,从而影响对侧波 V。

ABR 的波 I 和波 V 潜伏期变化均与听力图有关。我们观察了 60 例单侧平坦型听力下降(伴响度重振现象)患者(其中 48 例梅尼埃病,12 例突发性聋)用同一感觉级(SL)强度刺激,分别引导两耳的 ABR,发现患耳的波 V 潜伏期反而比健耳的短(称为负 ILD),而且 ILD 的负值与 dB(SL)高度相关(图 6-14)。于是对于纯音测听确定为感音神经性聋患者,可用图 6-15 来区分蜗后病变、高频听力陡然下降,以及平坦型听力下降(伴响度重振)患者。蜗后患者分布在图的右上部分,陡降型听力下降者分布在右下部分,平坦型听力下降者(伴响度重振)则分布在图的左面,I～V 间期反而缩短,ILD 呈负值。可见用 ABR 测试不仅可鉴别耳蜗性还是蜗后病变,还可区分耳蜗性聋的不同类型,但不能区分梅尼埃病还是突发性聋。

(二)早期迷路积水的诊断

Manuel Don 等观察正常人在不同截止频率高通滤波的粉红噪声掩蔽的情况下,短声诱发的 ABR 波 V 潜伏期随截止频率的降低而逐渐延长,但在早期膜迷路积水的患者,其 ABR 波 V 潜伏期随截止频率的改变无明显变化,这种特点可能有助于对梅尼埃病或早期膜迷路积水的诊断。

综上所述,对于小脑脑桥三角占位病变及脑干肿瘤患者进行诊断时,不应限于单一的纯音测试或 ABR 检查,而应将 ECochG、前庭功能检查亦列为其参考指标。

(三)听觉中枢系统疾病的诊断

除小脑脑桥三角肿瘤以外的 16 例脑干病变的 ABR 表现,见表 6-15。

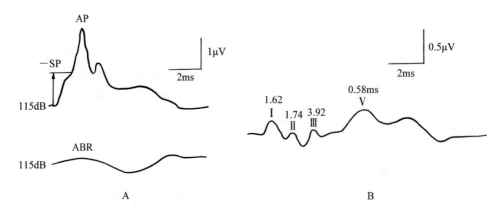

图6-13 右侧小脑星形细胞瘤

患者,男,27岁,A. 可引出 AP,未引出 ABR;B. ABR Ⅰ～V＝4.88ms,Ⅲ～V＝2.66ms;手术病理证实为右侧小脑星形细胞瘤。

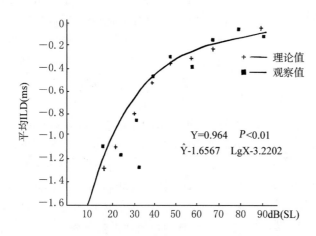

$$Y=0.964 \quad P<0.01$$
$$\hat{Y}-1.6567 \quad LgX-3.2202$$

图6-14 单耳平坦型听力下降(伴响度重振者)ILD(ms)与 dB SL 之关系曲线

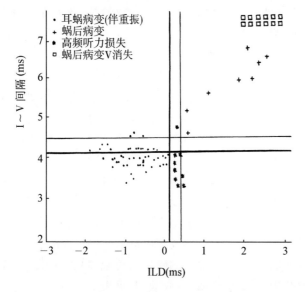

图6-15 耳蜗性和蜗后病变患者 ILD 与Ⅰ～V间期分布

粗线示正常人平均值,细线示蜗后病变的界线。

表 6-15　脑干疾病 ABR 的主要表现

| 病变类型 | V潜伏期延长 | | 仅有Ⅰ(或AP)，Ⅱ～V消失 | Ⅰ能重复Ⅱ～V不能重复 | 仅有Ⅰ、Ⅱ、Ⅲ，Ⅳ～V消失 | 仅有Ⅰ、Ⅱ，Ⅲ～V消失 | V振幅<Ⅰ | 合计 |
	ILD超过0.4ms	Ⅰ～V超过4.5ms						
脑干肿瘤	—	—	—	—	—	1	—	1
脱髓鞘	(2)	3	1	2	1	1	1	9
脑外伤	(1)	1	3	—	—	—	—	4
脑血管	(2)	2	—	—	—	—	—	2
小计		6	4	2	1	2	1	16

注：括号中数字代表Ⅰ～V超过 4.5ms 的病例中，同时 ILD 超过 0.4ms 的例数。

1. 多发性硬化症　是一种脱髓鞘疾病，只影响中枢神经系统，故波Ⅰ多正常。Robinson 和 Rudge 的研究表明，经临床证实有脑损害的多发性硬化症的患者，51% 可见到波 V 异常。Shanon 等则观察到多发性硬化患者的 ABR 波Ⅰ～V 间期延长，波Ⅱ～Ⅵ明显减小或消失，同时波 V 变得较宽大。Glasscock 等也发现多发性硬化患者的脑干反应显示中枢传导时间异常。他们认为脑干传导时间延长与脱髓鞘过程有关。笔者等观察了 20 余例多发性硬化等脱髓鞘病变患者的 ABR，有近半数病例结果可疑异常或不正常。

我们观察到 9 例脱髓鞘病（表 6-15），除 3 例表现为 ABR 波 V 延长外，其余 5 例主要表现为波Ⅱ～V 或Ⅲ～V 或Ⅳ～V 消失和Ⅱ～V 不能重复出现，另外还有 1 例表现为波 V 幅度<波Ⅰ幅度。图 6-16 为脱髓鞘病患者 ABR 变异波形，Ⅰ、Ⅱ、Ⅲ能重复，Ⅳ～V 波消失。

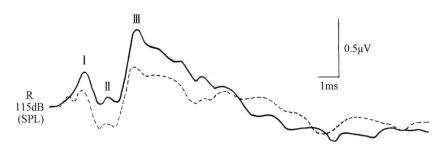

图 6-16　脱髓鞘病

患者，男，54 岁，脱髓鞘病右Ⅰ、Ⅱ、Ⅲ能重复出现，Ⅳ～V 消失。

2. 脑干胶质瘤　多见于儿童。当波及脑干和改变原正常结构的外生成分时，会发生精神紊乱。Nodar 等报道 7 例此类患儿（2 岁半至 13 岁）所测 ABR 结果，其中 4 例潜伏期延长，5 例波的时程异常，4 例有波间期的改变，3 例电反应稳定性异常，5 例振幅异常，5 例波形异常和 5 例波形消失。全部 7 例中有 6 例 4 项指标阳性，1 例 2 项阳性。作者们认为如果测算了潜伏期-强度函数曲线和波Ⅰ～V 间期，则可无假阳性。这些病例经 CT 及手术所见与 ABR 所测病变部位完全相符。图 6-17 是笔者观察到的由 CT 证实为脑干胶质瘤成人患者的 ABR 波形，已侵犯到双侧听觉通路，使双侧 ABR 均有异常改变。

3. 脑白质营养不良　Ochs 等报道 10 例

ABR 测试结果,其中 7 例为家族性脑中叶硬化,2 例肾上腺素性脑白质营养不良,1 例为其他脑白质营养不良。全部患者 ABR 中仅见波Ⅰ,偶见微弱的波Ⅱ,其他各波均消失。这种方法能尽早发现无神经症状的早期病人,若结合 EEG 有助于确定患者的原发部位和病变范围。

4. 脑外伤　Seales 等曾对 17 例颅脑钝性外伤做 ABR 测试。有 3 例脑死亡者无电反应,2 例早期异常,但持续不变,终至死亡;而追踪观察的 12 例 ABR 结果,不论最初是异常(3 例)还是正常(9 例)的都恢复正常。笔者们认为早期(创伤后 31h 内)ABR 异常提示脑损害为可逆性,追踪(创伤后

3～6d)行 ABR 测试能判定病人的预后,并有助于判断脑干损害的程度和治疗效果。Makino 等研究伴有听觉障碍的头颅部损伤患者,凡表现有神经系统障碍者 ABR 波Ⅰ～Ⅴ间期及波Ⅳ、Ⅴ振幅与正常人相比有明显异常。

我们观察到 4 例脑外伤患者,均伴听力障碍(3 例单侧听力全频重度下降,1 例双侧低频听力下降),除 1 例有视力减退外,其余无其他明显的脑神经症状,ABR 均出现异常变化,其中 3 例仅出现波Ⅰ(或 AP-N₁)而波Ⅱ～Ⅴ消失,1 例波Ⅲ～Ⅴ间期为 3.54ms,显著延长(图 6-18),提示病变部位在上橄榄核以上。

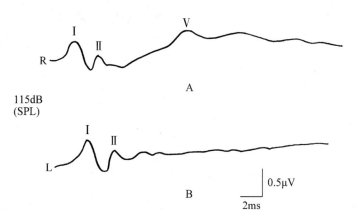

图 6-17　脑干胶质瘤
患者,男,36 岁,A. 右耳波Ⅲ消失,波Ⅴ潜伏期延长;B. 左耳波Ⅲ、Ⅳ、Ⅴ消失(与 CT 结果相符)。

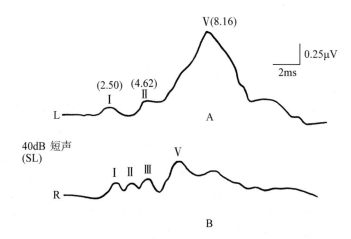

图 6-18　头部外伤
男,22 岁,1981 年 7 月因头部外伤后左耳听力下降。A. 左耳 ABR Ⅰ～Ⅲ=2.12ms(正常),Ⅲ～Ⅴ=3.54ms,大大超过正常范围(1.83±0.19)ms。B. 右耳正常。刺激强度 100dB SPL。

5. 其他　不少作者认为对于昏迷患者、颅内压增高与脑疝、脑死亡、脑麻痹、脑核黄疸、幼儿惊厥等各种神经系统疾病，ABR 测试可以提供极为有价值的资料，为病变诊断及正确治疗提供可靠的依据。

(四)椎-基底动脉供血不足

椎-基底动脉短暂缺血发作性眩晕多发生于中老年人，目前认为其发生机制与前庭神经核、耳蜗核等脑干结构短暂的血液灌注不足，神经元代谢受损，突触效能降低，使其参与协调躯体平衡的功能出现障碍，出现眩晕及其他症状、体征。前面已经提到 ABR 测试能客观评估和动态监测听觉通路和脑干缺血的程度。而高刺激重复率诱发的 ABR，因其刺激时间特殊，对突触功能障碍极为敏感，而突触效能对缺血更为敏感，故高刺激率 ABR 可敏感地出现比正常人及非椎-基底动脉短暂缺血发作性眩晕患者波潜伏期更为延长的结果。我们在临床工作中常用刺激重复率为 51.1/s 和 11.1/s，一般认为前者刺激速率诱发的 ABR Ⅰ～Ⅴ 间期较后者延长 0.28ms 以上即提示为同侧椎-基底动脉供血不足。

(五)在其他疾病诊断中的意义

近年还从部分患者记录到短潜伏期的负相听性脑干反应(auditory acoustically evoked short latency negative response，ASNR)。Nong 等在 80 例(117 耳)重度感音神经性聋记录到这种短潜伏期的负相反应，发现其具备以下特点：潜伏期 3～4ms 的 Ⅴ 形负波；随着刺激强度的增加，波的潜伏期缩短、振幅增高；具备可重复性；只出现于对重度感音神经性聋耳给强声刺激时；患者具良好的前庭功能。有学者认为，ASNR 来自前庭神经或神经核，而在听力正常或轻度损失耳因其与波 Ⅰ～Ⅴ 交叠而被掩盖。Murofushi 等报道在听力正常者中也记录到该电位。而我们的临床听力检查中常发现许多重度感音神经性聋的患儿可记录到 ASNR，部分患儿 CT 检查证实为大前庭水管综合征。因此，有学者提出 ASNR 可能有助于大前庭水管综合征的诊断。对 ASNR 的发生机制及实用价值尚有待于进一步认识。

(六)电听觉研究

随着电子耳蜗植入的广泛推广，使得术前准确评估患者的残存听力及其有功能的听神经纤维数量成为合理选择手术适应证的重要依据，这也促进了对电刺激诱发听性脑干反应(electrically auditory brainstem response，EABR)的研究。动物实验已有较成功的经验。以豚鼠为例，如果做慢性电极记录，将记录电极植入圆窗龛，电刺激电极植入颞骨鳞部，参考电极放置在另一侧听皮质硬脑膜外。电刺激通过光-电耦合隔离器，电刺激脉冲宽度 < 50 μs，刺激电流范围 0～3000 μA。成功地在动物身上隔离了电刺激伪迹的干扰并记录到了电刺激诱发的 ABR 波形、原发皮质反应(primary response，PR)以及中枢慢反应(slow cortical responses，SCR；图 6-19)。并与短声诱发的听性脑干反应(Click-evoked auditory brainstem response，Click-ABR)、短声诱发的 PR、短声诱发的 SCR 进行比较发现：EABR 的潜伏期比 Click-ABR 短 1ms 左右，电位振幅小(4μV左右)，刺激电流的动态范围为 34.2～313μA；电诱发的 PR 与短声诱发的 PR 的潜伏期相近，幅度小(35μV)，刺激电流的动态范围为 27.5～287μA；电诱发的 SCR 与短声诱发的 SCR 相比潜伏期短 3ms 左右，幅度小(23μV)，刺激电流的动态范围为 31～287μA。可见电刺激的动态范围只有 100 倍左右，电位幅度普遍<声诱发的电位。目前也有报道以电子耳蜗植入后的电极行 EABR，来预估患者术后听力的恢复。但以 EABR 应用到患者术前评估还有待于深入研究。

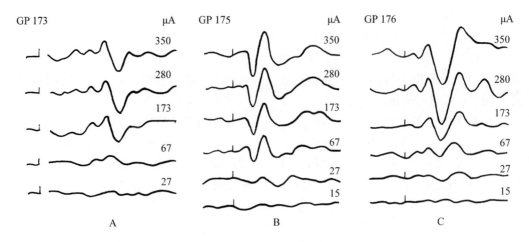

图 6-19 电诱发听性反应的刺激电流动态范围
左:EABR;中:E-PR;右:E-SCR,注意在 280μA 处反应已接近饱和。

六、动物实验

因豚鼠的听力学特征与人较接近,所以既往人们在做听觉生理实验时,多选用豚鼠。随着分子生物学的发展,因小鼠的基因与人类较接近,所以听觉生理较为宏观的研究逐渐更多地选用小鼠或大鼠了。然而不论豚鼠、小鼠或大鼠,其 ABR 均有自己的特点。大概是因为解剖学结构的原因,这些动物的 ABR 不像人一样在正常情况下常出现 5 个波,而是常常出现 3 个波,波Ⅳ、Ⅴ出现率低且不重复。因此判断其阈值时,通常以出现率最高的波Ⅲ或波Ⅱ作为判断阈值的指标。图 6-20 示豚鼠、小鼠的 ABR 波形及其波Ⅲ及波Ⅱ的阈值。

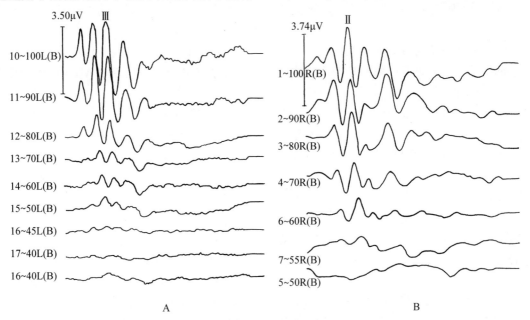

图 6-20 ABR 波形及阈值判断指标
A. 示豚鼠正常 ABR 波形及阈值(45dB SPL);B. 示小鼠正常 ABR 波形及阈值(55dB SPL)。

电极放置：两耳廓前沿连线的中点为记录电极。通常用 3 号绣花针，轻轻钉透颅骨至硬脑膜外大约 1mm 深，以手指轻轻碰触针鼻处，动物头与针一体运动，即证明电极深度到位。参考电极置同侧耳垂，地线接鼻尖或对侧耳垂。平均器、放大器各参数的设置同引导人的 ABR。刺激声可选短声、短音、滤过短声或平台较短的短纯音。引导动物的 ABR 简单易引，可监测动物造模前后听功能的变化，也可将动物放置固定盒内，保持清醒状态。在不同段的时间内，可重复安置记录电极 3～5 次，但必须避免电极植入过深伤及皮质而出现动物死亡。如果要做远期观察，可参考第 5 章中介绍的"CAP 引导"和第 9 章中介绍的"慢性电极植入法"。

第四节　骨导 ABR 的测试及应用

听性脑干反应（ABR）能够评估从内耳至听觉脑干的听觉通路的完整性，是目前临床用来评估客观听阈最常用的听力学检测手段。骨导的传导途径和气导不同，它不经过外耳和中耳，而是直接由骨导振动器通过颅骨振动传递到内耳，再传递到各级神经元，最后传到听觉中枢。骨导声刺激诱发的 ABR 适用于对听力损失的传导性成分的鉴别存在困难的儿童及成人，骨导 ABR 联合气导 ABR 测试，可以帮助判断听力损失的类型。

一、骨导 ABR 的记录技术

（一）骨导 ABR 测试程序

由于骨导 ABR 的输出强度低，波形振幅小，易受伪迹干扰，所以骨导 ABR 一定要保证在安静的隔声屏蔽室内进行。测试期间，患者应尽可能放松，以避免记录期间肌肉紧张等产生的干扰。通常让患者采取仰卧位，并让其闭上眼睛，在测试期间尽量入睡。婴幼儿及小龄儿童在测试期间必须进入睡眠状态，可在测试前剥夺睡眠并使用小剂量的镇静药（如 10％水合氯醛）。骨导 ABR 测试时，须打开脑电监测窗口，并时刻关注测试中的脑电干扰，当患者活动时会出现脑电波不平稳，此时要中断叠加，待脑电波平稳后再继续测试。

骨导 ABR 的测试程序与气导 ABR 相同。不同的是，骨导耳机与气导耳机放置的位置不同。在进行骨导 ABR 测试时，骨导振动器的位置会对 ABR 的阈值造成影响。有报道，骨振子放在前额时强度会降低约 10dB，所以我们在临床上通常将骨导耳机放置于乳突上部平坦处，注意要垂直地压于乳突表面，并使其位置固定不滑动，避免触及耳廓。婴儿的头围大小可能会对骨导 ABR 造成一定的影响。对于头颅较小的婴儿，保持骨振器与头颅之间稳定的压力比较困难。参考国标，如果婴儿的头宽较小没有达到 135～145mm，那么骨振器和乳突之间的压力将不能达到标准，这时可在头绷另一端使用增厚夹具，人为增加头宽，使骨振器与乳突间的作用力达到标准。骨导 ABR 的刺激声可使用交替短声、Chirp 声、短音或短纯音，但要注意不同刺激声的气、骨导声学特性可能不同。

（二）骨导 ABR 的掩蔽

刺激声通过一侧的骨导耳机给出，同时对侧使用气导耳机进行掩蔽。刺激信号的掩蔽是骨导 ABR 测试中的关键问题，直接影响测试结果。掩蔽的目的是为了避免影子听力，即避免好耳偷听。为了避免非测试耳听到测试音，需要在非测试耳加掩蔽噪声。在测试 ABR 时，当双耳的听阈差值 ≥ 耳间衰减值时需要加掩蔽。在骨导 ABR 测试时，由于骨导耳机的耳间衰减值很小，如果不加掩蔽获得的骨导反应阈就是相对好耳的反应阈，所以在测试骨导 ABR 时须常规加掩蔽。

年龄对骨导的耳间衰减有一定的影响，一般婴儿的骨导耳间衰减值大于成年人，这是由于新生儿期头颅的性质影响了骨导刺激的传导。婴儿未成熟的颅骨缝、皮肤和脂肪的厚度、颅骨骨质的密度、乳突气化情况，以及其他未成熟的传导和感音神经性机制，都影响骨导的耳间衰减，尤其是那些囟门未闭合的婴儿的骨导耳间衰减值更大，给其做骨导 ABR 时有先天的优势。

骨导 ABR 的对侧有效掩蔽级（$L_{EML-Contra}$）为：掩蔽强度 = 给声强度 - 耳间衰减值 + 基准掩蔽级。要注意有些仪器的掩蔽噪声单位是 dB SPL，而刺激声单位是 dB nHL。国际上尚无统一的噪声基准掩蔽级标准。有学者建议在做骨导 ABR 时使用 40～50 dB 的宽带噪声作掩蔽。余崇仙等在对听力正常婴幼儿进行测试时选择在非测试耳给予较刺激声级高 20 dB 的白噪声进行掩蔽。Richy Lau 等推荐对 500 Hz 的 20 和 30 dB nHL 短纯音刺激分别用 72 和 82 dB SPL 的白噪声进行掩蔽；对 2000 Hz 的 20、30、40 dB nHL 短纯音刺激分别用 62、72、82 dB SPL 的白噪声进行掩蔽。本实验室对 18－25 岁的听力正常青年人 26 例（52 耳）的骨导耳间衰减值和对侧有效掩蔽级进行了相应研究，得出听力正常青年人的骨导 Click 声和 CE-Chirp 声的耳间衰减范围为 0～8 dB，平均值均为 3 dB。骨导 Click 声和 CE-Chirp 声的白噪声双、对侧有效掩蔽级均随着刺激声级的增加而增加，呈正相关的线性关系，且不同刺激速率与骨导短时程信号输出力级间无显著差异。得出听力正常的青年人骨导 Click 声和 CE-Chirp 声的基准掩蔽级，即 Click 声 0 dB nHL 标称值（即 51.5 dB peRETVFL 峰值等效基准等效阈振动力级）的对侧有效噪声掩蔽级为 36～39 dB SPL，平均 38 dB SPL。CE-Chirp 声 0 dB nHL 标称值（即 51.5 dB peRETVFL）的有效掩蔽级为 42～

45 dB SPL，平均 44 dB SPL。

因此本实验室在临床使用 Click 声对成人进行骨导 ABR 测试时，通常给予对侧非测试耳刺激声强度上 38 dB SPL 左右的白噪声进行掩蔽；使用 CE-Chirp 声进行骨导 ABR 测试时，通常给予对侧非测试耳刺激声强度上 44 dB SPL 左右的白噪声进行掩蔽。使用这种方法，可以得到有效的骨导 ABR 阈值。对于月龄较小耳间衰减值较大的婴儿可适当降低掩蔽噪声强度。对于中耳疾病、外耳道闭锁等可能存在气骨导差的患者，应考虑其气、骨导差，适当增大掩蔽噪声强度。

此外，对于小儿骨导 ABR 的掩蔽以及与成人的差别需要进一步研究。对于目前没有临床标准的短音、短纯音和窄带（NB）Chirp 的骨导有效掩蔽级，以及不同骨振器型号的噪声有效掩蔽级的差异等问题还需进一步研究。

（三）波形的辨别

骨导 ABR 波形、阈值和潜伏期的判定方法与气导 ABR 相同。图 6-21 是听力正常青年人气导和骨导短声 ABR 的波形。骨导短声与气导短声的频谱有一定差异，气导短声的频谱较宽，6.7 kHz 以内有均匀的高能量输出，骨导短声在 3.7 kHz 以上能量输出已很低；而骨导与气导短音（短纯音）声学波形相似，上升时间（平台）对骨导短音频谱有与气导短音相似的影响。图 6-22 为听力正常儿童骨导 500 Hz、1000 Hz、2000 Hz 和 4000 Hz 短音 ABR 的波形。

由于骨导振子需要一定的能量驱动才能发出声音，特别是低频声需要较大的能量，容易造成干扰波的出现。在骨导 ABR 测试过程中，有时在波形的起始段有一些高耸的尖波（如图 6-23），这是由于振动产生的干扰波。通过肉眼，可以将干扰伪迹与 ABR 的波形区分出来。这种干扰波在脑电监测图中也可以显示出幅度较高的尖波。

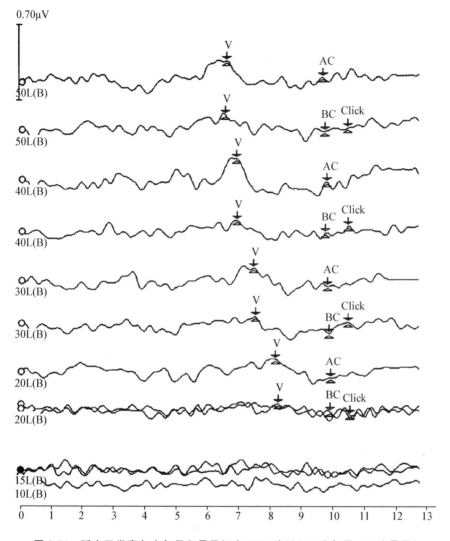

图 6-21　听力正常青年人气导和骨导短声 ABR 波形（AC 为气导，BC 为骨导）

二、骨导 ABR 的临床应用

骨导 ABR 适用于对听力损失的传导性成分的鉴别存在困难的儿童及成人，对于存在外耳和中耳病变的患者，骨导 ABR 联合气导 ABR，对听力损失性质的鉴别诊断和预后评估具有重要的临床参考价值。尤其是不能配合测听的婴幼儿，应联合气、骨导 ABR，以获得更加丰富的信息，全面了解听觉系统传音与感音功能状况，帮助临床诊断分型。以下列举了几例骨导 ABR 临床应用

的病例。

图 6-24 是一例自幼听力下降的 8 岁患者，纯音测听示双侧极重度混合性耳聋，骨导无法掩蔽，气导 ABR 双侧最大强度未引出反应，骨导短声 ABR 使用的是 B-81 型骨导耳机，左侧反应阈 65 dB nHL，右侧反应阈 70 dB nHL。她的骨导 ABR 与纯音测听结果吻合，诊断为混合性耳聋。

图 6-25 是一例 9 月龄女婴，出生听力筛查左耳"未通过"，足月顺产，出生后 4d 有黄疸（总胆红素 226.2 μmol/L），出生后 5 个月

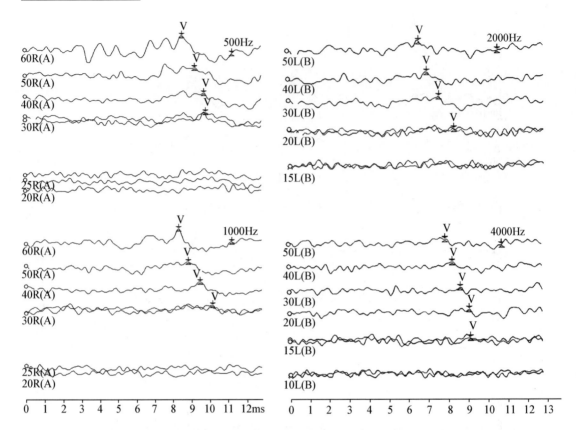

图 6-22　听力正常儿童骨导短音 ABR 波形

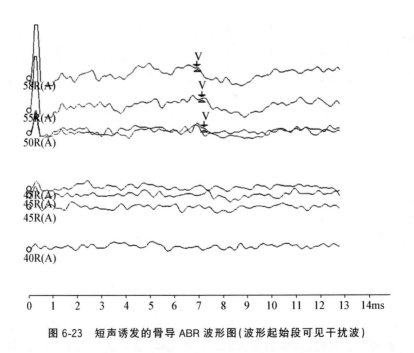

图 6-23　短声诱发的骨导 ABR 波形图(波形起始段可见干扰波)

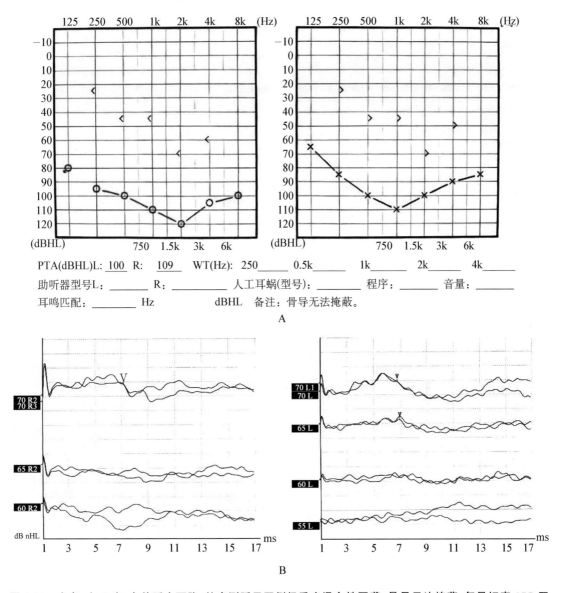

PTA(dBHL)L: 100　R: 109　WT(Hz): 250　0.5k　1k　2k　4k

助听器型号L:　R:　人工耳蜗(型号):　程序:　音量:

耳鸣匹配:　Hz　dBHL 备注:骨导无法掩蔽。

A

B

图 6-24　患者,女,8 岁,自幼听力下降,纯音测听示双侧极重度混合性耳聋,骨导无法掩蔽;气导短声 ABR 双侧最大强度未引出反应,骨导短声 ABR 左侧反应阈 65 dB nHL,右侧反应阈 70 dB nHL

A. 纯音测听报告单;B. 骨导 ABR 波形。

检查尿中 IgG(+)。9 月龄时行声导抗检查 226Hz 鼓室图双耳均为 As 型,1000Hz 鼓室图双耳均为"单峰"。左侧短声 ABR 气导反应阈和骨导反应阈存在气、骨导差。CT 显示左侧中耳畸形可能性大。

图 6-26 是一例 9 月龄婴儿的气导和骨导 ABR 波形。她的左侧为小耳畸形,右侧外耳发育正常但耳道狭窄,行为测听骨导无法配合。ABR 测试显示她的气导反应阈和骨导反应阈存在较大的气、骨导差。

图 6-27 是一例双侧小耳畸形的 6 月龄婴儿。她的双侧外耳道都闭锁,并且没法配合行为测听。ABR 测试显示气导最大强度双耳均未引出反应,骨导双侧最大强度也未

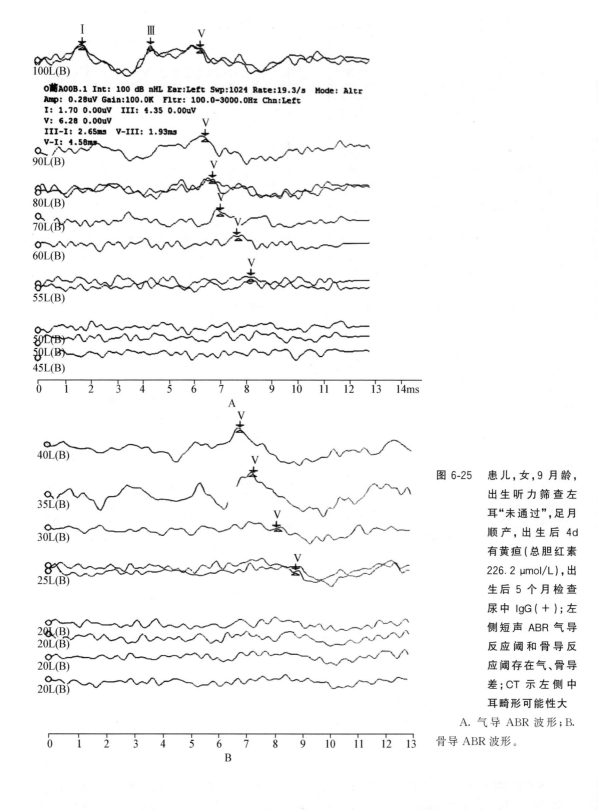

图 6-25 患儿,女,9 月龄,出生听力筛查左耳"未通过",足月顺产,出生后 4d 有黄疸(总胆红素 226.2 μmol/L),出生后 5 个月检查尿中 IgG(+);左侧短声 ABR 气导反应阈和骨导反应阈存在气、骨导差;CT 示左侧中耳畸形可能性大

A. 气导 ABR 波形;B. 骨导 ABR 波形。

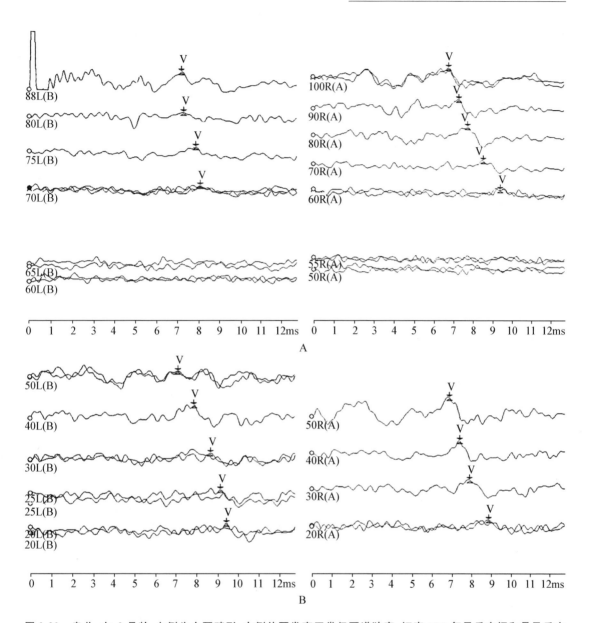

图 6-26　患儿,女,9 月龄,左侧为小耳畸形,右侧外耳发育正常但耳道狭窄,短声 ABR 气导反应阈和骨导反应阈存在较大的气、骨导差

　　A. 左侧使用头戴式耳机,右侧使用插入式耳机时的气导 ABR 波形;B. 骨导 ABR 波形。

引出反应,是一个双侧的感音神经性聋。影像学结果显示双侧外、中耳畸形合并耳蜗畸形。

　　综上所述,对于听力损失的传导性成分的鉴别存在困难的儿童及成人,须进行骨导听觉诱发电位测试,来帮助鉴别听力损失的

性质。尤其对于婴幼儿,如果气导反应阈不正常,不能说明婴幼儿的听力损失类型,应进行骨导听觉诱发电位测试。

　　另外要注意,临床上存在一些有中耳问题且无法配合行为测听的患者,其声导抗鼓室图正常,但 ABR 气、骨导反应阈存在差值

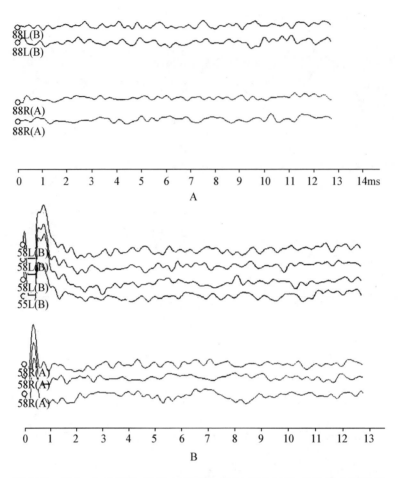

图 6-27 患儿,女,6 月龄,双侧小耳畸形,短声 ABR 气导、骨导最大强度双耳均未引出反应,影像学结果显示双侧外、中耳畸形合并耳蜗畸形

A. 使用头戴式耳机时的气导 ABR 波形;B. 骨导 ABR 波形。

(如图 6-25),此时一定要进行气导和骨导 ABR 测试,帮助鉴别听力损失的性质。关于气、骨导 ABR 阈值与声导抗的相关性及其对中耳疾病的检出率,还需进一步研究。此外,双侧小耳畸形的患者并不一定都是双侧传导聋,也有双侧感音神经性耳聋的可能。所以,对于双侧小耳畸形的患儿,一定要进行气、骨导 ABR 测试。

第五节 电诱发听觉脑干反应的临床应用

电诱发听觉脑干反应(electrically evoked auditory brainstem response,E-ABR)是一种利用电刺激诱发听觉神经和脑干反应的电生理检测技术,最初是通过电刺激人工耳蜗神经电活动,记录人工耳蜗电子信号在脑干中引起的电生理反应的方法。人工耳蜗作为一种重要的听觉康复手段,已经为许多重度听力损失患者带来了听力恢复的希望。

E-ABR 技术作为一种电生理监测技术,对人工耳蜗的效果和调整参数进行评估,已成为人工耳蜗手术的重要辅助工具。近年蜗外 E-ABR 记录也为听神经瘤经迷路入路等非保留听力手术及其他脑神经手术中预期保留蜗神经功能、听觉脑干植入术等提供电极位置、蜗神经损伤程度、听觉通路完整性等进行评估。测量 E-ABR 是一项复杂的任务,需要专门的设备和专业知识。本节将介绍 E-ABR 的概念及历史、应用分类、设备类型、术中监测步骤、监测参数设置、应用进展、监测技术评分与人工耳蜗术后言语识别能力等。

一、E-ABR 临床应用发展历史

E-ABR 的发展历史可以追溯到 20 世纪 80 年代,经过多年的发展和完善,已经成为听力学和脑神经疾病治疗领域的重要工具之一。简单来说,E-ABR 就是通过将电刺激引入耳内,观察和记录听觉神经和脑干的反应,以评估听觉系统的功能和病变情况。E-ABR 技术最初应用于听力学领域,主要用于评估听力损失的类型和程度。随着技术的不断发展和完善,E-ABR 技术逐渐应用于人工耳蜗领域,用于术前评估、术中监测和术后评估,以评估人工耳蜗的效果和调整参数。同时,该技术也被广泛应用于听神经瘤手术等脑神经疾病的手术,以评估手术风险和调整手术方案。以下是该技术在临床应用历史介绍。

1. 20 世纪 70 年代　Jewett 和 Williston 于 1971 年首次报道了 ABR,听觉脑干反应的研究开始兴起,这为 E-ABR 的发展奠定了基础。

2. 20 世纪 80 年代　Moller 等报道了在猫模型中使用 E-ABR 的结果,标志着该技术在听力学领域的应用开端。随着耳蜗植入技术的发展,E-ABR 开始在临床应用中获得关注。Brown 等于 1984 年首次报道了 E-ABR 在耳蜗植入患者中的应用。

3. 20 世纪 90 年代　E-ABR 在耳蜗植入术中的应用进一步扩展,开始用于评估患者听觉神经功能的保留和植入电极的位置。例如,Frijns 等于 1995 年报道了 E-ABR 在预测耳蜗植入患者语音识别能力方面的应用。1992 年国内倪道凤教授开始了早期动物 E-ABR 相关的研究,发现实验用 6 只 2 个月的幼猫植入鼓阶电极行慢性电刺激的诱发电位的生理学特征。

4. 21 世纪 00 年代　E-ABR 应用范围进一步扩大,除了在耳蜗植入术中,还开始应用于其他听觉相关疾病的诊断和治疗,如听神经瘤、脑干植入手术和微血管减压术等。Sanna 等报道了在听神经瘤手术中使用 E-ABR 可以减少手术后听力损伤的发生率,并提高手术成功率。

5. 21 世纪 10 年代　Brown 等于 2016 年报道了 E-ABR 技术可以提供快速、准确的评估人工耳蜗效果的方法。Kalluri 和 Shera 探讨了 E-ABR 在听神经病变的诊断和管理中的应用;刘瑞华等报道了在听神经瘤手术中应用 E-ABR 评估听神经瘤的大小和位置,并在手术中指导神经保护。

6. 21 世纪 20 年代　Zhang 等研究了 E-ABR 在人工耳蜗植入手术中的作用,探讨了其在植入过程中的优势和限制;Gao 等探讨了 E-ABR 在听觉神经病变中的应用,特别是在听觉神经病变谱系障碍的诊断中的作用。Kothari 和 Friedland 评估了 E-ABR 在听神经瘤手术中的作用,并进行了系统性的文献回顾和荟萃分析。

综上所述,E-ABR 技术在临床应用中经历了多年的发展和完善,主要探讨了 E-ABR 在不同临床应用中的作用和优势。随着技术的进步和临床需求的增加,其在听觉疾病诊断和治疗中的应用逐渐应用于听力学、人工耳蜗和脑神经疾病治疗等领域,包括在听神经病变、内耳手术、人工耳蜗植入以及蜗神经监测中的应用。

二、电刺激诱发听觉脑干反应作用机制及波形特征

(一)电刺激 E-ABR 与声刺激 A-ABR

E-ABR 作用原理是通过在耳内引入电刺激,诱发听觉神经和脑干的反应,并通过体表电极设备记录这些反应,以评估听觉系统的功能和病变情况,其机制主要涉及以下几个方面。①电刺激与听觉神经的相互作用:电刺激可以直接作用于听觉神经,诱发神经元的兴奋和动作电位,从而引发神经信号的传导。②神经元的同步性:听觉神经和脑干中的神经元存在着一定的同步性,即多个神经元会在相同的时间内发放动作电位。当电刺激引发听觉神经中多个神经元的动作电位时,这些神经元的同步性会使得它们的电信号叠加,形成更强的电信号。③脑干反应的传导:听觉神经传递的信号经过脑干的处理,形成一系列的脑干反应。这些反应的时间和波形特征与刺激的强度、频率和时序等因素有关。

电刺激和声刺激之间的一般区别:通过植入人工耳蜗电刺激听神经可以产生一种不同于正常耳的声刺激活动模式。在正常耳中,声刺激会产生行波,行波从耳蜗底向顶端传播。这反过来会产生受体电位,从而通过突触激活初级纤维,而所有耳聋患者植入的耳蜗电刺激绕过了这些过程。听觉神经纤维对声音刺激比对电刺激更敏感,声正弦波锁相发生在声刺激的正相位,而电刺激的锁相发生在负相位的峰值,但对后者更为精确。电刺激的动态范围比声刺激的小得多。听觉神经纤维的正常激活涉及内毛细胞的兴奋;这就是为什么它有很大的动态范围。另一方面,在电刺激下,操作绕过了内毛细胞的激活,因此,它的动态范围很窄。此外,电刺激的最大放电频率和兴奋在听神经内的传播比正常的声刺激要大得多。

(二)电刺激 E-ABR 波形的特征及影响的变量

E-ABR 与声学诱发听性脑干反应(A-ABR)一样,是一种短潜伏期诱发电位,发生在刺激后 0~10ms 内。E-ABR 标准响应波形由两到三个波组成,其特点是三个正峰(eⅡ、eⅢ 和 eⅤ)产生于听觉神经、耳蜗核,也可能产生于外侧丘系或下丘的神经元。E-ABR 最大的反应对应于声刺激的(A-ABR)波Ⅴ。波Ⅰ常被刺激伪迹和前置放大器失真所隐藏。据既往报道,脑梗死患者电诱发电位记录的神经同步性大于听力正常个体的声刺激,这是因为听神经是由电脉冲直接刺激的。在没有机械波传播、感觉细胞传导和初级传入神经元突触兴奋的情况下,E-ABR 的特点是绝对波潜伏期比 A-ABR 更短,比声刺激波Ⅴ振幅更大,并且具有更陡的潜伏期/强度函数。Wang 等报道 E-ABR 的绝对潜伏期比声学 ABR 潜伏期短 1~2ms,而Ⅲ~Ⅴ波间期与声学 ABR 相同。影响 E-ABR 波形的变量有很多,包括记录相关变量、刺激相关变量和受试者相关变量。对于 A-ABR,波潜伏期随着刺激强度的增加而缩短,在阈值和饱和度之间高达 2ms,而对于 E-ABR,电刺激量对波潜伏期影响较小,各波绝对振幅随电刺激量降低而降低,E-ABR 会产生比 A-ABR 更大的波幅。对短声刺激同步响应的纤维主要来自耳蜗底部,而在电刺激下,所有兴奋的纤维都会同步响应(图6-28)。以下为影响 E-ABR 波形记录的各种变量及相关因素的探讨。

1. 同侧记录的 E-ABR 波基线偏移 针对蜗内电极,同侧比对侧记录的伪迹大得多,所以,应该从对侧记录。

2. 刺激伪迹通常会影响 E-ABR 记录 刺激伪迹是由于前置放大器失真造成的。为了克服这类问题,已经开展了许多试验,例如从对侧乳突记录和使用短双相脉冲。这种伪迹的另一种可能性是存在用于向CI的内部

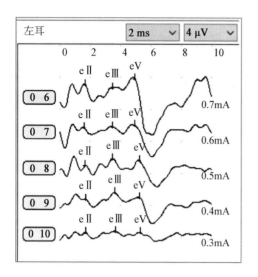

图 6-28　电刺激探针在人类蜗神经上发出不同电流量获得的 E-ABR 图形

降低刺激水平，直到获得最后一个可重复和可检测的波（阈值）。随着刺激水平（mA）降低潜伏期变化较小，但幅度变化（降低）显著。

设备发送信息的射频信号，通常需要一个射频过滤器来成功记录目标响应。其他干扰 E-ABR 记录的伪迹包括非听觉感觉、面神经刺激、肌肉伪迹和前庭伪迹。在人类中，面部肌肉伪迹振幅大，随着刺激强度的增加而迅速增长，潜伏期为 5～10ms。E-ABR 早期成分后面紧跟的波形就是肌肉反应，它与 E-ABR 的区别在于波形不是固定不变而是缓慢变化的，主峰潜伏期较长、无特征性值、幅值较大。这些反应出现时可监测到面部抽搐现象和 Ⅶ、Ⅹ 神经肌电活动。肌反应由于潜伏期较长因而不会在刺激开始后的 2～3ms 内干扰 E-ABR。

3. 带通滤波器　van den Honert 等早期（1986 年）进行的猫和人类 E-ABR 的特征分析认为，E-ABR 记录很容易受到刺激伪迹和诱发的非听觉电位的污染，导致 E-ABR 形态结果失真（图 6-29）。当使用一般声学

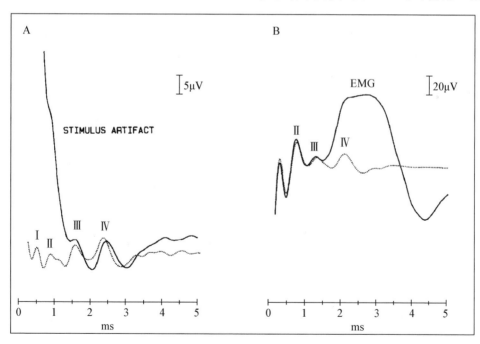

图 6-29　van den Honert 等关于猫和人类电诱发听觉脑干反应的特征的研究

A. 刺激伪迹。实线是通过 100Hz～3kHz 的记录带宽和单极耳蜗内刺激（单相脉冲，100μs. 150μA）获得的响应；虚线轨迹是用 0.3Hz～10kHz 带宽和双极耳蜗内刺激（双相脉冲，50μs/相，800μA）记录的类似振幅 E-ABR。B. 肌肉伪迹。虚线显示通过耳蜗内单极刺激（双相脉冲，50μs/相 . 240μA）获得的 E-ABR；实线表示电流在较高刺激强度（双相，50μs/相，300μA）下扩散到第Ⅶ脑神经所产生的肌电图活动。

100～3000Hz 的带宽时,基线可能会发生漂移。在将带通滤波器设置在 300～10 000Hz 之后,这种 E-ABR 形态得到了增强。后来 Wang 等研究了带通滤波器不同操作对 E-ABR 的影响,他们发现,在将高截止频率保持在 3kHz 的同时操纵低截止频率(100 降至 0.002 Hz)不会影响 E-ABR 波 V。相反,同时将低频截止频率保持在 100Hz 将高截止频率设置为低于 3 kHz,波 V 发生延长。当将高截止频率设置为高于 3 kHz 时,波 V 潜伏期是稳定的。此外,当高截止频率从 10 kHz 变为 25kHz 时,有更明显的噪声影响波形;因而有研究认为用 10～3000Hz 的带通滤波能够既降低干扰信号又不影响记录 E-ABR。

4. 人工耳蜗单极与双极 在单极(MP)模式中,有源电极是电极阵列上的电极,而参考电极位于与有源电极分开的电极引线上和(或)植入物外壳内。在双极(BP)模式中,有源电极旁边的电极用作参考电极。虽然 BP 模式提供了比 MP 模式更集中的刺激,但 MP 模式已被证明具有优势,主要是因为 BP 模式需要更高的刺激水平,从而减缓了刺激率。随着 BP 配置的加宽,受激活通道的数量减少。刺激方式对 E-ABR 的影响结果表明,在单极刺激的情况下,阈值更低,幅度增长函数(AGF)更陡峭。单神经研究也证实了这一点。据推测,MP 与双极的 E-ABR 生长曲线的斜率较陡是由于中央致密排列的螺旋神经节细胞(SGCs)对第一个细胞的侵占。

5. 电极位置 已经观察到阈值、振幅和波形在受试者之间以及同一受试者内对于不同的电极是不同的。对于人工耳蜗植入的电极,更多基底电极的 eV 潜伏期更长(例如 4.20ms),而顶端位置的电极最短(例如 3.82ms)。在使用 CI 的患者中研究了刺激电流水平和电极部位对 E-ABR 的影响,顶端电极与基底电极相比在潜伏期、振幅和形态方面具有更好的反应。有人提出,这种潜伏期、振幅和形态的差异可能是由于顶端区域内存活一定数量的 SGC 和模式的差异,以及这些顶端纤维具有更好的神经生理学"锁相"所致。电极阵列越靠近受刺激的 SGC(因为它位于顶端区域),对阈值的影响就越大,即与基底区域相比阈值较低。

6. 电极(全波段与半波段) 一项研究调查了 E-ABR 记录中全波段和半波段之间的差异,与半波段电极相比,全波段电极可向受刺激的 SGCs 输送更多的电流。此外,对 E-ABR 刺激半波段的内半部分和外半部分时的效果比较发现,当通过外半部分电极传递刺激时,E-ABR 的振幅明显较低,并且需要更高的刺激水平才能引发阈值响应,而不是通过内半部分或全带电极传递。然而,通过全带电极和半带内侧传递的刺激水平对于唤起 E-ABR 阈值没有显著差异。

7. 刺激相关因素 双相脉冲与以下参数相关:电流幅度、脉冲每个相位的持续时间(PD)和相间间隙(IPG)。E-ABR 受刺激强度变化的影响,刺激水平的增加增强了波的振幅。波 V 是最后一个随着刺激水平减少而消失的波,尽管它的潜伏期没有显著变化。随着刺激水平的增加,潜伏期略有缩短(见图 6-28)。然而,E-ABR 领域的大量研究,报道了相同的结果,E-ABR 中明确的潜伏期变化程度小于声学刺激。

8. 相位持续时间(PD) 放大 PD 会导致兴奋性增强。向电极施加的电荷量与总相面积(PD × 电流水平)成比例增加。持续时间较长的双相脉冲比短脉冲需要更小的电流来激发给定强度的 E-ABR。对人类的研究表明,增加 PD 会导致 Ⅲ～Ⅴ 潜伏期缩短。PD 的增加导致波 Ⅴ 振幅的增加和更低的阈值。此外,在一项动物研究中,人们注意到 AGF 的斜率随着 PD 的增加而变得更陡峭。

9. 间隙持续时间(IPG) IPG 表示双

相刺激的两个阶段之间的零电流间隔。动物研究表明,IPG 持续时间的增加会导致较大的 E-ABR 振幅和较低的阈值。通过(μA 或 CLs)相位持续时间(PD)"双相脉冲一相时间"(μs)和相间间隙(IPG)"双相脉冲两相之间的间隙"(μs)测量的电流幅度(强度)。此外,IPG 持续时间的增加将导致 CI 接受者的心理物理检测阈值降低和响度感知改善。对这种效应的解释是增加的 IPG 延迟了电流刺激的第二阶段(超极化)的开始远离第一阶段,这样,尖峰概率就提高了。也有学者认为将 IPG 从 10μs 提高到 30μs 时,E-ABR 波显示振幅增加和阈值降低,AGT 的斜率更陡。Prado-Guitierrez 等观察到增加 IPG 和 PD 对 E-ABR 斜率的类似影响。

10. 脉冲波的极性敏感性和类型 极性敏感度是指对正(阳)和负(阴)电流的响应不同,对阳极极性的敏感度高于对阴极极性的敏感度,可能表示周围突起变性或脱髓鞘。对一种极性的偏好被认为反映了对阳极和阴极脉冲形状反应的尖峰起始位置的不同。Undraraga 等比较了 E-ABR 的不同脉冲。他们发现,所有脉冲的阳极刺激都比阴极刺激产生更低的阈值和更高的幅度。一些生理学和模型研究表明,单相刺激产生的阈值低于双相脉冲。由于安全问题,单相脉冲不能用于人体,因此,有必要发展一种平衡的脉冲(双相、三相和假单相)。伪单相脉冲是具有不同持续时间和幅度的第二脉冲的双相脉冲,三相脉冲提供了比两相脉冲更大的好处。通过比双相脉冲更快地将神经膜恢复到其静息电位,伪迹更少。然而,另一个研究小组比较了三相和双相脉冲在诱发 E-ABR 方面的作用,相反,他们发现双相脉冲具有更好的可检测性。需要更多的研究来比较不同脉冲形状对 E-ABR 检测能力的影响。

11. 电极类型或配置 响应幅度分布既反映了刺激在光纤上的传播,也反映了响应场从每个活动神经元到记录电极的传播。电极的设计(是直的还是弯的)对 E-ABR 有很大影响,植入弯曲电极动物的 E-ABR 阈值要低得多。到目前为止,这取决于电极阵列接近受刺激的 SGC 而被接受的数量。目前评估电荷对阵列类型影响的大多数文献报道,电极周围放置可导致较低的 E-ABR 阈值和较大的阈上波 V 幅。然而,还需要做更多的试验来研究对 E-ABR 记录的影响。

12. 存活的螺旋神经节细胞 E-ABR 反应(阈值、AGF 和斜率)受潜在 SGCs 的影响。一些研究报道了反应措施与 SGC 存活率之间的不良预测关系,而另一些研究则报道了相反的。Miller 等观察到螺旋神经节神经元数量和 E-ABR 阈值之间存在显著的相关性。其他研究报告称,输入/输出函数斜率和最大峰间波幅与神经存活率之间存在良好的相关性。在另一项对注射干细胞的豚鼠进行的研究中,作者报道,从动物记录的 E-ABR 显示更多存活的 SGCs 具有更大的幅度和更低的阈值,AGF 也越陡峭。此外,E-ABR 波形的受试者内变异性可以与相同耳蜗内存活的 SGC 相关。几项研究报道,E-ABR 潜伏期遵循从阵列底部到阵列顶端的递减梯度,与 E-ABR 波形幅度的增加相关。

13. 听觉可塑性与 E-ABR Gordon 等评估了听觉可塑性对 50 名 CI 儿童在 1 年期间记录的 E-ABR 的影响。所有的儿童都是学龄前严重的听力损失。植入年龄 1—17 岁,在激活其 CI 后立即评估 E-ABR。在过去的一年里,人们注意到波峰的潜伏期显著缩短,波幅显著增加。作者提出,突触效率的提高甚至髓鞘形成的增加是由于神经通路的反复刺激。此外,Gordon 等在三组儿童中评估了 E-ABR,所有植入均在 3 岁以下,第一组是双侧同期种植,第二组和第三组分别在短间隔(<1 年)和长间隔(>2 年)后接受第二次耳蜗植入。分别在 CI 激活后即刻、3 个月和 9 个月后记录 E-ABR。结果显示,同时植入 CI 的第一组儿童的 E-ABR 在两耳之间没有差异,而植入较晚的耳与第一只植入耳相比潜伏期延长。最近一项豚鼠动物模型的研究中,植入后 2 个月内记录到了 E-ABR。在这段时间里,研究组和对照组的阈值都移到了较低的值,而幅度都移到了较高的值。可兴奋成分或通向可兴奋组织的电流路径的改变被认为是潜在的机制。另一项研究也报道了Ⅲ波潜伏期与植入阈值和持续时间之间的高度显著负相关。

14. 年龄因素　候选 CI 的年龄不会影响 E-ABR 记录。在一项针对年龄在 10 个月到 5 岁之间儿童的研究中,没有发现 E-ABR 波潜伏期与候选年龄之间的相关性。在另一项比较儿童和成人 E-ABR 反应的研究中,两组在 E-ABR 阈值或潜伏期方面没有任何统计学上的显著差异。2021 年比较了一岁儿童、婴儿、儿童、成人和老年人术中 E-ABR 测量的 eV 潜伏期,目的是调查由于发育和衰老而导致的脑干听觉通路的变化,也未发现统计学上的显著差异。

15. 麻醉的效果　只有一项研究记录了麻醉的效果。结果发现,对于同一儿科患者,在全麻"术中"和镇静"术后"下记录的 E-ABR 形态没有太大变化。作者得出结论,麻醉对 E-ABR 记录没有太大影响。

三、与 E-ABR 相关的设备类型及 E-ABR 常规参数设置

(一)与 E-ABR 相关的设备类型

E-ABR 测量是人工耳蜗术前测试、评估听神经和听觉通路存在与兴奋性的客观测量方法。可接入 E-ABR 技术进行监测的听力植入设备类型包括以下几种:①人工耳蜗(cochlear implant,CI),它是使用 E-ABR 监测的最常见的听力设备之一,可以帮助重度听力损失患者或听力障碍的患者恢复听力;②脑干听觉植入器(auditory brainstem implant,ABI),它是一种较少使用的听力设备,用于治疗听神经瘤、先天性听力损失(由于耳蜗严重畸形等原因不适合植入 CI 的患者)等疾病;③中耳植入器(middle ear implant,MEI),主要用于治疗中度至重度耳聋;④骨传导植入器(bone conduction implant,BCI),主要用于治疗耳道闭锁、外耳道畸形等疾病。总之,E-ABR 技术可以用于监测各种听力设备的植入效果,帮助医生确定治疗方案和调整电刺激参数,以提高植入效果和治疗效果。

1. CI 设备、经鼓室刺激电极与诱发电位设备联合记录 E-ABR(蜗外+蜗内)　可用于 E-ABR 的设备类型主要包括 Cochlear Nucleus、Advanced Bionics、MED-EL 和 Oticon Medical 等。用 CI 电极阵列测量的术中 E-ABR 结果与术前局部麻醉下经鼓室将圆形弯曲尖端电极短暂放置在圆窗(RW)龛上测量(表面接地电极放置在颧骨和下颌角上)的 E-ABR 结果相似。术前通过鼓岬电极结合 MED-EL 临床系统(由临床软件 Maestro、MAX 编程接口、刺激器盒和经鼓室电极组成)测试 E-ABR(图 6-30),对于难以或不能依据其他术前听力学测试来确定 CI 候选资格的受试者尤为重要。

术中电刺激则由植入的 CI 提供,用于术中 E-ABR 记录。使用 MEB9400(Nihon Kohden)诱发电位装置或 GSI Audera(Grason-Stadler)触发,应用 Maestro 软件和 MAX 编程接口。术中表面记录电极置于对侧乳突(负极)、颅顶(正极)和眉心(接地)。术前、术中和术后 E-ABR 记录的带通滤波器设置为 50～3000 Hz,平均扫描次数分别为 1000 次和 1500 次。电脉冲是双相的,极性交替,在 300 cu/100 μs 时使用鼓岬电极刺激,在 500cu/40 μs 时使用术中 E-ABR 的 CI 电极阵列。

2. 刺激探针+电刺激器+诱发电位设备联合记录 E-ABR(蜗外)　E-ABR测试,

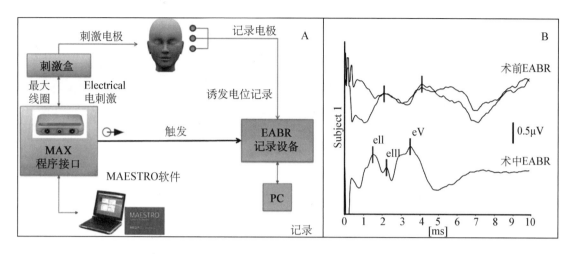

图 6-30 2017 年 Polterauer 等的研究报告

A. 显示术前 E-ABR 设备联结示意,由刺激盒提供电脉冲,使用 MEDEL 系统进行局麻经鼓室圆窗龛电极刺激;B. 显示术前与术中两种设置引出 E-ABR 方式对比。

放置刺激电极的位置包括:经鼓膜插入鼓岬、耳蜗打孔后经鼓阶插入耳蜗底转或中转、经圆窗插入鼓阶、圆窗膜、圆窗龛等多种方式。一项盲法比较中认为 E-ABR 耳蜗外刺激仍然是植入前听觉神经功能测试的首选,因为其波形和参数具有一致性,可以分析和记录,更因为耳蜗外放置电极不需要人工耳蜗造口来插入电极。也有研究者为了避免不同电极型号、电极插入耳蜗的手术方式、熟练程度及电极植入深度、创伤等对测试结果的影响,会选用单纯蜗外电刺激,以引出稳定的、重复性较好 E-ABR 波。有研究认为圆窗膜刺激 E-ABR 波形稳定,可重复性强,受肌电反应干扰小,引出率高,以较小的刺激强度能取得较好的波形,对听觉传导通路的评估更为准确。

(二)E-ABR 参数设置

美国、欧洲和中国已经报道的 E-ABR 监测参数设置各有不同,但通常包括电极位置、电刺激参数、刺激频率和刺激强度等。这些参数设置应根据患者的情况和实际需要进行。①刺激部位:通常刺激部位为耳蜗植入的电极阵列,可以是单个电极或多个电极的组合。②刺激量范围:刺激电流的范围因个

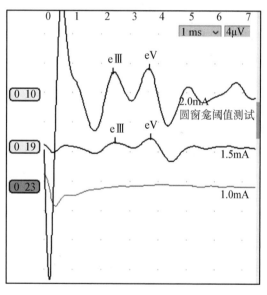

图 6-31 人工耳蜗植入前,应用一次性半球电刺激探针放置在圆窗龛上记录的 E-ABR 波形

探针型号为 PNM,设备组成包括常规声诱发电位仪、电刺激器、ABR 表面电极、枕骨粗隆电刺激接负极,电刺激探针接正极,可见 2mA 引出较高幅值的 eⅢ、eⅤ,刺激量降低到 1.5mA 波幅降低,但潜伏期无明显变化,降到 1.0mA 时电刺激量波形消失。

体差异而异,通常在 $100\sim1000\mu A$ 之间,刺激电流应根据患者的引出情况、舒适度、生理反应进行调整。③滤波带通范围:E-ABR 信号的滤波带通范围通常在 $100\sim3000Hz$ 之间,以便记录听觉脑干反应的主要成分。④叠加次数:为了提高信噪比,E-ABR 信号需要进行多次叠加。通常情况下,叠加次数在 $500\sim2000$ 次之间。⑤分析窗宽:E-ABR 信号的分析窗宽通常在 $10\sim20ms$ 之间,以便观察各个反应成分的时程。⑥刺激极性:电刺激可以是单极性或双极性。单极性刺激通常使用地线作为参考电极,而双极性刺激则在两个相邻的电极之间进行。⑦刺激速率:E-ABR 的刺激速率通常在 $10\sim50$ 脉冲/秒(pps)之间。较低的刺激速率有助于减小信号的抑制和适应现象,从而提高信噪比。需要注意的是,这些参数可能因研究目的和实验条件的不同而有所调整。在实际操作中,应根据患者的具体情况和实验目的选择合适的参数设置,初始强度为 2.0 mA,若未引出以 0.5mA 递增或递减,一般电刺激阈值在 0.3mA 波 V 消失。

四、电刺激诱发听觉脑干反应监测操作步骤

E-ABR 术中监测步骤主要包括电极放置、电刺激参数设置、信号采集和信号处理等方面。在手术前,患者需要接受 E-ABR 测试,以评估人工耳蜗的效果和确定最佳手术方案。

1. 蜗内 E-ABR 术前评估方法 通常包括以下步骤:①患者接受听力评估,包括听力阈值测试和听力质量评估;②在进行手术前的一天或几天,患者需要佩戴人工耳蜗模拟器,以便确定合适的电极位置和激发参数;③E-ABR 测试通常使用单极或双极电极进行,电极通常放置在颅骨上方或颅骨下方的位置;④在 E-ABR 测试期间,患者需要接受不同强度和频率的电刺激,以评估人工耳蜗

的效果和调整人工耳蜗参数;⑤E-ABR 测试的结果可以用于确定最佳手术方案和调整人工耳蜗参数。

2. 蜗外 E-ABR 记录或蜗神经功能完整性评估 包括以下步骤:①患者麻醉后同声刺激 ABR 相同,表面纽扣电极分别粘贴记录电极于发际处(+)、眉心接地(-)、术侧耳垂或耳屏前(-),电刺激负极(一次性针刺电极)放于枕骨粗隆处(粘贴位置注意避开术区),极间电阻 $<5k\Omega$,手术消毒皮肤前要用一次性手术薄膜覆盖表面电极和枕后的针电极,避免消毒液浸湿电极;②电刺激器与测试电脑联结,术者暴露电极刺激位置后,可共用面神经探针进行电刺激;③E-ABR 记录前暂时关闭操作室或手术室干扰电器(耳用高速手术动力系统-电钻、电凝、面神经监测仪等);④记录 E-ABR 波形,记录时刺激电极要与监测的蜗神经或刺激部位(圆窗龛、鼓岬等)短暂紧贴,避免血液、脑脊液等干扰,可从 $2mA$ 开始递增或递减(最大刺激量 $5mA$),叠加 $100\sim200$ 次后(或波形稳定后),可松开刺激电极,再对诱发电位仪上的 E-ABR 波形进行分析。

五、电刺激诱发听觉脑干反应临床应用范围

E-ABR 技术应用广泛,包括手术前评估、术中监测和术后评估等。目前外科治疗仍是听神经瘤治疗的首选,耳外科专注于听力保留和面神经保护,适合小型肿瘤及早期病例;脑外科则处理较大和复杂的肿瘤,侧重颅内结构的管理和并发症控制。颅中窝入路和乙状窦后入路、迷路后入路、经迷路入路(迷路后-乙状窦后入路)主要是显微外科入路,每种方法各有优势和局限性。前庭神经鞘瘤的手术干预根据预期的术后听力结果可分为两类:非听力保留手术和听力保留手术。声刺激耳蜗电图、ABR 主要应用于听神经瘤保留听力手术。非听力保护手术大多数经迷

路手术进行,近期也有应用内镜经耳道经鼓岬入路的报道,而 E-ABR 在非保听手术中,监测蜗神经功能完整性方面发挥着重要的作用。然而,它也存在一些明确的局限性,例如神经辨别的问题:①在人工耳蜗植入术后,神经元的数量和位置可能会发生变化,这可能会影响 E-ABR 监测的结果,导致误判或漏诊;②E-ABR 监测无法区分不同的神经元类型,这可能会导致对患者的听觉恢复情况进行不准确的评估;③这项研究表明,E-ABR 监测的结果可能会受到电极位置和患者个体差异的影响,这可能会导致不同患者之间的结果存在差异,从而影响 E-ABR 监测的准确性。因此,E-ABR 监测虽然是一种常用的方法,但它也存在局限性,在进行 E-ABR 监测时,应综合考虑其他评估方法的结果,以更准确地评估患者的听觉功能恢复情况。

(一)E-ABR 在人工耳蜗植入方面的临床应用

E-ABR 是听神经对电刺激的反应记录的诱发电位,随着人工耳蜗接受器数量的增加,E-ABR 提供了一种很有前途的新工具,可用于评估听觉神经功能,但获得形态良好的 E-ABR 也对临床实践具有一定挑战。在人工耳蜗接受者数量增加之后,对于大多数术前无残余听力的患者,无效人工耳蜗植入的发生率较高。这样,一方面,患者无法获得有效的听力;另一方面,人工耳蜗植入费用昂贵,患者遭受经济损失,容易引发医疗纠纷。因此,围手术期(术前、术中和术后)E-ABR 测试用于评估听觉通路的功能,确定是否适合人工耳蜗植入、扩大内耳畸形中的耳蜗神经缺损手术的适应证,以避免无效植入。

1. 手术前　电兴奋性是通过微创经鼓室测试确定。E-ABR 将通过直接圆窗刺激或经鼓岬刺激来完成,信号传递没有显著差异。有研究认为圆窗膜刺激 E-ABR 波形稳定,可重复性强,受肌电反应干扰小,引出率高,以较小的刺激强度能取得较好的波形,对

听觉传导通路的评估更为准确。如前所述,较多研究报告认为 E-ABR 测量值与 SGC 相关,并可作为听觉通路对电刺激反应能力的客观指标。与耳蜗骨化患者相比,在正常耳蜗解剖结构的患者中发现鼓岬 E-ABR 阈值较低,这可能是由于 SGC 减少以及由于骨化而无法有效地向耳蜗神经传递电刺激。最近,一项针对患有不同内耳畸形的儿童进行的研究表明,与对照组相比,这些儿童的 E-ABR 阈值升高,必须增加刺激量才能激发良好的 E-ABR 波形。另一项研究比较 E-ABR 刺激的方法,E-ABR 特性可能会因不同的刺激方法而有所不同。对三种植入前 E-ABR 记录技术进行比较:①规范的蜗外记录技术;②新颖的蜗内记录技术;③传统的蜗内记录技术与 CI。这些技术之间的差异可能在临床上很重要,因为提高测试分辨率可以提高准确性和更好的预后价值。在人工耳蜗术前记录 E-ABR 以验证听神经功能,尤其有助于评估听神经发育不良患者的听神经功能。E-ABR 监测似乎是进一步预测内耳畸形 CI 手术病例结果的有用工具。

2. 手术中　可以在手术中将所有有源电极插入耳蜗内后获得 E-ABR 记录。测试可以在外科医师缝合皮瓣时进行,从而最大限度地减少延长患者在全身麻醉下的时间。外科医师可以在内部设备上使用一个气体消毒的传输线圈(包括磁铁)后,再开始平均。通过这种方式,可以检查 CI 的电极位置和功能。

3. 手术后　在特殊人群中 E-ABR 是否引出,是听功能是否存在的依据。尤其是儿童,听觉脑干反应在听神经发育不良的儿童中的反应是不同的。虽然反应提供了听神经对 CI 反应的证据,但这些反应根据潜在畸形的严重程度而不同。此外,在患有听神经谱系障碍(ANSD)的儿童中,判别 E-ABR 或其他电诱发反应的存在,是证实 CI 在此类患者中有效性的最重要的初始指标。E-ABR 的存在证明同步脑干功能已恢复。事实上,

那些 E-ABR 正常的 ANSD 儿童比 E-ABR 缺失或异常的同龄人表现出更好的言语感知。此外,研究还发现,伴有耳蜗神经缺陷的 ANSD 儿童的 E-ABR 异常率高于耳蜗神经正常的 ANSD 儿童。

4.听性脑干发育和可塑性的评价 对于大多数植入者,将电刺激引入人工耳蜗蜗体中,可获得清晰的 E-ABR 反应。因此,E-ABR 测试可以用来评估从最初的植入激活时间到长期使用人工耳蜗术后的听觉系统功能。E-ABR 波形质量似乎与术后的言语识别有很好的相关性。因此,E-ABR 可以作为一种成功的工具,来测量由于提供慢性电刺激而产生的中枢发展以及增强的中枢听觉可塑性。

5.植入设备的编程或映射 E-ABR 可用作 CI 编程的客观衡量标准,尤其在儿童中。E-ABR 的阈值和用于调试言语处理器的主观行为阈值(T 值指患者能够感知到的最小电流强度)及最大舒适阈(C 值指电子耳蜗内的最大电流强度)存在相关性。E-ABR 检测阈值可用于估计患者的 T 值。Mittale 等对 75 名儿童进行了一项研究,发现 E-ABR 阈值与 T 值的相关性高于与 C 水平的相关性。E-ABR 阈值始终介于 T 和 C 值之间。此外,较早的研究发现关于 E-ABR 测试阈值的相同结果与 T 值的相关性更高。未来的研究仍需要在大样本量上进行,以确认 E-ABR 阈值是否与 C 或 T 值更相关。在人工耳蜗的编程过程中,医师需要根据患者的个体差异和听觉感知情况,调整电子耳蜗内各个电极的激发电流强度,以达到最佳的听觉效果。这两个参数的调整对于人工耳蜗的听觉恢复效果和患者的听觉感知质量至关重要。

6.E-ABR 评分与人工耳蜗术后言语感知能力之间的关联 通过 E-ABR 监测可为患者提供个性化的康复训练和设备参数优化方案,是评估人工耳蜗效果和调整参数的重要指标之一。常用的 E-ABR 评分主要包括

以下几个方面:①波形潜伏期,反映电刺激从外耳到内耳,再到脑干的传导时间。潜伏期较短的波形通常与较好的听觉效果和言语感知能力相关。②波幅,反映神经活动的强度。较大的波幅可能与较好的听觉效果和言语感知能力相关。③波形形状,反映神经活动的同步性。较清晰、规律的波形可能与较好的听觉效果和言语感知能力相关。④听阈,反映患者对电刺激的敏感程度。较低的听阈可能与较好的听觉效果和言语感知能力相关。这些评分指标可用于评估人工耳蜗的效果和调整参数,以及预测人工耳蜗术后的言语感知能力。例如,潜伏期的缩短和幅度的增加与言语感知能力的提高呈正相关。因此,E-ABR 监测技术评分可用于预测人工耳蜗术后的言语感知能力,为人工耳蜗的调整和优化提供重要的参考依据。然而,E-ABR 评分与言语感知能力之间的关系并非绝对,其他因素,如患者的年龄、耳聋病程、康复训练等,也会影响人工耳蜗术后的言语感知能力。因此,在临床实践中,E-ABR 评分应结合患者的具体情况,为其提供个性化的康复方案。

总之,E-ABR 技术作为一种电生理监测手段,随着技术的不断发展和优化,E-ABR 技术将更加准确、可靠和高效,为人工耳蜗患者带来更好的听力恢复效果。

(二)E-ABR 在桥小脑角肿瘤方面的临床应用

前庭神经鞘瘤(vestibular schwannomas,VS)又称听神经瘤(acoustic neuroma,AN),是一种源于前庭神经施万细胞的良性神经鞘瘤。肿瘤起源于穿过内听道的前庭耳蜗神经(第Ⅷ脑神经)。前庭耳蜗神经包括耳蜗神经、前庭上神经和前庭下神经,大多数前庭神经鞘瘤起源于前庭下神经。前庭神经鞘瘤可以出现在前庭神经的任何位置,从前庭池一直延伸到前庭器官内部,绝大多数前庭神经鞘瘤可从内听道的池部到孔部观察到,因此,典型的前庭神经鞘瘤表现为桥小脑角

肿瘤。前庭神经鞘瘤占颅内肿瘤的 8%～10%,几乎占桥小脑角肿瘤的 80%。这种肿瘤在临床和肿瘤学上被认为是良性肿瘤,因为它不转移或侵犯周围组织。另有一类,神经纤维瘤病(neurofibromatosis,NF)是一种常染色体显性遗传病,起源于神经上皮组织,常累及中枢神经系统,多伴发皮肤、内脏和结缔组织等多种组织病变,是神经皮肤综合征(neurocutaneous syndromes)的一种,可分为 NF-Ⅰ型及 NF-Ⅱ型。Ⅰ型主要表现为多发的皮肤牛奶咖啡斑和神经纤维瘤,临床容易发现;Ⅱ型多累及双侧听神经,经 MRI 可确诊为双侧听神经瘤,临床少见。NF-Ⅱ型患者常在耳鼻喉或者脑外科就诊,双侧听神经瘤是 NF-Ⅱ型的特异性表现,但听力损失并非主要临床症状。尽管 VS 和 NF-Ⅱ型是一种良性肿瘤,但由于目前介入治疗的潜在严重并发症,如不可逆转的极重度感音神经性听力损失,尤其是 NF-Ⅱ型肿瘤,干预手段有限,多数患者最终将由于疾病的发展、手术或放射治疗而导致双侧全聋。由于双侧听神经均受损,耳蜗植入装置将无法起效,而听觉脑干植入(auditory brainstem implant,ABI)可使这部分患者恢复有效的听觉,故对二类

疾病的治疗方法和时机是存在困难和争议的,预防由于疾病的自然病程和手术并发症造成的听力损失对耳科医师来说是一个具有挑战性的问题。

听神经瘤手术国际上应用 E-ABR 的历史可以追溯到 20 世纪 80 年代。当时,E-ABR 技术还处于初期探索阶段,主要用于术后评估听神经瘤手术效果。虽然外科手术切除是可行的,但由于肿瘤切除和随后耳蜗纤维化,通常会造成永久性听力障碍。随着技术的不断发展和完善,E-ABR 技术逐渐应用于术前评估和术中监测,以评估听神经瘤手术的风险和调整手术方案。越来越多的研究证明,对于散发性前庭神经鞘瘤患者,同时经迷路前庭神经鞘瘤切除术,同时应用术中 E-ABR 测试证实听神经功能保留(图 6-32),并行人工耳蜗植入是一种可行且有希望的选择,E-ABR 的引出也许可以预测良好的后续听力结果。近期有报道应用 E-ABR 设计了手持式刺激电极,可在 3～5ms 内准确定位蜗神经位置,达到术中对蜗神经快速、准确定位,特别是在听神经瘤摘除术中同期植入人工耳蜗的情况下,可有效判断蜗神经的完整性及可兴奋性,为人工耳蜗植入提供参考。

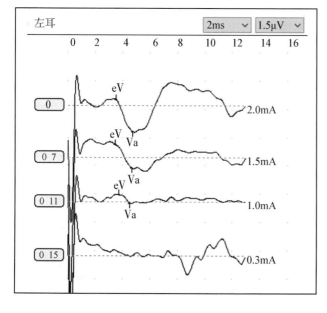

图 6-32　应用 E-ABR 测试听神经功能

一位听神经瘤女性患者,44 岁,经迷路入路切除肿瘤后完整保留蜗神经,术中应用神经探针紧贴切除肿瘤后的蜗神经进行 E-ABR 监测,可见切瘤后 1～2mA 电刺激蜗神经脑干段引出 E-ABR eV 波。

另外,随着技术的不断发展,E-ABR 技术的应用范围也逐渐扩大,不仅局限于听神经瘤手术,还可以用于其他脑神经疾病的手术。例如,1992 年就有研究报道,使用 E-ABR 技术可以帮助评估面神经瘤手术的风险,并减少面神经损伤的发生率。这些应用观点包括:①同时行迷路肿瘤切除术和耳蜗植入术是治疗散发性前庭神经鞘瘤有希望的听力康复治疗方法;②前庭神经缺损的大小、与耳蜗的距离、残留的听力和 A-ABR 测试是确定肿瘤切除后 E-ABR 反应的重要术前预测因素;③肿瘤切除术后 E-ABR 与蜗内 E-ABR 测试波形的出现,用来确定病人是否接受耳蜗植入;④切除肿瘤后,通过蜗内测试电极测量的 E-ABR 似乎与耳蜗植入后的听觉知觉密切相关。通过记录 E-ABR 反应时间和波形特征,可以评估听觉系统的功能和病变情况,以及人工耳蜗和脑神经疾病治疗效果的监测和评估。总之,电刺激诱发听觉脑干反应的作用原理和机制涉及了电刺激与听觉神经的相互作用、神经元的同步性以及脑干反应的传导等多个方面。

(三)E-ABR 在听觉脑干植入的应用

听觉脑干植入(auditory brainstem implant ,ABI)是将一特制的电极片植入第四脑室外侧隐窝内,直接刺激听觉传导通路的第二级神经元即耳蜗核复合体,从而产生一定意义的听觉。此技术是继人工耳蜗植入之后该领域的又一重大突破。电刺激诱发听觉脑干反应的首例报道是在 20 世纪 70 年代末期,该报道描述了一位患有 NF-Ⅱ型的患者,通过 ABI 术后使用 E-ABR 监测脑干中的神经元响应,以评估植入效果。多通道听觉脑干植入物是一种手术植入的神经假体装置,用于绕过听觉神经电刺激耳蜗核复合体的听觉神经元,它用于恢复人工耳蜗(CI)无效和(或)不适用患者的听觉。随着时间的推移,其适应证已扩展到患有其他非肿瘤疾病

的成人和患有蜗神经发育不全或严重内耳畸形的儿童;然而,神经病变和颞骨骨折外伤等病理学的适应证仍存在争议。随后,ABI 和 E-ABR 技术得到了不断的发展和改进,成为治疗严重耳聋和听觉神经疾病的重要手段之一。以下是 ABI 和 E-ABR 技术在临床应用中的时间线。

1979 年:美国科学家 William F. House 首次使用 ABI 治疗一位双侧听神经瘤的女性患者。她强烈要求手术当中将电极放置在她的脑中,以期术后恢复一定听力。尽管给这位病人讲述了这种尝试的各种不确定结果,但是由于她的坚持促成了世界上第一例成功的 ABI 手术。也正是由于这位患者的勇敢,促进了 ABI 的出现和发展。

1990 年:Shannon 等报道了人类耳蜗核电刺激的心理物理学测量研究。

1991 年:Cohen 等开始在儿童中使用 ABI 技术。

1994 年:国内曹克力教授等进行了听觉脑干植入的实验研究,对脑干电刺激的安全性问题也进行了讨论。

1995 年:Waring 等报道了术中电生理监测帮助放置 ABI 以及人类受试者术中耳蜗核 E-ABR 特性研究,确认在外科植入 ABI 时,E-ABR 帮助定位刺激电极的价值。同年 FDA 批准 ABI 用于治疗重度耳聋。

2000 年:FDA 批准 E-ABR 用于 ABI 术后的监测和调整。耳鼻咽喉科的吴皓教授进行了多道听觉脑干植入的临床应用及 21 核听觉脑干植入术在既往肿瘤切除患者中的应用,在手术期间,记录电诱发的听觉脑干反应以确认 ABI 刺激激活了听觉系统。

2019 年:上海交通大学医学院附属第九人民医院院长吴皓教授团队成功实施中国内地首例儿童听觉脑干植入手术。

2022 年:吴皓教授团队又为一例 5 岁的先天性耳聋患儿植入了我国国产第一款人工听觉脑干植入装置。

利用 E-ABR 辅助听觉脑干的植入需要建立在能够识别 E-ABR 并把它们从非听性组织的兴奋中区别开来的基础上。然而，ABI 刺激诱发的 E-ABR 的波形和峰潜伏期的标准尚未确立，一定程度上阻碍了 ABI 植入的推广。虽然 ABI 可以为听觉神经功能受损的患者提供听力，但感知结果通常比听觉神经保持功能的人工耳蜗接受者差。对于大多数患者，ABI 的好处仅限于声音意识、部分环境声音识别或唇读辅助，只有少数 ABI 患者能够在不使用唇读的情况下识别语音。这些相对较差的结果可能是因为 ABI 主要适用于成年肿瘤患者，在这些患者中，神经组织因肿瘤的存在和（或）肿瘤切除而受损。非肿瘤患者，例如患有耳蜗神经发育不全的儿童、耳蜗骨化或畸形的患者，以及头部外伤伴耳蜗骨折后听力严重丧失的患者，通常在接受 ABI 后表现更好。ABI 虽然可以为听神经受损的患者提供听觉，但 ABI 的患者结果通常比人工耳蜗植入者的结果差得多。总体来说，对于听神经瘤所造成的双侧耳聋，若听神经完整，根据术前鼓岬电刺激及术中 E-ABR 和蜗神经动作电位结果，可考虑脑干植入。对于听觉脑干植入术后效果不佳的患者，还可以考虑进一步听觉中脑植入。ABI 结果的一个主要限制是可以对电刺激产生听觉反应的植入电极的数量，而最大的挑战之一是电极板的术中定位，它必须紧贴耳蜗核复合体。虽然目前没有用于术中电极定位的最佳程序，但术中评估可以提供相关的有用信息。

术中准确定位耳蜗核是 ABI 手术成败的关键。耳蜗核定位有解剖定位和电生理定位两种方法，耳蜗核周边的解剖学定位标志有脉络丛、Ⅶ 神经、Ⅷ 神经、Ⅸ 神经等。但这些解剖标志在受肿瘤压迫变形或前次术后形成的结缔组织牵拉时，解剖学定位有难度，因此必须作电生理定位。电生理监测包括 E-ABR 监测、Ⅶ 和 Ⅸ 神经肌电监测，其中以 E-ABR 监测最为重要。E-ABR 是与 ABI 紧密关联的测试项目，通过使用 E-ABR 技术监测脑干中的神经元响应，医师可以更好地了解植入效果和调整治疗方案，从而提高手术成功率和治疗效果。但是，有研究认为，也不能仅仅通过术中能否引出 E-ABR 波形判断 ABI 成功与否，因为许多病例电极定位准确，术中 E-ABR 却引不出任何波形，但是术后 ABI 正常工作，患者可以获得听觉，可能与手术室仪器设备的电磁干扰及手术创面的血液或渗出对电极的影响有关。

在一项听觉脑干植入 10 年随访研究中，回顾了 24 名 ABI 患者（16 名成人和 8 名儿童）的术中电生理数据，这些患者采用两种不同的刺激神经方法获得。术中电生理记录用于估计可用电极的数量，并与初始临床装配时激活的电极数量进行比较。采用乙状窦后入路植入 ABI，在电极板插入后和关闭前，进行 E-ABR 测量，以优化 ABI 电极的放置。之所以选择 E-ABR，是因为它们在反应的引出和稳定性方面比其他皮质电位更合适，而且 E-ABR 对麻醉不敏感。对于 ABI 术中的 E-ABR 记录，Veronese 等详细介绍了记录设置和参数：使用 Amplaid MK12 电诊断系统（Amplifon spa，米兰，意大利）。患者接受了两种不同的刺激方案：Cochlear Ltd（CP）和修改后的协议（MP）建议的一种。Waring 等根据峰值数目、潜伏期和幅度方面分析 E-ABR 波形，为每个患者记录了不同数量的波形。如果需要电极板重新定位以优化种植体的放置，则重复测试。使用相同的术中设备和共用电极进行 E-ABR 记录。E-ABR 的诱发采用公共接地刺激模式，将电流输送到靶电极，其他电极作为返回电极。脉冲相位为 $150\mu s$，刺激频率为 25 脉冲/秒（pps），电流从 190CUs 降至听阈水平，步长为 10-CU，进行测试和重复测试记录以识别听觉反应。E-ABR 呈现非听觉成分（峰值潜伏期＞ 4～4.5 ms）或不清楚、定义不明确的反应的电极被排除。不同的术中刺激方案可能导致记录的E-ABRs的形态差异。这些差异最终与初始激活电极的数量无关。事实上，术中E-ABR大大高估了有源电极的数量。然而，有源电极的数量与长期感知结果之间似乎存在关系，良好的性能需要更多的电极，有源电极的数量与长期知觉结果相关。尽管有源电极的数量较少，但儿童的感知结果要好于成人。E-ABR总体来说可以评估听神经的功能，有助于确定耳聋类型和程度。E-ABR技术可用于建立患者听觉功能的基线，有助于评估手术前后的听觉改善情况。对目前接受耳蜗植入治疗的耳聋患者耳蜗植入失败后或者听神经病变或双侧完全性听力丧失伴完全骨化耳蜗的患者是使用ABI作为首选治疗的候选人群。也有学者如法国的Kalamar等人选那些放射治疗失败后肿瘤仍在生长的患者进行ABI手术，观察其治疗结果。另外，还有一些人针对具有某种明显症状（如耳鸣）的病人进行比较治疗。E-ABR也可用于儿童听力损伤的诊断和治疗，有助于及时发现和干预听力问题；对于颅内肿瘤手术，E-ABR可以实时监测患者的听力状况，防止手术过程中对听觉功能的损伤；也可用于颅底手术中，以观察颅底神经功能，评估手术风险，提高手术安全性。E-ABR涉及中枢神经系统疾病：如脑干病变、多发性硬化等，E-ABR可以评估听觉通路的功能受损情况。

六、E-ABR监测技术最新进展和未来发展方向

E-ABR技术在近年来得到了不断的发展和完善，以下是E-ABR技术方面最新的进展。

1. 高频E-ABR技术 传统的E-ABR技术在刺激频率范围内的响应较好，但在高频范围内的响应较弱。因此，研究人员对E-ABR技术进行了改进，开发出了高频E-ABR技术，可以更准确地评估高频范围内的听力。

2. 联合E-ABR技术 为了更准确地评估CI的效果，研究人员将E-ABR技术与其他评估方法相结合，如自然听力、语言测试等，形成联合E-ABR技术，可以更全面地评估植入效果和调整治疗方案。

3. 人工智能辅助E-ABR技术 随着人工智能技术的不断发展，研究人员将其应用于E-ABR技术中，开发出了人工智能辅助E-ABR技术，可以自动识别和分析E-ABR波形，提高诊断准确性和效率。

4. 双E-ABR技术 双E-ABR技术是指同时监测两个耳朵的E-ABR信号，可以更准确地评估双侧耳聋或听力障碍患者的听力状况，从而调整治疗方案。

以上是目前最新的E-ABR技术进展，这些技术的发展和应用将有助于更准确地评估听力状况和调整治疗方案，提高治疗效果和患者的生活质量。

基于目前的技术，E-ABR未来发展方向可能包括以下7个方面。

1. 技术优化 通过改进刺激参数和信号处理策略，提高E-ABR的信噪比，增强对听神经功能的评估准确性。

2. 无创检测 研究无创或微创的E-ABR检测方法，降低检测过程中的不适和风险，提高患者的便利性和舒适性。

3. 个性化评估 基于患者的个体差异，通过个性化调节电刺激参数和信号处理策略，实现针对性的E-ABR评估。

4. 多模态融合 将E-ABR与其他听力评估方法（如听觉行为测试、语音测试、大脑听觉诱发电位等）相结合，实现对人工耳蜗效果的多维度、全面评估。

5. 数据分析与建模 利用大数据和机器学习技术，对E-ABR数据进行深入分析和建模，挖掘更多关于听神经功能的信息，为人工耳蜗的优化提供依据。

6. 长期监测　开发便携式、可穿戴式 E-ABR 设备,实现对人工耳蜗患者的长期、连续监测,及时发现和处理潜在问题。

7. 跨学科研究　E-ABR 技术的发展也需要与神经科学和生物信息学的交叉,以深入理解听觉系统的生理机制,从而更好地指导临床应用。

综上所述,E-ABR 在未来发展中有望实现技术优化、个性化评估、多模态融合、便携、交叉学科等方面的特点,更好地服务于临床和科学研究的需求,为人工耳蜗患者提供更加精确、全面的听力评估服务。

(李兴启　兰　兰　史　伟　张秋静
李世博　杜　婉　戴　朴　韩东一)

参 考 文 献

[1] 李兴启,于黎明,姜泗长.脑干反应的测试方法及正常值.军医进修学院学报,1982,3:30-32.

[2] 李兴启,于黎明,姜泗长.耳蜗性感音神经性聋脑干反应的观察和分析.中华耳鼻咽喉科杂志,1985,(2):65-68.

[3] 李兴启,于黎明,姜泗长.脑干病变时听性脑干反应变化的分析.中华医学杂志,1985,65:56-58.

[4] 李兴启,叶胜难.101 例桥小脑角占位病变的听力学表现.耳鼻咽喉头颈外科杂志,1997,3:1-3.

[5] 李志华,蒋泽栋,陈超.有缺氧病史早产儿在不同刺激速率下脑干听觉诱发电位的变化及意义.中国实用儿科杂志,2006,21:26-28.

[6] 倪道凤,李奉荣,彭培宏.异常听性脑干反应分析.中华耳鼻咽喉科杂志,1996,31(1):36-38.

[7] 裴智,黄治物,陶泽璋,等.短音诱发听性脑干反应的特性观察.听力学及言语疾病杂志,2003,(2):104-106.

[8] 钱宇虹,梁力,江刚.正常青年人气骨导听性脑干反应的比较研究.听力学及言语疾病杂志,2002,10(2):76-78.

[9] 宋江顺,钟乃川.高刺激率 ABR 测试对椎-基底动脉短暂缺血发作性眩晕的研究.临床耳鼻咽喉科杂志,1994,8(5):265-267.

[10] 王士礼,陈学明,叶燕芬.3 种不同条件短纯音诱发听性脑干反应频率特异性观察.临床耳鼻咽喉科杂志,2002,16(7):330-333.

[11] 吴敬杰,闫红涛,莫芳萍,等.大鼠颅脑损伤后不同频率刺激下脑干诱发电位的改变.四川大学学报(医学版),2006,37(1):73-76.

[12] 殷善开,武文明,顾瑞,等.听性脑干反应骨导刺激声的声学特性.听力学及言语疾病杂志,1999,7(1):13-16.

[13] 于黎明,邵殿华,李兴启.听诱发电位的时变滤波.中华耳科学,2003,1(2):76-78.

[14] 钟乃川,金晶,段家德.高刺激率听性脑干反应诊断椎-基底动脉短暂缺血性眩晕.临床耳鼻咽喉科杂志,1992,6(2):66.

[15] 周娜,于黎明,刘传莲,等.重度聋的声诱发短潜伏期负反应.听力学及言语疾病杂志,2003,15(3):169-171.

[16] 赵建东,武文明,郗昕.多频稳态诱发电位和听性脑干反应对感音神经性聋儿童客观听阈的评估.中国耳鼻咽喉颅底外科杂志,2005,11(2):95-98.

[17] 兰兰,于黎明,陈之慧,等,短潜伏期负反应诊断前庭水管扩大的意义.听力学及言语疾病杂志,2006,4(14):241-244.

[18] 史伟,兰兰,丁海娜,等.不同月龄婴儿的 ABR 正常值分析.听力学及言语疾病杂志,2009,17(5):420-423.

[19] 中华医学会耳鼻咽喉头颈外科学分会听力学组.中国听性脑干反应临床操作规范专家共识(2020).中华耳鼻咽喉头颈外科杂志,2020.

[20] 余崇仙,刘业海,邱建新,等.正常婴儿骨导听性脑干反应研究.中华耳科学杂志,2016,(14):195-198.

[21] 黄芳,李隽,魏翠芬,等.不同刺激速率和掩蔽强度对听力正常婴幼儿骨导听性脑干反应的影响.听力学及言语疾病杂志,2011,19(4):2.

[22] GB/T 4854.6—2014 第 6 部分：短时程测试信号的基准听阈值.

[23] 汪晓锋，高兴强.听力正常成人 CE-Chirp 声与 click 声听性脑干反应特征比较.中国耳鼻咽喉头颈外科，2016(10):2.

[24] 董慧艳.听力正常青年人骨传导脑干电反应测试及骨振荡器不同位置放置对其影响.耳鼻咽喉-头颈外科，1995，2(1):3.

[25] 李隽，王智楠，黄芳，等.0～6 岁正常儿童骨导听性脑干反应的特征分析.听力学及言语疾病杂志，2011，19(2):3.

[26] 陈怡，宋江顺，刘文婷，等.CE-Chirp 声诱发的听性稳态反应评估听力的价值.听力学及言语疾病杂志，2019，027(003):247-251.

[27] 施乐娟，姚建慧，陆暐旸，等.听力正常青年人 Chirp 声诱发听性脑干反应特点分析.听力学及言语疾病杂志，2014，22(2):3.

[28] GB/T 4854.4-1999，声学 校准测听设备的基准零级 第 4 部分：窄带掩蔽噪声的基准级[S].

[29] 殷善开，武文明，顾瑞，等.听性脑干反应骨导刺激声的声学特性.听力学及言语疾病杂志，1999，7(1):4.

[30] 李文娟，刘攀，李栋，等.C57BL/6J 小鼠与豚鼠电诱发听性脑干反应比较研究.中国听力语言康复科学杂志，2021，19(06):401-405.

[31] 李萍，张俊戈，杨洁，等.人工耳蜗术中圆窗膜与圆窗龛电诱发听性脑干反应比较分析.中国中西医结合耳鼻咽喉科杂志，2019，27(6):401-403,418.

[32] 曹克利，师秀珍，张永魁，等.听觉脑干植入的实验研究.中国医学科学院学报，1994(06):416-419.

[33] 刘瑞华，李志刚，杨志强，等.E-ABR 在听神经瘤手术中的应用.中国耳鼻咽喉头颈外科，2016，22(3):226-229.

[34] 蔡超，李永新，席焕久，等.听觉脑干植入手术入路研究进展.国外医学·耳鼻咽喉科学分册，2004，28(4):229-232.

[35] 王亮，张道行，董明敏.听觉脑干植入的临床应用.中国医学文摘(耳鼻咽喉科学)，2004(03):145-148.

[36] 肖琨，张学渊.电诱发听觉脑干反应的临床应用.重庆医学，2007，36(22):2335-2337.

[37] Elberling C，Don M，Cebulla M，et al. Chirp stimuli based on cochlear traveling wave delay. J Acoust Soc Am，2007，122:2772.

[38] Liu GB. Functional development of the auditory brainstem in thetammar wallaby (Macropus eugenii): the superior olivary complex and its relationship with the auditory brainstem response (ABR). Hear Res，2003，175:152-164.

[39] Murofushi T，Lwasaki S，Takai Y，et al. Sound-evoked neurogenic responses with short latency of vestibular origin. Clinical Neurophysiology，2005，116:401-405.

[40] Sekiya T，Shimamura N，Yagihashi A，et al. Axonal injury in auditory nerve observed in reversible latency changes of brainstem auditory evoked potentials (BAEP) during cerebellopontine angle manipulations in rats. Hear Res，2002，173:91-99.

[41] Strzebecher E，Cebulla M，Elberling C，et al. New efficient stimuli for evoking frequency-specific auditory steady-state responses. J Am Acad Audiol，2006，17:448.

[42] Ushio I，Kaga K，Sakata H，et al. Auditory brainstem response and temporal boone pathology findings in a brain-dead infant. Int J Pediatr Otorhimolaryngol，2001，58:249-253.

[43] Yoshida S，Orihara H，Tanino T. Neonatal auditory screening with automated ABR. Nippon Jibiinkoka Gakkai Kaiho，2002，105:804-811.

[44] Seo Y J，Kwak C，Kim S，et al. Update on Bone-Conduction Auditory Brainstem Responses：A Review. Journal of Audiology & Otology，2018，22(2).

[45] T Türkman，Kaygusuz R，Baar F，et al. Normalization of Bone Conduction Auditory Brainstem Evoked Responses in Normal Hearing Individuals. The Journal of International Advanced Otology，2018，14(3).

[46] Lau R，Small S A. Effective masking levels for bone-conduction auditory brainstem response stimuli in infants and adults with normal hearing. Ear and Hearing，2020.

[47] Lightfoot G, Cairns A, Stevens J. Noise levels required to mask stimuli used in auditory brainstem response testing. International journal of audiology, 2010, 49(10):794-798.

[48] LIU Jinfeng, LI Xiaoting, and WANG Ningyu. 2014. "Brainstem and Peripheral Auditory Structure and Function between Gender."Journal of Audiology and Speech Pathology 22(1):100-104. doi:10. 3969/j. issn. 1006-7299. 2014. 01. 027. https://www. cnki. net/kcms/detail/42. 1391. R. 20131115. 1017. 003. html.

[49] Wei Shi, Shi-Jun Zhang, Hui-Jun Zuo, et al. Noise effective masking level forbone conduction of wide-spectrum short-duration signalsin normal hearing adults. International Journal of Audiology, 2023. https://doi. org/10. 1080/14992027. 2023. 2197145.

[50] Sanna M, Piludu F, Piazza P, et al. Electrically evoked auditory brainstem response for intraoperative monitoring of hearing during posterior fossa surgery. Otol Neurotol,2008 Jan,29(1):117-22.

[51] Brown KD, Moberly AC, Welling DB, et al. Intraoperative electrically evoked auditory brainstem response score changes and postoperative outcomes in children with cochlear implants. Otol Neurotol,2016 May,37(4):e301-8.

[52] Kral A, Tillein J. Brain plasticity under cochlear implant stimulation. Adv Otorhinolaryngol, 2006,64:89-108.

[53] Firszt JB, Chambers RD, Kraus And N, et al. Neurophysiology of cochlear implant users I: effects of stimulus current level and electrode site on the electrical ABR, MLR, and N1-P2 response. Ear Hear,2002,23(6):502-15.

[54] Gordon KA, Papsin BC, Harrison RV. Auditory brain stem and midbrain development after cochlear implantation in children. Ann Otol Rhinol Laryngol Suppl,2002,189:32-7.

[55] Wang L, Zhang Q, Wang Q, et al. Functional evaluation of auditory system in patients with cochlear implant using electrically evoked auditory brainstem responses. ACOUSTICAL PHYSICS,2009,55(6):857-865.

[56] Thai-Van H, Cozma S, Boutitie F, et al, Collet L. The pattern of auditory brainstem response wave V maturation in cochlear-implanted children. Clin Neurophysiol,2007,118(3):676-89.

[57] Gordon KA, Papsin BC, Harrison RV. Toward a battery of behavioral and objective measures to achieve optimal cochlear implant stimulation levels in children. Ear Hear, 2004, 25 (5): 447-63.

[58] Gillespie LN, Clark GM, Bartlett PF, et al. BDNF-induced survival of auditory neurons in vivo:Cessation of treatment leads to accelerated loss of survival effects. J Neurosci Res,2003, 71(6):785-90.

[59] Abdelsalam NS, Afifi PO. Electric auditory brainstem response (E-ABR) in cochlear implant children:Effect of age at implantation and duration of implant use. Egyptian Journal of Ear, Nose, Throat and Allied Sciences, 2015,16(2):145-150.

[60] Wackym PA, Firszt JB, Gaggl W, et al. Electrophysiologic effects of placing cochlear implant electrodes in a perimodiolar position in young children. Laryngoscope, 2004, 114 (1): 71-6.

[61] Radeloff A, Nada N, El Mahallawi T, et al. Transplantation of adipose-derived stromal cells protects functional and morphological auditory nerve integrity in a model of cochlear implantation. Neuroreport, 2021, 32 (9): 776-782.

[62] Kim AH, Kileny PR, Arts HA, et al. Role of electrically evoked auditory brainstem response in cochlear implantation of children with inner ear malformations. Otol Neurotol, 2008,29(5):626-34.

[63] Prado-Guitierrez P, Fewster LM, Heasman JM, et al. Effect of interphase gap and pulse duration on electrically evoked potentials is correlated with auditory nerve survival. Hear Res,2006,215(1-2):47-55.

[64] Davids T,Valero J,Papsin BC,et al. Effect of increasing duration of stimulation on the electrically evoked auditory brainstem and middle latency responses in pediatric cochlear implant users. J Otolaryngol Head Neck Surg,2008,37(4):559-64.

[65] Davids T,Valero J,Papsin BC,et al. Effects of stimulus manipulation on electrophysiological responses of pediatric cochlear implant users. Part II:rate effects. Hear Res,2008,244(1-2):15-24.

[66] Bonne NX,Douchement D,Hosana G,et al. Impact of modulating phase duration on electrically evoked auditory brainstem responses obtained during cochlear implantation. Cochlear Implants Int,2015,16(3):168-74.

[67] McKay CM, Henshall KR. The perceptual effects of interphase gap duration in cochlear implant stimulation. Hear Res, 2003, 181 (1-2):94-9.

[68] Jahn KN,Arenberg JG. Polarity Sensitivity in Pediatric and Adult Cochlear Implant Listeners. Trends Hear,2019,23:2331216519862987.

[69] Resnick JM,O'Brien GE,Rubinstein JT. Simulated auditory nerve axon demyelination alters sensitivity and response timing to extracellular stimulation. Hear Res,2018,361:121-137.

[70] Joshi SN,Dau T,Epp B. A Model of Electrically Stimulated Auditory Nerve Fiber Responses with Peripheral and Central Sites of Spike Generation. J Assoc Res Otolaryngol,2017,18(2):323-342.

[71] Undurraga JA,Carlyon RP,Wouters J,et al. The polarity sensitivity of the electrically stimulated human auditory nerve measured at the level of the brainstem. J Assoc Res Otolaryngol,2013,14(3):359-77.

[72] Gordon KA,Papsin BC,Harrison RV. Effects of cochlear implant use on the electrically evoked middle latency response in children. Hear Res,2005,204(1-2):78-89.

[73] van Wieringen A,Carlyon RP,Laneau J,et al. Effects of waveform shape on human sensitivity to electrical stimulation of the inner ear. Hear Res,2005,200(1-2):73-86.

[74] van Wieringen A,Macherey O,Carlyon RP,et al. Alternative pulse shapes in electrical hearing. Hear Res,2008,242(1-2):154-63.

[75] Bahmer A,Polak M,Baumann U. Recording of electrically evoked auditory brainstem responses after electrical stimulation with biphasic, triphasic and precision triphasic pulses. Hear Res,2010,259(1-2):75-85.

[76] Zeng FG,Popper AN,Fay RR. Cochlear Implants:Auditory Prostheses and Electric Hearing. Springer New York,2004.

[77] Runge-Samuelson C,Firszt JB,Gaggl W,et al. Electrically evoked auditory brainstem responses in adults and children:effects of lateral to medial placement of the nucleus 24 contour electrode array. Otol Neurotol, 2009, 30 (4):464-70.

[78] Gordon KA,Papsin BC,Harrison RV. Activity-dependent developmental plasticity of the auditory brain stem in children who use cochlear implants. Ear Hear, 2003, 24 (6):485-500.

[79] Gordon KA,Valero J,van Hoesel R,et al. Abnormal timing delays in auditory brainstem responses evoked by bilateral cochlear implant use in children. Otol Neurotol,2008,29(2):193-8.

[80] Enomoto C,Minami S,Kaga K. EABR measurements during cochlear implantation in one-year-old,infant,child,adult,and elderly patients. Acta Otolaryngol,2021,141(1):78-82.

[81] Wong K,Kiringoda R,Kanumuri VV,et al. Effect of anesthesia on evoked auditory responses in pediatric auditory brainstem implant surgery. Laryngoscope, 2020, 130 (2):507-513.

[82] Kileny PR,Zwolan TA. Pre-perioperative, transtympanic electrically evoked auditory brainstem response in children. Int J Audiol,2004,43 Suppl 1:S16-21.

[83] Polterauer D,Mandruzzato G,Neuling M,et

al. PromBERA-praeoperative EBERA-objektiver Promontorialtest zur Integritätsprüfung des Hörnervs bei Cochleaimplantat-Kandidaten. Biomedizinische Technik/Biomedical Engineering,2017,62:388.

[84] Causon A,O'Driscoll M,Stapleton E,et al. Extracochlear Stimulation of Electrically Evoked Auditory Brainstem Responses (eABRs) Remains the Preferred Pre-implant Auditory Nerve Function Test in an Assessor-blinded Comparison. Otol Neurotol, 2019, 40 (1): 47-55.

[85] Klop WM, Hartlooper A, Briare JJ, et al. A new method for dealing with the stimulus artefact in electrically evoked compound action potential measurements. Acta Otolaryngol, 2004,124(2):137-43.

[86] Schvartz-Leyzac KC, Pfingst BE. Across-site patterns of modulation detection: Relation to speech perception. J Acoust Soc Am,2015,137 (1):EL95-101.

[87] Garadat SN, Zwolan TA, Pfingst BE. Across-site patterns of modulation detection: relation to speech recognition. J Acoust Soc Am. 2012. 131(5):4030-41.

[88] Wang B,Guo X,Cao K,et al. Evaluation of auditory pathway by EABR before cochlear implantation and the postoperative effect analysis. Eur Arch Otorhinolaryngol,2023,280(1): 105-114.

[89] Yang HL, Liu Z. The effect of optimizing EABR parameters in artificial cochlear implantation for auditory rehabilitation. Eur Rev Med Pharmacol Sci,2017,21(9):2015-2020.

[90] Lundin K,Stillesjö F,Rask-Andersen H. Prognostic value of electrically evoked auditory brainstem responses in cochlear implantation. Cochlear Implants Int,2015,16(5):254-61.

[91] Behr R, Müller J,Shehata-Dieler W,et al. The High Rate CIS Auditory Brainstem Implant for Restoration of Hearing in NF-2 Patients. Skull Base,2007,17(2):91-107.

[92] Polterauer D, Neuling M, Müller J, Hempel JM,Mandruzzato G,Polak M. PromBERA:A preoperative eABR:An update. Current Directions in Biomedical Engineering,2018,4(1): 563-565.

[93] Valero J,Blaser S,Papsin BC,et al. Electrophysiologic and behavioral outcomes of cochlear implantation in children with auditory nerve hypoplasia. Ear Hear,2012,33(1):3-18.

[94] Young NM,Kirk KI. Pediatric Cochlear Implantation. The Role of Electrophysiological Testing in Pediatric Cochlear Implantation,2016.

[95] Walton J,Gibson WP,Sanli H,et al. Predicting cochlear implant outcomes in children with auditory neuropathy. Otol Neurotol, 2008, 29 (3):302-9.

[96] Gibson WP,Sanli H,Psarros C. The use of intra-operative electrical auditory brainstem responses to predict the speech perception outcome after cochlear implantation. Cochlear Implants Int,2009,10 Suppl 1:53-7.

[97] Guenser G,Laudanski J,Phillipon B,et al. The relationship between electrical auditory brainstem responses and perceptual thresholds in Digisonic® SP cochlear implant users. Cochlear Implants Int,2015,16(1):32-8.

[98] Nair R. Mapping of Paediatric Cochlear Implant Recipients using EABR as a Tool. Journal of Otology & Rhinology,2014,04(2).

[99] Arnoldner C,Schwarz-Nemec U,Auinger AB, et al. A novel scoring system based on small vestibular schwannomas to determine consideration for cochlear implantation. Clin Otolaryngol,2021,46(6):1223-1228.

[100] Khrais T,Romano G,Sanna M. Nerve origin of vestibular schwannoma: a prospective study. J Laryngol Otol,2008,122(2):128-31.

[101] Doerfer KW, Fritz CG, Porps SL, et al. Twelve-Month Outcomes of Simultaneous Translabyrinthine Resection and Cochlear Implantation. Otolaryngol Head Neck Surg,2023.

[102] Dahm V,Auinger AB,Honeder C,et al. Simultaneous Vestibular Schwannoma Resection

and Cochlear Implantation Using Electrically Evoked Auditory Brainstem Response Audiometry for Decision-making. Otol Neurotol, 2020,41(9):1266-1273.

[103] Kiyomizu K,Matsuda K,Nakayama M,et al. Preservation of the auditory nerve function after translabyrinthine removal of vestibular schwannoma. Auris Nasus Larynx, 2006, 33 (1):7-11.

[104] Gadenstaetter AJ,Auinger AB,Gerlitz M,et al. Functional Outcome After Simultaneous Vestibular Schwannoma Resection and Cochlear Implantation With Intraoperative Cochlear Nerve Monitoring. Otolaryngol Head Neck Surg,2023.

[105] Grayeli AB,Bouccara D,Kalamarides M,et al. Auditory brainstem implant in bilateral and completely ossified cochleae. Otol Neurotol,2003,24(1):79-82.

[106] Grayeli AB,Kalamarides M,Bouccara D,et al. Auditory brainstem implant in neurofibromatosis type 2 and non-neurofibromatosis type 2 patients. Otol Neurotol,2008,29(8):1140-6.

[107] Sennaroglu L,Colletti V,Manrique M,et al. Auditory brainstem implantation in children and non-neurofibromatosis type 2 patients:a consensus statement. Otol Neurotol,2011,32(2):187-91.

[108] Medina M,Di Lella F,Di Trapani G,et al. Cochlear implantation versus auditory brainstem implantation in bilateral total deafness after head trauma:personal experience and review of the literature. Otol Neurotol,2014,35(2):260-70.

[109] Tekin AM,Bahşi I,Topsakal V. et al. House (1923-2012) and His Outstanding Contributions to the Field of Otology. J Craniofac Surg,2022,33(4):989-990.

[110] Peng KA,Lorenz MB,Otto SR,et al. Cochlear implantation and auditory brainstem implantation in neurofibromatosis type 2. Laryngoscope,2018,128(9):2163-2169.

[111] Vincenti V,Pasanisi E,Guida M,et al. Hearing rehabilitation in neurofibromatosis type 2 patients:cochlear versus auditory brainstem implantation. Audiol Neurootol,2008,13(4):273-80.

[112] Veronese S,Cambiaghi M,Tommasi N,et al, Galvin JJ 3rd. Ten-year follow-up of auditory brainstem implants:From intra-operative electrical auditory brainstem responses to perceptual results. PLoS One, 2023, 18 (3):e0282261.

[113] Veronese S,Cambiaghi M,Sbarbati A. New Protocol for Auditory Brainstem Implant Positioning,2021.

[114] Cochlear Ltd. Surgeon's guide for the ABI24M Auditory Brainstem Implant,2001.

[115] Nevison B. A guide to the positioning of brainstem implants using intraoperative electrical auditory brainstem responses. Adv Otorhinolaryngol,2006,64:154-166.

[116] Colletti V,Fiorino FG,Carner M,et al. Auditory brainstem implant as a salvage treatment after unsuccessful cochlear implantation. Otol Neurotol,2004,25(4):485-96;discussion 496.

[117] Jung S,Kang WS,Oh SJ,et al. Intraoperative monitoring of hearing during cerebellopontine angle tumor surgery using transtympanic electrocochleography and auditory brainstem response. J Neurosurg, 2015, 123 (5):1316-1323.

[118] Otto SR, Brackmann DE, Hitselberger W. Auditory brainstem implantation in 12- to 18-year-olds. Arch Otolaryngol Head Neck Surg,2004,130(5):656-9.

第7章 频率特异性听性脑干反应

听阈的测试是整个听力学的核心内容之一。一张完整、准确的听力图,可以评估患者在各个频率上的听觉敏感度水平,为听觉干预提供准确的基线信息。助听器验配过程中增益的调节、人工耳蜗植入前听力适应证的确定,最重要的依据就是纯音测听获得的听力图。纯音测听是心理-物理测试,这意味着要通过纯音测听获得完整准确的听力图,有赖于受试者对测试方法的正确理解和对测试积极专注的配合。但有相当一部分受试者却不能很好地配合测试。例如,随着新生儿听力筛查的展开,患者被发现听力损失的年龄越来越小,助听器、人工耳蜗干预的实施时间越来越早,低龄婴幼儿往往无法准确配合行为测听。此外,伪聋的鉴别、外伤患者的伤残以及司法鉴定都要求在无须受试者反应的情况下使用客观手段获得各个频率的听阈。为此,本章着重叙述频率特异性听性脑干反应(frequency specified auditory brainstem response,fsABR)的概念及其产生、发展及应用。

第一节 常用的客观听阈测试方法

很多听觉电生理手段都可用于进行客观听阈评估。目前国内使用比较普遍的客观听阈评估手段主要包括:①短声刺激诱发听性脑干反应(click-evoked auditory brainstem response,Click-ABR)。②40Hz听觉事件相关电位(40Hz auditory event related potentials,40Hz AERP)。③听觉稳态反应(auditory steady-state response,ASSR)。客观听阈评估是使用听觉系统对测试信号的反应阈值去估计患者的主观听阈,因此客观反应阈与纯音听阈之间的相关性非常重要。如图7-1所示为一位患者的Click-ABR阈值波形图。刺激信号短声的计量单位使用的是dB nHL(参见第1章第三节)。该患者测试耳的Click-ABR阈值是50 dB nHL,这一阈值反映的是该侧听觉脑干通路对短声信号的感知情况。与使用短时程测试信号的ABR不同,纯音测听使用具有频率特性的长时程纯音信号,反映从外周到中枢整个听觉系统对

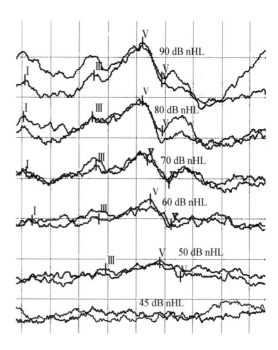

图 7-1 Click-ABR 阈值波形

某一频率声音信号的感知情况,且结果以 dB HL 表示。这些区别使得建立 ABR 反应阈与纯音听阈之间的相关关系成为客观听阈评估的前提。对于其他电生理客观听阈评估手段同样如此。

一、Click(短声)-ABR

传统的 ABR 使用短声(click)作为刺激信号。临床上使用 Click-ABR 的 V 波阈值作为听阈测试指标。ABR 波形分化程度与刺激声的瞬态特性关系非常密切。短声时程仅数百微秒(μs),因此具有良好的瞬态特性,声音能量可以迅速在短时间内达到峰值,诱发大量听觉神经元产生同步化非常好的神经反应,所以 Click-ABR 波形分化明显,形态容易辨认。但同时,由于短声的能量在 100 Hz 至 8000 Hz 的频率上均有能量分布,因此无频率特异性,不能准确反映耳蜗各回功能进而反映完整言语频段的听力。Folsom 的研究发现,Click-ABR 的反应阈与人耳 2000~4000 Hz 频率上的听力水平相关性最好。Bauch 等也证明 Click-ABR 阈值主要体现 2000~4000 Hz 频率范围内的听力结果。这就有可能造成当听力损失主要发生在某一特定的频率范围时,Click-ABR 不能准确反映患者各频率的听力损失情况。当中低频听力损失较大时,Click-ABR 阈值可能过小估计听力损失;反之,当中低频听力尚好,而 2000~4000 Hz 频率范围内听力损失严重时,Click-ABR 则可能过重估计听力损失。因此,要通过 ABR 测试获得更多具有频率特异性的信息,反映整个听觉频带上的听阈,就必须选择有频率特异性的刺激声。

二、40Hz AERP

40Hz AERP 作为 Click-ABR 的补充在我国临床应用较为广泛,通常用 40 次/s 重复率的 500Hz 或 1kHz 短纯音引出,与纯音听阈相关性较好。但 40Hz AERP 容易受到睡眠和镇静药的影响,其阈值在患者清醒状态下与睡眠时相差较大,清醒状态下较准确。这造成该检查在婴幼儿听阈评估中受到一定限制。

三、ASSR

听觉稳态反应(ASSR)可获得具有频率特异性的反应阈值,并且可反映完整听觉通路的情况。但该测试的阈值与纯音听阈的相关性受到很多因素的影响。在不同年龄、不同听力损失程度、不同病因人群中、不同频率上,ASSR 阈值与纯音听阈的相关性并不一致。这使得该检查在应用于客观听阈评估时,须与其他方法联合使用。

综上所述,目前国内临床常用的几种电生理客观听阈评估手段具有各自的局限性。ABR 是外周听觉反应,受睡眠和镇静影响很小,如果使用频率特异性信号作为刺激信号进行 fsABR 测试,可望较好地预估各频率听阈。

第二节 特异性 ABR 的刺激声

尽管 ABR 是一种客观电反应,但其阈值的确定却需要主观方式判断,因而要求 ABR 波形具有较好的分化程度(即神经冲动同步化好)。这就要求刺激声具有较好的瞬态特性。因此,为获得具有频率特异性的听阈,ABR 的刺激声信号需要同时具备频率特异性和瞬态特性两个特点。

纯音具有最好的频率特异性,但是因其平台时间很长,无法使得大量神经元产生有效同步化反应,既无法获得明显的 ABR 波形,也无法保证测试时间。传统的 ABR 使用短声可以在短时间诱发大量听觉神经元产生同步化神经反应,但是缺乏频率特异性。Folsom 曾尝试使用通过高通噪声掩蔽而获得窄频短声,但由于这种声信号频率特异性有限,且获取困难,因此未被广泛采用。短纯音(tone burst)、短音(tone pip)具有一定的上升、下降时间,时程从数毫秒至数十毫秒不等,综合了短声与纯音特点,理论上可在听神经同步化反应与频率特异性之间取得最佳平衡。

短纯音/短音刺激声由其刺激时程的时间决定频率特异性。短纯音包含上升、平台、下降时间,时程较长,有较好频率特异性。当其平台时间不变时,频率特异性决定于上升/下降时间;而当上升/下降时间不变时,频率特异性则决定于平台的长短。因此要选出上述两个特性兼顾的短纯音信号参数较为困难。而短音则没有平台,频率特异性由上升、下降时间决定。故目前国际上多采用短音诱发 ABR(tone pip evoked auditory brainstem response,tp-ABR)进行 fsABR 的研究。但如果想要诱发出分化明显的 ABR 波形,则需要刺激声时程较短,但短时程又会造成频率溅射,影响频率特异性。因此在进行 tp-ABR 检查时仍面临如何选择适当信号参数实现瞬态特性与频率特异性折中的问题。

在 fsABR 的研究中,最初听力学家多选择线性窗门控短纯音作为刺激声,如 Davis 等建议使用两个周期的上升时间和下降时间和一个周期的平台期,即 2-1-2 型短纯音。但线性窗短纯音频谱在其主瓣外存在丰富且波及范围广的旁瓣能量。tp-ABR 是目前研究数据最完备的 fsABR 方法。多数研究者建议使用非线性门控的短音,认为这类短音频谱更窄,能够提高诱发 ABR 频率特异性。Frattali 和 Stapells 都认为使用时程短同时具有频率特异性的 tp-ABR 可以使频率特异性较好,各频率 tp-ABR 的反应阈与受试者在该频率的纯音听阈相关性较高。tp-ABR 在评估听阈应用中主要有以下几方面优点:① 作为客观测试,不受受试者主观因素影响,并且基本不受睡眠和镇静药物的影响;② 许多研究证明其频率特异性好,且 ABR

反应阈值与纯音听阈相关性高;③ 其波形、潜伏期、波间期及双耳各波的潜伏期、波间期差异对听力损失定位诊断有帮助;④ 测试结果的稳定性和重复性较高。因此,tp-ABR 已经逐渐成为听阈诊断的核心检查方法。2012 年美国婴幼儿听力联合委员会发布的《婴幼儿听力评估指南》中就建议将 tp-ABR 作为婴幼儿听力评估的首选办法,推荐使用 tp-ABR 和 ASSR 配合评估听阈。英国新生儿听力筛查工作组 2013 年发布的《新生儿听力筛查项目转诊婴儿早期听力评估和干预指南》也推荐使用 tp-ABR 进行新生儿的诊断性客观听阈评估。故本节着重阐述了我们在 tp-ABR 方面所做的系列研究工作。

一、不同刺激声的频谱分析

图 7-2 显示了使用脉宽为 $100\mu s$ 的方波电信号冲击耳机产生的短声、2000 Hz 线性门控短纯音与 2000 Hz Blackman 门控短音的频谱分析结果。从图中可看出这 3 种刺激声在频谱能量分布上具有较大的差别。短声频谱能量集中在 2000～4000 Hz,但 100～8000 Hz 都有较多的能量分布。线性门控短纯音与 Blackman 门控短音的频谱能量则集中在中心频率的周围。进一步比较图 7-2B 和图 7-2C 可发现,Blackman 窗短音除 2000 Hz 处主瓣外旁瓣能量很小,而线性门控 2000Hz 短纯音的主瓣较宽,旁瓣能量较大。由此可见非线性门控短音的频率特异性优于短声和线性门控短纯音的频率特异性。

二、不同门控时窗短音刺激声的频谱分析

非线性门控信号可采用不同的时窗,包括 Gaussian 时窗、Blackman 时窗和 Hanning 时窗等。图 7-3 显示了相同时程、不同时窗门控短音的频谱。可以发现,Gaussian 门控短音频谱能量相对较宽,Blackman 与 Hanning 门控短音频谱主瓣相对较窄,且旁瓣能量较少。很多学者建议采用Blackman

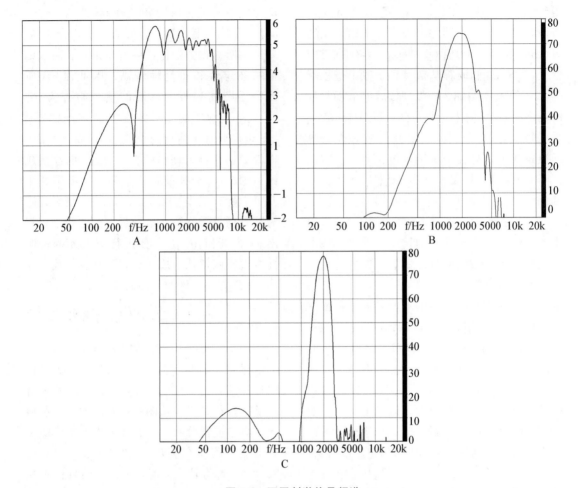

图 7-2 不同刺激信号频谱

A. 使用脉宽为 $100\mu s$ 的方波电信号冲击耳机产生的短声；B. 2000 Hz 线性门控 1-1-1 短纯音；C. 2000 Hz Blackman 门控 4 ms 短音。

时窗或 Hanning 时窗产生的短音，因为非线性门控刺激声与线性门控刺激声相比之下瞬态特性更好，同时又保证了一定的频率选择性。Suzanne 等的研究分别使用线性门控短纯音和特殊门控（Blackman）短音所诱发 tp-ABR，并将其反应阈值与纯音听阈进行对比，研究结果发现纯音听阈与 ABR 反应阈值相差在 30dB 范围内，其中约 85％ 的测试结果差距小于 15dB，94％ 的结果差距在 20dB 以内。越来越多的研究证实，在评估听阈时，使用特殊门控短音略优于使用线性门控短纯音信号。非线性门控如 Blackman 等门控产生的短音

比起一般的线性窗门控短纯音引发的刺激同步性更好，同时还能保证频率特异性，两者兼顾较好。

三、不同时程(上升/下降时间)Blackman门控时窗短音刺激声的频谱分析

tp-ABR 刺激声的频率特异性由其时程即上升/下降时间决定，同样需要通过选择适当时程在波形分化与频率特异性之间寻找最优化的平衡。在实际工作中，刺激声由电信号变为声信号，通过换能器、声管、耳塞都会产生一定改变。准确的方法是采用人工头记

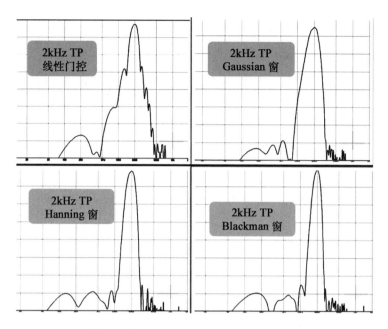

图 7-3　相同时程、不同门控短音信号频谱

录耳道内的刺激声信号并进行分析，这样可将耳机与耳道耦合的声学作用考虑进来。梁思超等在本底噪声小于 24 dB A 隔音屏蔽室内在 500Hz、1000Hz、2000Hz、4000Hz 四个频率上对不同时程 Blackman 门控短音进行了 FFT 频谱分析。图 7-4 显示了不同时程 2000Hz 短音的频谱分析图。可发现时程 4ms（4 个周期）的 2000Hz 短音具有最窄的主频瓣，显示具有最好的频率特性。同样，在其他频率具有最佳频率特性的短音信号时程分别是：500Hz 处 6ms（1.5 个周期）；1.0kHz 处 3ms（1.5 个周期）；4.0kHz 处 4ms（8 个周期）。这表明，在相同频率与门控下，随短音刺激声时程由短到长的变化，刺激声频谱的主瓣随之变窄，即频率特异性逐渐变好。

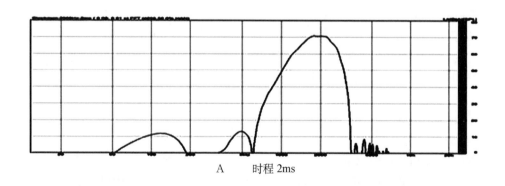

A　　时程 2ms

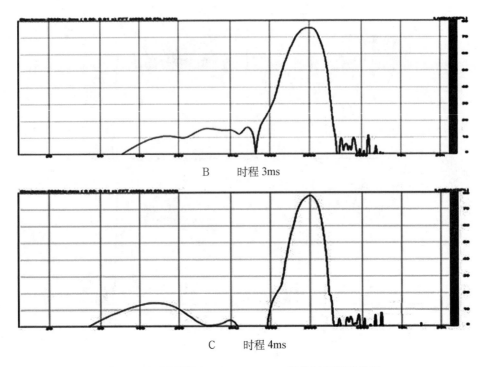

B   时程 3ms

C   时程 4ms

图 7-4　不同时程 2000Hz Blackman 门控短音频谱分析

四、NB Chirp 刺激声频谱及其诱发的 ABR 与纯音听阈的相关性

近年来出现了一种新型的信号——Chirp,中文名称线性调频脉冲声。早在 20 世纪 60 年代 Chirp 信号就被用于声呐与雷达领域,1985 年 Chirp 信号被美国人 Shore 首次引入到听觉电生理测试。2007 年 Elberling 等研究了基于耳蜗延迟模型的 Chirp 信号,研发了适用于听觉测试的 CE-Chirp。CE-Chirp 的频率随时间而改变,克服了耳蜗解剖结构造成的行波延迟,先发放频率低的部分后发放频率高的部分,神经兴奋同步性好,具有良好的瞬态特性。将 CE-Chirp 信号针对不同频率滤波可以得到具有频率特异性的窄带（NB）Chirp。NB Chirp 满足了 fs ABR 测试信号的需求,即良好的瞬态特性以及频率特异性。图 7-5 显示了 CE-Chirp 及经过滤波后具有频率特异性(500Hz、1000Hz、

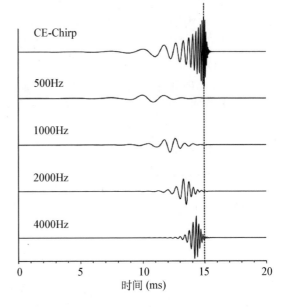

图 7-5　CE-Chirp 及 500Hz、1000Hz、2000Hz、4000Hz NB Chirp 信号的波形

（此图来源于 Kristian 等）

2000Hz、4000Hz）的 Chirp 信号波形。图 7-6 显示了 CE-Chirp 及不同频率 NB Chirp 信号的滤波器频谱。

ABR 阈值的一个重要临床应用是客观地评价患者的听力水平。PTA（pure-tone audiometry）阈值是评价患者听力水平的"金标准"，故探究 NB Chirp ABR 阈值与 PTA 阈值相关性的工作很有必要。黎志成等进行了 NB Chirp ABR 阈值与 PTA 阈值的相关性研究。研究共招募了 66 名 18－30 岁听力正常的健康受试者（PTA 从 125～8000Hz 均 ≤ 25dB HL），且无耳鸣、眩晕等其他耳部症状，外耳道通畅，鼓膜完整，无耵聍或中耳疾病，无噪声暴露史，无耳毒性药物用药史。使用 Eclipse（Interacoustics，丹麦）诱发电位仪与 ER-3A 插入式耳机进行 NB Chirp ABR 阈值测试。刺激信号为交替波，刺激速率 20Hz，带通滤波 33～1500Hz，叠加 2000 次。以 V 波作为阈值判断标准，10 dB 为步距降低刺激声，在阈值附近以 5 dB 为步距寻找可

反复出现的 V 波，此波即该频率 NB Chirp ABR 的阈值。依据实验数据分析了 NB-Chirp ABR 阈值（500Hz、1000Hz、2000Hz 和 4000Hz）与 PTA 阈值的相关性、二者的差异及对应频率的校正值。研究得出 NB Chirp ABR 与 PTA 阈值在 500Hz、1000Hz、2000Hz、4000Hz 存在明显的相关性，其中在 4000Hz 时相关性最好，其次为 500Hz 和 2000Hz，相关性最低的在 1000Hz（表 7-1）。ABR 阈值较 PTA 阈值高，测试得到的 ABR 阈值的单位为 nHL，nHL 减去校准值才能得到 dB eHL（dB estimated hearing level 估计听力级），只有将 dB nHL 转换为 dB eHL 才能和 PTA 阈值比较。表 7-2 显示了在 500Hz、1000Hz、2000Hz 和 4000Hz 频率下的 NB Chirp ABR 阈值和 PTA 阈值差异及对应频率的校正值。图 7-7 为作者在解放军总医院第一医学中心使用与黎志成等相似的实验环境测得的各频率（500Hz、1000Hz、2000Hz、4000Hz）NB Chirp ABR 阈值波形。

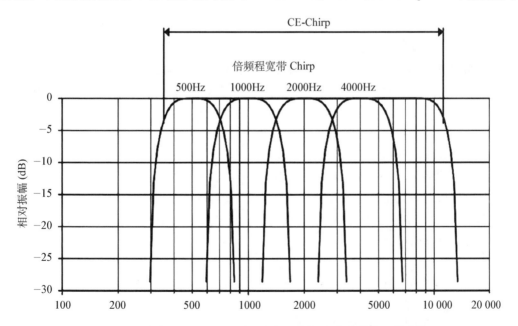

图 7-6　CE-Chirp 及四个倍频程 Chirp 信号的滤波器频谱，滤波器的设置遵循 IEC 61260

（此图来源于 Kristian 等）

听觉诱发反应及应用

表 7-1　NB Chirp ABR 阈值与 PTA 阈值之间的相关性分析(此表来源于黎志成等)

	500Hz PTA	1000HzPTA	2000Hz PTA	4000Hz PTA
500Hz NB Chirp	$r=0.56$ $P<0.001^{**}$			
1000Hz NB Chirp		$r=0.31$ $P=0.02^{*}$		
2000Hz NB Chirp			$r=0.63$ $P<0.001^{**}$	
4000Hz NB Chirp				$r=0.92$ $P=0.01^{**}$

表 7-2　NB Chirp ABR 与 PTA 阈值差异及校正值(此表数据来源于黎志成等)

频率(Hz)	500	1000	2000	4000
与 PTA 阈值的差异(dB)	6.45 ± 8.32	4.33 ± 6.72	2.02 ± 4.47	1.35 ± 6.03
校正值(dB)	7	4	2	1

综上所述,NB Chirp ABR 有着诸多优点:①兼具瞬态特性与频率特异性;②低刺激强度较 click ABR 波形更易于判读;③与 tp ABR(tone pip ABR)相比,NB Chirp ABR 阈值更接近 PTA 阈值,冀飞等在解放军总医院测得的推荐 tp ABR 在 500Hz、1000Hz、2000Hz、4000Hz 的校正值为 25 dB、20 dB、15 dB、15 dB。而黎志成等测得 NB Chirp ABR 在这些频率的校正值仅为 7 dB、4 dB、2 dB、1 dB。提示后者的结果更接近 PTA 阈值,其原因有待探讨,可能与 NB Chirp 瞬态特性较好有关。

但 NB Chirp ABR 也有一定的缺点:①在刺激强度较高时,波形分化不如传统的 click ABR,有学者研究指出在刺激声强度为 90 dB nHL 时,Chirp ABR 的 I 波的辨识率(40%)明显低于 click ABR(100%);②并不是每个频率的 NB Chirp 信号都具有好的瞬态特性,如图 7-7 所示,500Hz NB Chirp 因其信号自身的特点,瞬态特性较其余频率差,波形分化一般;③NB Chirp 信号也缺乏

相关的国家及国际标准,且只有部分品牌的仪器配备了 NB Chirp 信号,这对在临床的应用造成了一定的影响。

此外,NB Chirp ABR 作为一个具有频率特异性的听觉诱发电位测试,也免不了与临床上同样具有频率特异性的听觉稳态反应(ASSR)及 tp-ABR 进行对比。ASSR 作为一种"客观反应,客观判断"的测试,其阈值与 PTA 阈值的关系为:正常听力时,ASSR 阈值与 PTA 阈值间相关性差,而听力损失时二者相关性好,这让 ASSR 在临床的应用中受到一定的局限。tp-ABR 作为一种"客观反应,主观判断"的测试,正常人的 tp-ABR 阈值与 PTA 阈值有一定的相关性,且在有一定程度听力损失时,二者间的校正值也并未出现明显变化。郑海峰等的研究表明,低频听力损失患者与冀飞得到的正常人 tp-ABR 校正值基本一致。NB Chirp ABR 为"客观反应,主观判断",作者认为也有一定的临床意义,但现有的研究无法确定其阈值与 PTA 阈值的相关性是否会随着听力损

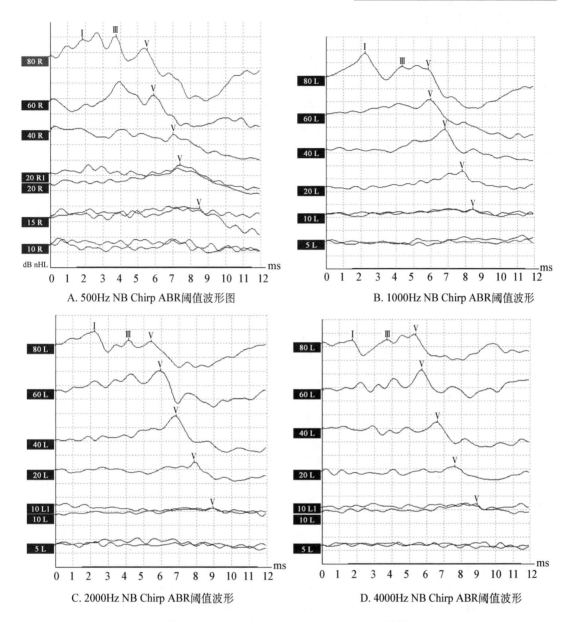

A. 500Hz NB Chirp ABR阈值波形图

B. 1000Hz NB Chirp ABR阈值波形

C. 2000Hz NB Chirp ABR阈值波形

D. 4000Hz NB Chirp ABR阈值波形

图 7-7   500、1000、2000、4000 Hz Chirp ABR 波形
（左侧数字标记为刺激强度，单位为 dB nHL）

的程度而发生变化，目前仅有正常人 NB Chirp ABR 阈值与 PTA 阈值相关性的研究，而不同程度的听力损失对 NB Chirp ABR 阈值与 PTA 阈值相关性的影响尚不明确，有待临床进一步的检验。

除了与同样具有频率特异性的 ASSR、tp-ABR 对比，有部分学者也将其与应用最为广泛的 click-ABR 进行对比。施乐娟等研究发现，与 click-ABR 相比 Chirp ABR 可能更接近 PTA 阈值。SteFan Zirn 等研究了儿童 click-ABR 阈值与 NB Chirp ABR 阈值的关系，得出对于 2000Hz 及 4000Hz，NB Chirp ABR 与 click-ABR 阈值间存在显著的相关性，但 click-ABR 并不具有频率特异性，这和 NB Chirp ABR 是不同的,故二者间可比性有限,仅供参考。

第三节 短音诱发 ABR 与纯音听阈的相关性

在具体的短音诱发 ABR(tp-ABR)的临床应用中,需要考虑两方面的问题。①如何选择刺激信号的具体参数以获得最佳反应波形;②tp-ABR 阈值与相应频率纯音测听阈值的相关性。

一、tp-ABR 刺激声的参数选择

前面中已经提到,在相同频率与门控下,随短音时程由短到长的变化,刺激声频谱的主瓣随之变窄,即频率特异性逐渐变好,且 Blackman 时窗门控的短音能量较为集中。但对临床上 tp-ABR 所采用短音刺激声的具体参数选择,目前国际上尚没有通用标准,我国亦尚无推荐的 tp-ABR 的刺激声参数标准。这使得 tp-ABR 反应阈与主观听阈之间的相关性不清,也为不同医院、听力中心和实验室之间的检查结果横向比较带来困扰。tp-ABR 的刺激声参数的最优化选择,除了上一节所述的频谱分析方法,还需结合临床测试结果。

图 7-8 显示了使用不同频率、不同时程 Blackman 门控短音对相同的听力正常人诱发的 tp-ABR 波形及其 V 波阈值。可以发现,刺激信号时程越短,所获得的 V 波阈值越低。这说明时程越短的信号越能激活大量神经元同步活动。由于 ABR 的 Ⅰ 波幅度较低,在波形分化不明显的情况下可能引出率低于 V 波。因此在判断波形分化是否良好时,还可通过 Ⅰ 波的引出率反映 Ⅰ 波的分化程度,作为辅助判断依据。在 500 Hz,其刺激信号时程为 4 ms 时诱发的 tp-ABR 波形明显好于其他刺激时程,Ⅰ 波 100% 引出,但观察其频谱图发现,其主瓣宽且有其他频率参与其中,即采用 4ms 刺激声的频率特异性差。8ms 刺激时程的频谱图,其刺激声频谱

图主瓣相对 6ms 较窄,频率特异性最佳。时程 6ms 刺激声 tp-ABR 的 Ⅰ 波引出率为 65%。有文献报道在 5ms 以上刺激时程时,Ⅰ 波往往不能辨认,可能与其上升时程较长有关。时程 8ms 的刺激声所诱发 tp-ABR 其 Ⅰ 波引出率仅 20%,且波形相比 6ms 刺激声分化差,通过重复测试、降低强度仍不能辨别。综上所述,500Hz tp-ABR 检查采用 6ms 时程刺激声能较好实现刺激声频率特异性和瞬态特性的统一。同样,在 1000Hz、2000Hz、4000Hz tp-ABR 的刺激参数选择中,都应从信号本身的瞬态特性、频率特异性、波形分化、Ⅰ 波引出率、V 波阈值等方面综合考虑。当两种时程的刺激声瞬态特性都比较优秀,则选择频率特异性更好的刺激声。tp-ABR 在 1000Hz 采用刺激声时程为 3ms 的短音,在 2000Hz、4000Hz 采用时程刺激声时程更长、频率特异性较好的 4ms 短音,可实现瞬态特性和频率特异性的较好平衡。

同一频率刺激声时程越长,V 波潜伏期越长;在刺激声时程相同的情况下,频率越高 V 波潜伏期越短,即 V 波的潜伏期随声强的增加而缩短。同一频率 Blackman 门控短音随时程增加而潜伏期逐渐延后,引发这一现象原因可能有两个:①由频率分布发生变化引起的。由频谱图可以发现,随着时程的延长,主瓣逐渐变窄即频率特异性变好,与此同时旁瓣的频率分布也发生了改变。在 1 ms 时程时主瓣较宽,含有较多的高频成分,随着时程的延长,主瓣逐渐变窄,频率集中在 4000Hz,旁瓣高频成分减少,导致了 V 波的潜伏期的延长。②可能是随刺激时程延长,刺激声瞬态特性差,同步化兴奋的神经纤维数目减少,传导时间延长,潜伏期延长。

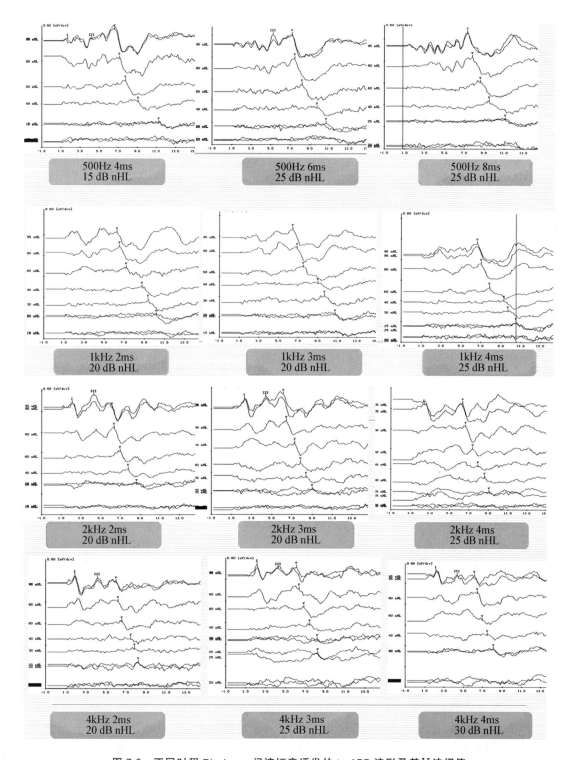

图 7-8　不同时程 Blackman 门控短音诱发的 tp-ABR 波形及其 V 波阈值

对 ABR 的阈值主要通过 V 波存在与否进行判断。判断 V 波是否存在需要结合其潜伏期、波幅、可重复性等。同一频率刺激声时程越长,tp-ABR 反应阈值与该频率纯音测听气导阈值越接近;低频 tp-ABR 的反应阈与纯音听阈的差别较高频 tp-ABR 大。

综合频谱分析和实际临床测试的结果分析,在使用短音作为刺激声诱发 ABR 检查时,为获得分化清晰的 tp-ABR 波形应优化刺激声参数,同时保证一定的频率特异性,使 tp-ABR 阈值与纯音听阈之间相关性较好。表 7-3 中的测试参数可作为推荐测试参数。

表 7-3　推荐的各频率短音测试参数（梁思超等 2014）

最大叠加次数	1200～1500 次
刺激重复率	每秒 19.3 次
门控	Blackman
平台	0 ms
刺激信号频率的推荐优化时程（上升和下降周期）	
0.5 kHz	6ms（1.5 个周期）
1.0 kHz	3ms（1.5 个周期）
2.0 kHz	4ms（4 个周期）
4.0 kHz	4ms（8 个周期）

二、tp-ABR 反应阈与纯音听阈

tp-ABR 反应阈和纯音测听气导阈值较为接近,但临床工作中如要以 tp-ABR 反应阈推测纯音听阈,须注意纯音听阈与 tp-ABR 阈值在本质上有所不同。由于两者的刺激声及神经生物学机制都不尽相同,因此两者不能彼此完全等同。

纯音测听阈值是心理、行为的听阈值,体现整个听觉通路的情况,而 tp-ABR 反应阈值是电生理阈值,只反映低位脑干通路且后者需要听神经的同步化反应,但两者具有相关性。在实际操作中,主要通过对 ABR 中的 V 波存在与否的判断来确定 ABR 的阈值,判断 V 波是否存在需要结合其潜伏期、波幅、可重复性等。通常 ABR 阈值（以 dB nHL 表示）比纯音听阈（以 dB HL 表示）在数值上要略高。在 SNHL 患儿中,这个差值为 10～20 dB。解放军总医院使用 Smart EP（Intelligent hearing System,美国,Miami）听觉诱发电位系统,应用表 7-3 推荐的参数对 60 例听力正常受试者（共 120 耳）进行了各频率 tp-ABR 反应阈值与对应频率纯音听阈的比较。500～4000 Hz Blackman 门控 tp-ABR 反应阈值与纯音听阈的差为（21.21±6.67）dB、（17.92±5.82）dB、（14.96±5.04）dB、（12.17±6.17）dB,除 500 Hz 以外,其他各频率 tp-ABR 阈值与纯音听阈差值均在 20 dB 以内。商莹莹等和英国《新生儿听力筛查项目转诊婴儿早期听力评估和干预指南 V2.1》中也各自报道了相近的结果。

随着短音刺激声频率由低到高变化,tp-ABR 反应阈值与该频率纯音测听气导阈值越接近,即低频 tp-ABR 的反应阈与纯音听阈的相关性较高频 tp-ABR 与纯音听阈差。可能的原因有以下几方面:①刺激声的频率特异性往往受上升、下降时间影响。上升越快,高频成分越多,神经冲动同步化程度越好,则 ABR 波形分化好。反之,上升时间长,引起神经同步性反应的能力弱,波形分化相对而言较差。②刺激强度降低会使得刺激声大部分的能量波谱向低频转移,因此受低频的脑电波影响更大,这一现象在 500 Hz 时尤为明显。③由于耳蜗底转的神经纤维密度比蜗顶大,密度增加可能导致神经受到高频刺激引起的同步放电增多。④蜗底（高频区）较快的行波传递速度可导致大量的神经同步放电。⑤低频短音可以同时引起耳蜗顶部与耳蜗基底部的振动。此外,检查时环境噪声多为低频,也或许能够解释低频 tp-ABR 反应阈与纯音听阈差值较大的问题。因此,为了确保检查的准确性,要在进行低频 tp-ABR 检查时对每个强度刺激进行重复测试。

近年来估计听力级（dB estimated hearing level，dB eHL）不断被提及。传统 ABR 的阈值要比真实行为的听力阈值要高一些，这我们需要从测量得到的 ABR 阈值，经过校正计算后预测并估计出纯音听阈，才能与纯音听阈的结果进行比较。否则直接将 ABR 阈值绘制在听力图可能会出现误导性，间接得到相比真实的纯音听阈低的阈值。由此可以看出，由于 ABR 阈值和真正的听力阈值之间存在差异，需要从 ABR 阈值的推导后获得估计听力级。以 dB eHL 表示的 ABR 反应阈值，方可作为纯音听力图中以 dB HL 表示的纯音听阈的替代量，应用于助听器验配等听力学干预（图 7-9）。

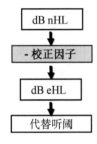

图 7-9 由 dB nHL 估计 dB HL 听阈

影响 tp-ABR 反应阈的因素较多。短音刺激声的门控、频率、时程等属性，以及设备的品牌、出厂设置和测试环境，都有可能影响 tp-ABR 反应阈。目前各实验室采用的单位通常是各自建立的正常听力级（dB nHL）。正常听力零级（0 dB nHL）要求各单位分别测试一群正常听力的年轻人（至少 10 人，纯音听力计测试结果 250～8000 Hz 气导听阈 ≤15 dB HL）能听到刺激声信号的最小刺激声强度（dB SPL 或 dB peSPL）取平均值定义为正常听力零级。这一正常听力零级的确定过程会引入误差，影响最终的阈值。此外，耳罩式、插入式或是骨导耳机的选择同样也会影响正常听力级到估计听力级的校正。测试信号的刺激重复率也会对 tp-ABR 产生影响。通常，刺激重复率越高，阈值越低。因

此，在提到 dB eHL 的校正值时，一定应明确所使用的刺激重复率。

表 7-4 给出了加拿大、英国指南给出的校正值，以及由解放军总医院使用相近测试参数获得的中国的推荐校正值。英国新生儿听力筛查工作组发表的《新生儿听力筛查项目转诊婴儿早期听力评估和干预指南 V2.5》提出对于正常听力成年人，正常听力级到估计听力级的校正值分别为 500Hz 20dB、1000Hz 15dB、2000Hz 10dB、4000Hz 10dB。中国和英国研究得到的 tp-ABR 阈值与纯音听阈差值接近。在 2000Hz、4000Hz 上，中国的推荐校正值相比英国指南略大，可能由于该频率短音刺激声的时程长于英国指南中的推荐值。

表 7-4 不同文献推荐的各频率 tp-ABR 校正值

频率（Hz）	加拿大（dB）	英国（dB）	中国（dB）
500	20	20	25
1000	15	15	20
2000	10	10	15
4000	5	10	15

三、tp-ABR 的优势与不足

tp-ABR 在评估听阈应用中有以下几方面优点：①作为客观测试，不受受试者主观因素影响；②ABR 用于临床 20 多年，其技术和检测设备相对较为成熟，推广更容易；③其波形、潜伏期、波间期及双耳各波的潜伏期、波间期差异对听力损失定位诊断有帮助；④测试结果的稳定性和重复性较高；⑤tp-ABR 具有频率特异性，可反映听力损失的频率分布。

tp-ABR 亦具有一定不足之处。最突出的就是检查很费时，每个频率的 tp-ABR 检查都需要至少与 Click-ABR 一样的时间，因此检查时间就变成了原来时程的四倍。检查时间的延长会引发受试者疲劳，增加肌电的

干扰。另外一点不足是 tp-ABR 在对结果的判断上"客观检查、主观判断",这就对测试者提出了较高要求。综上所述,在使用短音作为刺激声诱发 ABR 检查时,为获得分化清晰的 tp-ABR 波形应优化刺激声参数,同时保证一定的频率特异性,使 tp-ABR 阈值与纯音听阈之间相关性较好。

综上所述,随着听力学不断发展以及听力筛查的广泛开展,被早期发现听力损失的婴幼儿越来越多,tp-ABR 为患儿听力损失的"早发现、早诊断、早干预"均提供很好的依据,为听力学家、临床医生的工作带来了更大便利,对不能或者不愿配合进行纯音测听等主观检查的患者,也可以客观有效地对其听阈进行评估,因此,tp-ABR 检查具有广阔的应用前景。

四、tp-ABR 的正常校正因子及其在低频听力损失患者中的应用

在婴儿和新生儿听力损失的早发现、早诊断、早干预(小儿的助听器验配及人工耳蜗植入术前)过程中都需要有客观评估听力的方法。当听力损失残疾鉴定时,就更加需要能可靠全面评估听力情况的客观检查。目前临床上应用比较广泛的短声诱发的听性脑干反应(click-evoked auditory brainstem response,click-ABR),听觉诱发电位(auditory evoked potentials,AEP)适用于听力障碍的客观诊断,然而短声刺激 ABR 仅能反映 2~4kHz 这一频段区间的听力情况,没有频率特异性,因此无法依靠 click-ABR 精确地评估各个频段残余听力,也容易过高或过低地预估听力损失。另一方面,用具有长上升和下降时间的传统听力测量的纯音刺激对于 ABR 测试来说也不合适,尤其是低频,因为它们太慢而无法产生反应。而 ABR 是瞬态反应,所以人们选择兼顾瞬态特异性和频率特异性的刺激声,如短纯音(toneburst,TB)。经过对比,0 平台期的短纯音,即短音

(tone pip,TP)有较好的频率特异性;而非线性的 Blackman 门控,能够有效地减少频谱的飞溅,具有较好的同步性。相较于有平台期的短纯音诱发的听性脑干反应(TB-ABR),使用 Blackman 门控的短音诱发的听性脑干反应(tp-ABR)具有较好的临床运用前景。

目前 tp-ABR 在国外小儿客观测听上的研究较多,2013 年英国 NHSP 指南已将 tp-ABR 归为其小儿测听常规临床检查。而在国内,tp-ABR 开展得还不够广泛,仅少部分医院和企业将 tp-ABR 用于听力损失评残鉴定和小儿的客观测听,不同文献报道的正常值差异也有所不同。为此,本研究旨在着重研究 tp-ABR 在听力正常人中的特性,为本实验室校正因子的设立提供参考,并将其应用于低频听力损失的患者,探讨 tp-ABR 对低频听力损失的预估的可靠性。

(一)资料与方法

1. 实验对象

(1)正常人组:20 例(40 耳)健康成人,年龄 21-35(23.40±3.59)岁,其中男 5 例,女 15 例,男女比例 1:3。电耳镜检查显示双耳鼓膜完整可见明显光锥、纯音测听双耳 0.125~8kHz,听阈在 25dB HL 以内,均在正常范围,鼓室图均为 A 型,声反射结果正常。无耳鸣、耳闷等耳部症状,既往无慢性中耳疾病、眩晕、头部外伤及听力下降病史。

(2)低频听力损失组:患者 19 例(19 耳),年龄 28-53(38.89±6.79)岁,其中男 14 例,女 5 例,均为轻-中度低频感音神经性听力损失,0.125~1kHz 平均听阈≥25dB HL,其中 0.5kHz 听阈 30~70(48.95±12.43)dB HL,1kHz 听阈 25~60(40.88±13.26)dB HL;中高频听力正常(2~8kHz 平均听阈≤25dB HL),排除听神经病和中耳疾病。电耳镜检查显示双耳鼓膜完整可见明显光锥,鼓室图均为 A 型,声反射 2、

4kHz 能引出。

2. 实验仪器　使用丹麦尔听美公司 Conera 纯音听力计 Otosuite(版本号 4.82)，配套 TDH39 压耳式耳机按 GB/T 16296.1-2018 进行纯音测听，使用美国 Grason. Stadler 公司的 GSI Tympstar pro 中耳分析仪进行声导抗测试。应用广州优听电子科技有限公司 Neuro-audio 听觉诱发仪及配套的 IP30 插入式耳机进行 tp-ABR 测试。以上仪器经解放军医用声学计量测试研究站定期校准。测试选择在符合 GB/T 19885-2005 的标准隔声室中，环境保持安静，满足本底噪声≤30dB(A)。

3. 纯音测听测试方法　在隔声室中进行，根据 GB/T 16296.1-2018 标准以升 5 降 10 法测试受试者 0.25～8kHz 全频段的听阈。

4. tp-ABR 测试方法　病史采集、电耳镜检查、纯音测听和声导抗检查后，让受试者舒适地躺在检查床上进行受试前准备，包括除脂、贴电极、测试电阻、戴上插入式耳机。记录电极置于前额近发际线处，参考电极均置于同侧耳垂，地极置于眉尖。各个电极的电阻均要求<1kΩ。使用 Neuro-audio 听觉诱发仪发出的 Blackman 门控短音作为刺激信号，500Hz 处 4ms(2 个周期)，1.0kHz 处 2ms(2 个周期)，2.0kHz 处 1ms(2 个周期)，4.0kHz 处 1ms(4 个周期)。Neuro-audio 听觉诱发仪 0.5～4kHz 短音听力零级分别为 20、16、20 和 23dB SPL。为缩短测试时间，刺激速率选用每秒 35 次，极性为交替波。高通滤波为 100Hz，低通滤波为 1500Hz，开窗时间为 20ms，叠加次数为 2000 次。初始给声强度为 80dB nHL，升 10 降 20，阈值处采用 5dB nHL 的步距。

5. 统计分析　采用 SPSS 19.0 软件进行统计学分析。计量资料以 $\bar{x} \pm s$ 表示。两

组间差异比较采用配对 t 检验，相关性比较采用线性回归分析。

(二)结果

1. 正常受试者 0.5～4kHz 各频率 tp-ABR 波形对比　0.5 和 1kHz 处的Ⅰ、Ⅲ波较难分辨，但Ⅴ波较为明显(图 7-10～图 7-13)。

2. 听力正常人 tp-ABR Ⅴ波反应阈值处潜伏期比较　见表 7-5。

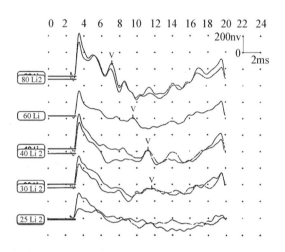

图 7-10　正常人左耳 0.5kHz 处的 tp-ABR 波形

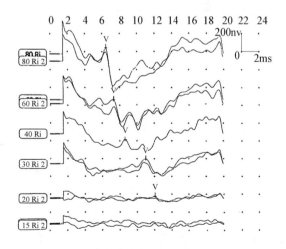

图 7-11　正常人右耳 1kHz 处的 tp-ABR 波形

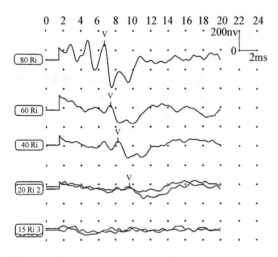

图 7-12　正常人右耳 2kHz 处的 tp-ABR 波形

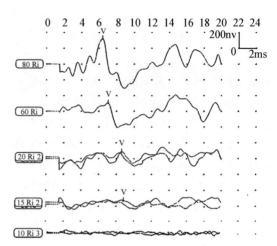

图 7-13　正常人右耳 4kHz 处的 tp-ABR 波形

表 7-5　听力正常人 tp-ABR V 波反应阈值处的潜伏期($\bar{x} \pm s$，ms，$n = 40$ 耳)

tp-ABR	500Hz	1000Hz	2000Hz	4000Hz
Latency	11.85±0.79	10.89±1.17	9.58±0.86	8.60±0.67

ABR 阈值的判定多依据波形形态、潜伏期和幅值。所以如上表所示的 tp-ABR V 波潜伏期数值的比较和其随频率的升高而缩短的特性有助于检查人员判断 V 波的阈值。

3. 听力正常人 tp-ABR V 波同一感觉级处的 V 波幅值的比较　见表 7-6。

表 7-6　听力正常青年 tp-ABR V 波同一感觉级处的幅值($\bar{x} \pm s$，μV，$n = 40$ 耳)

tp-ABR	60dB SL	40dB SL	20dB SL	0 dB SL
500Hz	0.36±0.12	0.23±0.14	0.18±0.10	0.08±0.06
1000Hz	0.40±0.12	0.29±0.11	0.22±0.11	0.09±0.11
2000Hz	0.43±0.06	0.27±0.08	0.23±0.11	0.11±0.06
4000Hz	0.39±0.10	0.28±0.07	0.20±0.07	0.13±0.05

注:同一频率高声强和低声强处幅值对比 P 均<0.05。

如上表所示,0 dB SL 表示刺激强度为该受试者的 tp-ABR 的阈值,20、40、60dB SL 分别表示刺激强度为阈上 20、40、60dB nHL。根据结果,tp-ABR 波 V 幅值随给声强度的减弱而逐渐下降。

4. tp-ABR 阈值与纯音听阈的相关性

(1) 听力正常人的 tp-ABR 阈值(dB nHL)与纯音听阈(dB HL)之间的差值分析:正常人 0.5、1、2、4kHz 处 tp-ABR 阈值与其对应频率纯音听阈差值分别为 20.00±5.90、16.76±5.49、13.82±5.78、11.62±5.33dB,两者之间的差值随着刺激声频率的升高而逐渐缩小(P<0.05),见表 7-7。

表 7-7　听力正常人纯音测听(PTA)阈值和 tp-ABR 阈值的差值($\bar{x}\pm s$，$n=40$ 耳)

	0.5kHz	1kHz	2kHz	4kHz
PTA(dBHL)	6.00±4.11	4.88±4.46	4.25±5.13	2.63±4.93
TB-ABR(dBnHL)	25.75±5.26	21.38±2.77	17.63±4.23	14.50±4.64
difference(dB)	20.00±5.90	16.76±5.49	13.82±5.78	11.62±5.33

注:不同频率 tp-ABR 反应阈与纯音听阈差值两两比较的 P 值均<0.05。

（2）推荐校正因子:通过这次实验,得出一组本实验室正常人 tp-ABR 与纯音听阈之间的差值,见表 7-7,对各个频率差值的均值以 5 的倍数向上取整后得出校正因子(考虑到需要与纯音听阈作对比而纯音测听常规测试步距为 5dB,tp-ABR 常规测试步距也为 5dB,所以我们将 5dB 作为校正因子的最小改变量。如 2kHz 处纯音测听和 tp-ABR 阈值差值的均值为 13.82dB,大于 13.82 的最小整数取为 15。0.5kHz 处差值的均值为 20dB,虽然 20 本身为整数,但我们所得的校正因子至少要大于均值,大于 20 的最小整数取为 25),见表 7-8。

表 7-8　推荐校正因子

频率(kHz)	推荐校正因子
0.5	25
1	20
2	15
4	15

（3）正常人和低频下降患者 tp-ABR 反应阈值(dBnHL)与纯音听阈(dBHL)差值比较:见表 7-9。正常人 0.5、1kHz 处 tp-ABR 阈值与其对应频率纯音听阈差值分别为 20.00±5.90、16.76±5.49dB,低频下降患者 0.5、1kHz 处 tp-ABR 阈值与其对应频率纯音听阈差值分别为 16.11±5.83、15.29±5.72dB,两组 0.5kHz 差值有统计学意义($P=0.028<0.05$),1kHz 差异无统计学意义($P=0.378>0.05$),由于两者差异均<5dB

（人工误差）,故两组的差异均没有临床意义,即说明正常人组和低频下降组 0.5、1kHz 处 tp-ABR 的校正因子没有临床差异。

表 7-9　正常人组和低频下降组 0.5、1kHz 处 tp-ABR 的校正因子的对比分析($\bar{x}\pm s$，dB，$n_{正常}=40$，$n_{患者}=19$)

	0.5kHz	1kHz
正常成人	20.00±5.90	16.76±5.49
低频听力损失患者	16.11±5.83	15.29±5.72
差值	3.89±1.71	1.47±1.65
t 值	2.270	0.890
P 值	0.028	0.378

（4）预估听力级（dB estimated hearing level, dB eHL）的临床检验:使用表 7-8 推荐校正因子按照"ABR 反应阈值－校正因子＝预估听力级"的计算公式获得低频听力损失患者 0.5 和 1kHz 预估听力级（dB eHL）。用 SPSS19.0 软件线性回归法对低频听力损失患者 0.5 和 1kHz 处纯音听阈（x）与预估听力级（y）进行拟合,两个频率的拟合度 R^2 分别为 0.787 和 0.797,线性回归方程分别为 $y=14.397+0.858x$（$t=7.681$，$P<0.001$）和 $y=2.147+0.832x$（$t=7.679$，$P<0.001$）,见图 7-14 和图 7-15。

（三）讨论分析

1. tp-ABR 较其他客观听力测试的优势

目前临床上常用听觉稳态诱发电位（ASSR）、40Hz 听觉事件相关电位（40Hz AERP）和短声诱发的听性脑干反应（click-

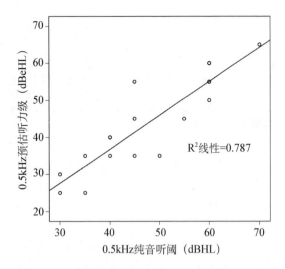

图 7-14　低频听力损失患者 0.5kHz 预估听力级和
纯音听阈的相关性

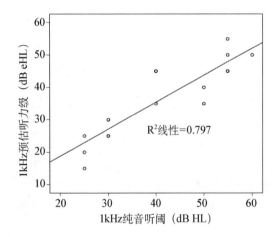

图 7-15　低频听力损失患者 1kHz 预估听力级和
纯音听阈的相关性

ABR)联合评估小儿客观听力。但 ASSR 和 40Hz AERP 受觉醒状态的影响较大,在不同年龄、不同听力损失程度、不同病因人群中、不同频率上,ASSR 阈值与纯音听阈的相关性并不一致,如 ASSR 在评估重-极重度聋小儿残余听力方面有较大价值,但在轻-中度聋儿的听力评估中,TB-ABR 的反应阈相较于 ASSR 更接近行为测听阈值,且与行为测听阈值相关性更好,对听力预估有一定的优

越性。ASSR 是频率跟随反应,无法观察听神经的同步化放电的情况。而目前临床上广泛使用的可观察神经同步化的 click-ABR 没有频率特异性,容易过高或过低地预估听力损失。TB-ABR 测试综合了频率特异性和瞬态特异性,弥补了上述检查的不足。0 平台期的 TB-ABR,即 tp-ABR,由于其刺激声信号的优势(较有平台期的短纯音有更好的频率和瞬态特异性),有更好的临床应用前景。

2. 正常人 tp-ABR 特征分析　本实验结果显示,tp-ABR 的 V 波潜伏期随着刺激声频率的升高而明显缩短(表 7-5),幅值随着刺激声强度的增加而升高,但测试过程中发现 V 波幅值存在较大的个体差异和时间差异(表 7-6)。阈值方面,在听力正常人中,0.5、1、2、4kHz 处 tp-ABR 阈值与其对应频率纯音听阈差值分别为 20.00±5.90dB,16.76±5.49dB、13.82±5.78dB、11.62±5.33dB,与冀飞等报道的 0.5～4kHz 处 Blackman 短音诱发听性脑干反应阈值及纯音听阈的差值 21.21±6.67 dB、17.92±5.82dB、14.96±5.04dB、12.17±6.17dB 的结果和国内部分学者汪静波、陈芳等的结果相比相近但各频率普遍偏低,但比国外学者 Stapells,Canale 及部分国内学者崔婧等报道的结果要偏高,考虑可能与本实验选择的刺激声时程相对较长有关。这个差异也可能与受试对象(本实验挑选的正常人的纯音阈值偏低,而 ABR 由于技术原因无法检测到更低水平的反应,那么纯音听阈越低的患者,ABR 的阈值与纯音阈值的差可能会越大)、参数设置不同(平台期的有无、刺激速率及不同门控的选择等)、实验样本量、检查人员的主观判断及测试仪器的型号不同有关。进行全面比较后,尽管不同文献报道的 TP-ABR 与纯音听阈的差值有所差异,但差异均≤5dB,没有功能性意义。

3. 低频听力损失患者 tp-ABR 与其纯

音听阈的相关性　ABR 受性别、年龄和觉醒状态的影响较小,测试结果的稳定性和重复性较高,相对于 ASSR 等其他客观检查来说,ABR 受不同听力损失程度和类型的影响较小。Canale 等研究结果提示 0.5、1kHz tp-ABR 反应阈与纯音听阈的差值与听力损失类型(传导聋或感音神经性聋)无关。王俊阁等报道当听力损失越重时,tp-ABR 与纯音听阈的差值越小,但中度和重度听损患者中两者校正因子的差异<5dB(5dB 为 ABR 测试常规使用的步距,差异<5dB 可视为人工误差,不具有临床意义)。吴医婕等研究结果则表明无论何种程度听力障碍,tp-ABR 反应阈与 PTA 阈值的差值均不具有统计学差异。

本实验将正常人 tp-ABR 反应阈和纯音听阈的差值与低频听力损失患者 tp-ABR 反应阈和纯音听阈的差值进行对比,发现 1kHz 处两者的差值没有统计学差异,而 0.5kHz 处两者的差值虽然有统计学差异,但由于两组差值之间的差异<5dB,可视为人工误差。也就是说两者的校正因子之间没有临床差异。同时,将在正常人中得出的 0.5 和 1kHz 的推荐校正因子(25 和 20dB)在轻-中度低频感音神经性听力损失患者中进行检验,患者 0.5 和 1kHz tp-ABR 的反应阈值减去校正因子后获得的预估听力级与其实际纯音听阈的拟合度 R^2 分别为 0.787 和 0.797,两者的相关性较好,说明本实验得出的推荐校正因子可以在轻-中度低频感音神经性听力损失患者中进行使用,通过 tp-ABR 减推荐校正因子获得的预估听力级能够可靠地预估低频的听力损失情况。

虽然 tp-ABR 与纯音听阈的相关性较

好,但两者间仍存在偏差且 ABR 阈值一般比 PTA 要高,这与其生理机制有关,纯音听阈是大脑中枢整合的结果,而 ABR 是电生理水平上的测试,只反映到脑干的听力情况。同时,实验过程中还出现一个特殊的情况,有两例低频部分 tp-ABR 数值要比 PTA 低。Picton 和 John 认为这可能是电磁假象,可调节滤波范围、改变刺激极性等消除。

4. 不足　本实验中,因为一些社会因素,正常人和患者的性别、年龄没有做到完全匹配,且低频组样本容量相对较少,没有对听力损失组进行分组,可能对结果有一定影响。在今后的研究中我们考虑将进一步扩大样本容量,对患者进行按听力损失曲线类型(低频下降、高频下降和全频下降型)、听力损失程度进行分组研究,探讨正常校正因子在不同听力损失曲线类型及程度的患者中是否能够通用。

5. 总结　综上所述,tp-ABR 可以较为可靠地预估低频听力的损失情况,本实验获得的低频校正因子在轻-中度低频感音神经性听力损失患者中的运用是可行的,具有一定的临床和实践意义。本实验在正常听力人群中的临床检验结果提示冀飞等临床研究得出的 tp-ABR 反应阈与纯音听阈二者间的校正因子是确实可用的。下一步应将正常校正因子在不同听力损失类型、不同听力损失程度患者中进行检验,扩大校正因子的通用范围。随着 tp-ABR 的推广,各个机构也都需要通过实验来制定自己实验室的正常听力零级及反应阈与纯音听阈的校正因子。

（冀　飞　梁思超　陈艾婷　饶　波
郑海峰　李兴启　王秋菊）

参 考 文 献

[1] 刁文雯,倪道凤,商莹莹,等.儿童有无平台短纯音诱发听性脑干反应研究.中华耳科学杂
志,2010,8:419-422.
[2] 李兴启.听觉诱发反应及应用.北京:人民军医

出版社,2007:23-24.

[3] 李兴启,卢云云.听觉诱发电位的神经生物学基础与临床应用//韩东一,翟锁强,韩维举,等.临床听力学.2版.北京:中国协和医科大学出版社,2008:235-305.

[4] 梁之安.听觉感受和辨别的神经机制//脑科学丛书.上海:上海科技教育出版社,1999:12.

[5] 鲁海涛,龚树生.Blackman 包络短音的时程对听性脑干反应的影响.听力学及言语疾病杂志,2010,18:253-256.

[6] 孟照莉,王恺,陶勇,等.短声与短纯音 ABR 波Ⅴ阈值的相关性比较.中国听力语言康复科学杂志,2007,4:38-40.

[7] 商莹莹,倪道凤.频率特异性听性脑干反应的研究现状.听力学及言语疾病杂志,2006,14:468-471.

[8] 商莹莹,倪道凤,李奉蓉,等.气骨导短音 ABR 在听力正常成年人中的特性.中国耳鼻咽喉头颈外科,2007,14:239-243.

[9] 商莹莹,倪道凤,徐春晓,等.感音神经性听力损失成年人短音诱发的听性脑干反应阈研究.听力学及言语疾病杂志,2008,16:113-117.

[10] 胥科,郑芸,梁传余,等.短纯音 ΛBR 在听力阈值评估中的应用.听力学及言语疾病杂志,2006,14:229-231.

[11] 胥科,郑芸,王恺,等.短音听觉脑干反应在感音神经性听力损失听阈评估中的应用.临床耳鼻咽喉头颈外科杂志,2009,23:418-420.

[12] 徐春晓,商莹莹,倪道凤,等.0-6 岁听力损失儿童短纯音诱发的听性脑干反应研究.中国听力语言康复科学杂志,2008,6:19-21.

[13] 张勉,李兴启.重视纯音听阈测试及结果的临床应用.听力学及言语疾病杂志,2006,014(003):163-164.

[14] 施乐娟,姚建慧,陆晔旸,等.听力正常青年人 chirp 声诱发听性脑干反应特点分析.听力学及言语疾病杂志,2014,22(02):124-126.

[15] 郑海峰,苏俊,于澜,等.TP-ABR 的正常校正因子及其在低频听力损失患者中的应用.中华耳科学杂志,2019,17(5):737-743. DOI:10.3969/j.issn.1672-2922.2019.05.023.

[16] 李兴启,王秋菊.听觉诱发反应及应用.2版.北京:人民军医出版社,2015.

[17] 王漾,彭丹丹,叶放蕾.Tb-ABR 和 ASSR 在小儿听力评估中的应用.临床耳鼻咽喉头颈外科杂志,2015,29(10):906-908.

[18] 汪静波,金兰兰,陈君,等.正常青年人气骨导短纯音听性脑干反应的特性分析.温州医科大学学报,2016,46(2):106-111.

[19] 陈芳,范利华,杨小萍,等.3 种频率特异性听觉诱发电位在听力正常人中的比较.法医学杂志,2012,28(2):100-103.

[20] 崔婧,王斌全,于文永.正常成人短纯音 ABR 反应阈与纯音听阈的相关性研究.听力学及言语疾病杂志,2017,25(2):165-167.

[21] 王俊阁,李瑞花,皮丽宏,等.感音神经性聋儿多频稳态诱发电位及短纯音听性脑干反应与行为测听的相关性.中华耳科学杂志,2007,5(1):34-38.

[22] 吴医婕,吴皓,李蕴,等.多频听觉稳态反应和短纯音听觉脑干诱发电位在测听中的应用.上海交通大学学报,2007,27(10):1235-1238.

[23] American Academy of Pediatrics,Joint Committee on Infant Hearing. Year 2007 position statement:Principles and guidelines for early hearing detection and intervention programs. Pediatrics,2007,120(4):898-921.

[24] Beattie RC,Torre P. Effects of rise-fall time and repetition rate on the auditory brain stem response to 0. 5 and 1kHz tone bursts using normal-hearing and hearing-impaired subjects. Scand Audilol,1997,26:23.

[25] Frattali MA,Sataloff RT,Hirshout D,et al. Audiogram construction using frequency-specific auditory brain stem response (ABR) thresholds. Ear Nose Throat J,1995,74:691-694,696,698.

[26] Newborn Hearing Screening Programme Clinical Group. Newborn Hearing Screening and Assessment:Guidance for Auditory Brainstem Response testing in babies (Version 2. 1). 2013.

[27] Oates P,Stapells DR. Auditory brainstem response estimates of the pure tone audiogram:Current status. Semin Hearing, 1998, 19:61-84.

［28］ Sininger YS. Auditory brain stern response for objective measures of hearing. Ear and Hearing,1993,14:23.

［29］ Sininger YS, Abdala C. Hearing threshold as measured by auditory brain stem response in human neonates. Ear Hear,1996,17:395-401.

［30］ Stapells DR. Auditory brain stem response estimates of the pure tone audiogram: Current status. Semin Hearing,1998,19:61-84.

［31］ Stapells DR. Threshold estimation by the tone-evoked auditory brain stem response: A literature meta-analysis. J Sp Path Audiol,2000,24: 74.

［32］ Elberling C, Don M, Cebulla M, et al. Auditory steady-state responses to chirp stimuli based on cochlear traveling wave delay. J Acoust Soc Am. 2007; 122 (5): 2772-2785. doi:10. 1121/1. 2783985.

［33］ Kristian, Gøtsche-Rasmussen, Torben, et al. Reference hearing threshold levels for chirp signals delivered by an ER-3A insert earphone. ［J］. International journal of audiology, 2012, 51 (11): 794- 9. DOI: 10. 3109/ 14992027. 2012. 705901.

［34］ Li Z, Lai X, Lai J, et al. Correction of the Estimated Hearing Level of NB Chirp ABR in Normal Hearing Population. Audiol Neurootol. 2022; 27 (5): 388-396. doi: 10. 1159/000523918.

［35］ Zirn S, Louza J, Reiman V, et al. Comparison between ABR with click and narrow band chirp stimuli in children. Int J Pediatr Otorhinolaryngol. 2014;78(8):1352-1355. doi:10. 1016/j. ijporl. 2014. 05. 028.

［36］ Stapells DR, Oates P. Estimation of the pure-tone audiogram by the auditory brainstem response:a review. Audiology and Neuro Otology, 1997, 2(5):257.

［37］ Gary Rance, Dani Tomlin, Field W. et al. Comparison of Auditory Steady-State Responses and Tone-Burst Auditory Brainstem Responses in Normal Babies. EAR & HEARING, 2006, 27(6):751-762.

［38］ Ferm I, Lightfoot G, Stevens S, et al. Comparison of ABR response size, test time, and estimation of hearing threshold using frequency-specific chirps and tone pips stimuli in newborns. Int J Audiol, 2013,52(6):419-423.

［39］ James D. Lewis, Judy Kopun, et al. Tone-burst auditory brainstem response wave V latencies in normal-hearing and hearing-impaired ears. Acoustical Society of America, 2015,138 (5):3210-3219.

［40］ Ferm I, Lightfoot G. Further comparisons of ABR response amplitudes, test time, and estimation of hearing threshold using frequency-specific chirp and tone pip stimuli in newborns:Findings at 0. 5 and 2 kHz. International Journal of Audiology 2015, 54:745-750.

［41］ Stapells DR, Picton TW (1981) Technical aspects of brainstem evoked potential audiometry using tones. Ear Hear, 2010, 2(1):20-29.

［42］ A Canale,F Dagna,M Lacilla. Relationship between pure tone audiometry and tone burst auditory brainstem response at low frequencies gated with Blackman window. European Archives of Oto-Rhino-Laryngology, 2012, 269 (3):781-785.

［43］ Stapells DR,Gravel JS,Martin BA. Thresholds for auditory brain stem responses to tones in notched noise from infants and young children with normal hearing or sensorineural hearing loss. Ear Hear, 1995, 16:361-371.

［44］ Picton TW, John MS. Avoiding electromagnetic artifacts when recording auditory steady-state response. J AM Acad Audio, 2004, 15 (8):541-554.

第8章　40Hz 听觉事件相关电位及其临床应用

第一节　40Hz 听觉事件相关电位的起源

一、40Hz 听觉事件相关电位的定义及特征

(一)定义

40Hz 听觉事件相关电位(40Hz auditory event related potentials,40Hz AERP)其本质是一种听觉稳态反应(auditory steady-state response,ASSR)或称听觉稳态诱发电位(auditory steady-state evoked potentials,ASSEP)。由 Galambos(1981)首先发现。虽然用 1～200 次/秒中任一刺激重复率的声作刺激,均可在人头顶记录到该电位,但在清醒状态下,其最佳反应所对应的刺激重复率在 40 次/秒左右。经典的 40Hz AERP 波形是在 100 ms 扫描时间内恒定的 4 个相间隔 25ms 的准正弦波。

(二)特征

1. 波形稳定,振幅大(通常大于 1.0μV),易于辨认。

2. 阈值非常接近实际听阈水平。Lyan(1984)报道 500Hz 短纯音诱发的 40Hz AERP 阈值与行为听阈之差为−10 至+30 dB,1000 Hz 短纯音诱发的阈值差为±20dB(图 8-1)。

3. 临床应用中,40Hz AERP 的刺激声既可以用短声(click),亦可以用短纯音(tone burst),后者诱发的 40Hz AERP 具有良好的频率特征性。在科研中,不少学者应用调频或调幅声作为刺激声。

4. 40Hz AERP 受睡眠、觉醒状态、镇静药和全麻药物影响(图 8-2),此与听性中潜

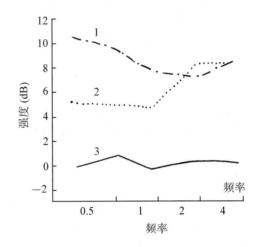

图 8-1　40Hz AERP 阈值(2)与纯音听阈(1)、短音听阈(3)的比较

伏期反应的性质相似。

二、40Hz 听觉事件相关电位的起源及其机制的研究

(一)关于 40Hz AERP 起源的研究

目前有关 40Hz AERP 起源的解剖学基础尚无统一认识。学者们争论的焦点主要集中在皮质或皮质下(中脑或丘脑)。Spydell(1985)记录了 10 名经影像学和(或)手术证实有中枢病变(中脑 5 例,颞叶 5 例)患者的 40 Hz AERP,发现中脑病变者的 40 Hz AERP 幅值减小,而颞叶病变者则不受影响。Gu 等(1988)也有相似的报道。我们的动物实验也证实,豚鼠一侧颞叶皮质损伤后对 40Hz AERP 的相位和振幅影响不大(图 8-3)。但是不少作者认为 40 Hz AERP起源于

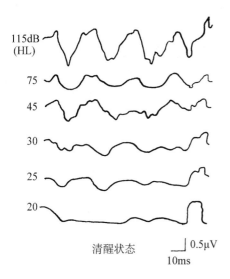

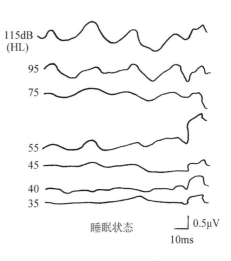

图 8-2　同一受试者清醒与睡眠状态 40Hz AERP 比较(1kHz 短音)

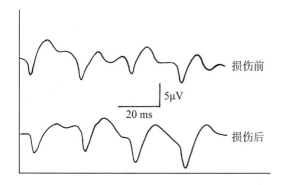

图 8-3　一侧颞叶损伤对 40Hz AERP 振幅和相位无影响(Cz 记录)

大脑皮质。

　　还有一个值得注意的问题,是否 40Hz AERP 仅存在一处解剖学起源? 为此,我们于 1998 年对 10 名健康自愿受试者进行了测试。实验采用三组相互垂直的电极对:鼻根-枕骨隆突(X 轴),两侧乳突(Y 轴),颅顶-第 7 颈椎(Z 轴)。刺激声为 0.1ms 极性交替的短声(click)。三组相互垂直的电极对记录到的电位用三维偶极子轨迹方法(three-channel lissajous trajectory,3-CLT)进行分析;同时应用带通滤波和频谱分析技术来观察

40Hz AERP 波形特征。当带通滤波 3~50 Hz,40Hz AERP 波形特征为在 100ms 内出现 4 个相距 25 ms 的准正弦波(图 8-4A);频谱分析见其能量集中在 25.03~49.86 Hz,接近 40 Hz 处能谱的峰值达到最大(图 8-4B)。当带通滤波 3~100 Hz,波形特征为在 100ms 内出现 8 个波,即每 25 ms 内各有 2 个波(图 8-5A);其主要能量分别位于 24.44~46.78 Hz 和 66.72~89.51 Hz。频谱中两个最大峰值相距约 40 Hz(图 8-5B)。当带通滤波 3~150Hz,波形特征为在 100ms 内出现 12 个波,即每 25 ms 内各有 3 个波(图 8-6A);其主要能量分别位于 23.49~45.82 Hz、69.14~92.46 Hz 和 116.62~134.95Hz;三个能量峰值间顺序两两相距大约 40 Hz(图 8-6B)。当带通滤波 3~3000Hz,其波形特征为在 100 ms 内出现 4 个潜伏期相同的听觉脑干诱发电位,即每 25 ms 内各有一完整的脑干诱发电位和一个神经源性的中潜伏期反应(图 8-7)。以上结果表明,经典的 40Hz AERP 波形为特定的带通滤波和扫描时间所决定,提示 40Hz AERP 可能不止一个神经核团,而是

多个神经核团参与。随着带通滤波增大,电位中有较高频率成分出现,但它们仍以40Hz的节律重复。图8-7结果说明,从耳蜗到下丘的各个听觉结构均以40 Hz的节律在重复。鉴于40Hz AERP所用实验参数的限制,尚不知下丘以上听觉结构是否也有同样的表现。

3-CLT结果显示:当带通滤波3～50 Hz时,电位轨迹为四个圆圈,它们振幅相同、空间走向一致(图8-4C)。当带通滤波3～100 Hz时,电位轨迹呈"马蹄形",其偶极子在空间转曲,形成两个不同走向的襻(图8-5C)。当带通滤波3～150 Hz时,电位轨迹由三个不同空间走向的偶极子襻及其之间的过渡成分组成(图8-6C)。3-CLT技术已被用于脑

干诱发电位及中潜伏期反应成分和来源的分析。根据3-CLT原理,以上结果也提示:可能不止一个神经起源部位参与了40Hz AERP的形成。Reyes等(2005)用正电子发射断层扫描成像(positron emission tomography,PET)研究了正常人40Hz AERP的脑地形图,发现在颞叶、小脑、顶叶、额叶和脑干均有电流密度峰,故认为40Hz AERP应有两个或两个以上起源。Picton等(2003)也认为听觉稳态反应起源于整个听觉神经系统,但对较低调制频率的反应而言,皮质区的贡献要大于脑干。Pratt(2002)提出脑干和原发听皮质主要贡献于40Hz AERP中的高频成分,而低频成分则由其他皮质贡献。

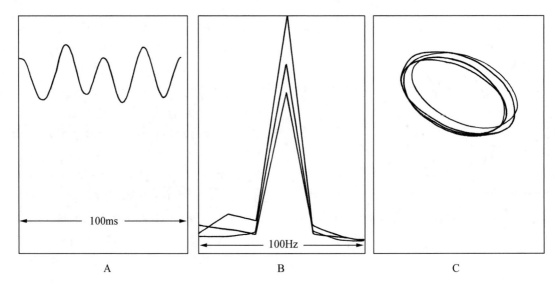

图8-4 3～50Hz带通滤波时的波形特征

A. 带通滤波为3～50Hz时100ms内出现4个类正弦波;B. 带通滤波为3～50Hz时,40Hz AERP的频谱分析能量峰值大约在40Hz;C. 带通滤波为3～50Hz时,3-CLT结果显示电位轨迹为4个圆圈。

(二)形成机制

40Hz AERP的形成机制目前尚有争议。现有研究证实人脑听觉及其他感觉系统广泛存在着γ带活动(gamma-band activity),这些部位的神经元组织常按40Hz节律同步发出高频振荡(high frequency oscilla-

tion),亦称γ带振荡(gamma-band oscillations)。这种γ带振荡表现有多种自发和事件相关活动。它们可能代表从事感知和认识过程的基本生理机制。Reyes等认为40Hz AERP的形成是由于γ带活动同步化的结果。也有人认为听觉神经网络系统存在着调

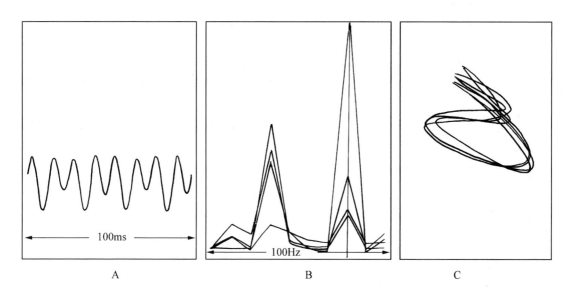

图 8-5   3～100Hz 带通滤波时的波形特征

A. 带通滤波为 3～100Hz 时,在 100ms 扫描时间内,每 25ms 有 2 个波峰;B. 带通滤波为 3～100Hz 时,频谱分析示两能量峰间相差约 40Hz;C. 带通滤波为 3～100Hz 时,电位轨迹显示偶极子空间方向偏转,形成两个不同方向的襻。

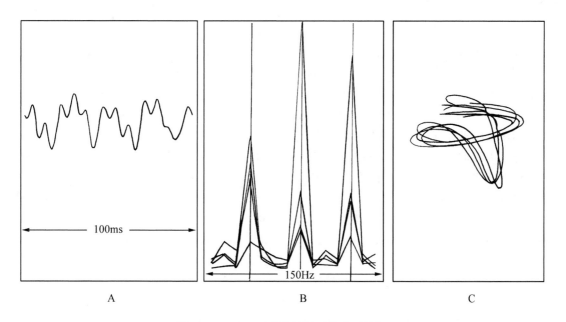

图 8-6   3～150Hz 带通滤波时的波形特征

A. 带通滤波为 3～150Hz 时,在 100ms 内,每 25ms 间各有 3 个波峰;B. 带通滤波为 3～150 Hz 时,频谱分析可见三能量峰间两两相差各为 40Hz;C. 带通滤波为 3～150Hz 时,电位轨迹由 3 个不同空间走向的偶极子襻及其过渡成分组成。

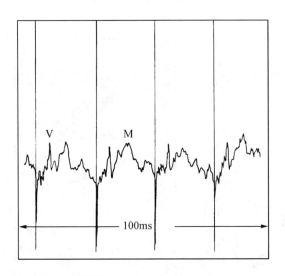

图 8-7 带通滤波为 3～3000Hz 时，每 25ms 各有一潜伏期相同的脑干诱发电位(ABR)和一个中期反应(M)

制振荡器(tuned oscillator)或共振电路(res-onating circuit)，在它们的作用下 40Hz AERP 得以形成。中潜伏期听觉诱发反应(middle latency responses，MLR)有许多性质与 40Hz AERP 相似，如两者都具有频率特征性，受睡眠、镇静药和全麻药影响。为此，不少作者提出 40Hz AERP 实际上是以 40Hz 刺激重复率诱发的中潜伏期听觉诱发反应。这一理论的合理性得到临床和动物实验证实，但 Franowicz 和 Barth(1995)的研究结果并不支持这一假说。总之，进一步深入地对 40Hz AERP 起源和形成机制的研究，有助于它更加广泛地应用。

第二节 40Hz AERP 的应用

一、测试方法

1. 测试环境 整个测试在隔声电屏蔽间内进行。受试者应安静地平卧于检查床上。

2. 电极 通常记录电极放于颅顶，参考电极和接地电极分别位于耳垂与额部。为了获得稳定可靠的电位，记录部位的皮肤需行脱脂处理并涂以导电膏。此外，电极固定要牢固，勿使其松动脱落。

3. 刺激 刺激声为 0.1ms 极性交替的短声(click)，亦可用短纯音(tone burst)。刺激重复率：40 次/秒。耳机给声。

4. 记录 带通滤波 5～40 Hz，扫描时间 100 ms，增益 100 dB，叠加 512 次或 1024 次，校准电压 0.5μV，灵敏度 50～100μV。

二、临床应用

(一)了解聋哑患儿的残余听力

有助于选配助听器及进行早期语言训练

(图 8-8)。由于 40Hz AERP 是客观测听，常被用于婴幼儿听力检查。

(二)中、低频听阈测定

短纯音诱发的 40Hz AERP 具有频率特征性，可弥补 ABR 不能反映低频听敏度之不足。对 ABR 无反应者，不可贸然诊断为全聋，他们中不少人经 40Hz AERP 检测，显示仍有低频听力存在。如图 8-9 示一 3 岁男性患儿。右侧 ABR 未引出。右侧 40Hz AERP(1000Hz，Blackman)可引出，阈值为 60dB nHL 40Hz AERP 的频率特征性可为助听器选配及人工耳蜗植入手术候选者的选择提供客观依据。

(三)评估客观听力

图 8-10 示一男性患者。10 岁，自幼不会说话，纯音测听不能配合，原以为存在听力障碍。经 ABR 检测，左侧 ABR 反应阈值为 20dB nHL，右侧 ABR 反应阈值为 20dB nHL。双侧 40Hz AERP(1kHz 短纯音)的阈值为 20dB nHL。均提示听力正常。提示患儿为孤独症。

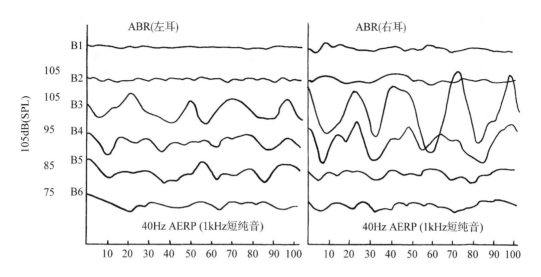

图 8-8　残余听力测定

患者,16 岁,聋哑(全聋),ABR 未引出,40Hz AERP(1kHz tone burst),阈值双侧均为 85dB SPL。

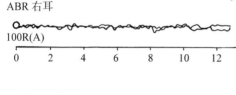

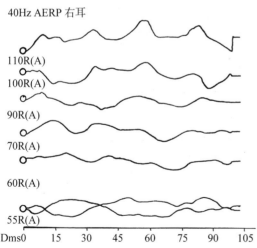

图 8-9　中、低频听阈测定

患者,男,3 岁。右侧 ABR 未引出。右侧 40Hz AERP（1000Hz,Blackman）阈值为 60dB nHL。

图 8-11 示一外伤性患者。主诉听力损失(右)。主观测听不配合。纯音测听示右耳全聋,但声导抗测试右耳同侧可引出镫骨肌反射。经 ABR 检测,其右侧阈值为 30dB nHL。1kHz 短纯音诱发的 40Hz AERP 阈值左侧为 30dB nHL,右侧为 30dB nHL。提示该患者右侧伪聋。

图 8-12 示一老年男性患者,主诉耳鸣,听力下降。由于耳鸣纯音测听配合不好,无法测出准确结果。经 40Hz AERP(1kHz 短纯音)测试左侧阈值为 20dB nHL,右侧阈值 20dB nHL。ABR(click)阈值左侧 100dB nHL。

(四)听神经瘤

我们观察 9 例听神经瘤患者,40 Hz AERP 均正常(图 8-13)。

(五)脑干上部病变

我们观察到的脑干上部病变和多发性硬化症多数纯音主观听阈正常,40 Hz AERP 不正常。

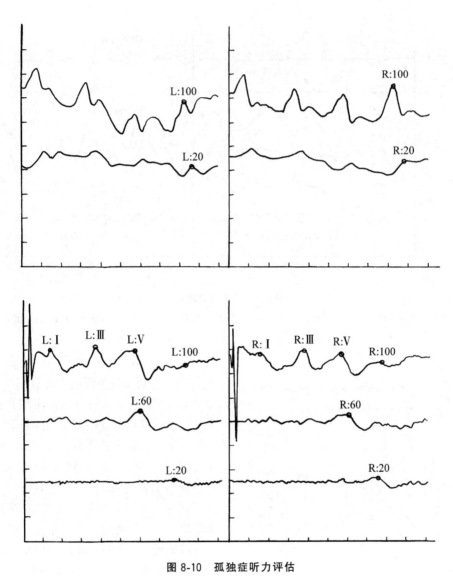

图 8-10　孤独症听力评估

王某,男,10 岁,自幼不讲话,纯音测听不能配合;40Hz AERP(1kHz 短纯音)阈值左侧 20dB nHL,右侧 20dB nHL;ABR(click)阈值左侧 20dB nHL,右侧 20dB nHL。

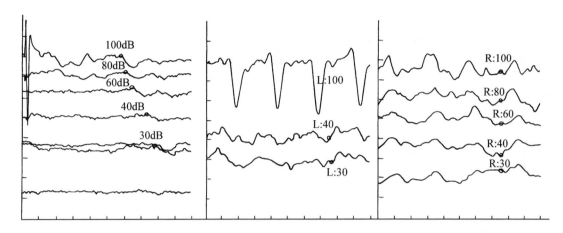

图 8-11　右耳外伤听力下降的评估

　　李某,男,25 岁。主诉:外伤后听力下降(右)ABR(click)右侧 30dB nHL。40Hz AERP(1kHz 短纯音)阈值左侧 30dB nHL,右侧 30dB nHL。

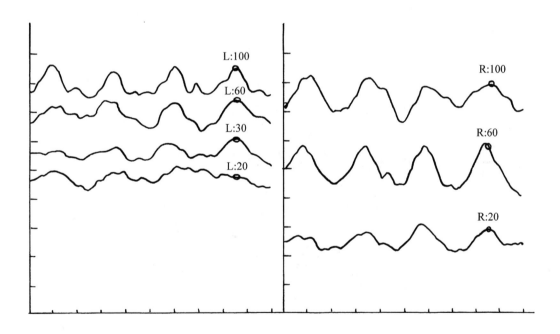

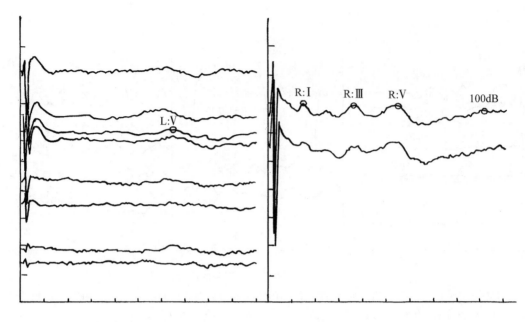

图 8-12　老年患者的听力评估

　　林某,男,60 岁,耳鸣,听力下降。由于耳鸣纯音测听配合不好,无法测出准确结果。40Hz AERP
(1kHz 短纯音)阈值左侧 20dB nHL,右侧 20dB nHL。ABR(click)阈值左侧 100dB nHL。

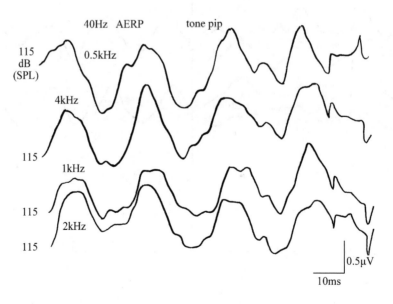

图 8-13　右耳听神经瘤的听力评估

　　徐某,女,38 岁。CT 证实右耳听神经瘤。ABR 左耳正常,右耳 I ～
V =6.12。右耳 40Hz AERP(500,1000,2000,4000,tone pip)正常。

图 8-14 示 1 例患者 CT 证实丘脑出血，纯音主观听阈正常，双侧 ABR 正常，但 40Hz AERP 右侧（2kHz tone pip）反应阈 115dB SPL，与主观听阈差为 90dB；左侧（2kHz、4kHz、8kHz tone pip）未引出。

图 8-15 示另 1 例患者 CT 证实脑干肿瘤，双侧 ABR 正常，但双侧 40Hz AERP（500Hz，2000Hz，tone pip）阈值高达 115dB

SPL。

图 8-16 示 1 例患者 CT 证实丘脑和中脑占位性病变，双侧 ABR 正常，但 40 Hz AERP（2 kHz，tone pip）左侧 85 dB SPL，右侧为 115 dB SPL。可能是听觉通路部分神经纤维脱髓鞘、髓鞘质形成减少或神经突触接头处神经化学机制紊乱，而引起听神经放电非同步化的结果。

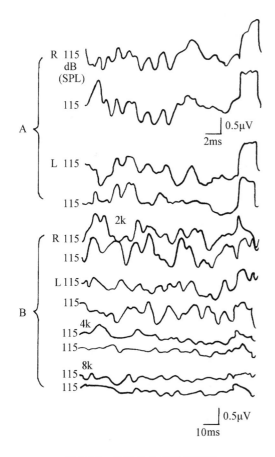

图 8-14　丘脑出血后听阈测定

孙某，男，44 岁，CT 证实为丘脑出血，纯音主观听阈正常。A. ABR 正常（双）；B. 40Hz AERP，右耳（2kHz tone pip）反应阈 115dB SPL，与主观听阈差为 90dB；左耳（2kHz、4kHz、8kHz tone pip）未引出。

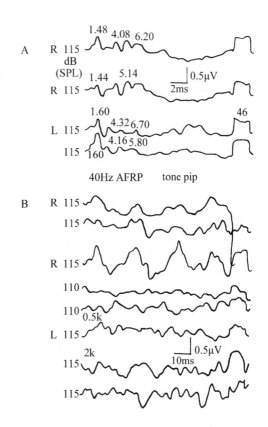

图 8-15　脑干肿瘤听阈测定

王某，男，11 岁。CT 证实脑干肿瘤。A. 双侧 ABR 正常；B. 双耳 40Hz AERP（500Hz，2000Hz tone pip）阈值 115dB SPL。

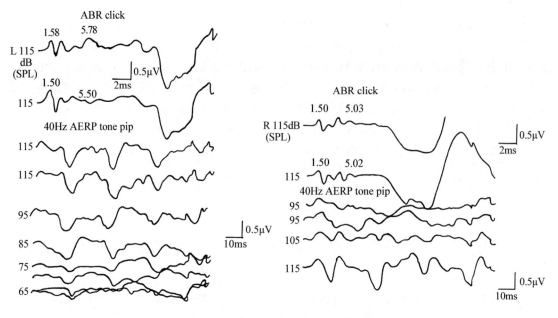

图 8-16　丘脑、中脑占位性病变听阈测定

　　患者,女,29 岁。CT 证实丘脑、中脑占位性病变。双耳 ABR 正常,40Hz AERP(2 kHz, tone pip)阈值升高（左 85dB SPL,右 115 dB SPL）。

(六)颞叶病变鉴别诊断

　　我们观察了 8 例颞叶病变,无论是振幅还是潜伏期与正常组相比均无显著差异(图 8-17)。

(七)听神经病

　　临床中听神经病患者典型的听力学表现为低频为主的轻、中度感音神经性聋,ABR 波形严重异常或引不出,但 40Hz AERP 可正常(图 8-18)。其原因可能是听神经纤维同步化放电受损,使得瞬态反应的 ABR 波形异常,而作为稳态反应的 40Hz AERP 不受影响。

(八)全麻的麻醉深度监测

　　因为 40Hz AERP 幅度受睡眠、醒觉状态的影响,故通过 40Hz AERP 幅度变化来监测麻醉的深度是可能的。

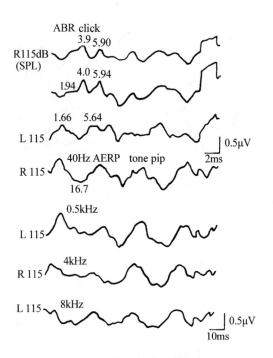

图 8-17　右颞肿瘤听阈测定

　　兰某,女,51 岁。CT 证实右颞叶肿瘤。ABR(A)及 40Hz AERP(B)(双)均正常。

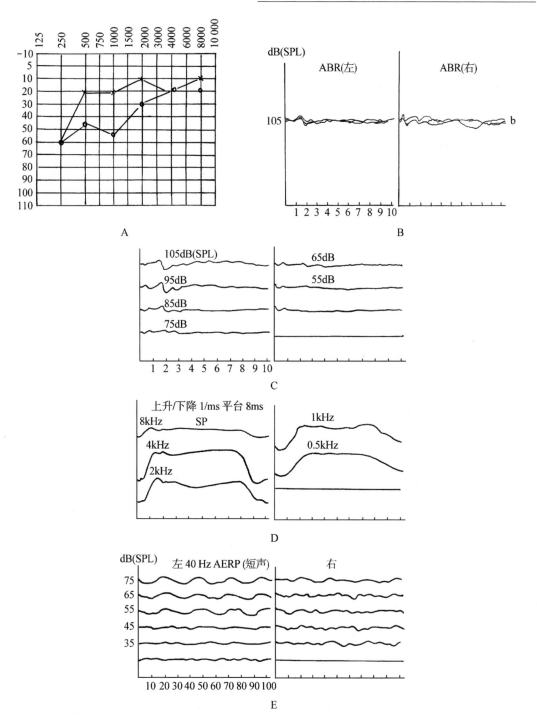

图 8-18　听神经病听阈测定

　　患者,男,23 岁,听神经病,纯音听力表现为低频听力下降(A),ABR 未引出(B),但 CAP 和 SP 仍可引出(C,D),40 Hz AERP 可清晰引出(E),其阈值为 35 dB SPL(左)、45 dB SPL(右)。

(成晋川　周　娜　何雅琪　黄浦源)

参 考 文 献

[1] Crick F, Koch G. Towords a neurobiological theory of consciousness. Sem. Neurosci, 1990, 2:263-275.

[2] Franowicz MN, Barth DS. Comparison of evoked potentials and high frequency (Gamma-band) oscillating potentials in rat auditory cortex. J. Neurophysiol, 1995, 74(1):96-112.

[3] Funk AP, Epstein CM. Natural rhythm: evidence for ocult 40 Hz gammaoscillation resting motor cortex. Neurosci. Lett, 2004, 371(2-3): 181-184.

[4] Galambos R, Makeig S, Talmachoffic PJ. A 40 Hz auditory potentials recorded from the human scalp. Natl. Acad. Sci. USA, 1981, 78: 2643-2647.

[5] Gu R, Fu BT. Diagnostic significance of the staggered spondaic word test and 40 Hz auditory event related potentials. Audiology, 1988, 27:8-16.

[6] Harada J, Aoysarn M, Suzuhisa T, et al. A study on the phase spectral analysis of middle latency response and 40 Hz event-related potential in central nervous system disorder. Acta Otolaryngol, 1994, suppl 511:34-39.

[7] Hari R, Hamalainen M, Joutsiniemi SL. Neuromagnetic steady state responses to auditory stimuli. J Acoust Soc Am, 1989, 86:1033-1039.

[8] Lynn JM, Lesner SA, Sadridge SA, et al. Threshold prediction from the auditory 40 Hz evoked potentials. Ear and Hearing, 1984, 5: 365-370.

[9] Makela JP, Hari R. Evidence for cortical origin of the 40 Hz auditory evoked response in man. Electroenceph. Clin. Neurophysiol, 1987, 66: 539-546.

[10] Ottaviani F, Paludetti G, Grassi S, et al. Auditory steady-state responses in the rabbit. Auditory, 1990, 29:212-218.

[11] Picton TW, John MS, Dimitrijevic A, et al. Human auditory steady-state responses. Int J Audiol, 2003, 42(4):177-219.

[12] Picton TW, John MS, Purcell DW, et al. Human auditory steady-state responses: the effects of recording technique and state of arousal. Anesth. Analg, 2003, 97(5): 1396-1402.

[13] Plourde G, Villemure C. Comparison of the effects of enflurane/N₂O on the 40 Hz auditory steady-state response versus the auditory middle-latency response. Anesth, Analg, 1996, 82 (1):75-83.

[14] Polyakov A, Pratt H. Three-channel Lissajous trajectory of human midddle latency auditory evoked potentials. Ear Hearing, 1994, 15: 390-399.

[15] Pratt H, Har'el Z, Golos E. Three-channel Lissajous trajectory of human brainstem evoked potentials. Electroenceph. Clin. Neurophysiol, 1983, 56:682-688.

[16] Pratt H, Mittelman N, Bleich N, et al. Band-pass specific contributions of multiple generators to auditory 40 Hz steady state potentials. Ear Hear, 2002, 23(1):41-48.

[17] Pantev C, Makeig S, Hoke M, et al. Human auditory evoked gamma-band magnetic fields. Proc Natl Acad Sci, 1991, 88:8996-9000.

[18] Reyes SA, Salvi RJ, Burkard RF, et al. PET imaging of the 40 Hz auditory steady state response. Hear Res, 2004, 194(1-2):73-80.

[19] Reyes SA, Lockwood AH, Salvi RJ, et al. Mapping the 40 Hz auditory steady-state response using current density reconstructions. Hear Res, 2005, 204(1-2):1-15.

[20] Ross B, Pantev C. Auditory steady-state responses reveal amplitude modulation gap detection threshold. J. Acoust Soc Am, 2004, 115 (5pt1):2193-2206.

[21] Stapells DR, Galambos R, Costello JA, et al.

Inconsistency of auditory middle latency and steady-state responses in infants. Electroenceph. Clin. Neurophysiol,1988,71:289-295.

[22] Spydell JD,Pattee G,Goldie WD. The 40-Hertz auditory event-related potential. Normal values and effects of lesions. Electroenceph. Clin. Neurophysiol,1985,62:193-202.

[23] Tiittinen H,Sinkkonen J,Reinikainen K,et al. Selective attention enhances the 40 Hz transient response in human. Nature,1993,364:59-60.

[24] Zheng Jiefu, Jiang Sichang, Gu Rui, Yang Weiyan,Li Xingqi *. Protective effects of the cochlear efferent system on the outer hair cells against intense sound: evidence from DPOAEs. Chinese journal of acoustics,1998, 17(3):221-226.

第9章 中潜伏期反应及其应用

第一节 中潜伏期反应的起源

1958年，Geisler等首先用头皮电极记录到听性中潜伏期反应（auditory middle latency response，AMLR），它由短声引出，潜伏期为8～30ms的一种电位，并认为它是神经源性的。1963年，Bickford等报道并为后来一些学者所确认的从耳后电极记录到的潜伏期为8～40ms的电位为肌源性的。然而至少有些从顶区头皮记录到的潜伏期为8～60ms的电位是神经源性的。

Mast（1963，1965）认为，从顶骨区（parietal）及颅顶电极记录到的反应含有肌源性和神经源性两成分。这种看法已得到不少作者的支持。Davis（1976）认为，这两种成分有时相位不同，而肌源性反应可抵消神经源性反应。神经源性中期反应起源于一级听皮质和邻近的二级听投射区，很可能还有丘脑（内膝体）的脑干上部之反应参与其中。肌源性中期反应（声动反应）主要与颈肌、耳后肌有关。耳后声动反应（postsonomotor response）的神经传导径路可能是耳蜗腹核→上橄榄核群→上橄榄核群的二级突触→外侧丘系→网状结构或下丘→面神经核（图9-1）。豚鼠等动物可引出中潜伏期的皮质原发反应（primary response，PR）。

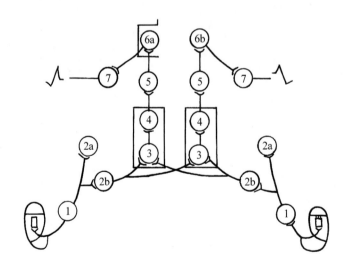

图9-1　耳后声动反应的神经传导通路（仿Gibson，1974）

1. 螺旋神经节；2a. 耳蜗背核；2b. 耳蜗腹核；3和4. 上橄榄核群；5. 外侧丘系核；6a. 网状结构；6b. 下丘；7. 面神经。

第二节　中潜伏期反应的临床应用

一、中期肌源性（声动）反应

耳后肌反应（postauricular muscle response，PAR）是声动（肌源性）反应中的一种（Davis，1965）。前几年，一些作者对 PAR 反应做了大量的研究，曾用于估计儿童听阈和诊断脑干病变（多发性硬化）。听诱发 PAR 反应曾被称为中期肌反应或肌源性中期反应，是一组出现在 13～30ms 的三相波（图 9-2），单耳给声刺激可引出双侧反应。

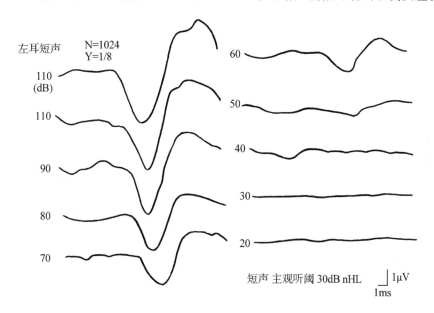

图 9-2　听力正常者声动反应波形

Robinson 及 Rudge（1977）报道，在正常人刺激同侧时 10% 的受试者引不出 PAR 反应，40% 双侧都引不出反应，PAR 反应的振幅有较大的差异（5～15μV）。受试者紧张、低头或仰头可影响 PAR 反应（图 9-3）。头向前，耳后肌张力增大，PAR 幅度变大，头平直则变小，当头后仰时更小。可见 PAR 幅度受耳后肌的张力影响较大。

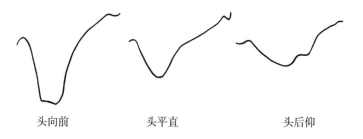

图 9-3　肌张力对声动反应的影响

受试者，男，54 岁，重复记录能获得稳定的波形。

(一)测试方法

刺激信号为短声(方波,波宽为 90μs),每秒 10 次,耳机给声,刺激强度可调范围 0～115dB SPL,放大器滤波范围为 80～1500Hz,叠加次数一般用 256～1024 次。

受试者平躺于床上,一般情况头向前倾,亦可将头偏向刺激耳对侧,使之保持一定的肌紧张状态。受试者必须配合,注意倾听。刺激一耳,做同侧或对侧记录。

(二)电极位置

记录电极放在耳后肌处,参考电极放在耳垂,前额接地,可获得比较大振幅的耳后肌声动反应;将记录电极放在耳后肌处,参考电极放在颅顶,同样记录到和上述波形相似、出现时间基本一致的反应。

(三)主要特征

①肌张力增大时,反应增大;②双侧性;③阈值较高,如图 9-2 反应阈为 60dB SPL;④潜伏期在 12ms 左右。

(四)临床应用

因为耳后肌收缩反应的反射弧同镫肌收缩的反射弧,所以可用来诊断此通路上的病变。

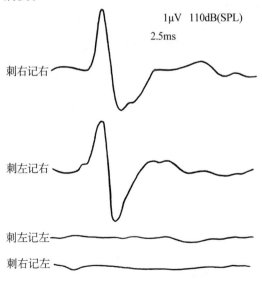

图 9-4 面瘫声动反应波形

患者,男,53 岁,双耳听力正常,右侧面瘫。

1. **面瘫** 图 9-4 是一位左侧面瘫的患者的图形,从右侧记录均能有声动反应的波形,从左侧则未能记录到。进一步证明,面瘫病人是垂直段以远的外周性神经麻痹。

2. **听神经瘤** 图 9-5 所示为左侧听神经瘤患者的波形,刺激右侧时左右耳后肌均能显示反应(箭头所示),刺激左侧时,左、右耳后肌均无反应。说明患侧(左)听神经通路有障碍,而面神经及右侧脑干中听觉到面神经的通路尚未受损。

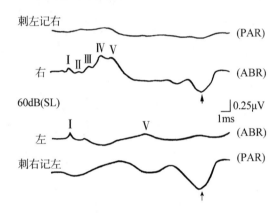

图 9-5 左侧听神经瘤 ABR 和声动反应波形

患者,女,28 岁,左侧听神经瘤(直径 2cm),示 ABR 和声动反应波形。

3. **多发性硬化症** 图 9-6 示多发性硬化症病人的波形,两耳同侧记录均出现声动反应,而对侧记录无声动反应,提示脑干中间交叉部分受损较重。

4. **新生儿听力评估** 早期的婴幼儿(0—6 个月)听力筛查往往通过听觉引起的肌源性反应如眼动、颈部转动等来粗略观察婴幼儿的听力状况,但这种主观的判断仍有一些误差。新近研究有应用耳后肌源性声动反应(PAR)来评估婴幼儿听力以及语言发育。作者测试了 106 名低体重(≤1.5kg)的婴幼儿(1—21 个月)的 PAR,其中 88 名在 60dB nHL 可引出阳性反应(正常),其余阴性者中 4 名是感音神经性聋,6 名分泌性中耳炎。这 106 名儿童中有 90 名在平均 27 月龄

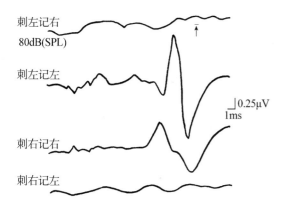

刺左记右
80dB(SPL)

刺左记左

刺右记右

0.25μV
1ms

刺右记左

图 9-6　多发性硬化症病人波形

患者,男,40 岁,临床诊断为多发性硬化症,示声动反应波形。

时随访了语言发育情况,75 名当初 PAR 正常的儿童中 67 名语言发育正常,8 名因智力发育迟缓、脑性痉挛、语言环境等问题原因造成语言发育迟缓。另外 15 名当初 PAR 测试异常者中有 11 名语言发育正常,包括当时诊断为分泌性中耳炎的儿童。感音神经性聋的儿童中有 3 名语言发育迟缓,1 名全身发育迟缓。因此作者认为,对新生儿重症监护病房(newborn intensive care unit,NICU)的婴幼儿测试 PAR,如 60dB nHL 反应阳性者可提示有保证语言发育正常的听力水平。

5. 作为中枢可塑性研究的指标　听觉中枢可塑性的研究已逐渐引起人们的重视。为了探讨中脑可塑性,记录有高频听力损失的新生猫的神经源性和肌源性的声诱发电位及其阈值,所有刺激声为频率特异性好的短音(tone pip),并观察脑干-中脑通路中的频率定位,发现用与模型猫听力图中高频听力损失相同的频率短音刺激时,ABR 和 PAR 的振幅增加,结果提示可能比正常时的更多神经元参与了该频率区域的活动。笔者认为在中脑通路处这种异常的频率区域重新激活是由于耳蜗基底圈长期缺失产生的频率重组现象(或可塑性)。

6. 对小耳畸形儿童耳后肌的监测　Takagi 等测试正常儿童的 PAR 和小耳畸形患儿的正常耳侧 PAR,发现健侧与患侧 PAR 之间无差异,正常儿童与小耳畸形患儿正常耳的 PAR 之间也无差异。提示耳后肌发育不影响 PAR,可用 PAR 来评估小耳畸形患儿的听力情况。

二、中期神经源性反应及其应用

主要由 3 个正峰、3 个负峰(头顶正,乳突负),分别标为 No、Po、Na、Pa、Nb 和 Pb(图 9-7)。

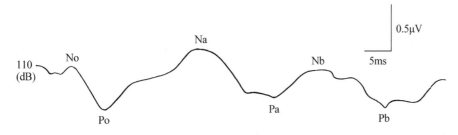

0.5μV

5ms

110
(dB)

No

Na

Nb

Po

Pa

Pb

图 9-7　中期(神经源)反应波形

因所用放大器带通的不同,各峰的潜伏期分别为:No 8~10ms,Po 10~13ms,Na 16~30ms,Pa 30~45ms,Nb 40~60ms 以及 Pb 55~80ms。同一人的潜伏期相当稳定,Pa 是最稳定的一个峰,Nb 的振幅最大。各峰的峰-峰振幅在 0.7~0.3μV。No 可能与脑干反应的波 V 相当。

(一)操作方法

1. 电极　颅顶电极为引导电极,参考电极置于乳突或耳垂,地线接于额部。受试者平躺于测试床上,放松,安静。深睡除使反应振幅稍减小外,对潜伏期无影响。儿童可在镇静药催眠下进行测试。

2. 测试参数

(1)滤波频带:32～300 Hz。

(2)扫频时间:50ms。

(3)校准电压:0.5μV。

(4)灵敏度:50μV 或 100μV。

(5)叠加次数:1024～2048 次。

3. 刺激声　要求上升时间快,持续时间在 1.5～4.0ms。刺激重复率每秒 6～10 次。用短声引出的反应振幅较大,也有用短音为刺激声的。刺激声相位交替,刺激间隔 75ms,耳机给声,同侧刺激,同侧记录。

(二)临床应用

中期神经源反应可用于估计 500～1000 Hz 的听阈。Musick 等报道中期反应阈比脑干反应阈更接近主观听阈,可以准确地反映听阈。Davis(1981)认为中期反应在将来有可能成为中枢神经系统定位诊断的测试方法之一。

在脑干听径路神经同步差而引不出 ABR 的病人却可引出 AMLR。当用短声刺激,滤波带宽为 80～1500Hz 时,可同时记录到 ABR 和中期神经源性反应,而且也是双侧特性(图 9-8)。

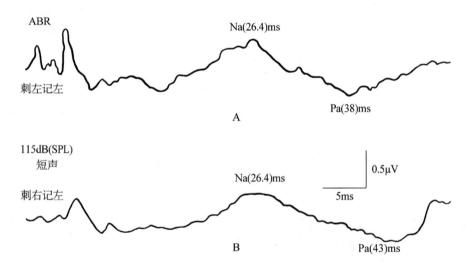

图 9-8　中期神经源性反应的特性

患者,男,59 岁,用 115dB SPL 的短声,滤波带宽为 80～1500kHz,刺激左耳记录左侧(A),引导出清晰的 Na、Pa 和 ABR 波,刺激右耳记录左侧(B)也引导出清晰的 Na、Pa 和 ABR。

(三)皮质原发反应(PR)在科研实验中的应用

因为人的听皮质深埋在大脑沟回里面,所以在颅顶上用表面电极行远电场记录神经源性中潜伏期反应相当困难。而有些动物如豚鼠,原发听皮质就在硬脑膜下,将电极置于皮质听区硬脑膜外,就可以记录出 PR。典型的 PR 为正-负-正(P-N-P)三个波,其负波的峰潜伏期大约在 10ms 左右(图 9-9),故也

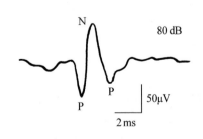

图 9-9　在豚鼠原发听皮质记录的 PR,可见 P-N-P 三个波(短声,80dB SPL)

可以称为神经源性的中潜伏期反应。在豚鼠做急性电极植入或慢性电极植入记录均较简单。暴露头颅,显示出冠状缝和顶颞缝,在冠状缝后 2～3mm 和顶颞缝上 1～2mm 交点处即为听皮质在颅骨表面的投影(图 9-10)。在急性动物实验中,可将 3 号绣花针垂直钉入此处的颅骨至硬脑膜外(深度大约 1mm)。然后用牙托粉(或牙科水泥)将绣花针与颅骨表面固定。剪断多余的绣花针头,只保留 2mm 长的针头露在头颅外。测试时,将记录电极与针头相接后记录 PR(可用鳄鱼夹夹在此处)。参考电极置于对侧耳垂,地线接鼻尖。因 PR 有双侧特性,所以当声刺激左侧耳时,记录右侧的 PR。

记录 PR 时,采用的刺激信号可为短声(click)、过滤短声或短纯音。刺激重复率 20 次/秒,放大器滤波频带为 30～100Hz,扫描时间 50～100ms,叠加次数 1024 次。

PR 的优点:①可反映耳蜗至听觉中枢原发皮质的功能。②电位幅度大(可达 100mV 以上),具有真正的阈值。③麻醉状态可使其潜伏期延长,但不影响其阈值。

④可用短声、过滤短声、短音及短纯音作为刺激声。用不同频率的短纯音刺激时,PR 可表现出良好的频率选择性。⑤可用钝形的不锈钢丝或银丝电极植入硬脑膜外,另一端固定于头颅外,以便做慢性电极记录,可用来长期动态观察 PR 全过程的变化。⑥ PR 也许可作为研究听中枢可塑性的指标之一。

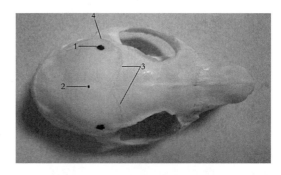

图 9-10　听皮质在颅骨表面的投影
　1. PR 记录电极的位置;2. 颅顶慢反应(slow cotix response,SCR)记录电极位置;3. 冠状缝;4. 顶颞缝。

（李兴启　左慧君）

参 考 文 献

[1] 李兴启,姜泗长,梅世昌,等.中期声动反应的特征及临床应用.中华耳鼻咽喉科杂志,1982,17(3):168-172.

[2] Flood LM,Fraser JG,Conway MJ. The assessment of hearing in infancy using the post-auricular myogenic response. Evaluation of an instrument which simplifies its detection. Br J Audiol,1982,16(4):211-214.

[3] Harrison RV,Gordon DC,Nagasawa A. Auditory evoked potentials in cats with neonatal high frequency hearing loss. Evidence of ab-

normal frequency representation in the midbrain. Acta Otolaryngol,1993,113(1):31-38.

[4] Holmes N,Conway MJ,Flood L. Language development in a group of very low-birth-weight children whose postauricular myogenic response was tested in infancy. Pediatrics,1983,F71(2):257-261.

[5] Takagi N,Suzuki T,Matsuo K. The postauricular myogenic response in normal children and children with microtia. Arch Otorhinolaryngol,1984,241(1):95-100.

第10章 听觉稳态反应

第一节 ASSR 的概述、发生源及发生原理

一、ASSR 概述

听觉稳态反应(auditory steady-state response,ASSR)是由周期性调幅(amplitude modulated,AM)、调频(frequency modulated,FM)或既调幅又调频的持续声或刺激速率在 1~200Hz 的短声或短纯音诱发的稳态脑电反应,因为反应的相位与刺激信号相位具有稳定的关系,故又称为"调幅跟随反应"或"包络跟随反应"。而多频稳态反应(multiple frequency steady state responses,MSSR)则是将不同频率的声波作为载波,以不同的调制频率分别对载波频率进行调制,调制后的声波在双耳同时给出,这几个调制声能够同时激活耳蜗基膜上相应的部位产生 ASSR,因此,称之为多频听觉稳态反应。目前,临床上对于多频听觉稳态诱发反应的称呼及对其范围的界定尚不一致。有的学者将多个频率分别刺激和多个频率同时刺激均纳入 MSSR 的范围,但目前普遍倾向于多个频率同时刺激称为 MSSR,而不包括多个频率分别刺激在内。

所谓稳态反应是相对于瞬态反应而言,目前临床常用的电反应测听方法,如听性脑干反应(auditory brainstem response,ABR)、耳蜗电图(electrocochleography,ECochG)等都属于瞬态诱发电位,采用的刺激声都是瞬态刺激声。而稳态诱发电位采用的是连续或稳态的刺激声信号,诱发的脑电反应频率成分稳定。

要说明 ASSR 刺激信号的特性,首先要介绍一下载波频率(carrier frequency)和调制频率(modulation frequency)。图 10-1A 是 Fc 为频率 1000Hz 的持续刺激信号,如果将它的振幅按照图 10-1B 所示的 100Hz(Fm)进行调制,即在 1s 内 Fc 的振幅发生 100 次由 0 到 100% 的周期性变化,所得刺激信号则包含了 Fc 的基本频率特性和 Fm 的包络形状,如图 10-1C 所示。这里 1000Hz 基本频率称为载波频率,100Hz 的频率称为调制频率。在一个固定的载波上可以进行不同程度和不同频率的振幅和频率的调制,分别称为幅度调制(AM,简称调幅)和频率调制(FM,简称调频)。由于载波 Fc 加载了幅度调制正弦波 Fm,其声能将扩散至 Fc－Fm~Fc＋Fm 的频率范围内,上例中即 900~1100Hz,调制后的声音能量分布在载波频率上下这一相对小的范围内,如图 10-1D 所示。调频调制音也与之相似。可认为调制对载波频率特性的影响很小。这种调制测试信号类似于儿童测听中的啭音,可被认为是连续的短纯音系列。

二、可诱发 ASSR 的刺激声

(一)瞬态刺激声

刺激速率在 1~200 次的短声、短纯音和短噪声(brief noise-bursts)均可诱发 ASSR,诱发的 ASSR 振幅比调幅音的大,识别反应所需时间短,有可能成为快速听力筛查工具,但是瞬态刺激声的频率特异性差,如果患者

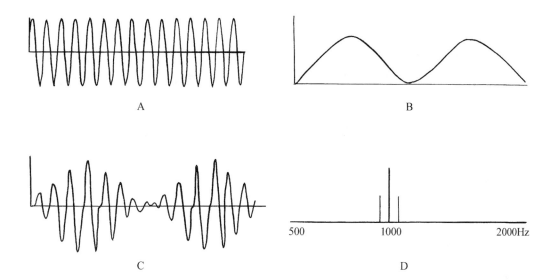

图 10-1　载波、调制波及振幅调制后的波形及频谱

A. 频率为 1000Hz 的载波 Fc；B. 频率为 100Hz 的调制波 Fm；C. 1000Hz 载波 Fc 经 100Hz 调制波 Fm 调制后的波形（调制深度为 100%）；D. 调制后的波形频谱图。

只有某些频率听阈升高，容易造成漏诊。

（二）调制声

1. 调幅声和调频声

（1）正弦调幅或指数包络（exponential envelopes）的纯音、宽带噪声和限带噪声（band-limited noise）均可诱发 ASSR。其中正弦调幅音（图 10-2A）的频率特异性最好，调幅噪声诱发的反应振幅最大。因为调幅噪声诱发的复合反应振幅比纯音诱发的大，缩短了识别反应的时间，因此 AM 白噪声有可能用于快速听力筛查，其弱点是缺乏频率特异性。

（2）调频声是对载波的频率进行调制，使载波的频率产生变化，调制深度的百分比是相对于载频而言，等于全部频率变化范围除以载频，调频反应振幅随调制深度和声音强度增加而增加（图 10-2B）。临床多用调制深度为 10% 的调频声。Chirp 声又称线性调频脉冲音声，是一种调频调制声，它的频率变化是根据耳蜗基膜的延迟曲线特性由低频向高

频增加（图 10-2E）。这一频增 Chirp 声是一种可以代偿行波延迟的宽频带刺激声，窄带 CE-Chirp 声可用于频率特异性的 ASSR 测试。

2. 混合调制声（mixed modulation，MM）　MM 是以同一调制频率同时调制载波的振幅和频率（图 10-2C）。如果调制频率在 80～100Hz，AM 和 FM 反应基本上是独立的，两者相加构成 MM 反应。一般 AM 反应的相位比 FM 反应的轻微延迟，MM 反应的振幅随着 AM 和 FM 之间的相位差变化，当 AM 和 FM 的反应相位一致时，振幅达到最大，仅比单独 AM 和单独 FM 反应振幅之和减少 10%～20%。

3. 独立调幅调频声（independent amplitude and frequency modulation，IAFM）　IAFM 是同时以不同的调制频率对某一载波分别调幅和调频（图 10-2D）。IAFM 反应比只调幅或只调频诱发的反应振幅稍有减低（减少 14%）。同时给以多个 IAFM 声，有意义反应数（significant response）及振幅与言

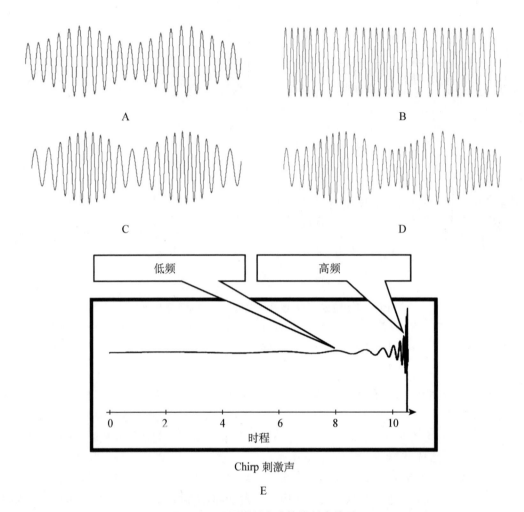

图 10-2　不同调制方式的调制声波形

A. Fc 为 1000Hz，Fm 为 100Hz 调幅深度 50%；B. Fc 为 1000Hz，Fm 为 100Hz 调频深度 30%；C. Fc 为 1000Hz，Fm 为 100Hz 调幅深度 50% 调频深度 30% 的混合调制声；D. Fc 为 1000Hz，Fm 为 100Hz 调制深度 50%，调频 Fm 为 80Hz 调制深度 30% 的独立调幅调频声；E. Chirp 刺激声的波形。

语识别能力显著相关，可用于评价人类听觉系统分辨频率和振幅同时变化的能力。

言语模式的 IAFM 声是以不同的调制频率同时对某一载波同时分别调幅和调频，载频（0.5、1.0、2.0 和 4.0kHz）的调幅、调频深度与日常用语的声学特性相似，四个载频同时给出。听力正常者的测试结果显示，刺激速率为 40Hz 时 ASSR 与言语识别率（speech recognition score，SRS）的相关系数

为 0.70～0.81；刺激速率为 80Hz 时相关系数为 0.73～0.82；用 40Hz 和 80Hz 反应联合评价，其相关系数为 0.76～0.85。无论刺激速率是 80Hz 还是 40Hz，听力损失患者使用助听器后均可增加有意义反应数和 SRS，而施加掩蔽噪声则减少之。

（三）拍

"拍"由两个同时给予的纯音构成，拍的频率是两个纯音频率之差，人 ASSR 的最大

振幅出现于 f_2-f_1。用"拍"作为刺激声诱发 ASSR 可消除反应频谱中伪迹的能量。

三、ASSR 的颅内起源及产生原理

(一)颅内起源

目前关于 ASSR 的起源尚无定论,脑电记录、脑磁图及正电子发射断层扫描成像(positron emission tomography,PET)均显示其源于颅内多个位点,且与调制频率有关。调制频率较低时,ASSR 主要来源于皮质;调制频率较高时,主要由脑干发生器产生。

1. 从脑电记录看 ASSR 起源　Johnson 等对 40Hz 听觉事件相关电位(40Hz auditory event related potentials,40Hz AERP)进行了 21 通道定位研究,证明有些受试者对 40Hz 短纯音的反应在颞中区有明显的极性倒置,指出 40Hz 反应可能产生于听皮质和丘脑皮质回路。

调制频率在 24～120Hz 的调幅声诱发人类调幅跟随反应时,脑干和皮质(颞叶)均被激活,随着调制频率增加,皮质活动强度下降。调制频率在 20～40 Hz 时,脑干和皮质均参与反应,调制频率在 70～110Hz 时,脑干为主要发生器。Herdman 等也证实,无论哪侧耳给声,反应均主要包括中线脑干发生器来源的成分和左右颞上水平皮质来源的成分。较高调制频率时,脑干的脑电活动强,皮质活动微弱;较低调制频率时,反应还保留着脑干的成分,但主要的脑电活动源于皮质,皮质对较低调制频率更为敏感。

2. 从脑磁图看 ASSR 起源　关于 40Hz ASSR 起源的脑磁图研究均认为,40Hz ASSR 起源于听皮质的颞上回;80Hz ASSR 起源于颞上水平,这表明快速调制声也可激活皮质,但是脑磁图在确定切线方向和颅内深

部的起源方面有困难,所以不能排除脑干同时被激活。

3. 从正电子发射断层扫描成像看 ASSR 起源　分别给受试者 1kHz 纯音和调制频率为 40Hz 的 1kHz 调幅声,[15]O-水 PET 成像(^{15}O-water PET imaging)显示 1kHz 纯音激活左侧初级听皮质、右侧非初级听皮质(non-primary auditory cortex)、左丘脑和左侧扣带回。1kHz 调幅声激活听皮质的两侧,左侧内侧膝状体和右侧额中回。右侧扣带回前部接近额皮质部位和右侧听皮质特异性地对调幅声起反应,可以推论包括初级听皮质以外的皮质都参与 ASSR 的产生,这支持多点共振回路产生 ASSR 的假设。

(二)ASSR 的发生

根据诱发机制当调制信号等于或高出听阈时,耳蜗中相对应载波频率区域的毛细胞及由于调制频率造成的上下相当窄的区域毛细胞被兴奋,冲动沿着听觉通路向听觉中枢传递,这种兴奋的发放频率与刺激信号的调制频率一致,脑电图(electroencephalogram,EEG)将在原来基础上出现与调制频率同步的反应。这种与调制频率同步或跟随其变化的脑电图活动即为锁相现象(phase lock),它构成了 ASSR 的基础。图 10-3 表示的是一载波为 1000Hz,调制频率为 100Hz 的刺激信号所产生的反应,可见它的波形带上了调制频率的特征。如果在脑电图基础上能检测到与调制频率一致的这种反应,即说明大脑对这一信号有相应的稳态反应。但根据"触发"机制,则认为在听觉通路某一核团或多个核团本身就存在固有频率特性的电位,当用一定刺激重复率的声刺激时,触发了该核团而表现出来的特异性的电位。

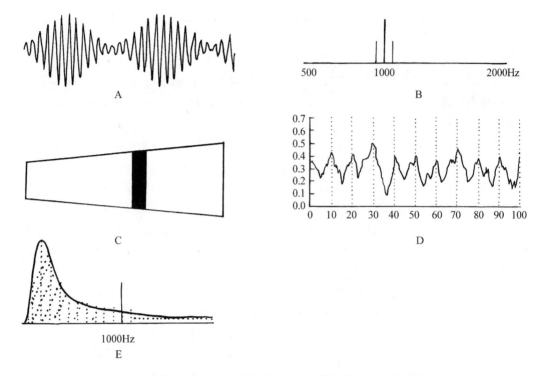

图 10-3　载波为 1000Hz,调制频率为 100Hz 的刺激信号所产生的反应

　　A. Fc 为 1000Hz 经 Fm100Hz 调幅的声波,其频谱如图;B. 示其频率分布在 900~1100Hz 之间;
C. 示该调制波在耳蜗基膜上的响应区域;D. 示 EEG 上出现了与调制频率一致的脑电变化;E. 示大
脑皮质记录到的稳态反应,有黑点的区域为脑电基线,100Hz 处可见一明显反应。

第二节　ASSR 检测原理、参数设置及结果表示方法

一、检测的基本原理

　　ASSR 的波形参数是反应振幅和相位,用矢量视图(vector view)表示,图 10-4 是一矢量视图的模式图。所谓矢量即以每一个脑电图样本的线段长短代表脑电图电位的振幅,其角度代表脑电图的相位(即与所给调制信号间的时间延迟)。如果不给测试者刺激声或声音强度低于其听阈,计算机得到的脑电图信号反映在图中线段分布是随机的,即图中线段的长度和方向分布均匀,如图 10-4A 所示;如果刺激声高于听阈,图中将出现"成簇"的矢量线段,即线段相对集中于某一区域,出现锁相现象(phase lock),如图 10-4B 所示,有锁相现象说

明大脑对这一调制声有反应。判定有无 ASSR 是通过计算机自动进行的,计算机对所得到的结果进行统计学分析,在给定的统计水平上判定有无 ASSR 存在。因为 ASSR 是否存在的判定是建立在统计学基础上的,即反应信号与噪声信号进行统计学比较,根据信噪比以剔除噪声的干扰,为此存在着"假阴性"和"假阳性"问题。例如把假阳性率定为 1%,则意味着把本不存在 ASSR 的 EEG 误认为存在 ASSR 的概率为 1%,确实存在 ASSR 的概率为 99%。

　　用于 ASSR 检测的统计学方法有 H-T^2 检验(Hotelling T^2)、循环 T^2(circle T^2)检验、F 检验或隐含周期性 F 检验(test for hidden periodicity)以及相关性平方数(magnitude of squared coherence)等,研究证明这些统计方法均可用于 ASSR 的检测。

对于同时测定多个频率的声刺激诱发的听觉稳态反应,该方法则是建立在快速傅立叶变换(Fast Flourier Transformation ,FFT)原理上的,即任何一个复杂的波都可分解成多个简单的正弦波,将时域的变化转换为频域的变化。当多个频率的刺激声同时给出并高于听阈时,只要每一个刺激信号用不同的调制频率,那么在频谱图上,每一个刺激信号所产生的反应都会出现在与该刺激声调制频率相对应的频率上,即如果用不同的调制频率即使载波频率相同,其诱发的反应信号也是可以通过其特征性调制频率而区分的(图 10-5)。

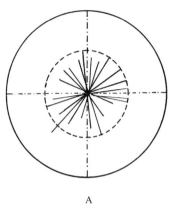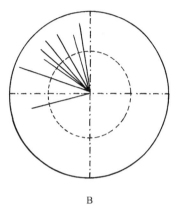

图 10-4　稳态诱发电位矢量线段

A. 矢量线段长短不等,相位随机分布,说明调制信号未能诱发稳态诱发电位;B. 矢量线段成簇出现,有锁相现象,说明调制信号诱发了稳态诱发电位。

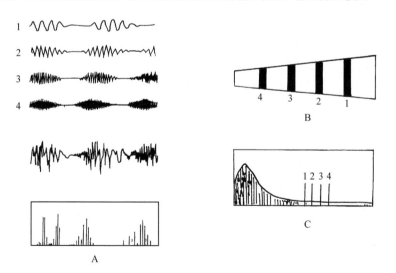

图 10-5　多频稳态反应

A1、A2、A3、A4 分别为 500(75)、1000(80)、2000(85)及 4000(90)Hz 调幅声(调制深度 100%,括号内为调制频率)的声学波形及频谱;B. 合成声波在耳蜗基膜上兴奋的相应部位;C. 大脑皮质记录到的多频稳态反应。

二、参数设置

以美国 INTELLEGENT　HEARING 公司的听觉诱发电位仪的参数设置为例,ASSR 常用的调制频率为 75～110Hz,载波频率为 500Hz、1000Hz、2000Hz、4000Hz。

测试 ASSR 时电极的安放位置同 ABR，即记录电极置于前额正中紧靠发际，两耳垂为参考电极，鼻根电极接地，带通滤波器的设置通常为 30～300Hz，6dB/倍程，放大器增益为 10^5 倍，伪迹剔除设置为 $31\mu V$，极间电阻应<3kΩ。通常每次记录 1024 个调制周期，8 个频率共计 8192 个样本（date points），将之分为 16 个部分（section），每个部分 512 个样本。每一部分扫描时间为 754ms，总计扫描时间为 12.064s。最后计算机将 16～64 次扫描结果的波形叠加后取平均值，按照 F 检验或 T 检验等统计学方法给出有无 ASSR 的判断。

三、结果表示方法

以美国 INTELLEGENT HEARING 公司的听觉诱发电位仪为例，在测试过程中，当给声强度≤70dB SPL 时，可双耳 8 个调幅声信号同时给声；如果刺激声强度>70dB SPL，则采用单个频率测试，可双耳同时进行，此时最大强度可达 125dB SPL；双侧听阈相差≥60dB 时，单耳分别测试，并加掩蔽。测试时采用"升 5 降 10"的搜索法，以能引出 ASSR 的最小刺激声强度为反应阈，结果以极坐标图、频谱图以及类似纯音听阈图的反应阈值图等多种形式表示（图 10-6）。

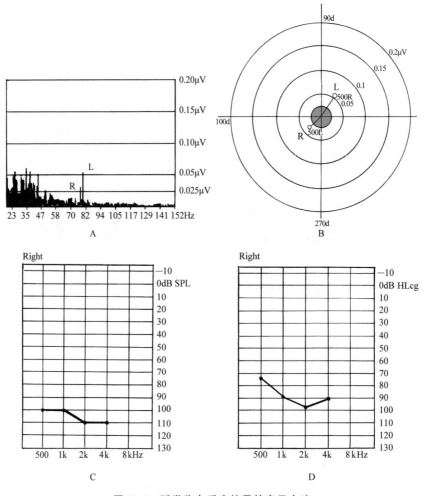

图 10-6　听觉稳态反应结果的表示方法

A. 听觉稳态反应频谱图；B. 听觉稳态反应极坐标图；C. 听觉稳态反应阈值图，实心点为有反应，空心圈表示没有引出反应；D. 声强单位转换为 dB nHL 后的反应阈值图。

第三节　影响 ASSR 的因素

一、调制频率

ASSR 的特征之一就是与刺激速率关系密切,振幅和潜伏期都受刺激速率的影响。调制频率为 4～450Hz 的调幅声诱发的反应振幅随调制频率的增加而下降,但是在 40Hz 附近振幅增大,近似潜伏期随调制频率的上升规律性地缩短,清醒者 40Hz 的反应振幅高,睡眠状态 80Hz 反应振幅高。

调制频率不同,双耳和单耳给声的反应不同。40Hz 时,单耳给声的反应比双耳给同样刺激声的反应轻微减低,说明多数产生反应的神经元是对双耳的声音起反应;80Hz 时,双耳给声的反应大约等于两耳分别给声反应之和,这提示产生反应的神经元只对单侧刺激声起反应,对一耳起反应的神经元几乎不与对另一耳起反应的神经元互相作用。

二、年龄因素

婴儿 40Hz ASSR 尚不稳定,从 0.5—15 岁,40Hz ASSR 的可探测性增加,但目前尚不清楚何时发育到成人状态。新生儿和睡眠儿童都能可靠地记录到调制频率为 80Hz 的 ASSR,1—10 个月婴儿的反应振幅是成人的 1/3～1/2,阈值比成人高 10～15dB,除了 500Hz 以外,婴儿与成人反应的相位非常一致。Savio 等观察了 3 个年龄组(分别为 0—29d,1—6 个月,7—12 个月)婴儿 70～110Hz 的 ASSR,发现从出生到 12 个月,ASSR 的阈值、振幅和可探测性都有明显的变化,高频和低频的发育速度不同,高频的变化更为明显。

成人 ASSR 不随年龄显著变化。听力正常的青年和老年受试者 40Hz 和 80Hz 反应的潜伏期和振幅没有显著的年龄相关性变化,也没有年龄导致的强度对潜伏期和振幅的影响,对相同阈上强度调幅调频声的 40Hz 和 80Hz 反应没有振幅和相位差异。

三、醒觉状态

醒觉状态对 ASSR 的影响与刺激速率有关。睡眠状态下,最大反应振幅也出现在 30～50Hz,振幅比清醒时减低约一半,反应阈值与清醒状态时无显著性差异,可能是由于睡眠不仅减低了 ASSR 振幅,而且减低了背景噪声(脑电和肌电噪声)。刺激速率＞70Hz 的 ASSR 很少受睡眠、镇静药和麻醉药的影响。

四、多刺激同步给声

1995 年,Lins 等首先报道了使用 ASSR 同时评价不同频率和不同耳听力的可能性。之后的研究证明,只要各载频相隔一个倍频程,各调制频率相隔 3Hz 以上,调制频率在 75～110Hz,这种影响很小,可同时给予多达 8 个不同载频的刺激声(每耳 4 个),反应振幅不会明显减低。如果载频间隔＜0.5 倍频程、强度增加至 75dB SPL 以上或调制频率较低(＜55Hz)时,相邻载频间有明显的干扰。

另外,高频声和低频声互相干扰,对于听力残疾者,无论是否佩戴助听器,低频声均可干扰高频声。如果只给一个高频调制声反应可以识别,若同时给较低载频刺激声则没有可识别的反应,较低频率调制声的这种掩蔽作用可使多刺激技术获得的听阈升高。

第四节　ASSR 的临床应用及优势

一、ASSR 的主要临床应用

ASSR 的一个重要用途是评价听阈,主要用于不能或不愿配合行为测听人群,如婴幼儿、情感或认知功能障碍者、昏迷或麻醉病人以及伪聋者。目前临床多采用调制频率为 70～110Hz 的调幅声测试语频（250～4000Hz）阈值,从而估计纯音行为阈值,作为听力评估和选择适宜的康复措施时的参考。

(一)听力评估

无论正常人还是听力损失患者,根据 ASSR 反应阈得到的预测听力图与行为听阈有良好的相关性（表 10-1）,裸耳 ASSR 反应阈与行为听阈的相关系数介于 0.70～0.98（表 10-2）。通常由 ASSR 得出的反应阈比纯音行为测听听阈高（表 10-3）,其差值在 10～20 dB,听力损失越重 ASSR 与纯音听阈的差值越小,用 ASSR 估计纯音听阈的准确性越高（表 10-1）。听力正常和轻度听力损失者,纯音听阈和 ASSR 反应阈之差在 20dB 以内;中度听力损失者,两者之差在 10dB 以内;而对于重度到极重度听力损失者,两者所测的阈值差异<5dB。

表 10-1　ASSR 反应阈与行为听阈之差

观察对象	频率（Hz）			
	500	1000	2000	4000
正常儿童(Lins,1996)	34±13	20±10	18±8	24±10
听力损失儿童(Lins,1996)	9±9	13±12	11±10	12±13
无ABR反应的中重度及以上听力损失儿童(Rickards,1998)	6.3±7.1	4.1±6.4	3.1±6.4	5.6±6.6
正常成人(Lins,1996)	11±15	14±8	9±8	10±10
正常成人 10 人(Picton,1998)	21±9	26±13	18±13	20±10
佩戴助听器者(Picton,1998)	17±8	13±8	14±8	17±13

形成上述情况的原因可能为:① 在接近听阈时声刺激能使听力损失者的反应振幅快速升高(重振现象),但该解释只适合于耳蜗病变的患者。② 听觉中枢在判断声音响度时的时间整合作用。响度感觉除与声音的强度和频率有关外,还与中枢各神经元的时间整合(temporal integration)作用有关,如果增强信号的时程而保持声音强度不变,声音的响度会增加。临床上常用的纯音测听,实际上是受试者主观上的响度辨别,纯音测试时给声的持续时间在 1～2s,听觉中枢各神经元在这一时间内通过时间整合作用达到一

定的响度,而声强可以不大,即阈值强度低。然而,ASSR 尽管相对于 ABR、听神经复合动作电位(compound action potential,CAP)这样的瞬态反应来说是稳态反应,但毕竟是一种脑电活动反应,它不可能完全反映中枢各神经元的时间整合作用,更不能用来代表纯音主观听阈,因此 ASSR 反应阈值可能比行为听阈高。

另外,ASSR 反应阈与行为听阈间的差异与载频有关,差异随频率增高而缩小(表 10-1)。低频阈值差异较大的原因可能有以下几个:①环境噪声多为低频,故低频阈值

受环境噪声影响较大；②同时多频率给声时，高频对低频的反应有抑制作用而使低频听阈升高，尤以 500Hz 为明显；③调制信号在低频处与纯音的差别相对较大，如 4000Hz 加载 100Hz 的调制频率其频率特性的变化在±2.5%的范围内，而 500Hz 载波经 100Hz 频率调制后频率变化在±20%范围内，相对来说旁带的带宽要大得多；④低频信号引出的神经反应同步性差，产生的反应振幅小。

表 10-2　行为听阈与 ASSR 反应阈的相关系数

观察对象	频率（Hz）			
	500	1000	2000	4000
听力损失儿童（Lins，1996）	0.72	0.70	0.76	0.91
5 例正常，16 例感音神经性聋患者（Picton，2002）	0.86	0.94	0.96	0.98
31 例听力损失患者和 14 例正常成人（Dimitrijevec，2002）	0.85	0.94	0.95	0.95
助听后（Picton，1998）	0.69	0.75	0.81	0.71

表 10-3　正常成人及新生儿 ASSR 反应阈值（dB SPL）

观察对象	频率（Hz）			
	500	1000	2000	4000
正常成人（Lins，1996）	39±10	29±12	29±11	31±15
正常成人（Picton，1998）	37±10	32±15	30±7	30±7
正常新生儿（Rickards，1994）	41	24		35
正常新生儿（Lins，1996）	45±13	29±10	26±8	29±10

(二)助听器验配及助听效果评估

婴幼儿和智力障碍者常因不能配合行为测听，而难以得到行为听阈（裸耳和助听）和言语识别功能的资料，ABR 及 40Hz AERP 虽然能检测受试者生理反应阈值，但所采用的声音为瞬态刺激声，经助听器和人工耳蜗处理后产生畸变，而且不能用于自由声场测听，难以评估助听效果。近年国外许多研究者将 ASSR 应用于婴幼儿助听器验配及助听效果的评估。

1. 助听器的选配　分为听力损失的判定、选择合适的听力补偿以及对实际助听效果的评估等步骤，而助听效果不能简单地用助听器的增益值判定：一是介入增益值（insertion gain of the hearing）因个体外耳道情况各异而不同于助听器给出的增益值；二是虽然助听后纯音听力有所提高，但仅用助听听阈难以估计助听后的言语分辨能力。而且现代化助听器具有非线性放大作用，不能单用助听听阈判定助听后言语听力。

2. 言语分辨　包括听到声音、声音的辨别（即声音的频率、强度等物理特性的辨别）和声音的理解三个步骤。目前普遍认为对阈上声音强度和频率的辨别能力是言语识别能力的两个重要的因素。ASSR 为我们提供了反映强度分辨力（intensity-discrimination）、频率分辨力（frequency-discrimination）和听觉系统时阈分辨力（temporal resolution of the auditory system）的客观指标。ASSR 采用的是调制声，可应用于声场测听,而且经助听器和人工耳蜗处理后不产生明显畸变,可以提供助听前后具有频率特性的听力资料。更重要的是 ASSR 可反映阈上言语辨别能力。研究显示,IAFM 诱发的调幅和调频反应振幅和有意义反应数均与词语识别率有显著相关性,因此 ASSR 可以为助听器验配和评估提供较好的听力资料。

二、采用 ASSR 估计纯音听阈的优势

1. 调幅音频率特异性好,其频谱限于一个相当窄的范围频域,不像短声和短纯音发生频谱畸变,而且容易被助听器和人工耳蜗处理,没有随时间的中断,声音放大时信号畸变大大减少,可在自由声场用 ASSR 进行助听听力图测试,对助听器的调配有帮助。

2. 调制频率为 $75\sim110\,\mathrm{Hz}$ 时,可同时双耳给声,每侧多达 4 个载频,只要同侧的各载频之间相差一个倍频程,强度在 75dB SPL 以下不会影响反应振幅,能大大缩短测试时间。但建议临床应用时在 0.5kHz 采用单频刺激,因为听力正常青年人单频与多频刺激的反应阈值在 0.5kHz 处有显著差异。

3. ASSR 阈值与行为阈值相关性好,通常比行为阈值高 $10\sim20\text{dB}$。Picton 等通过对多家报道的分析认为:0.5kHz 的 ASSR 阈值与行为阈值相关性较差,载频越高,相关性越好;成人(或年龄>1 岁的儿童)比婴儿的相关性好;听力下降者比听力正常者的相关性好。

4. 自动检测和自动评价,无须受试者和检查者主观参与,可以避免因检查者经验不足引起的问题。

5. ASSR 采用调幅音,可以用基准等效阈声压级(reference equivalent threshold sound pressure level,RETSPL)校准,设备输出的刺激声强度最高可达 115dB nHL 或更高,能为重度和极重度聋儿预估行为阈值。但是有些学者对此提出不同看法,建议采用生理校准方法对 SPL 和 nHL 进行换算(详见本章第五节)。尽管 ASSR 可区分重度和极重度聋,却并不清楚 ASSR 反应阈值与听力级的关系,只有正常儿童和轻度聋患儿的 ASSR 阈值与听力级的关系比较清楚。

第五节　应用中存在的问题

尽管 ASSR 有着诸多优越性,但在临床应用时间较短,尤其是在国内,可能有许多特点尚未被认识。目前阶段 ABR、耳声发射、纯音测听、行为测听等任何一项检查都不能被其他项目完全取代,临床上要综合运用,取长补短。

一、最大声输出会引起伪迹或混叠

有学者对 ASSR 设备所能产生的刺激声强度的上限提出了质疑。Gorga 等报道,10 位极重度聋患者在纯音测听范围和 ASSR 设备产生的刺激强度范围内都没有行为反应,但是均可记录到 ASSR 阈值,平均 AS-SR 阈值在 100dB HL(SD=5 dB),该强度至少比设备的最大限度低 $18\sim22$ dB,而行为听阈通常应比电生理反应阈值低。而且改变调制频率相位,可去掉伪迹或增加伪迹的幅度。故推测高强度时记录的 ASSR 不是听觉系统产生的反应,可能是伪迹或混叠(aliasing)。Small 等也有同样的发现,并改变采样速率来减少混叠(aliasing)。因此 Gorga 等认为应该谨慎解释高 ASSR 阈值,因为这可能不是周围性听力损失,而周围性听力损失是可以通过佩戴助听器或人工耳蜗植入来提高听力的。

二、正常听力时,ASSR 与纯音听阈相关性差;听力损失时,两者相关性好

不少临床听力学的结构表明,仅 ASSR 恰恰在低频时与纯音听力相关性较差,更为让人不得其解的是,纯音听力损失越重,与 ASSR 相关性越好,而正常听力者纯音听阈与 ASSR 相关性差。

1. 听觉中枢整合作用差异　听觉中枢在判断声音的响度时,其响度通常除与声音的强度和频率有关外,响度感觉还与中枢各神经元的时间整合(temporal integration)作用有关,当增长信号的时程而保持声音强度不变,声音的响度会增加,而为了保持响度不变,时程增长时,声音的强度下降才能达到此平衡。临床上常用的纯音测听,实际上是被试者主观上的响度辨别,各频率的纯音测试时,持续时间为 1～2s,听觉中枢各神经元在如此长的时间内,通过时间整合作用达到一定的响度,而声强可以不大,即阈值强度低。然而,ASSR 尽管相对 ABR、CAP 这样的瞬态反应来说是稳态反应,但毕竟仍是一种电活动反应,它不可能完全反映中枢各神经元的时间整合作用,更不能用来代表纯音主观听阈,显而易见,ASSR 反应阈值要比主观纯音听阈要高。既然两者反映的机制在客观上有如此大的差异,又何必人为地将两者测试结果非拉在一起"平起平坐"呢?

然而,为什么高频部分两者相关性较低频部分好呢? 即低频部分两者相关性更差。谈到此问题,不妨让我们回顾一下 ASSR 所用的调制声的频率特性,即可明白。调频调幅声不是真正的纯音,其频谱中有一个主峰,左右各有一个旁带。在低频时,其旁带与主峰之比值要比高频时的宽,调制信号在低频时与纯音的可比性相对较差,如 4000Hz 载波经 100Hz 的调制频率,其频率特异性的变化在 ±2.5%,而 500Hz 载波经 100Hz 频率调节后频率变化在 ±20%,相对的旁带带宽

要大得多。由此低频信号引出的神经反应同步性差,产生的反应振幅小,因而反应阈值较高。当然也有人认为环境噪声多为低频,故低频处的反应阈受环境噪声的影响较大,如果同时给予多个频率的调制声刺激时,高频对低频的反应有抑制作用,而使低频反应阈升高。

2. "随机共振"提高信噪比作用的差异听觉系统是一非线性系统,尤其是耳蜗,这种非线性特点的表现之一即为存在一种"随机共振(stochastic resonance)"机制,而这种机制主要表达在听觉传入神经的无规律的随机电冲动的"自发性发放"。实验证明低于阈值的刺激虽然不会引起听觉,但可引起基膜振动和内毛细胞(inner hair cells,IHC)纤毛的摆动,这种纤毛摆动导致 IHC 无规律的递质释放,即使毛细胞纤毛纹丝不动,其纤毛顶端的离子通道也保持一定的开放率,这种开放率可能发生随机波动,也可导致毛细胞随机的递质释放。也有学者认为这种传入神经的自发放电率可能反映了 IHC 感受电位的相对高低;也可能与细胞膜离子通道状态有关。心理物理或行为实验证明在低噪声环境下,对其行为反应有增强效应,并通过增加其信噪比来实现。这种低噪声提高听力敏感性的现象意味着听功能与具有随机共振功能的非线性机制有关,耳蜗 IHC 可能是这种非线性机制的来源之一。Jaramillo 等的研究显示,IHC 对正弦信号激活的响应可由外界噪声而加强。似乎可以推测,当听力有所损失,耳蜗的毛细胞有某些功能和形态变化后,传入神经纤维无规律的随机活动,自发性发放可能会增加,其"随机共振"提高信噪比的效应也会增加,因而在听力损失时 ASSR 的反应阈与纯音听力较接近,而在正常时,反而两者相关性差。

解剖学证明,螺旋神经节的神经纤维数量从底回至顶回递减,所以可以推测耳蜗基底回通过"随机共振"增加信噪比的机制比顶

回强;而这种机制也许与耳蜗中的传出神经递质及其激活状态有关,有报道在耳蜗底回以乙酰胆碱纤维占优势,而在向顶回的过渡过程中,γ-氨基丁酸(gamma amino acid butyric acid,GABA)纤维逐渐增加,后者是一种典型的抑制性递质,其对顶回外毛细胞(outer hair cells,OHC)主动机制的抑制作用较强,使外毛细胞对内毛细胞的驱动作用减弱,进而减少了 IHC 下传入神经纤维的"随机共振"。这似乎可以进一步解释,AS-SR 反应阈在高频时与纯音听阈值较接近,而低频相关性差的原因。

目前,国内有学者用国际标准校准纯音听力零级的标准化方法来校定 ASSR 用的调制声,这显然是不妥的。因为 ASSR 的调制声尽管其频率特性与纯音相近,但两者绝对不能等同,ISO 颁布的各项标准有严格的限定,绝不能改变测试设备或被校的对象。我们认为用"生理校准"法较为合适,即选择一组听力正常男、女青年(30~50 人),纯音听阈不超过 5dB HL,无耳科疾病史、噪声接触史和耳毒性药物使用史,进行各频率调制声的主观测听和 ASSR 反应阈测试,取该组受试者的平均值,计算两者阈值之差,作为修正值,例如 500Hz 的调制声平均主观听阈为 5dB SPL,作为 0dB nHL,而 ASSR 的反应阈平均值为 35dB SPL,两者差为 30dB SPL,即 ASSR 的平均反应阈为 30dB nHL,其他频率依此类推,从而将 ASSR 机器输出的 SPL 换算成 nHL。

调幅音诱发的 ASSR 有电磁伪迹。当用噪声掩蔽时,气导刺激声仍能诱发反应,而且高强度骨导诱发的反应和用同样感觉级气导诱发的反应完全不同,所以认为这可能不是听觉系统的反应。采用两种方法可消除反应频谱中伪迹的能量:①模数转换速率不取载频的整约数;②使用"拍"或"交替调幅音",使刺激频谱不能混叠入反应频率。交替调幅音诱发的反应与调幅音诱发的一样,但是拍诱发的反应振幅明显减小。

第六节　ASSR 的应用前景

一、新的刺激声及多次谐波检测的临床应用

Chirp 声的频率变化是根据耳蜗基膜的延迟曲线特性由低频向高频增加(图 10-2E)。这一频增 Chirp 声是一种可以代偿行波延迟的宽频带刺激声,窄带 CE-Chirp 声可用于频率特异性的 ASSR 测试。使用窄带 CE-Chirp 声进行 ASSR 的优势在于:与蜗底高频感受区相比,蜗顶部低频感受区域的行波速度较慢。对 ASSR 测试而言,传统刺激声(调幅载波)只能刺激一个狭窄的频率范围。尽管刺激声具有高度的频率特异性,但诱发的反应幅度却非常小,因此很难检测到。如果刺激声频谱更宽,那么至少可以在高频区诱发出更大的反应,而频率特异性的下降也可在可接受范围内。此外对于 500 Hz,由于其这一频率区域的同步性差,那么对 500 Hz 宽频谱刺激声中的各频率成分进行耳蜗延迟代偿处理后,就可以产生更好的刺激同步性,这种刺激声诱发的反应幅度就更高。

在客观反应检测中可以应用仅分析一次谐波的单一样本检验,也可以应用分析一次谐波以及数个更高次谐波的 q-样本检验。研究显示,多谐波分析方法能够提高检测性能,原因在于反应的信噪比(signal-to-noise ratio,SNR)非常小,分析多个谐波可以提高 SNR。由于对耳蜗延迟时间进行代偿可使 SNR、检出率和检测时间得到进一步改善。在此基础上引入频率偏差后,就可以在反应检测中应用 q-样本检验,从而进一步改善低

频测试的反应检测能力。

二、新生儿听力筛查

目前,常用的新生儿听力筛查手段为畸变产物耳声发射、瞬态耳声发射和快速听性脑干反应,耳声发射只能反映外毛细胞的功能,不能检查外毛细胞之后的听觉通路病变,快速听性脑干反应频率特异性差。ASSR 具有频率特异性好、能够反映整个听觉系统状态的特点,有可能成为具有频率特异性的新生儿听力筛查工具。

由窄带 CE-Chirp 声诱发的频率特异性的 ASSR,克服了一定的耳蜗行波延迟造成的非同步化,使得测试时间缩短,又具有很好的频率特异性,比常规听力筛查所用的耳声发射的检测时间稍长,但较常规诊断性 ASSR 或 tone-burst 诱发 ABR 检测所需时间明显缩短,因此,既可作为婴儿听力筛查的手段,又可作为频率特异性听力评估的快速诊断方法。快速 ASSR 测试作为听力筛查的工具,减少听力筛查出现的假阳性,并可辅助诊断蜗后病变。由于目前新生儿 ASSR 阈值数据较少,故在应用于婴儿之前应做进一步的研究,以确保预估的听力级可靠。

三、骨导 ASSR 测试

多频率同时刺激的骨导 ASSR 可以应用于正常听力成人测试。骨导 ASSR 对成人的骨导行为听阈有很好的评估作用,尤其是在 1000 至 4000Hz 间。骨导 ASSR 反应的伪迹限制了这项技术在婴幼儿应用时的强度范围,特别是在低频。因此,0.25 Hz 在临床上并不推荐使用。有报道建立了重度及极重度感音神经性聋儿童组骨导 ASSR 最低强度 0.25 kHz、0.5 kHz、1 kHz、2 kHz 和 4 kHz 分别为 25 dB、40 dB、60 dB、60 dB 和 60 dB;正常听力儿童在 0.25 kHz、0.5 kHz、1 kHz、2 kHz 和 4 kHz 的骨导 ASSR 平均听阈分别为 19 dB HL、18 dB HL、16 dB HL、24 dB HL 和 26 dB HL。由于伪迹的存在,轻度(0.5 kHz)、中度(1~4 kHz)的感音神经性聋的婴儿和小儿的骨导 ASSR 不能很好的测定。对于传导性聋,0.5~4 kHz 的骨导 ASSR 可有效地被测量,但也要考虑到不同频率的刺激伪迹的限制。

四、声场下的 ASSR 测试

由于 ASSR 的刺激声为调制声,可以用于声场测试。且对于年龄较小的孩子,由于其无法配合行为测听或配合欠佳,因此无法测到准确的助听后的纯音听阈。所以使用声场下的 ASSR 测试来客观评估婴幼儿的助听听阈,将成为更好的评估助听后听阈的客观检测方法。

五、阈上功能测定

听力正常年轻人、老年人和听力下降的老年人的言语识别率与 IAFM 诱发的调幅和调频反应振幅和有意义反应数均有显著相关性(图 10-7)。声强下降、噪声掩蔽和听力下降可以减低言语识别率、调幅和调频反应振幅和反应数,使用助听器可以增加言语识别率、反应振幅和反应数。故 Picton 等认为,IAFM 反应与声信号改变(强度、掩蔽和放大)、传导性或蜗性听力损失、听神经功能不良(神经瘤、神经病)以及脑干功能障碍引起的言语辨别功能改变有关,指出这种方法有可能成为评价耳蜗和脑干对言语信号处理能力的客观检测方法,可提供言语识别起始阶段所必需的阈上加工的客观数据,对了解受试者言语辨别能力、选择和监测助听器、观察耳蜗植入效果和研究听感知(auditory perception)非常有帮助。如果该方法能够应用于评价言语识别能力,将不受年龄、方言和文化程度的影响,可以提供更客观的言语识别功能的数据。

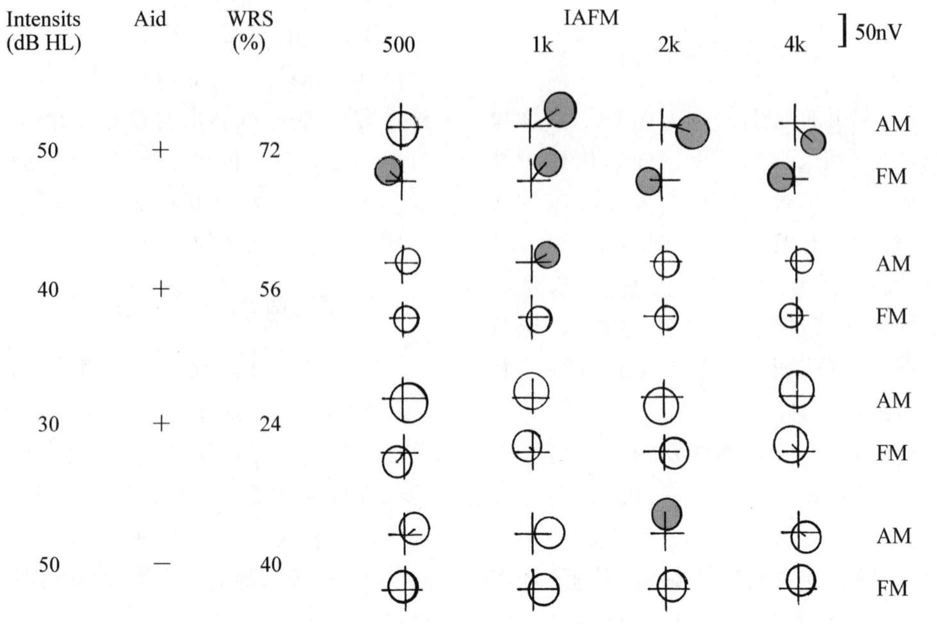

图 10-7　语言测试及 IAMF 测试结果

　　此为一 87 岁老人,其裸耳听力在 500、1000、2000、4000Hz 处分别为 15、20、40、55dBHL。在佩戴助听器后给予 50dBHL 声音时,言语识别力为 72%,同时 8 个 IAMF 反应中 7 个可引出反应;言语识别率越低,反应出现得越少,两者呈正相关关系。

六、全麻术中监测听觉通路

　　由于耳蜗和脑干听觉通路很少受麻醉药的影响,术中可用调制频率为 80Hz 反应监测听觉通路的完整性(如听神经瘤切除术),用调制频率为 40Hz 反应监测患者意识状态。

（史　伟　卢云云　李兴启）

参 考 文 献

[1] 李兴启,于红,曹效平,等.如何认识多频稳态反应(ASSR)在临床应用中存在的问题.中国听力语言复科学杂志,2006,16(3):10-12.

[2] 卢云云,原红艳,赵晶.多频稳态反应及其应用.听力学及言语疾病杂志,2005,13(1):60-63.

[3] 莫玲燕,韩德民,王琦,等.听力正常成年人同时多频听觉稳态诱发反应研究.听力学及言语疾病杂志,2004,12(6):381-384.

[4] 史伟,郭维,王秋菊.窄带 CE-Chirp 声诱发的 ASSR 在婴儿听力筛查及诊断中的应用.听力

学及言语疾病杂志,2011,19(1):7-9.

[5] 王坚.声音强度辨别和响度感知//王坚,蒋涛,曾凡纲.听觉科学概论.北京:中国科学技术出版社,2005:360-361.

[6] 闻雨婷,译.用于诱发频率特异性听性稳态反应的新刺激声.听力学及言语疾病杂志,2010,18(2):186-188.

[7] 赵建东,武文明,郗昕,等.听神经病患者的多频听觉稳态反应特点.听力学及言语疾病杂志,2005,13(2):76-78.

[8] 钟志茹,陶征,邹建华,等.单频和多频刺激的

多频稳态反应比较. 听力学及言语疾病杂志，
2004,12:385-401.

[9] 邹建华,邱素梅,钟志茹,等. 感音神经性聋幼
儿多频稳态诱发电位反应阈值与行为测听阈
值比较. 中国听力语言康复科学,2004,6:
30-32.

[10] Aoyagi M, Furuse H, Yokota M, et al. Detect-
ability of amplitude-modulation following re-
sponse at different carrier frequencies. Acta
Otolaryngol Suppl,1994,511:23-27.

[11] Cebulla M, Stürzebecher E, Elberling C. Objec-
tive detection of auditory steady-state respon-
ses—comparison of one-sample and q-sample
tests. J Am Acad Audiol,2006,17:93-103.

[12] Dalls P. Overview:cochlear neurobiology. New
York:Spinger,1996:1-43.

[13] De Wet Swanepoel, Shamim Ebrahim, Peter
Friedland,etc. Auditory steady-state responses
to bone conduction stimuli in children with
hearing loss. International Journal of Pediatric
Otorhinolaryngology,2008,72,1861-1871.

[14] Dimitrijevic A, John MS, Van Roon P, et al.
Human auditory steady-state responses to
tones independently modulated in both fre-
quency and amplitude. Ear Hear, 2001, 22:
100-111.

[15] Dimitrijevic A, John MS, Picton TW, et al. Au-
ditory steady-state responses and word recog-
nition score in normal-hearing and hearing-im-
paired adults. Ear Hear,2004,25:68-84.

[16] Elberling C, Don M, Cebulla M, Stürzebecher
E. Chirp stimuli based on cochlear traveling
wave delay. J Acoust Soc Am,2007,122:2772-
2785.

[17] Gorga MP, Neely ST, Hoover BM, et al. Deter-
mining the upper limits of stimulation for au-
ditory steady-state response measurements.
Ear Hear,2004,25:302-307.

[18] Herdman A T, Stapells D R. Thresholds deter-
mined using the monotic and dichotic multiple
auditory steady-state response technique in
normalhearing subjects. Scandinavian Audiolo-
gy,2001,30:41-49.

[19] Herdman AT, Lins O, Van Roon P, et al. In-
tracerebral sources of human auditory steady-
state responses. Brain Topography, 2002, 15:
69-86.

[20] Ieda M. Ishida, Brielle P. Cuthbert, David R.
Stapells. Multiple Auditory Steady State Re-
sponse Thresholds to Bone Conduction Stimuli
in Adults with Normal and Elevated Thresh-
olds. Ear & Hearing,2011,32:373-381.

[21] Jaramillo F, Wiesenfeld K. Mechanoelectrical
transduction assisted by Brownian mation：a
role for noise in the auditory system. Nature
Neurpossience,1998,95(26):384-388.

[22] John MS, Dimitrijevic A, van Roon P, et al.
Multiple auditory steady-state responses to
AM and FM stimuli. Audiol and Neurootol,
2001,6:12-27.

[23] John MS, Dimitrijevic A, Picton TW. Efficient
stimuli for evoking auditory steady-state re-
sponses. Ear Hear,2003,24:406-423.

[24] Lin X, Chen S. Endogernously generated spon-
taneous spiking activities recorded from post-
natal spiral ganglion neurons in virto. Brain
Res Dev Brain Res,2000,119(2):297-305.

[25] Lingyan Mo, Fan Zhang, Demin Han, etc.
Bone-Conducted Hearing Assessment with
80Hz Multiple Auditory Steady-State Respon-
ses to Brief Tones in Adults with Normal
Hearing. ORL,2011,73:253-259.

[26] Lins OG, Picton TW. Auditory steady-state re-
sponses to multiple simultaneous stimuli.
Eletroencephalogr Clin Neurophysiol, 1995,
96:420-432.

[27] Lins OG, Picton PE, Picton TW, et al. Audito-
ry steady-state responses to tones amplitude-
modulated at 80-100Hz. J Acoust Soc Am,
1995,97:3051-3063.

[28] Lins OG, Picton TW, Boucher BL, et al. Fre-
quency-specific audiometry using steady-state
responses. Ear Hear,1996,17:81-96.

[29] Mauer G, Doring WH. Generators of amplitude
modulation following response(AMFR). Paper
presented at 16th meeting of the Evoked Re-

sponse Auditory Study Group,TromsΦ,Norway,1999.

[30] Perez-Abalo MC, Savio G, Torres A, et al. Steady state response to multiple amplitude-modulated toneds: An optimized method to test frequency-specific thresholds in hearing-impaired children and normal-hearing subjects. Ear Hear,2001,22:200-211.

[31] Picton TW, John MS, Dimitrijevic A, et al. Human auditory steady-state responses. Int J Audiol,2003,42:177-219.

[32] Picton TW, John MS. Avoiding electromagnetic artifacts when recording auditory steady-state responses. J Am Acad Audiol,2004,15: 541-554.

[33] Priplate A, Niemi J, Salen M, et al. Noise-enhanced human balance control. Physical Review Letters,2002,89:238.

[34] Rance G, Rickards F W, Cohen L T, et al. The automated prediction of hearing thresholds in sleeping subjects using auditory steady-state evoked potentials. Ear and Hearing, 1995, 16: 499-507.

[35] Rance G, Beer DE, Cone-Wesson B, et al. Clinical findings for a group of infants and young children with auditory neuropathy. Ear Hear, 1999,20:238-252.

[36] Rance G, Briggs RJ. Assessment of hearing in infants with moderate to profound impairment:the Melbourne experience with auditory steady-state evoked potential testing. Ann Otol Rhinol Laryngol,2002,111(suppl 189):22-28.

[37] Raphael Y, Altschuler RA. Structure and innervation of the cochlea. Brain Research Bulletin,2003,60:397-422.

[38] Reyes SA, Salvi RJ, Brukard RF, et al. PET imaging of the 40Hz auditory steady state re-sponse. Hear Res,2004,194:73-80.

[39] Rickards FW, Tan LE, Cohen LT, et al. Auditory steady-state evoked potential in newborns. Br J Audiol,1994,28:327-337.

[40] Ross B, Borgmann C, Draganova R, et al. A high-precision magnetoencephalographic study of human auditory steady-state responses to amplitude-modulated tones. J Acoust Soc Am, 2000,108:679-691.

[41] Savio G, Cardenas J, Perez-Abalo MC, et al. The low and high frequency auditory steady state responses mature at different rates. Audiol Neurootol,2001,6:279-287.

[42] Small SA, Stapells DR. Auditory steady-state responses:Stimulus artifact issues,paper presented at the 2003 Meeting of the American Auditory Society,Scottsdale,AZ.

[43] Stach B A. Comprehensive dictionary of audiology. Baltimore:Williams and Wilkins,1997.

[44] Stapells DR, Gravel JS, Martin BA. Thresholds for auditory brainstem responses to tones in notched noise from infante and young children with normal hearing or sensorineural hearing loss. Ear and Hearing,1995,16:367-370.

[45] Stürzebecher E, Cebulla M, Elberling C, Berger T. New efficient stimuli for evoking frequency-specific auditory steady-state responses. J Am Acad Audiol,2006,17:448-461.

[46] Valdes J L, Perez-Abalo M C, Martin V, et al. Comparison of statistical indicators for the automatic detection of 80 Hz auditory steady state responses. Ear and Hearing, 1997, 18: 420-429.

[47] Zhang Cai L, You Guo Q. Stochastic resonance driven be time-modulated neuratrasmitler random trains. Physical Review Letters,2003,91 (20):208103.

第 11 章　听觉稳态反应与纯音听阈相关性及估计听力级

近几年来,关于听觉稳态反应(auditory steady-state response,ASSR)与纯音测听(pure tone audiometry,PTA)阈值(简称纯音听阈)相关性及其估计听力级(dB estimated hearing level,dB eHL)的推荐值和应用方面的研究已经成为听力学领域内新的研究热点,对此有很多学者进行了有益的探讨,尽管其具体研究内容、方法、条件、设备等有很大的差异,具体实验数据也各异,但在很多方面也达成了共识,本章介绍了近 10 余年来国内外的相关研究。

第一节　听觉稳态反应与纯音听阈的相关性

通过听觉稳态反应阈值与纯音听阈或行为听阈的相关性研究,试图确定能否通过检测听觉稳态反应的阈值推断和评估出被检测者的实际听阈值,答案是肯定的。

一、正常听力者 ASSR 与 PTA 阈值的相关性

国外研究报道,无论正常人还是听力损失患者,ASSR 阈值与 PTA 阈值均有良好的相关性,两者的相关系数介于 0.72～0.98。表 11-1 列出了国内对正常听力人群进行的 ASSR 与 PTA 阈值关系的比较研究。

结果表明无论在听力正常的成年人还是儿童中,ASSR 反应阈均高于纯音听阈。关

表 11-1　听力正常人 ASSR 阈值与纯音听阈关系研究

年份	研究者	研究对象	耳数	调制频率	结论
2005	宋江顺,等	正常听力成人 (32—76 岁)	64	约 80Hz	ASSR 及与纯音听阈的差值为 3～10dB,两者间在多数频率有极高的相关性($P<0.01$)
2007	牟　鸿,等	正常听力儿童 (5—10 岁)	60	约 80Hz	各频率 ASSR 阈值高于相应纯音听阈值,差值为 11.0～16.5dB,除低频区外,两者间有较高的相关性。随着测试频率的递增其阈差值越来越小
2009	吴医婕,等	正常听力成人 (18—25 岁)	60	约 40Hz	ASSR 阈值大于 PTA 阈值($P<0.05$),差值为 28.6～33.8dB,两者间有较高的相关性
2012	傅婷婷,等	正常听力成人 (平均 25 岁)	20	约 40Hz	各频率 ASSR 阈值高于相应纯音听阈值,差值为 32～45dB,其在高频区的差值明显大于低频率区,随着测试频率的递增其差值越来越大

（续　表）

年份	研究者	研究对象	耳数	调制频率	结论
2012	陈　芳,等	正常听力成人 (18−45 岁)	68	约 80Hz	在各频率,ASSR 阈值大于 PTA 阈值($P <$ 0.05)。两者间差值在 10~25dB,相互间有较高的相关性,并且其相关性随频率的升高而增大
2010	邢英姿	正常听力成人 (18−25 岁)	76	约 40Hz	正常听力青年人 ASSR 反应阈值高于纯音听阈值,其差值为 20~30dB($P < 0.05$)。ASSR 0.5 kHz 阈值与纯音听阈 0.5 kHz 阈值有较低相关性($r=0.25,P<0.05$),其他频率阈值间无相关性
2010	江文博	正常听力成人 (22−26 岁)	56	约 40Hz	正常听力者 ASSR 各频率反应阈值大于 PTA 阈值($P<0.05$),差值 13~15dB。两者间无显著相关性

于两者的相关性,多报道有较显著的相关性。其中大部分作者报道两者在高频的相关性好于低频,但傅婷婷等的研究结果表明频率越高差值越大。本书第 8 章已提及 40Hz 调制频率的 ASSR 来源于听皮质,而 80~100Hz 调制频率的 ASSR 主要来源于中脑。因此,这样的差异可能来源在于各自研究所采用的调制频率的影响。ASSR 阈值与纯音听阈的差值受调制频率的影响,当调制频率越高,其两者差异越小,随着调制频率的降低,ASSR 的反应阈与 PTA 听阈相差越大,当调制频率在 40Hz 左右时,两者差异更大。如表 11-1 中邢英姿、江文博两位作者所进行的实际上是 40Hz ASSR 测试。在第 8 章述及 40Hz AERP 时已论述到该电位受睡眠状态的影响,其阈值较清醒状态时高。部分作者在实际测试时,数据处理存在一定问题,例如对所测数据进行了人为校正等。这些问题可能会影响实际实验数据的有效获得,使得所得数据出现误差,从而得出 ASSR 与 PTA 无相关性的结论。

二、不同听力损失程度患者 ASSR 与 PTA 阈值相关性比较

调制频率对 ASSR 反应阈与纯音听阈差值有影响,受试者本身的听力损失情况也会对这个相关程度有所影响。吴医婕(2007)、杨小萍(2008)对正常听力成人和听力损失患者分别进行了 40Hz 和 80Hz 调制的听性稳态反应与纯音听阈的相关性研究。均发现无论是正常人,还是耳聋患者,ASSR 各频率反应阈与 PTA 阈值的相关性随频率升高而增加。ASSR 反应阈与 PTA 阈值间的差值随听力障碍的严重程度而减小。

表 11-2 后三位学者所报道的感音神经性聋,并未注明听力损失的程度,只是可大致看出与正常听力者比较 ASSR 与 PTA 阈值之间差值小。杨小萍等做了不同听力损失程度 ASSR 与 PTA 阈值差异之比较,除 2kHz 外,其他三个频率在四个不同听力水平,随着听力损失程度加大,其两者之间的差值越来越小。但似乎看起来轻、中度之间差异不明显,重度和极重度之间也不明显,而轻、中度和重度、极重度之间差异明显。

表 11-2 不同听力损失程度受试者 ASSR 阈值与纯音听阈关系研究

年份	研究者	研究对象	N(耳数)	调制频率	结果和结论
2006	郭明坤	不同听力损失患者(18—69岁)	65	约80Hz	ASSR的反应阈与纯音听阈呈极显著相关性($P<0.001$),其差值随测试频率的增大而逐渐变小
2006	郭明坤	耳聋患者(8—78岁)	103	约80Hz	听力损失耳 ASSR 反应阈值与纯音听阈值在各频率处的差值有差异,随着听力损失的加重,两者的差值明显缩小,其中轻、重度组比较,其差值有显著性差异($P<0.01$)
2010	蒋璐	感音神经性聋儿童(6—12岁)	38	约80Hz	感音神经性聋儿童各频率听性稳态反应阈值与纯音听阈值之间的差值(15.5~17.2 dB),其差值随测试频率的增大而变小。相关系数为0.75~0.83
2010	丘理子	感音神经性聋儿童(6—12岁)	118	约80Hz	SNHL 儿童的 80Hz ASSR 各频率反应阈值与纯音听阈差值约10dB nHL
2011	黄飞	感音神经性聋儿童(2.1—6岁)	90	约80Hz	各频率 ASSR 测试结果高于纯音听阈值,差值2~7.5dB。0.5kHz处差值最大。随着测试频率的递增,两者的相关系数有增高的趋势

第二节　ASSR 与 PTA 阈值之差值与估计听力级(dB eHL)

通过对 ASSR 反应阈值和行为听阈的差值研究,明确在不同的测试条件下,通过 ASSR 测试,在各个测试频率应用一定的数值进行校准,估计和推测出被检测者的实际听阈值。这一数值即为 ASSR 反应阈值的校正值。在标准状态下,得出的 ASSR 反应阈值减去与行为听阈的差值即为估计听力级(dB estimated hearing level,dBeHL)。ASSR 反应阈值受很多因素的影响,如年龄、被测者睡眠或清醒状态、所测试的 ASSR 是 40Hz ASSR 还是 80Hz ASSR,还有 Chirp-ASSR 等。如果要研究出 ASSR 的评估听力级值,这些因素是必须考虑的。也就是说 ASSR 的评估听力级要有多个,如 40Hz AS-SR、80Hz ASSR、Chirp-ASSR 的评估听力级,还要考虑到不同年龄段的估计听力级和不同听力损失时其估计听力级等。

一、不同年龄人群、不同刺激声对 ASSR 估计听力级的影响

Lins 等(1996)报道,正常婴幼儿的 ASSR 平均阈值在 20～35dB nHL。陶征(2002,2009)先后观察了两个不同年龄段婴幼儿的 ASSR 阈值,结果发现0—5月龄正常听力婴儿 80Hz ASSR 阈值在 20～60dB nHL,而5—7岁正常听力儿童阈值在25～45dB nHL。蔡艳芝等(2010)的研究结果提示,1—3月龄组和3—6月龄的正常听力婴儿,80Hz ASSR 的阈值在各个频率均显著高于正常成年人。并表明各月龄组的 ASSR 的阈值随着月龄的增加而降低,但到6月龄时仍未达到正常成人水平(表11-3)。以上两位作者报道的受试婴幼儿均在睡眠状态下。

表 11-3　正常听力婴儿、儿童和成人各频率 ASSR 阈值（dB nHL，$\bar{x}\pm s$）

研究年份	研究者	年龄	耳别	0.5 kHz	1.0 kHz	2.0 kHz	4.0 kHz
2002	陶征	5—7 岁		42.19±5.22	34.76±6.98	33.57±6.92	36.90±8.14
2009	陶征	0—5 月	左	38.08±7.90	34.58±6.89	33.92±7.53	33.82±8.26
			右	38.31±9.37	35.87±8.75	34.58±8.91	34.17±8.75
2010	蔡艳芝	1—3 月		40.3±11.22	36.9±9.51	38.6±9.73	40.7±13.52
		4—6 月		40.1±5.22	34.3±6.98	33.5±6.92	36.9±8.14
		成人		34.5±5.08	30.2±8.62	28.9±5.37	27.6±7.92

莫玲燕（2004）对正常听力成人进行了听性稳态反应与纯音听阈比较，结果显示 ASSR 与 PTA 阈值在各频率的差值为 7～19dB。宋江顺（2005）对正常听力青年人 80Hz ASSR 阈值的研究结果显示，该差值在 13～15dB。王珍（2007）报道，正常成年人在睡眠状态下各频率 ASSR 阈值高于相应纯音听阈值 16～20dB，且这个差值在低频区（0.5kHz）明显大于其在中、高频率区，随着测试频率的递增其阈差值越来越小。员根远（2007）对正常听力年轻人 80Hz ASSR 频率反应阈值与 PTA 阈值间进行比较，ASSR 阈值大于 PTA 阈值（$P<0.05$），其差值 22～28dB。杨小萍（2008）报道的成人各频率 ASSR 阈值在 23～34dB HL，其差值在 11～22dB（表 11-4）。

上述几位研究者均采用调制频率为 80Hz 左右的刺激声，受试者都处于睡眠状态，其 ASSR 与 PTA 阈值之差值较接近。员根远等虽然用 80Hz 的调制声，但受试者处于清醒状态，故 ASSR 与 PTA 阈值之差显著增加。王海涛（2004）对正常听力年轻人进行的调制频率为 46 Hz 的 ASSR 测试结果显示，各频率反应阈值与 PTA 阈值之间差值为 25～50dB，随频率的增加，差异逐渐变大。黄运甜等（2011）对正常听力成年人的 40Hz ASSR 研究表明，虽然 ASSR 阈值大于 PTA 阈值约 35dB，但各频率之间阈值无显著性差异（表 11-4）。这一结果与一般结果认为低频时两者相关性差，而高频时相关性好的结论相反。ASSR 与 PTA 之差值也较该表中其他几位研究者报道的差值大。黄运甜、王海涛等的工作说明在调制频率为 40Hz 时，受试者清醒状态下，ASSR 与 PTA 阈值差比 80Hz 刺激声时较大。

表 11-4　正常听力成人 ASSR 阈值与纯音听阈差值（dB，$\bar{x}\pm s$）

研究年份	研究者	n	耳别	0.5 kHz	1.0 kHz	2.0 kHz	4.0 kHz
2004	莫玲燕	64	左		7～19		
			右		7～19		
2005	宋江顺	120		13.86	14.63	13.03	15.28
2007	王珍	48		20.6±6.2	16.4±4.9	16.8±6.5	16.3±7.2
2008	杨小萍	54		22.03±5.79	11.02±5.44	12.59±5.89	17.78±7.25
2007	员根远	112		27±10	28±11	22±10	28±9
2004	王海涛	44		27±10	33±11	41±13	50±8
2011	黄运甜	30		34.26±9.97	34.83±8.66	34.57±8.91	38.04±11.55

上述研究提示不同年龄段、不同刺激声，所测的 ASSR 阈值是不同的，其与行为听阈间的差值也有较大差异，故制定 ASSR 的估计听力级时要考虑到年龄和刺激声调制频率因素的影响。

二、清醒、睡眠因素对 ASSR 估计听力级的影响

上述已初步提出了受试者状态对 ASSR

和 PTA 阈值之差值有影响，下面列举了专门对受试者状态的研究工作。表 11-5 列出了近年来国内对正常听力成人进行的清醒和睡眠状态下 ASSR 阈值比较研究。陶征（2002）、王珍（2007）的结果均显示睡眠状态下 ASSR 阈值相对清醒状态低。鄢慧琴（2011）的研究则显示，受试者状态不同，40Hz ASSR 和 80Hz ASSR 阈值的相对高低会受到影响（表 11-5）。

表 11-5　正常听力成人清醒和睡眠状态下 ASSR 阈值比较研究

研究年份	研究者	N	调制频率	结果
2002	陶　征	32	约 80Hz	睡眠状态的 80Hz ASSR 阈值比清醒状态的 ASSR 阈值低
2007	王　珍	10	约 80Hz	清醒状态较睡眠状态的 80Hz ASSR 阈值平均升高 20 dB
2011	鄢慧琴	30	80Hz、40Hz	清醒状态：40Hz ASSR 阈值低于 80Hz ASSR 阈值
				睡眠状态：80Hz ASSR 阈值低于 40Hz ASSR 阈值

上述研究结果显示清醒和睡眠状态对 ASSR 的测试结果有显著的影响。如果测试者为清醒状态时，如成年人的测试，宜选择 40Hz ASSR 进行测试，故其刺激声调制频率要选择低频率（30～60Hz 附近的频率）；如果测试者为睡眠状态时，如婴幼儿、儿童、特殊测试者，宜选择行 80Hz ASSR 进行测试，故其刺激声调制频率要选择高频率（70～110Hz）；如果测试仪器本身只有高频率的调制刺激声，对被测试者进行测试时，则要求其进入睡眠状态；如果仪器本身只有低频率的调制刺激声可供选择，对睡眠状态的被测者，其 ASSR 阈值会显著增大，其与实际听阈间的差值会加大，用其评估实际听阈时，其校正值也会加大。因此，在制定和研究 ASSR 的评估听力级时，要考虑被测者是清醒，还是睡眠这一因素，对两种不同的状态分别进行测试参数的限定，制定不同的估计听力级标准。

三、不同程度听力损失对 ASSR 估计听力级的影响

在上面论述不同听力损失程度 ASSR

与 PTA 阈值相关性比较时，已列举杨小萍（2008）的工作，他们对部分正常听力成年人和感音神经性聋患者（14～50 岁，172 耳）进行了听觉稳态反应与纯音听阈的相关性研究。结果提示，随着听力损失的加重，其 ASSR 与纯音听阈间的差值逐渐变小。但轻、中度听力损失之间差异不明显，重、极重度之间差异不明显。欧阳顺林、张建国（2007）亦对不同程度的耳聋患者（8～78 岁，67 例，103 耳）进行了听性稳态反应与纯音听阈的差值和相关性研究。结果显示 ASSR 的反应阈与纯音听阈在 0.5、1、2、4 kHz 频率处呈极显著相关（$P<0.01$）；随着听力损失的加重，ASSR 反应阈愈接近纯音听阈。在建立 dB eHL 时，或可参照此规律，制订两种不同听力损失程度的 dB eHL 即可。

但一般认为，听力损失越重，ASSR 阈值与 PTA 阈值的差值越小，其差值在 5～20 dB。在听力正常和轻度听力损失者，ASSR 阈值与 PTA 阈值的差在 20dB 以内；对于中度听力损失者，两者之差在 10dB 以内；而对于重度到极重度听力损失者，两者的差值小

于 5dB。

四、单频和多频刺激方式听觉稳态反应的比较和对其估计听力级的影响

听觉稳态反应（ASSR）是一种具有频率特异性的客观听力检测方法，它可以采用单频刺激方式，也可以采用多频刺激方式。前者必须分别记录每一个频率的反应，而后者可以同时记录多个频率的反应。单频和多频刺激听觉稳态反应的测试值是否一致，对其校正值及评估听力级的制定至关重要。

国外有报道当载波频率间距大于一个倍频程、刺激强度＜60dB SPL、调制频率＞70Hz且调制频率间相差大于3Hz、多频同时给声时，相邻频率的声刺激对所测的频率振幅影响很小。且有研究证实于正常听力及平坦型听力损失者，气导 ASSR 多频刺激所得反应阈值与单频刺激相近。钟志茹（2004）对 30 例正常听力青年人进行了单频及多频刺激方式的 ASSR 测试。结果显示，除 0.5kHz 外，单频刺激与多频刺激两种测试方式所得到的 ASSR 反应阈值基本一致，0.5kHz 处采用单频刺激方式更佳。

但各家实验结果并不一致，有些观点完全相反，特别是国内对骨导 ASSR 的研究，更是如此。高胜利（2006）和张帆（2009）分别对骨导听觉稳态反应在单频及多频刺激方式的阈值进行了比较研究，但结论相反。前者的结果提示骨导 ASSR 测试时，单频刺激和多频刺激方法所得听阈值存在一定的差异，且高频处的差异相对较大，单频测试方式所得阈值更低，更接近实际听阈值，因而推荐临床应用测试时采用单频刺激方式。后者的结果显示单、多频刺激方式间骨导 ASSR 阈值差异无统计学意义。

这提示我们在制定 ASSR 的校正值，即估计听力级时，先要搞清楚这一问题，需要做更多的、更标准化的实验，验证所有的矛盾结论。如果两者间无差异，则需制定一个统一的估计听力级即可，但如果两者有差异，并且是显著的差异，则必须分不同的情况分别予以制订，不能用一种方式所获得的估计听力级来替代另外一种模式的估计听力级。

第三节　传统 ASSR 与 Chirp-ASSR 的比较

一、传统的调制声诱发的 ASSR

听觉稳态反应（ASSR）是一种具有频率特异性的客观测听方法，已被广泛应用于临床。但是，通常用于记录 ASSR 的刺激声（单一调幅载波）只激活了耳蜗基膜上的小部分区域，所得反应幅度较低，ASSR 阈值较高。

传统 ASSR 通常采用的调制刺激声的频谱有三个成分，即载波和两个边频带成分。两个边频带与载波之间的距离为调制频率，当调制频率为 70～100 Hz 时，基膜上受刺激的区域相当狭窄，因此诱发的反应具有高度的频率特异性。ASSR 测试的结果不是正弦曲线，而是频域中的数个谐波。一次谐波（基础波）的频率与调制频率一致，更高次谐波的频率为调制频率的整数倍。以调制频率和谐波之间的这种固定关系为基础，可以通过相对简单的统计学方法进行客观反应检测。在客观反应检测中可以应用仅分析一次谐波的单一样本检验，这是目前常规 ASSR 测试最常用的检测方法；但也可以应用分析数个更高次谐波的 q-样本检验。研究显示多谐波分析方法能够提高检测性能，原因在于分析多个谐波可以提高 SNR。然而，由于反应幅度很低，在接近阈值强度时仍然很难检测到反应，通过增宽基膜的受刺激区域可能获得更高的反应幅度。因此，设计由数个调幅载

波组成的刺激声,所有载波采用同一调制频率,载波之间的频率差为调制频率的一或两倍,这些刺激声可使反应的 SNR 增加到 1.6 倍。如果将传统刺激声的记录叠加次数增加一倍(即测试时间翻倍)时,仅能使 SNR 增加到 1.4 倍。用指数包络进行调幅或混合调制,能导致基膜上的受刺激区域增宽。用标准刺激声进行 ASSR 测试发现,与 1000 Hz 和 2000 Hz 相比,500 Hz 的 ASSR 阈值与行为听阈差距更大、反应幅度更小、反应检出率更低。这是由于虽然通过同时施加多个频率的刺激声使更多神经元兴奋,但是由于耳蜗顶部的行波延迟,刺激不能有效地同步化。因此,反应总和无法达到同步化刺激所能诱发的反应幅度。由于耳蜗有行波延迟的规律,所以相对于高频信号,低频信号需要更多的时间传到特定位置,行波存在自然差异,因此各个频率区的响应时间不相同,导致诱发电位同步化不足,使传统常用的 ASSR 调频调幅刺激声不能有效地反映低频听力水平。

二、Chirp 声诱发的 ASSR

线性调频脉冲声(Chirp 声)能克服耳蜗的特殊解剖结构造成的低频区行波延迟,在耳蜗中增加了"时间同步"(temporal synchrony),使得以 Chirp 刺激声为探测音的 ASSR 检测能够改善听阈评估效果并提高测试的速率。

Chirp 刺激声,为线性调频脉冲音,具有耳蜗行波延迟代偿的特性,其频率可以随时间而改变,它以耳蜗模型为基础,波形特征是低频声音早发出,高频声音晚发出,克服了耳蜗行波延迟造成的能量分散,能够刺激较宽的基膜区域,产生更同步化的神经冲动,诱发的反应有更高的 SNR。另外,其引入了频率偏置处理技术,其不仅能代偿耳蜗传递时间,还可在刺激声频率和反应谐波频率之间产生频率偏置,这样就可以将高次谐波纳入反应

分析,避免电刺激伪迹的干扰,进一步改善了低频区的检测反应能力,使低频区反应检出率达到其他频区的水平。

1985 年,美国 Shore 和 Nuttall 博士首次将 Chirp 刺激声引入听觉生理反应测试。

2005 年 Rance 等对 575 名 3 个月以内的婴儿进行了 Chirp-ASSR 检测,包括正常听力、感音神经性聋、听神经病三种小儿,其 ASSR 测试结果与行为听阈值比较,发现 Chirp-ASSR 与行为听阈间有显著的相关性,从而认为 Chirp-ASSR 是一种可靠地评估婴儿听阈的方法。

2006 年,丹麦 Elberling 博士在 Chirp 刺激声基础上,研究开发出具有专利性和更适用于听觉测试的 CE-Chirp 刺激声,特点是发射的脉冲信号在 1 个周期内,载波频率随时程的延长呈线性增加。Sturzebecher 和 Elberling 最早把具有频率特异性的窄带 CE-Chirp(frequencyspecial narrow band CE-Chirp)应用于 ASSR 的测试,并证实这一新的刺激声在诱发频率特异性 ASSR,尤其是 500 Hz 时更加有效,提高了 ASSR 检测的效率和准确性。

国外已有不少文献报道,使用 CE-Chirp-ASSR 对婴儿和成人可以做有效的听阈评估,CE-Chirp-ASSR 与传统 ASSR 比较,其反应阈值变小,与纯音听阈的差值变小,测试时间也减少,与纯音听阈之间有良好的相关性。

2009 年国内首次报道用 Chirp 刺激声用于儿童的听性脑干反应(auditory brainstem response,ABR)测试。2011 年,史伟等报道了应用 Chirp-ASSR 对婴儿听力筛查和频率特异性的听阈评估研究,认为 Chirp-ASSR 具有快速、特异性高的特点,可用于婴儿听力筛查和频率特异性听力评估。张帅等(2012)报道低月龄婴儿的 Chirp-ASSR 和短纯音诱发听性脑干反应(tone burst evoked auditory brainstem response,tb-ABR)阈值

在各个频率的相关性良好。Chirp-ASSR 双耳检测时间平均为 424s，而 tb-ABR 平均为 1266s，Chirp-ASSR 节省了约 66% 的时间。这说明 Chirp-ASSR 能快速、客观、可靠地评估低月龄婴幼儿的听力。

刘绮明（2012）对 CE-Chirp ASSR 与行为听阈的关系进行了较为细致的研究，探讨了不同性质、不同程度听力损失患者的 CE-Chirp ASSR 反应阈与行为听阈之间的相关性。其结果显示，听力正常和异常组的 CE-Chirp ASSR 反应阈与行为听阈之间关系密切；CE-Chirp ASSR 反应阈与行为听阈差值在同一频率各听力异常组间及 4 个不同频率同一听力异常组内差异均无统计学意义。与传统 ASSR 反应阈相比，CE-Chirp ASSR 反应阈与行为听阈的相关性没有出现如 0.5 kHz 低频区较其他频率差、感音神经性聋两者差值变小、随着听力损失加重和频率增高两者差值减小等现象。CE-Chirp ASSR 平均测试时间为 1535s。这证明 CE-Chirp AS-SR 是一种快速、具有频率特异性的听力检测方法，可对不同性质、不同程度听力损失患者进行客观听力评估。

张强（2013）利用正常青年人在清醒和睡眠状态下进行了 Chirp-ASSR 及与纯音听阈的相关性进行了研究。结果发现，Chirp-ASSR 阈值与纯音听阈值之间呈较高的相关性，且无论清醒（表 11-6）还是睡眠（表 11-7）状态，Chirp-ASSR 阈值均高于纯音听阈值。睡眠组比清醒组的听性稳态反应与纯音听阈的差值更小。睡眠组 Chirp-ASSR 与纯音听阈之间有更高的相关性。调制频率为 90Hz 的 Chirp-ASSR 对睡眠状态的正常青年人听阈检查更准确。

表 11-6　正常听力青年人睡眠 Chirp-ASSR 与纯音听阈测试结果

测试频率(kHz)	0.5	1	2	4
ASSR 阈值(dB nHL)	32.95±11.65	20.57±9.60	17.27±5.33	17.30±5.85
PTA(dB HL)	9.20±4.02	8.07±4.47	7.50±3.95	4.09±4.97
差值	23.75±12.9	12.50±10.59	9.78±6.98	13.29±7.31

表 11-7　正常听力青年人清醒 Chirp-ASSR 与纯音听阈测试结果

测试频率(kHz)	0.5	1	2	4
ASSR 阈值(dB nHL)	37.50±10.87	26.43±9.49	19.64±6.92	20.17±6.75
PTA(dB HL)	7.14±5.08	7.86±4.68	8.57±4.97	6.07±4.46
差值	30.36±12.00	18.57±9.89	11.07±7.12	14.64±6.64

魏凡钦（2012）对部分正常听力成年人（151 耳）和感音神经性聋患者（83 耳）进行了听觉稳态反应与纯音听阈的相关性研究。结果发现对于听力正常受试者，Chirp-ASSR 反应阈与纯音听阈的差值为 11.16～13.84dB，存在不同程度的相关性，且载波频率越高，Chirp-ASSR 与纯音听阈相关性越好。对于感音神经性听力障碍患者，0.5～4kHz Chirp-ASSR 反应阈与纯音听阈的差值为 4.52～7.77dB，明显低于正常组，其相关性均高于听力正常组对应频率。

传统的 ASSR 是由规律的重复调制声刺激信号引起的，可以是调幅、调频或混合调制声，而 CE-Chirp 刺激声包括了边带频率，使低强度音也能刺激更多的毛细胞反应，诱发的反应幅度较传统 ASSR 增加。传统 ASSR 反应的判断方法是：在频谱图上只分析基础谐波的反应信息，此谐波的波峰显著高于本底噪声水平视为有反应,或与刺激声有严格相位锁定为有反应。而新型 CE-Chirp ASSR 反应的推断方法不仅包括刺激声的锁相特性,同时在频谱图上分析多个谐波信息,将高次谐波也纳入统计分析范围,提高了检测效率,缩短了检测时间。

总之,Chirp-ASSR 应用于临床,有以下优点。

1. Chirp-ASSR 与行为听阈之间有良好的相关性,利用 Chirp-ASSR 可以有效地评估各种人群的客观听阈,其校正值、估计听力级低于传统 ASSR 的相应数值。

2. 可用于新生儿听力筛查。用于听力筛查时,Chirp-ASSR 比其他检测方法,如耳声发射、AABR,出现的假阳性低。

3. Chirp-ASSR 具有传统 ASSR 所具有的优点,如频率特异性好。

4. 检测时间更短。其比传统的 ASSR 测试时间更短,有利于病人的配合,提高了工作效率。

国外有学者提到 ASSR 与纯音听阈的差值为 10～15dB,这是基于特定的条件的,所以不能作为通用的校正值。实际的校正值取决于多种因素,如所用的测试设备、测试频率、数据采集时间、受试者年龄、醒觉状态、刺激声参数等。Chirp-ASSR 也要有自己的校正值,其与传统 ASSR 的校正值不同。利用其进行听阈评估时,其估计听力级也应与其他传统 ASSR 不同。因此,也必须对 Chirp-ASSR 估计听力级(dB eHL)进行系统全面的研究。

第四节　ASSR 估计听力级(dB eHL)的临床应用

一、听力评估和听力残疾评定

ASSR 最重要的用途就是评估听阈,尤其是对于不能或不愿配合行为测听的人群,如婴幼儿、智力障碍者、伪聋、麻醉病人等。实验证明,ASSR 的测试结果与纯音听阈值无论在听力损失者还是听力正常者都有一定的相关性。

吴晓钟(2005)等对 36 例 72 耳小于 3 岁极重度感音神经性聋幼儿分别行 ASSR、ABR 测试,对 32 例 64 耳成人感音神经性聋患者分别行 ASSR、纯音听阈测试,结果发现,极重度感音神经性聋幼儿,ABR 均未引出 V 波,而 ASSR 在 0.5、1、2、4kHz 引出率分别为 66.67%、86.1%、88.8%、94.44%;成人感音神经性聋患者 0.5、1、2、4kHz ASSR 测试阈值与纯音听阈相比无显著性差异。提示 ASSR 有助于极重度感音神经性聋幼儿残余听力的客观评估,尤以高频听阈为佳。ASSR 与纯音听阈在感音神经性聋诊断上有良好的一致性。随后的研究也有类似的结果。丘理子等(2010)对 74 例 118 耳,年龄 6-12 岁感音神经性聋儿进行的研究发现 ASSR、ABR 反应阈与纯音听阈均有良好的相关性。ASSR 反应阈与纯音听阈间的相关性要优于 ABR 反应阈与纯音听阈间的相关性。黄飞等(2011)对听力残疾评定者通过多频稳态诱发电位和纯音听阈测试进行听力评定,发现两种测试结果差异无统计学意义($P>0.05$)。提示 ASSR 检测可对听力残疾的诊断和鉴别诊断提供客观、可靠的科学依据。吴淑华等(2013)认为 ASSR 测试对感音神经性聋儿童能在早期快速客观地获取一份有频率特性的听力检查报告,能较好地评估感音神经性聋儿童的客观听阈。优于一般的 ABR。此外饶凯成(2008)、王亚芳(2009)、胡琪(2013)等也对听障患儿进行了 ASSR 测试,发现 ASSR 对听障患儿的听阈有很好的评估功能。

对 ASSR 测试值(即反应阈)在转换为

听力图时须进行校准,目前国内有学者用国际标准校准纯音听力零级的标准化方法来校准 ASSR 用的调制声,这显然不妥。因为尽管调幅声频率特性很好,与纯音相近,但两者绝对不能等同。ISO 颁布的各项标准有严格的限定,绝不能改变测试设备或被校的对象。有研究者认为用生理校准法较为合适,即选择一组男、女青年(共 30～50 人),无噪声接触史和耳毒性药物中毒史,在符合有关国家标准的隔声室内进行纯音测听,然后同一组人行各频率调制声的 ASSR 各频率的反应阈检测,取同一组人的平均值,计算两者阈值之差,作为修正值。在临床应用中测得 AS-SR 的反应阈再减去此修正值,即为估计听力级(dB eHL)。

二、助听(助听器和人工耳蜗)前后听力学的评估

ASSR 可以对婴幼儿及智力障碍者进行多频率的客观听力检测,可应用于助听器的验配及评定助听器的效果。ASSR 的最大刺激强度可达 125～128dB SPL,可应用于极重度聋患者的助听器验配和人工耳蜗植入术前评估。更重要的是 ASSR 可以用于声场测试,避免了声音的畸变,更接近于日常交流状态。

傅婷婷(2012)对 10 名极重度聋儿进行了佩戴模拟助听器后的 ASSR 测试,试图了解多频稳态反应声场评估极重度聋儿佩戴模拟助听器后增益的可靠性,研究其助听后阈值与自由声场行为测试的助听后阈值之间的相关性。结果发现,多频稳态反应声场阈值比自由声场行为测试所得阈值高 13.74～20.74dB,两组数据之间有很好的线性相关关系。据此认为临床上可以用 ASSR 声场阈值来估计极重度聋儿模拟助听器的使用效果。

陈泉东等(2012)回顾性分析 41 例(82 耳)接受人工耳蜗植入的极重度感音神经性聋患儿的耳声发射(otoacoustic emission,OAE)、ASSR 与 ABR 测试结果。发现 ABR 及 OAE 无反应的极重度感音神经性聋患儿,ASSR 大部分能引出反应,可为人工耳蜗植入提供可用的评估依据。

邹建华等(2011)选取已佩戴助听器的重度 SNHL 患儿和听力正常儿童为研究对象,进行声场 Chirp-ASSR 和行为听阈测试。结果发现,在 0.5、1、2、4 kHz 处,听障组 ASSR 助听反应阈与行为助听听阈的相关系数分别为 0.65、0.68、0.77 和 0.82($P<0.01$),显示两种测试结果有相关性;对照组裸耳行为听阈与声场中记录的听觉稳态反应阈在 0.5、1、2、4 kHz 均呈显著差异($P<0.01$),ASSR 声场反应阈高于行为听阈 20～30 dB。提示应用 Chirp-ASSR 刺激信号声场测试进行助听器补偿效果评估在临床上具有可行性。

三、职业性噪声聋的鉴定和诊断

利用 ASSR 测试技术诊断和鉴别职业性噪声聋是近几年来出现的一个新动向。职业病的诊断是一个政策性很强的工作,稍有疏忽,就会形成群体事件,造成社会的不稳定。所以对职业性噪声聋的诊断,不仅需要诊断医师懂得国家的相应诊断标准,还要精通听力学、耳科学、社会心理学等多个学科的知识,这就对职业病诊断医师提出了更高的要求。ASSR 测试技术是近 10 余年发展起来的新型听力检测技术,人们利用它的客观性、频率特性、高刺激声强等特点,在职业病诊断领域做了大量的探索工作,特别是对职业性噪声性聋的诊断和鉴别诊断做了大量研究工作。

2008 年郑倩玲等对 33 例客观聋组、47 例夸大聋组和 30 例正常听力组人员进行了 ASSR 和纯音听阈测试,试图明确 ASSR 鉴别诊断职业性噪声聋的可能性,结果发现:①客观聋组、正常听力组的 ASSR 反应阈与 PTA 听阈相关系数为 0.67～0.89,夸大聋

组为 0.28～0.47。②在 Bayes 准则下分别应用 ASSR 反应阈、纯音听阈进行判断分析的总体符合率分别为 78.18%、82.73%，判别夸大聋的准确率为 65.96%、74.47%。③客观聋组的 ASSR 反应阈与纯音听阈存在线性依存关系。并可建立有效的回归方程。邓龙刚等(2012)也发现职业性噪声聋患者中 ASSR 阈值与纯音听阈存在正相关关系。

总之，ASSR 测试技术对诊断和鉴别诊断职业性噪声聋是有价值的。特别是在工作中会遇到部分伪聋、夸大聋鉴定者，只要充分利用 ASSR 测试技术，结合病史、职业史，包括其工作环境噪声数据，并通过其他听力检测技术(如纯音听阈测试、声导抗测试、tb-ABR 测试、40 Hz 相关电位测试、耳声发射测试等)综合判断，会较容易鉴别出伪聋、夸大聋对象，并且评估出其实际听阈值。

综上所述，ASSR 与 PTA 听阈之相关性受诸多因素的影响。如刺激声的调制频率、受试者的精神状态及年龄，以及听力损失的程度等。即在不同的条件下，其两者之差值不尽相同。因此，可能要制定不同条件下的修正值，才能应用到具体的临床实践，特别是后者在事先不知听力损失程度时，到底选择何种修正值是值得进一步探讨的问题。

（王海涛　王宇晴）

参 考 文 献

[1] 别旭,丁伟,孙静,等.多频稳态听觉诱发电位在新生婴幼儿听力筛查中的作用.大连医科大学学报,2013,35(1):71-73.

[2] 蔡艳芝,彭建华,吕宪刚,等.1～6 月龄婴儿听性稳态反应正常值分析.现代实用医学,2010,22(4):439-440.

[3] 陈芳,范利华,杨小萍,等.3 种频率特异性听觉诱发电位在听力正常人中的比较.法医学杂志,2012,20(2):100-103.

[4] 陈泉东,高映勤,马静,等.听性稳态反应对人工耳蜗植入者术前残余听力评估的意义.听力学及言语疾病杂志,2012,20(4):364-365.

[5] 邓龙刚,杨寅秋,李美娟,等.职业性噪声聋患者听觉诱发电位的初步研究.中国医药导报,2012,9(28):60-62.

[6] 傅婷婷.多频听性稳态反应(ASSR)在听觉诊断中的应用.医疗装备,2012,9:23-25.

[7] 傅婷婷.多频听性稳态反应(ASSR)声场评估模拟助听器助听效果的可靠性研究.医疗装备,2012,10:20-23.

[8] 高胜利,黄治物,常伟,等.单频和多频刺激骨导听性稳态反应的比较.听力学及言语疾病杂志,2006,14(2):111-113.

[9] 郭明坤,张建国,欧阳顺林.成人感音神经性聋听觉稳态诱发反应阈值与纯音听阈值比较.山东大学耳鼻喉眼学报,2006,20(6):541-546.

[10] 胡琪,李玉茹.听性脑干反应未引出新生儿的听觉稳态诱发电位、40Hz听觉相关电位分析.哈尔滨医科大学学报,2013,47(5):466-468.

[11] 黄飞,徐玲丽.多频稳态诱发电位在听力残疾评定中的价值.广西医学,2011,33(7):829-830.

[12] 黄飞,汪亚峰,徐玲丽.多频稳态诱发电位对感音神经性聋儿童的听力评估.医学信息,2011,24(8):5323-5324.

[13] 黄运甜,莫玲燕.正常听力成人 40 Hz 多频听性稳态反应的研究.听力学及言语疾病杂志,2011,19(1):33-36.

[14] 江文博,许为青.正常青年人多频稳态听觉诱发电位阈值的测试.安徽医药,2010,14(6):668-670.

[15] 蒋璐,冯永,柳炯,等.感音神经性聋患儿的听功能综合评估.听力学及言语疾病杂志,2010,18(2):121-125.

[16] 李晓,陆尧胜.监测麻醉深度的新指标 40Hz 听觉稳态诱发电位提取方法的探讨.医疗卫生装备,2004,7:14-15.

[17] 李兴启,于红,曹效平,等.如何认识多频稳态

反应(ASSR)在临床应用中存在的问题. 中国听力语言康复科学杂志,2006,3:10-12.

[18] 刘绮明,翟锦明,丘理子,等.CE-Chirp 刺激声诱发的听性稳态反应阈与行为测听阈值的相关性.实用医学杂志,2012,28(5):2522-2525.

[19] 莫玲燕,韩德民,王琦,等.听力正常成年人同时多频听觉稳态诱发反应的研究.听力学及言语疾病杂志,2004,12(6):381-384.

[20] 牟鸿,刘俊杰,李晓梅,等.正常儿童多频稳态诱发电位与纯音测听测试的相关性.山东大学耳鼻喉眼学报,2007,21(2):133-135.

[21] 牟素花,姬仲,吴永明,等.40 Hz 听性稳态反应在心肺复苏后昏迷中的预测价值——30 例回顾性队列研究.国际脑血管病杂志,2011,19(6):410-415.

[22] 欧阳顺林,张建国,严小玲,等.不同听力损失耳听觉稳态诱发反应阈值与纯音听阈的比较.中国耳鼻咽喉颅底外科杂志,2007,13(3):209-211.

[23] 丘理子,毛敏,黄映红.儿童感音神经性聋听觉稳态诱发反应阈与听性脑干反应阈比较.解剖学研究,2010,32(4):265-267.

[24] 饶凯成,王智楠.聋儿听力评估中听性脑干反应和听性稳态反应引出率的比较.听力学及言语疾病杂志,2008,16(5):415-416.

[25] 史伟,郭维,王秋菊.窄带 CE-Chirp 声诱发的 ASSR 在婴儿听力筛查及诊断中的应用.听力学及言语疾病杂志,2011,19(1):7-9.

[26] 宋江顺,高雄辉,谢景华,等.多频稳态诱发电位与纯音听阈的相关性研究.中国听力语言康复科学杂志,2005,12:15-17.

[27] 宋江顺,吴晓钟,邵美君,等.60 例军校男女学员 ASSR 测试研究.中国听力语言康复科学杂志,2005(5):20-21.

[28] 谭代忠,王心旺,宋江顺,等.听觉稳态反应在婴幼儿听力筛查中的应用.中华生物医学工程杂志,2009,15(4):316-317.

[29] 陶征,张文,刘树燕,等.多频稳态诱发电位测试.耳鼻咽喉-头颈外科,2002,9(3):131-133.

[30] 陶征,宋戎,张文.1～5 月龄婴儿的听性稳态反应测试.听力学及言语疾病杂志,2009,17(5):430-431.

[31] 王海涛,周枫,黄以乐.正常年青人多频稳态听

觉诱发电位反应测试.临床耳鼻咽喉科杂志,2004,18(1):30-32.

[32] 王小亚,罗仁忠,蓝军,等.儿童性 Chirp 听性脑干反应与行为测听的相关性.中华耳鼻咽喉头颈外科杂志,2009,44(3):112-116.

[33] 王亚芳,苏金柱,崔莉,等.中枢性协调障碍患儿听性脑干反应及多频稳态诱发电位分析.重庆医学,2009,38(14):1769-1770.

[34] 王珍,王林娥,曹克利.一组健听成人的听觉稳态诱发反应研究.中国听力语言康复科学杂志,2007,4:30-34.

[35] 魏凡钦,陆钊群,张官萍,等.成人频率特异性 chirp 听性稳态反应与纯音听阈测试的相关性研究.中华耳科学杂志,2012,10(4):451-454.

[36] 闻雨婷.听性稳态反应的技术革新.听力学及言语疾病杂志,2010,18(4):395.

[37] 吴淑华,成琦,成钊,等.多频稳态诱发电位在感音神经性聋儿童客观听阈的评估应用.吉林医学,2013,34(30):6240-6241.

[38] 吴晓钟,高雄辉,孟庆翔,等.多频稳态诱发电位 ASSR 的临床应用研究.中国听力语言康复科学杂志,2005,12:12-14.

[39] 吴医婕,吴皓,李蕴,等.ASSR、Tb-ABR 和 c-ABR 在正常听力人群客观听阈评估中的相关性分析.临床耳鼻咽喉头颈外科杂志,2009,23(1):4-7.

[40] 吴医婕,吴皓,李蕴,等.多频听觉稳态反应和短纯音听觉脑干诱发电位在测听中的应用.上海交通大学学报(医学版),2007,27(10):1235-1247.

[41] 鄢慧琴,王海涛,黄利芬,等.清醒和睡眠状态对听性稳态反应阈值测试的影响.临床耳鼻咽喉头颈外科杂志,2011,25(1):11-13.

[42] 邢英姿,韩海霞,张喜琴,等.正常听力青年志愿者听觉稳态反应的测试研究.临床耳鼻咽喉科杂志,2010,24(7):320-322.

[43] 杨小萍,范利华,周晓蓉,等.听力正常人听性稳态反应阈值与纯音测听阈值的比较.法医学杂志,2008,24(4):248-251.

[44] 杨小萍,范利华,周晓蓉.不同听力水平听性稳态反应阈值与纯音测听阈值比较.法医学杂志,2008,24(5):321-323.

[45] 喻燕,姬仲,吴永明,等.40 Hz 听性稳态反应

在脑干卒中患者中的近期预后价值.国际脑血管病杂志,2010,18(5):231-235.

[46] 员根远,贺德生,陈蕊玲,等.正常青年人多频稳态反应阈值的测试.听力学及言语疾病杂志,2007,15(1):70-71.

[47] 张帆,莫玲燕.正常听力成人骨导听性稳态反应的研究.听力学及言语疾病杂志,2009,17(3):215-219.

[48] 张强,李玉茹.窄带 CE-Chirp 声诱发的听性稳态反应对正常青年人阈值测试的研究.哈尔滨医科大学学报,2013,47(3):255-257.

[49] 张帅,陆钊群,张官萍,等.Chirp 声诱发的听性稳态反应在新生儿和低月龄婴儿客观听力评估中的应用.听力学及言语疾病杂志,2012,20(5):437-439.

[50] 郑倩玲,朱光华,夏丽华,等.应用多频稳态诱发电位鉴别诊断职业性噪声聋的临床研究.实用预防医学,2008,15(6):1700-1702.

[51] 钟志茹,陶征,邹建华,等.单频和多频刺激的多频稳态反应比较.听力学及言语疾病杂志,2004,2(6):385-401.

[52] 邹建华,蓝小兵,林琳,等.声场中记录的听性稳态助听反应阈与行为测试助听听阈的相关性.中国听力语言康复科学杂志,2011,6:26-28.

[53] D'haenens W,Dhooge L,De Vel E,et al. Auditory steadystate responses to MM and exponential envelope AM2/FM stimuli in normal-hearing adults. Int J Audiol,2007,46.

[54] Hefdman AT,Stapells DR. Thresholds determined using the monotic and dichotic multiple auditory steady-state response technique in normal-hearing subjects. Scand Audiol,2001,30:41.

[55] John MS,Purcell DW,Dimitrigevic A,et al. Advantages and caveats when recording steady-state responses to multiple simultaneous stimuli. J Am Acad Audiol,2002,13:246.

[56] Lin Y H,Ho C H,Wu H P. Comparison of auditory steady state responses and auditory brainstem responses in audiometric assessment of adults with sensorineural hearing loss. Auris Nasus Larynx,2009,36(2):140-145.

[57] Lins OG,Picton TW,Boueher BL,et al. Frequencyspecific audiometry using steady-state responses. Ear Hear,1996,17:81-96.

[58] Lins OG,Picton TW. Auditory steady-state responses to simultaneously multiple stimuli. Electroencephalography and Clinical Neurophysiology,1995,96:420.

[59] Picton TW,Durieux-Smith A,Champagne S,et al. Objective evaluation of aided thresholds using auditory steady-stafe responses. J Am Acad Audiol,1998,9:315.

[60] Rance G,Roper R,Symons L,et al. Hearing threshold estimarion in infants using auditory steady-state responses. J Am Acad Audiol,2005,16:291.

[61] Rance G,Rickards FW,Cohen LT,et al. The automated prediction of hearing thresholds in sleeping subjects using auditory steady-state evoked potentials. Ear Hear,1995,16(5):499-507.

[62] Sturzebecher E,Cebulla M,Elberling C,et al. New efficientstimuli for evoking frequency-specific auditory steady-state responses. J Am Acad Audiol,2006,17(6):448-461.

[63] Swanepoel D,Hugo R,Roode R. Auditory steady state responses for children with severe to profound hearing loss. Arch Otolaryngol Head Neck Surg,2004,130(5):531-535.

[64] Valdes JL,Perez-Abalo MC,Martin V,et al. Comparison of statistical indicators for the automatic detection of 80Hz auditory steady-state responses. Ear Hear,1997,18(5):420-429.

[65] Venema T. The ASSR revisited:A clinical comparison of two stimuli. Hearing Review,2005,12:54.

第12章 失匹配负波特点及临床应用

失匹配负波（mismatch negativity，MMN）是事件相关电位（event-related potential，ERP）的一个早期成分，是在一系列重复的、性质相同的"标准刺激"中由具有任何可辨别差异的"偏差刺激"所诱发的脑电反应，往往叠加在皮质诱发电位 N_1 波的下降段，距刺激声出现约 150ms（100～250ms）。Cz、Fz 附近的波幅最大。用偏差刺激诱发的波减去标准刺激诱发的波，所得的起始潜伏期在 100～250ms 的差异负波，即为 MMN，是大脑对感觉信息自动加工的电生理测量指标，主要反映不依赖于任务的自动加工过程。

第一节 MMN 的起源、本质和形成机制

MMN 产生于双侧听皮质，以对侧为主，不同声学差异诱发的 MMN 产生于听皮质的不同部位。双侧额叶也有发生器，特别是额叶中与记忆有关的区域和与海马回相连接的部分及额皮质，额叶发生器也表现出声学特征依赖性，而且表现右半球优势。

多数学者认为，MMN 属于内源性 ERP，为"认知前"加工过程，与感知刺激差异的早期过程有关。起初，Hillyard 等认为，该波是选择性注意导致皮质听觉诱发电位中 N_1 成分增强的结果，后来 Näätänen 等改变刺激间隔时间，使该波与 N_1 波分离，证明该波并非 N_1 成分增强所致，与选择性注意无关，而是加工性负波叠加在 N_1 上，反映了特异性听觉辨别加工。这种加工是自动的，不受意愿控制，主要反映不依赖于任务的自动加工，是大脑对感觉信息自动加工的电生理指标。

关于 MMN 的产生机制和心理生理意义有两种假说：记忆痕迹假说和不应期假说。记忆痕迹假说认为，标准刺激的多次重复使其物理特征精确地留在脑内，成为记忆痕迹，每一个输入的听觉刺激都自动与之比较，如果偏差刺激出现在记忆痕迹持续时间（5～15s）内，神经会登记和编码差异，从而产生 MMN。目前多倾向于记忆痕迹假说。

第二节 MMN 测试方法

进行测试前，应先进行纯音听阈测试，了解听力状况；询问病史，了解受试者有无听力障碍，言语-语言功能障碍，神经科和精神科病史及该类疾病家族史；了解有无酗酒史、用药史。

一、刺激声

刺激采用 Oddball 模式（图 12-1），即在重复出现的标准刺激（概率为 80%～90%）中随机插入物理特征不同的"偏差刺激"（概率为 10%～20%），顺序随机。例如，在 1.0kHz 的短纯音中随机插入 2.0kHz 的短纯音，两种刺激声的其他各种物理特征均相同（如上升/下降时间、平台期、强度和刺激声之间的间隔时间），其中 1.0kHz 短纯音为标准刺激，出现概率为 80%，2.0kHz 短纯音为

偏差刺激，出现概率为 20%。刺激声可以是短声、短纯音、复合纯音（tone-complexes）或言语声。形成偏差的物理特征可以是一种，也可以几种同时出现，甚至抽象特征也可诱发MMN，如刺激序列遵从的趋势（递增或递减）。可以通过耳机给声，也可以在声场进行测试。

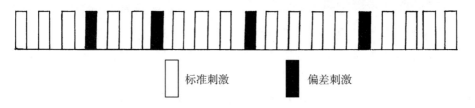

□ 标准刺激　　■ 偏差刺激

图 12-1　Oddball 序列

标准刺激概率为 80%，偏差刺激概率为 20%，两者顺序随机。

二、记录方法

1. 测试环境　与其他诱发电位相同，在隔声电屏蔽室内进行。

2. 受试者准备　受试者取坐位或半卧位，全身放松，保持安静清醒。

3. 测试模式　可分为主动和被动两种形式，主动模式让受试者辨认并计数偏差刺激，被动模式则使受试者不注意所有刺激信号，在测试过程中可默读书籍、看无声电影或做无声游戏。可单耳给声也可采用双耳分听模式。

4. 电极放置　用 95% 乙醇对放置电极处的皮肤脱脂，极间电阻＜3kΩ。记录电极放置在 Cz 点（即两外耳道口连线与鼻根到枕外隆凸连线的交点），参考电极放置于双侧耳垂内侧或乳突表面，接地电极放置于鼻根。可以使用银盘电极，也可以使用纽扣电极，但记录电极（Cz 点）尽量使用银盘电极，并采用蜡质导电膏，以便于固定电极。

5. 参数设置　前置放大器增益 50 000倍，滤波带通 1.0～30.0Hz，伪迹剔除设置为 62.00μV。单通道记录，分析时间为 500ms，标准刺激诱发的反应叠加 500 次（或 1000次），偏差刺激诱发的反应叠加 125 次（或 250 次），用偏差刺激的波形减去标准刺激的波形，所得波形中起始潜伏期位于 100～250ms 的最大负波为 MMN（图 12-2）。

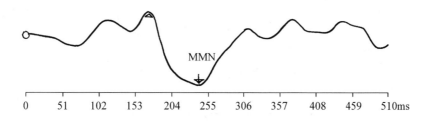

MMN

| 0 | 51 | 102 | 153 | 204 | 255 | 306 | 357 | 408 | 459 | 510ms |

图 12-2　起始潜伏期与最大负波

标有空心三角形处为 MMN 起点，标有 MMN 的箭头处为 MMN 波峰。

第三节　MMN 的测量指标及影响因素

一、MMN 测量指标

MMN 测量指标为潜伏期、波幅,有的研究测量 MMN 持续时间和面积。潜伏期通常为 100～250ms,变异较小,反映的是听觉通路的功能状态。振幅可以为峰-峰振幅,也可以为基线-波峰振幅,后者容易受基线漂移的影响,故多采用峰-峰振幅。由于振幅变异较大,各家结果相差较大,尚无标准值。振幅被认为是皮质听觉辨别能力的神经生理标记,与听觉能力有关。

二、MMN 影响因素

(一)刺激声

1. MMN 振幅和潜伏期与刺激物本身的绝对量无关,与标准刺激和偏差刺激的差异量有关,如声音序列中音位、音调、音色、声源位置、强度、节奏等听觉规律的偏差。MMN 信号的潜伏期和振幅与偏差刺激的差异程度及偏差的感知可辨性有关,因此差异增大,则 MMN 振幅增大,潜伏期缩短。

2. 偏差刺激的概率低,则 MMN 增大,但低概率的偏差刺激并不是产生 MMN 所必需的,不同刺激以同等概率出现也可诱发 MMN。

3. 如果刺激间隔时间(inter-stimulus interval,ISI)超过记忆痕迹持续时间,则不能引出 MMN。在记忆痕迹持续时间的限度内,MMN 的振幅与 ISI 没有函数关系。

(二)注意力和意识状态

MMN 不受注意力指向的影响,不需加以注意或做出行为反应即可记录到,这是 MMN 优于 P_{300} 之处,关于在睡眠状态下是否能记录到 MMN 尚无一致看法。

Alho 等报道,新生儿睡眠状态可记录到与成人大致相同的 MMN,Sabri 等称大的频率差异(1.0kHz)可在睡眠状态下诱发出 MMN,只是振幅明显下降,小频率差异(0.1 kHz)则只能在警醒状态下诱发出 MMN。笔者进行 MMN 测试的结果显示,受试者疲劳或警醒程度下降则 MMN 振幅下降或引不出(图 12-3),但真正入睡状态可以记录到 MMN(图 12-4)。

(三)药物的作用

激活中枢神经系统的药物能增大 MMN 波幅,抑制中枢神经系统的药物则减小 MMN 波幅。有些抗焦虑药物如劳拉西泮可降低 MMN 振幅。

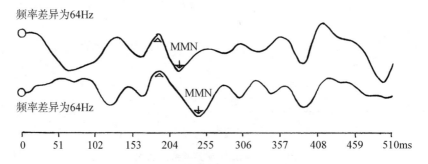

图 12-3　疲劳或警醒程度下降

同一受试者、相同测试耳、相同频率差异(64Hz)诱发的 MMN,记录上方波形时受试者困倦,困倦状态改善后记录下方波形,下方波形振幅明显增大。

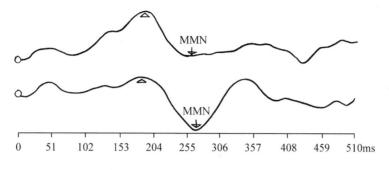

图 12-4　清醒与睡眠状态

相同受试者、同一测试耳、相同频率差异（1.0kHz）诱发的 MMN；上方图形记录于清醒状态，下方图形记录于睡眠状态。

（四）乙醇的影响

乙醇损害无意识的注意力，降低双侧 MMN 振幅，对潜伏期没有影响。慢性乙醇中毒可加速与年龄相关的听感觉记忆持续时间的缩短。

（五）年龄对 MMN 的影响

脑电学和脑磁学研究显示，新生儿甚至早产儿都能记录到 MMN。婴儿的 MMN 表现为宽大负向位移，波峰在 100～250 ms 范围内，在 300～500 ms 范围内另有一个负波，即晚分辨负波或晚 MMN，成人无晚 MMN。儿童后期至青春期 MMN 的潜伏期与成人相似。

老年人听觉记忆持续时间缩短，当 ISI 短时（如 1s），MMN 没有与年龄相关的差异，如果延长 ISI（如 3s），老年人的 MMN 面积明显减小。

第四节　MMN 的临床应用

MMN 产生于初级听皮质和额叶，与听者怎样感知和感知到的声学信息量有关，它可以提供听觉中枢对不同声刺激的自动加工辨别的能力，同时 MMN 与其他诱发电位一样，决定于其起源部位及其以下听觉通路的功能状态。因此，MMN 可以反映听觉中枢对声学信息处理的异常，并且可对任何声学特征如频率、强度和时程辨别能力的减退做出准确、客观评估，是目前仅有的评估听觉辨别和听觉记忆的客观指标。对于无意识的、不能主动反馈或依从性较差的患者，MMN 有较高的诊断价值。同时，它也有简单、非侵入性等特点，故较多地应用于神经、精神、心理等疾病的诊断中，是 ERP 临床研究的热点之一。

一、评价听觉中枢听觉辨别功能和发育情况

MMN 产生于皮质，可以作为听觉感知和中枢听觉辨别能力的电生理指标，检查难以用传统方法测试人群的中枢听觉辨别能力（如婴幼儿），目前对于 MMN 如何在临床进行中枢听觉辨别和听处理评价尚在讨论中。

MMN 是人类可记录到的最早存在的 ERP 成分，利用 MMN 可以尽早发现妨碍正常言语感知的听皮质发育障碍所导致的言语发育迟缓，从而及早进行干预。例如，与正常婴儿相比，有诵读困难遗传风险的婴儿 MMN 振幅小或记录不到；有特殊言语障碍家族史的婴儿 MMN 潜伏期比对照组长；腭

裂儿童学龄期常有语言获得和使用障碍,其MMN引出率远远低于正常婴儿。老年性聋通常存在言语识别障碍,可能与其听觉中枢对声信号微小变化的自动加工能力减弱有关系,而MMN检测在这方面可以发挥优势。有学者提出时间分辨能力减弱可能是老年性聋患者言语识别障碍的因素,其通过建立间隔觉察模型进行研究,发现青年对照的间隔觉察阈值为9ms,而老年性聋组的间隔阈值为15ms,且使用相同时间间隔的刺激声进行MMN测试时,老年性聋引出的MMN潜伏期延长,波幅降低。

二、评估言语识别功能

MMN产生于皮质,与言语认知关系密切,可用于了解言语认知能力,从而进行听力康复效果的评价和预估。耳蜗植入者开机后言语识别功能和MMN的出现率同步提高,当采用小频率差异(0.5kHz)诱发MMN时,其潜伏期与纯音听阈和言语识别率有关,说明就听觉记忆和听觉识别而言,MMN潜伏期与言语识别率有关,可以用MMN评价婴幼儿耳蜗植入者听觉通路的功能状态。

另外,能用纯音和言语信号诱发ERP(包括MMN)的听神经病(auditory neuropathy,AN)儿童,其助听言语识别率及助听前后言语识别率提高程度明显高于不能引出ERP的AN儿童,这提示ERP可用于预估AN儿童的助听效果。我们对30例AN患者进行了言语识别率和MMN相关性的观察,结果显示频率差异(1.0kHz)和强度差异(50dB)MMN潜伏期与言语识别率均呈显著负相关,与MMN振幅无相关性(图12-5,图12-6),即为最大言语识别率下降时,MMN潜伏期延长。可能的原因有:①当分析、辨别差异所需时间延长(即MMN潜伏期延长),跟随言语声共振峰转移的能力下降,所以言语识别率下降。②MMN潜伏期延长,意味着强度辨差阈和频率辨差阈升高,辨别细微差异的能力下降,故对言语的识别率下降。③AN患者听神经同步功能不良,因此可能传入听皮质的声学信息进行了重新组合,发生了畸变,导致传导、辨别差异时间延长,言语识别率下降。

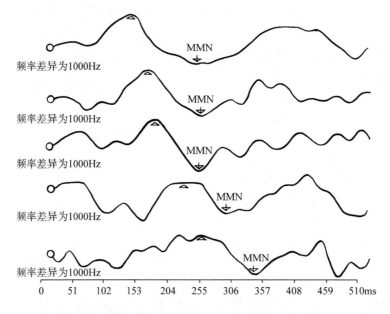

图12-5 最上方为正常人MMN,其下均为AN患者的MMN,从上向下各波对应的最大言语识别率依次为100%、92%、84%、20%和0

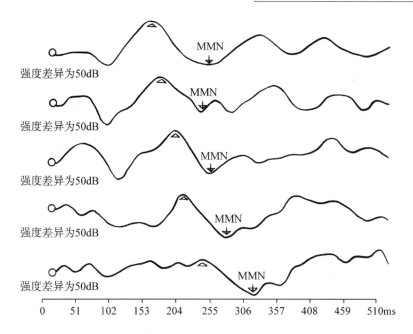

强度差异为50dB

强度差异为50dB

强度差异为50dB

强度差异为50dB

强度差异为50dB

0　51　102　153　204　255　306　357　408　459　510ms

图 12-6　最上方为正常人 MMN，其下均为 AN 患者的 MMN，从上向下各波对
应的最大言语识别率依次为 100％、92％、84％、20％ 和 0

三、指示神经可塑性变化

聆听训练可增加听觉识别能力，表现为 MMN 和 N_1-P_2 振幅增加，并且心理生理功能同步增加，即生理测量值的改变与感知能力的进步同步发生。振幅增加可以认为是神经可塑性的证据，表明 MMN 有可能用于指示听觉训练的效果，但是在个体水平并未发现认知能力和生理改变一对一的关系。

MMN 的另一个应用领域是神经精神科疾病，可以用来进行认知能力和听觉记忆能力的评估，如精神分裂症患者 MMN 振幅比对照组显著降低，尤其是 ISI 较长时，提示他们在听皮质水平有声学信息加工受损。低功能自闭症儿童可出现 MMN 潜伏期缩短，波幅增大，而高功能自闭症儿童 MMN 并无明显差异，提示 MMN 的变化与自闭症患者的认知水平有关。听阈、认知功能和日常生活能力正常的 Parkinson 病患者 MMN 振幅和面积缩小，提示病人有感觉记忆功能的损害。Alzheimer 型痴呆患者的 MMN 随 ISI 延长而减小，表明他们的记忆痕迹也比正常人衰减更快。脑梗死患者 MMN 潜伏期延长、波幅降低，且有症状的脑梗死患者 MMN 潜伏期高于无症状脑梗死患者。同时，还发现后循环梗死患者 MMN 潜伏期显著高于前循环梗死患者，而波幅则显著低于后者，故认为 MMN 可用于早期检测脑梗死患者的认知功能。

还有一些学者将 MMN 研究应用于其他疾病中，比如失眠症、神经性厌食、脑力疲劳等。

第五节　临床应用的优势与前景及存在的问题

MMN 测试作为一项客观的长潜伏期测试，其优势在于不需要受试者注意测试声，受试者配合程度更高，且能客观反映听觉皮质对声音的处理能力，对于无法言语的婴幼儿和其他难以配合的患者群体，有着广泛的临床应用前景。

MMN 应用于临床尚存在一些问题。

1. MMN 与其他皮质诱发电位一样,在受试者之间和受试者自身前后都有较大变异。我们进行 MMN 测试的结果显示,潜伏期相对稳定,振幅变异较大。

2. 目前各研究所使用的刺激声没有统一标准,无法进行横向比较。在应用于临床之前,需要建立统一规范的测试标准,才能合理地解释检查结果。

3. MMN 有显著的发育性变化,至儿童后期或青春期才与成人的相似,目前缺乏各年龄段的标准值,不方便对检查结果进行解释。

4. 测试 MMN 所需时间较长,如果按照本文介绍的方法进行测试,记录一个图形约需要 9.5min,如果双耳测试,并且分别记录两个图形以证实其可重复性,约需要 40min,成人尚可配合,婴幼儿则较难配合。因此需要更多睡眠状态 MMN 的资料,如能在睡眠状态记录到 MMN 图形,就更容易应用于临床。

5. MMN 对听觉相关的异常辨别和记忆过程敏感,然而它并不是针对特定疾病的特异性指标。因此,目前还难以得出 MMN 异常在应用于听力损失患者的听力评估和康复的临床意义。

但是,相信在以上问题得以解决后,MMN 将在研究听皮质的可塑性和由听觉引起的认知功能、学习记忆等方面发挥不可估量的作用。此外,临床上通常会将 MMN 结合多种事件相关电位或其他脑电检测手段做综合分析,以得出更加可靠的结果。

(郭明丽　任晓倩　王　卉)

参 考 文 献

[1] 罗跃嘉,魏景汉,范基公,等.少年儿童音乐静坐训练对听觉失匹配负波与 P$_{300}$ 的影响及其意义.心理科学,1999,22:512-515.

[2] 谢惠敏,赵克佳,左秀芹,等.失匹配负波(MMN)的临床应用进展.中华保健医学杂志,2020,22(05):555-557.

[3] 李海,黄东锋.事件相关电位在自闭症谱系障碍神经电生理研究中的进展.中国康复,2016,31(05):390-392.

[4] 熊胜兰,周曙.脑梗死患者认知功能障碍与事件相关电位-失匹配负波的相关性分析.蚌埠医学院学报,2016,41(02):208-210+214.

[5] Alho K. Cerebral generators of mismatch negativity(MMN) and its magnetic counterpart(MMNm) elicited by sound changes. Ear Hearing,1995,16:38-51.

[6] Ahveninen J,Escera C,Polo M. D,et al. Acute and chronic effects of alcohol on preattentive auditory processing as reflected by mismatch negativity. Audiol Neuro-Otol, 2000, 5:303-311.

[7] Alain C,McDonald KL,Ostroff JM,et al. Aging:a switch from automatic to controlled processing of sounds? Psychol Aging,2004,19:125-133.

[8] Czigler I,Csibra G,Csontos A. Age and interstimulus interval effects on event-related potentials to frequent and infrequent auditory stimuli. Biol. Psychol,1992,33:195-206.

[9] Cheour M,Ceponiene R,Hukki J,et al. Brain dysfunction in neonates with cleft palate revealed by the mismatch negativity(MMN). Electroencephalogr Clin Neuropsychol,1999,110:324-328.

[10] Cheour M,Korpilahti P,Martynova O,et al. Mismatch negativity and late discriminative negativity in investigating speech perception and learning in children and infants. Audiol Neurootol,2001,6:2-11.

[11] Campbell KB,Colrain IM. Event-related potential measures of the inhibition of information processing:Ⅱ. The sleep onset period. Int J

Psychophysiol,2002,46:197-214.

[12] Cone-Wessona B, Wunderlich J. Auditory e-voked potentials from the cortex: audiology applications. Current Opinion in Otolaryngology & Head and Neck Surgery, 2003, 11: 372-377.

[13] Huotilainen M, Kujala A, Hotakainen M, et al. Auditory magnetic responses of healthy newborns. Neuroreport,2003,14:1871-1875.

[14] Kahkonen S, Marttinen Rossi E, Yamashita H. Alcohol impairs auditory processing of frequency changes and novel sounds: a combined MEG and EEG study. Psychopharmacology, 2005,177:366-372.

[15] Leppanen PH, Lyytinen H. Auditory event-related potentials in the study of developmental language-related disorders. Audiol. Neuro-Otol,1997,2:308-340.

[16] Lonka E, Kujala T, Lehtokoski A, et al. Mismatch negativity brain response as an index of speech perception recovery in cochlear-implant recipients. Audiol Neurootol,2004,9:160-162.

[17] Molholm S, Martinez A, Ritter W, et al. The Neural Circuitry of Pre-attentive Auditory Change-detection: an fMRI Study of Pitch and Duration Mismatch Negativity generators. Cereb Cortex,2005,15:545-551.

[18] Näätänen R. Attention and brain function. New Jersey: Hillsdale,1992:102-210.

[19] Näätänen R, Paavilainen P, Tiitinen H, et al. Attention and mismatch negativity. Psychophysiology,1993,30:436-450.

[20] Näätänen R. Mismatch negativity(MMN) perspectives for application. Int J Psychophysiol, 2000,37:3-10.

[21] Näätänen R, Pakarinen S, Rinne T, et al. The mismatch negativity(MMN): towards the optimal paradigm. Clin Neurophysiol,2004,115: 140-144.

[22] Pekkonen E, Rinne T, Reinikainen K, et al. Aging effects on auditory processing: anevent-related potential study. Exp Aging Res,1996, 22:171-184.

[23] Ponton C, Eggermont JJ, Kwong B, et al. Maturation of human central auditory system activity: evidence from multi-channel evoked potentials. Clin Neurophysiol, 2000, 111: 220-236.

[24] Rinne T, Antila S, Winkler I. Mismatch negativity is unaffected by top-down predictive information. Neuroreport,2001,12:2209-2213.

[25] Rance G, Cone-Wesson B, Wunderlich J, et al. Speech perception and cortical event related potentials in children with auditory neuropathy. Ear Hear,2002,23:239-253.

[26] Rosburg T, Marinou V, Haueisen J, et al. Effects of lorazepam on the neuromagnetic mismatch negativity(MMNm) and auditory e-voked field component N100m. Neuropsychopharmacology,2004,29:1723-1733.

[27] Roman S, Canevet G, Marquis P, et al. Relationship between auditory perception skills and mismatch negativity recorded in free field in cochlear-implant users. Hear Res, 2005, 201: 10-20.

[28] Sallinen M, Lyytinen H. Mismatch negativity during objective and subjective sleepiness. Psychophysiology,1997,34:694-702.

[29] Sabri M, Labelle S, Gosselin A, et al. Effects of sleep onset on the mismatch negativity (MMN) to frequency deviants using a rapid rate of presentation. Brain Res Cogn Brain Res,2003,17:164-176.

[30] Tervaniemi M, Maury S, Näätänen R. Neural representations of abstract stimulus features in the human brain as reflected by the mismatch negativity. NeuroReport,1994,5:844-846.

[31] Tremblay K, Kraus N, McGee T, et al. Central auditory plasticity: changes in the N_1-P2 complex after speech-sound training. Ear Hear, 2001,22:79-90.

[32] Tremblay KL, Kraus N. Auditory training induces asymmetrical changes in cortical neural activity. J Speech Lang Hear Res, 2002, 45: 564-572.

[33] Wunderlich JL, Cone-Wesson B. Effects of

stimulus frequency and complexity on mismatch negativity and other components of the cortical auditory evoked potential. J Acoust Soc Amer,2001,109:1526-1537.

[34] Woods D,Alho K,Algazi A. Intermodal selective attention:effects on event-related potentials to lateralized auditory and visual stimuli.

Electroenceph Clin Neurophysiol,1992,82: 341-355.

[35] Bertoli S,Smurzynski J,Probst R. Temporal resolution in young and elderly subjects as measured by mismatch negativity and a psychoacoustic gap detection task. Clin Neurophysiol,2002,113(3):396-406.

第13章　皮质电反应、P_{300} 及偶发负变异

皮质电反应测听（cortical electric response audiometry，CERA），曾经是主要的客观测听法，至今仍是可测得整个言语频率范围内听阈的一种电反应测听法，然而在临床上逐渐被耳蜗电图（electrocochleography，ECochG）、听性脑干反应（auditory brainstem response，ABR）和40Hz听觉事件相关电位（40Hz auditory event related potentials，40Hz AERP）所代替或超过。

听性皮质诱发电位，优点是可用纯音刺激，缺点是受试者要心算，保持清醒。

第一节　皮质电反应

一、概　述

典型的成人皮质电位（或颅顶慢电位）包括在 50～75ms 处有时出现一个小正峰（P_1），在 100～150ms 处的一个大负峰（N_1），175～200ms 处的一个大正峰（P_2），以及后面在 200～250ms 处出现一个低负峰（N_2）和 300ms 左右处的正峰（P_3）（图 13-1）。

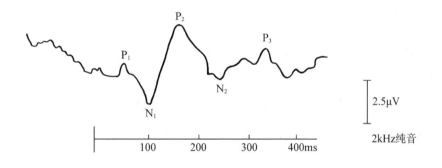

图 13-1　典型的成人听诱发皮质电位

1. 标识　按峰的正、负极性和潜伏期分别标为 P_{50}、N_{100}、P_{200}、N_{250} 及 P_{300}。Davis 将颅顶慢皮质反应分为醒觉的（N_{90}-P_{180}-N_{250}）和睡眠的（P_{200}-N_{300} － N_{600}→P）两种。他认为醒觉慢反应主要来自一级皮质投射区。

2. 滤波　由于慢反应主要集中在 4～6Hz 的频率范围内，因此可用很窄的滤波带宽来排斥电源干扰（50 Hz）及肌源性伪迹等。临床上用 1.6 Hz 高通至 13.6 Hz（或 16 Hz）的带通滤波。

3. 刺激声

（1）频率：采用具有相同感觉级的 250、500 及 1000 Hz 纯音引出的反应振幅基本相等，采用 1000 Hz 以上的纯音时，以上每提高一个倍频程振幅减小约 20%。

（2）强度：Autinoro 等（1969）得出在低

频和中频时,刺激强度(dB)和反应振幅(μV)之间有线性关系,用这一关系可估计听阈。很多学者报道刺激强度增加时,峰—峰振幅加大,潜伏期缩短。但 Rapin 等(1965)报道,短声诱发的反应其潜伏期受刺激强度变化影响很小。

(3)刺激时限:多数作者同意慢反应是一种给声反应(起始效应),用 25～50ms 的刺激时限即足以辨别频率,并无明显的振幅减弱。

(4)刺激上升时间:Onishi 及 Davis (1968)和 Skinner 及 Jones(1968)分别报道,对慢反应来说刺激的上升时间不应长过 30ms,用 25～30ms 的上升时间既可防止短声伪迹又可保留足够的突发性以引出清晰的反应。

(5)刺激重复率:Davis 等(1968)报道在每次刺激后慢反应需 10s 左右才能恢复,Keidel 及 Spreng(1965)则发现长到 30s 左右反应振幅还会稍有增加。重复率太快就会使 N_{100}、P_{200} 振幅减小。慢反应至少要叠加平均 32 次(Davis 等,1966,其他作者多主张平均 50 次以上),如用 10s 一次的重复率,就要用较长的时间。所以临床一般用每 1～2s 给声 1 次的刺激重复率。

(6)双耳给声刺激:双耳同时相同的刺激会使 N_{90}-P_{180} 增大 20%左右。

(7)对侧加掩蔽:如单侧耳聋,应用短纯音时传至对侧的可能性和一般纯音测听相同。然而对于儿童等难以了解其听力情况的受试者,加噪声掩蔽更为困难。

(8)不规则地重复给声:随机地不规则地重复给声,反应振幅大,有利于平均器排斥规则的干扰(如 EEG 的 α 节律等),并有助于改善受试者的注意力。

二、测试步骤

成人易于合作,可舒适地坐于椅中,头后垫枕使头颈部放松。在测试过程中全身放松,进行心算以保持清醒。必要时对侧耳加掩蔽。

从估计听阈以上的声强开始,以后每 20dB 一挡地下降,直至反应引不出。如要得出较精确地听阈,可在最后以 5～10dB 一挡测试。为节省时间,可只测 500、1000 及 2000Hz。做单耳测试时必须用耳机,如仅为了解幼儿有无听力,则可用扬声器测试。

三、临床应用

1. 应用范围

(1)对儿童,"癔症"或"非器质性"听力减退者测试听阈。但只依据 CERA 并不能区别患儿是听感觉障碍,还是听辨别能力障碍。

(2)为法医、医疗、劳保等作鉴定。

(3)在耳蜗病变有响度重振者,CERA 也有响度重振的表现。但 CERA 在耳神经学的定位诊断方面,没有肯定的价值,至少没有可作为鉴别诊断的肯定依据的报道。

2. 禁忌证 不适用于癫痫、肌肉阵挛、抽搐、具有大振幅的慢 EEG 的脑创伤者和服用镇静药者,因此在幼儿常难以测试。

3. 其他

(1)在幼儿,皮质诱发电位可不典型,年龄越小反应变异越大,到七八岁以后才和成人的相同。

(2)Salmivalli 同时记录来自两侧听皮质的颅顶电位,比较其振幅,病变侧的反应振幅和波形都可异常(表 13-1)。

表 13-1　两侧皮质反应振幅差的临床意义

	例数	平均振幅差	标准差	意义	平均年龄
正常	31	1.16	0.14	—	38
多发性硬化	5	1.45	0.65	**	30
偏侧综合征	3	1.33	0.18	**	37
肿瘤	4	1.77	0.84	***	43
血管病	11	1.28	0.34	**	54
弥漫性脑病	26	1.28	0.30	**	35
脑干病	4	1.33	0.16	**	27
癫痫	4	1.16	0.11	—	30
小儿智能差	9	1.39	0.40	**	13
Periferic 病	5	1.28	0.27	**	14

—. 无显著意义；**. 代表有显著意义；***. 代表有极显著意义。

四、动物实验

在听觉研究中,中枢慢反应(slow cortical responses,SCR)是听觉中枢反应一个很重要的成分,一般出现在刺激声开始后的 $40\sim180ms$。

同神经源性中期反应一样,在人头颅外面,记录 SCR 也较困难,且易受被测试人员清醒或睡眠等状态的影响,所以临床上应用价值较小。但在动物实验中,可将 SCR 作为一个较好的指标。记录电极在两侧耳廓前沿连线的中点(图 9-10)。可做急性电极记录,也可做慢性电极记录。典型的 SCR 也是正-负-正(P-N-P)三个波(图 13-2)。第 1 个正峰的潜伏期大约为 50ms,记录时带通滤波范围同皮质反应。扫描时间为 100ms,声刺激频率为每秒 1 次。

五、SCR 的优点

1. 可反映从周边耳蜗至听中枢皮质的功能。

2. 电位幅度大,可达 $60\sim70\mu V$。

3. 可用频率特异性较好的短音、滤波短声或短纯音作为刺激声。因此 SCR 具有好的频率选择性。

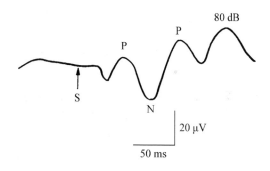

图 13-2　豚鼠听皮质记录的 SCR
可见 P-N-P 三个波(短声,80dB SPL)。

4. 在清醒状态下记录 SCR 幅度较高,在麻醉状态下幅度较低,可作为麻醉中的监测指标。

5. 可做慢性电极植入远期观察 SCR 的变化过程,所以 SCR 也可作为研究听中枢可塑性的指标之一。

第二节　P$_{300}$

一、记录原理

P$_{300}$ 是由对刺激声的注意和刺激声差异的识别所引起的。在一系列预期的刺激中随机插入一些非预期的信号编成"怪异的刺激串"(oddball paradigm),让受试者计数那些出现较少的非预期信号(靶刺激),在 300ms 左右会出现一个正波,称为听诱发 P$_{300}$(或称为 P$_3$)。只需平均 20～30 次,靶刺激可记录到一个大的正波。P$_{300}$ 还可分为 P$_{3a}$ 和 P$_{3b}$ 两个波,P$_{3a}$ 在靶刺激有大的差异时出现(不论受试者是否做出反应),P$_{3b}$ 则只出现在受试者做出主动辨别两类刺激时出现。P$_{300}$ 在颅顶中心区记录最清楚。

注意、听觉辨别、记忆和语义的预期的过程在产生 P$_{300}$ 波中起一定的作用。P$_{300}$ 可能与那些涉及序列性信息处理、短期记忆或决断等的神经活动有关。

P$_{300}$ 波是英国人 Sutton 于 1965 年首先发现并创用的。事件相关电位 P$_{300}$ 是脑诱发电位(BEP)的晚成分,是一个事件相关电位(event related potential,ERP)的正相波,又称认知诱发电位(cognitive evoked potential),因该波通常于刺激后 300ms 左右出现而得名,以下简称 P$_{300}$。

P$_{300}$ 可通过多种刺激引出,通常有视觉、听觉和体感 3 种。听觉可有多种选择,但多以高频的滤过短声为靶刺激,以高频音诱发的听觉 P$_{300}$ 最稳定。

二、来　源

多数研究认为 P$_{300}$ 部分甚至全部产生于皮质下结构。因为研究发现头顶部记录到的 P$_{300}$ 活动最大,额部较小;有的采用双侧深部埋藏电极检查,结果发现海马和杏仁核的 P$_{300}$ 波幅明显大于头皮电极记录。但也

有学者认为 P$_{300}$ 与识别、发现和感知环境变化相联系,还需记忆系统参与,而颞叶与记忆的再现及比较有关,故推测其来源与颞叶有关。Sutton 认为 P$_{300}$ 是内源性成分,Donohin 认为 P$_{300}$ 是人遇到意外事件并修改原来所预见情况这一心理过程的表现。所以更多的认为 P$_{300}$ 是皮质联合活动的结果,与复杂的多层次心理活动(认知过程)有关,是感觉、知觉、记忆、理解、学习、判断、推理及智能等心理过程的电位变化反映。因而现已作为判断大脑高级功能的一种客观指标。

三、诱发条件

1. 环境　隔声、屏蔽室。

2. 对受试者要求　全身肌肉放松,闭目,始终保持头脑清醒及注意力集中。向患者指出有两种不同的声音,告知靶刺激特征,令受试者辨别并心算靶刺激出现的次数(高音调短音为不规则随机出现)。

3. 电极位置　参照国际脑电图学会 10/20 标准,记录电极分别置于 P$_2$、C$_2$ 和 F$_2$ 点。如果要比较半球 P$_{300}$ 或进行地形图观察则增加 P$_3$、P$_4$、C$_3$、F$_3$、F$_4$ 等部位,双耳垂 R$_1$ 和 P$_1$ 为参考电极,F$_P$ 接地,电极间阻抗<2kΩ,通过平均器对两种信号进行叠加平均,除去伪迹和其他噪声,用鼠标测量,计算和自动计算各指标,通过打印机打印输出。

4. 刺激声　用两种音调(一种高频,一种低频)的正弦脉冲滤过短声输至立体声耳机,双耳给声,刺激频率每秒 0.7 次,刺激持续时间 10ms,灵敏度 5μV,带通滤波 1～40Hz,扫描时间 600ms,叠加 200 次。非认知波即非靶刺激(notarget,NT)强度为 60dB SPL,是规律的、经常出现的,占 80%。认知波即靶刺激(Target,T),强度为 95dB SPL,随机出现且穿插在非靶刺激中,仅占 20%。

采用两套触发系统,两套刺激系统,诱发出两种信号,由叠加仪分别处理,以及两个独立的分析时间窗口。

四、正常人基本波形

P_{300} 基本波形包括刺激后负相的认知波(P_{300}),非认知波及认知波前后的若干成分(图13-3)。

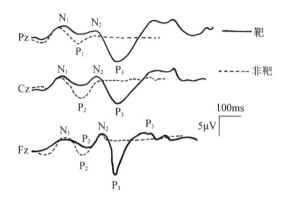

图13-3 正常人的 P_{300} 基本波形

1. P_{300} 的特征 P_{300} 相对稳定(前后相隔约 7d),测试结果无明显差异,观察指标主要为靶指标的 N_1、P_2、N_2、P_3;非靶指标的 N_1 和 P_2。左、右半球 P_{300} 的潜伏期和波幅均接近。

2. 性别比较 有人报道,非靶 N_1 潜伏期男性长于女性,靶 P_2 波幅女性高于男性,其余指标无差异。

3. 年龄比较 有作者报道年龄跨 20—30 岁,除靶 N_2 和非靶 N_1、P_2 外,P_{300} 的其他指标均在一定的正常范围内。

有关临床应用及其价值如何有待进一步积累临床资料。

五、临床应用

1. 脑血管疾病 不论是缺血性的还是出血性的脑血管疾病,均造成脑局部循环和功能障碍,对认知功能也有不同程度的影响。脑梗死是常见的脑血管病,通过测试不同难度记忆比较作业的 ERP,可观察 P_{300} 变化情况,用以评价不同程度脑梗死引起认知细微障碍程度。

2. 阿尔茨海默病(Alzheimer 病) 典型阿尔茨海默病是记忆力、抽象思维、定向力等障碍,同时伴有社会能力减退,它是脑功能严重失调的一种表现。阿尔茨海默病患者组与对照组之间比较表明,阿尔茨海默病患者组的 P_{300} 潜伏期显著延长,振幅显著下降。有作者认为 P_{300} 可作为临床上判断阿尔茨海默病患者大脑认知功能障碍及其严重程度的客观指标。虽然组间有显著性差异,但不一定每个个体都有异常。

3. 弱智儿童 对某培智学校 63 名弱智学生(智商 IQ20～70)进行视觉刺激序列测试,其中男 35 名,女 28 名,年龄 9—14 岁,平均 11.9 ± 1.28 岁。结果显示,弱智儿童比对照组 P_{300} 潜伏期明显延长($P<0.05$)。对照组 Pz 导的幅度最高,而弱智组 P_{300} 中央区的最高,但比对照组降低,且波形多呈双峰。表明智力发育迟滞儿童的 P_{300} 与正常者不同,这似乎反映弱智者大脑认知过程与对照者之差异。总之,弱智组的 P_{300} 与对照组相比,具有波形不典型、振幅下降及潜伏期延长等特点。

此外,ERP 也可用来评价脑瘫者的认知功能并观察其治疗效果。

4. 神经精神系统疾病 选择注意(SA)是 ERP 技术中重要的刺激类型之一。选择有效信息是人类高级注意形式,是人们进行高效率地学习、操作等活动必要的前提。它反映中枢神经系统(CNS)多种水平的整合活动,与大脑皮质、皮质下活动有关。利用听觉注意观察精神分裂症和躁狂抑郁症 P_{300} 的变化,多数作者报道病人组的 P_{300} 潜伏期比对照组延长,幅度下降。

(1)精神分裂症智力水平的测定:既往研究表明,P_{300} 反应可能与神经心理功能相关。分别对精神分裂症病人和对照组进行 IQ (intelligence quotient)值测定,并记录听觉和视觉模式引出的 P_{300},发现 IQ 值高的正常人可产生高振幅的 P_{300},而精神分裂症患者的 IQ 值与 P_{300} 振幅无相关性。

(2)抑郁症的鉴别诊断:在记录高抑郁症患者和正常人对积极语言刺激后的事件相关电位后发现高抑郁症患者在接受消极语言刺激时,其 P_{300} 潜伏期明显长于积极的语言刺激,但对与性格相符/不相符的语言刺激其 P_{300} 振幅无差异。就抑郁症与正常组进行比较,积极刺激与消极刺激之间无振幅差异,提示正常人在情绪低落时对非特异性情感词语的消极刺激也会产生过高水平的认识。

(3)其他系统疾病伴发神经系统改变:Kugler(1994)测试酒精中毒伴有肝性脑病者有 P_{300} 潜伏期明显延长,幅度下降。

由于一些胰岛素依赖型糖尿病患者与认知功能相关的皮质及皮质下结构会发生阻滞,可能会伴随认知功能的改变。有学者分析了 P_{300} 认知波对预防和早期诊断糖尿病继发神经系统改变的敏感性,发现血糖水平的高低与 P_{300} 的潜伏期、振幅有相关性。

5. 在其他方面的应用

(1)在工效学研究方面:人的工作能力是决定工作效率的重要因素。在人的能力中认知活动又是最基本,也是最重要的内容。利用 ERP 技术,从心理生理学角度来研究人的信息加工能力,可比单纯行为学更科学地说明工作能力高低的机制及其影响因素。

(2)在智力开发中的应用:研究资料证明左脑是掌管语言与逻辑思维,而右脑是用非言语表述的表象来思维,是视觉形象化的、空间性的和全方位的,有其独立的直觉性的思维方式。

第三节 偶发负变异

当受试者听到一个声信号等待另一种预期的信号,并对第 2 个信号必须做出行为反应时,发生的脑电图基线的慢直流电变化称为偶发负变异(contingent negative variation,CNV)。它反映的是受试者在条件刺激(声)之后和对强化刺激(光)要完成某一动作之前的中枢活动的电位变化。

一、测试方法

国内在进行 ERA 基础上,附加听力计和声-光控制器,初步建立了 CNV 测听法。引导 CNV 的刺激条件由声、光两部分组成,同时加上受试者的思维、期待并完成一定的动作,三者构成一个循环周期,其程序如图 13-4 所示。图中的条件刺激(S_1)为纯音听力计发出的 500、1000、2000、4000Hz 的纯音,当主机扫描开始后 450ms,才由耳机给声,纯音持续 250ms,强化刺激(S_2)为光刺激,这是在声刺激开始后 650ms 才出现的红或绿的持续 0.5s 的灯光。连续两次刺激之间的间隔可在 2.5~4.5s 内随机变化。并事先教给受试者集中注意力,当红灯亮时,应尽可能快地按下手中的开关熄灯。红灯和绿灯之间距离相隔约 5cm,在红、绿灯之间有一微弱的白点始终亮着,使受试者始终注视着这一白点,告诉受试者视线不要离开白点,以避免眼球转动引出的伪迹。

CNV 测听必须在暗而安静的电屏蔽隔声室内进行,背景噪声小于或等于 22dB,测试期间患者舒适地躺在床上,电极为银盘电极,放置方法基本上与 SVR 相同,但颅顶电极一般放置前额发际处。

CNV 的形成过程如图 13-5 所示,CNV 的幅度决定于受试者的注意力和"期待"程度。CNV 的波形如图 13-6 所示。

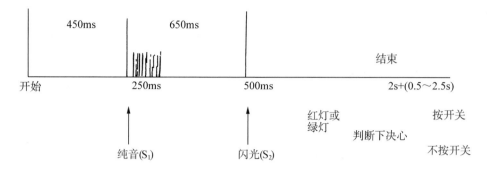

图 13-4　CNV 模式的刺激条件和分析方框图测试方法

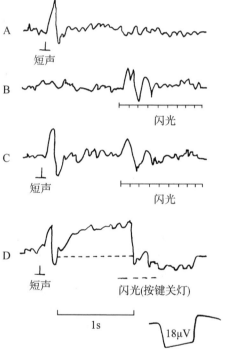

图 13-5　CNV 条件反射形成过程

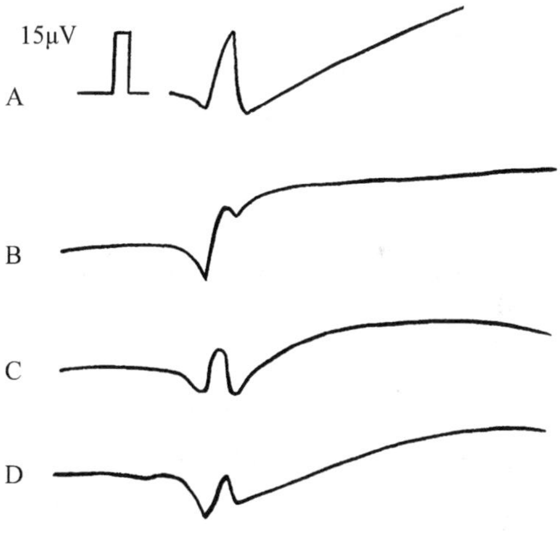

图 13-6　一些常见的 CNV 波形

二、临床应用

1. 确定听觉功能　反映整个听觉径路的功能状态。

2. 听阈测定　可用纯音或言语声作为刺激，CNV 反应阈与行为法测试听阈接近，如图 13-7 和图 13-8 所示。但缺点是受试者必须配合，故精神病患者无 CNV。

3. 对运动协调整合机制的研究　因为 CNV 实际上波形是一种有指向目的的预期认知过程所反映的。下颌和舌运动时的典型 CNV 波形为双向延伸负波，但当有其他运动参与时，发现伸手时的平均 CNV 振幅较其他动作电位明显低，而侧向运动时 CNV 的振幅明显高于闭嘴，提示动作的复杂性可影响 CNV 的振幅，因此 CNV 可用来研究额叶

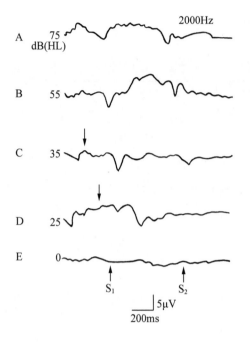

图 13-7　听阈测定

患者,男,49 岁,2kHz 的纯音主观听阈 25dB,B 的 CNV 振幅高于 A 的 CNV 振幅,C 和 D 出现早期负相波(箭头所示),D 为反应阈值。

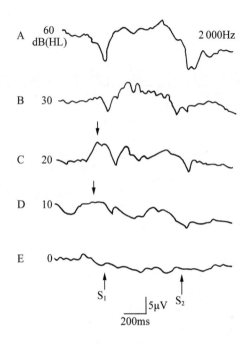

图 13-8　听阈测定

患者,男,34 岁,2kHz 的纯音主观听阈 15dB,C 和 D 示早期负相波(箭头所示),D 为反应阈值。

运动区支配下颌和舌运动神经元之间的整合机制。

有研究曾要求受试者站立时在警告刺激和反应刺激之间完成不同间隔的双向快速上臂运动,记录 CNV 以观察中枢神经系统的动力预备状态和预期姿势的肌肉激活状态,结果表明,预期时间为 2.0s 和 3.0s 时,晚期 CNV 无明显差异,但在 3.5s 时振幅明显偏低,提示在 3.5s 时较难预知反应时间,姿势肌肉激活状态的整合上无明显改变。

(李兴启　韩　硕)

参 考 文 献

[1] 李兴启,于黎明. CNV 测听法及其改进. 心理学报,1986,4:413-416.

[2] 殷善开,姜泗长,邵殿华,等. 脉冲角加速度刺激诱发中长潜伏期电位. 中华耳鼻咽喉科杂志,1996,31(4):214-218.

[3] Alvarenga Kde F,Duarte JL,Silva DP. Cognitive P_{300} potential in subjects with Diabetes Mellitus. Rev Bras Otorrinolaringol(Engl Ed),2005,71(2):202-7. Epub 2005 Aug 2.

[4] Ceballos NA,Houston RJ,Hesselbrock VM,Brain Maturation in Conduct Disorder versus Borderline Personality Disorder. Neuropsychobiology,2006,53(2):94-100.

[5] Dichter GS,van der Stelt O,Boch JL,Relations among intelligence,executive function,and P_{300} event related potentials in schizophrenia. J Nerv Ment Dis,2006,194(3):179-187.

[6] Maeda K,Fujiwara K. Effects of preparatory

period on anticipatory postural control and contingent negative variation associated with rapid arm movement in standing posture. Gait Posture,2006 Feb 24.

[7]　Musiek FE,Froke R,Weihing J. The auditory P$_{300}$ at or near threshold. J Am Acad Audiol, 2005,16(9):698-707.

[8]　Polich J,Corey-Bloom J. Alzheimer's disease and P$_{300}$：review and evaluation of task and modality. Curr Alzheimer Res,2005,2（5）：515-525.

[9]　Shimizu H,Saito H,Hoshiyama M. Characteristics of processing for trait adjectives in depressive persons：an event-related potential study. Nagoya J Med Sci, 2006, 68 (1-2)：27-33.

[10]　Yoshida K,Iizuka T. Contingent negative variation elicited before jaw and tongue movements. J Oral Rehabil,2005,32(12):871-879.

第14章　听神经病的电生理学表现特征

近年来逐步引起人们关注的听神经病（auditory neuropathy，AN），其听功能变化特点是听觉诱发电位研究的热点。听神经病是具有独特临床表现的疾病，其主要表现为时域听觉处理能力的下降，外毛细胞（outer hair cells，OHC）功能不受影响。根据近年的文献报道，AN 在已确诊重度和极重度听力损失患者中的患病率可达 10%，在高危新生儿中这一比例甚至可达 40%。按照聋病发生率（0.3%）以及重度听力损失患者中的 AN 患病率（10%）粗略计算，每年我国新增 AN 患儿约 3000 例。其病变机制可能包括内毛细胞（inner hair cells，IHC）、突触以及耳蜗传入神经三个环节中的一个或两个以上环节出现功能障碍。如何通过 AN 的电生理学变化特点及其形态学研究探讨其病变部位，是迫在眉睫的问题。

第一节　听神经病的命名及病因学

一、听神经病的发现及命名

早在 20 世纪 80 年代，听性脑干反应（auditory brainstem response，ABR）开始普遍应用于临床听力检查时，即有研究人员发现极少数患者的 ABR 波形或阈值与其纯音测听结果并不吻合。例如，Worthington 等发现 4 例患者听力尚可，但 ABR 无法引出或者阈值与纯音听阈极度不符。Krause 等观察了 48 例Ⅲ波和Ⅴ波缺失的患者，其中有 7 例患者听力正常或者仅为中度损失，与 ABR 结果不符，但所有患者证实均无脑干损伤。Chisin 等报道 9 例新生儿高胆红素血症患儿伴有听力损失，其耳蜗微音电位（cochlear microphonics，CM）存在而 ABR 缺失。在当时，对此有不同解释，有的认为这是由 ABR 技术限制造成，有的认为 ABR 缺失可能代表一种新的外周听觉病变，但未引起更广泛的关注与讨论。

20 世纪 90 年代，再次有研究人员报道了类似患者。Starr 等 1991 年报道了 1 例患者，听力学检查显示 ABR 缺失和中等程度的低频下降，言语识别能力下降，声反射引不出，耳蜗微音电位（CM）和耳声发射（otoacoustic emissions，OAE）正常。心理物理学研究表明时域线索感知（如言语理解、间隔感知、掩蔽级差、低频辨差阈等）受到损害，而强度和频率线索的感知不受影响。作者认为此类病变的可能位置包括听神经和（或）突触、IHC 以及少量 OHC。1992 年，顾瑞等报道了 16 例不能用耳蜗病变解释的双侧感音神经性听力减退的患者。这些患者听力损失以低频为主，有明显的言语听力障碍，言语识别率不成比例地明显低于纯音听阈。其中 13 例无法引出 ABR，3 例 ABR 显著异常。除 2 例证明脑萎缩或者脑干肿瘤外，其余 14 例未见神经系统病变证据。

Starr 等对于此类患者进行了跟踪研究，在其 1996 年报道的 10 例耳蜗功能完好、听觉时域处理能力差的患者中有 8 例（80%）证实伴发听神经病变。据此，Starr 等认为此类患者病理改变与外周感觉神经病变类似，包括传入神经阻滞（神经纤维损失）、脱髓鞘及残存听神经的不完全髓鞘化等。Starr 也首次提出了"听神经病"（auditory neuropathy）这一概念，用来描述听神经功能受损而耳蜗 OHC 功能完好的一类听觉疾病。这一术语与当时的临床观察结果是相符的。1 例 MPZ 基因突变伴外周听神经病变患者后来的颞骨解剖结果也确实显示神经元大量缺失而 IHC、OHC 保存完好。

近年来，越来越多的临床证据表明，在具有听神经病临床表现的患者中，真正患有听神经病变的比例在 20% 以下。Buchman 等 2006 年报道了对一组具有典型 AN 电生理检测结果的患儿的磁共振成像（magnetic resonance imaging，MRI）研究结果，发现 18%（9/51）患儿存在耳蜗神经较细或者缺失。王锦玲等对 376 例确诊为听神经病的患者进行了回顾性分析，其中伴发听神经系统疾病者 36 例，占全部 AN 患者的 9.57%；Berlin 等报道的 260 例确诊 AN 的患者中有 20 例伴有外周神经疾病，占 7.7%。这说明伴发神经系统病变的 AN 患者在全部 AN 患者中所占比例要远低于最初 Starr 提出 AN 概念时的比例。很多报道也都证实了所谓听神经病是一组具有相同听力学表现但病因和病理状态不同的疾病。神经干、IHC、突触等不同位置的病变均可导致相似的临床表现。

由于人们逐渐认识到此类患者的病变部位并非完全局限于听神经本身，甚至更多集中于听神经以前的突触或 IHC，因此关于这类疾病的命名一直处于争议之中。表 14-1 列出了不同研究者提出的听神经病的命名方法及其解释，包括 I 类传入神经元功能障碍、听神经病/听觉失同步化及神经性听力损失等。

表 14-1 听神经病的命名

中文命名	英文命名	提出者	提出年份	命名理由
中枢性低频听力减退	central low frequency hearing loss	顾瑞	1992、2000	脑干听觉神经径路功能障碍可伴有耳蜗病变和（或）耳蜗神经病变。这一症状群可出现在不同病因所致的第Ⅷ脑神经疾病和脑干病变
听神经病	auditory neuropathy	Starr 等	1996	10 例耳蜗功能完好、听觉时域处理能力差的患者中有 8 例（80%）证实伴发听神经病变
听神经病	auditory neuropathies	Hood	1998	从第Ⅷ对脑神经至皮质的疾病都可称为听神经病，现在这一词专用于 OHC 至脑干间听径路的外周部分的功能障碍
I 类传入神经元功能障碍	type I afferent neuron dysfunction	Berlin	1999	病变部位可能在毛细胞，传入突触及部分传入神经纤维
耳蜗神经病	cochlear neuropathy	Sheykholesslami	2000	第Ⅷ脑神经听支受累
神经性听力损失/听神经传导病变	auditory neural conduction disorder	Rapin 等	2006	根据目前鉴别手段不明确的现状，提出此称谓
听神经病/听觉失同步化	auditory neuropathy/auditorydys-synchrony	Berlin 等	2001、2003	根据临床表现命名，避免在病变位置尚不清楚时将各种亚型混淆

（续　表）

中文命名	英文命名	提出者	提出年份	命名理由
听神经病谱障碍	auditory neuropathy spectrum disorder	Panel of Como Conference	2008	①"听神经病"虽不确切,但在专业人员、患者及助听器人工耳蜗厂商中应用较多,被广泛接受,因此命名中仍保留"听神经"的提法;②此病在日常言语交流中的障碍呈谱系样表现,既有轻微障碍(仅在噪声下聆听困难),又有重度和极重度的聆听困难;③"谱"(spectrum)这个词将此病的不同病变部位包含进来,不仅仅局限于听神经

Rapin 和 Gravel 认为,除非能明确证明具有听神经的损伤,"听神经病"的称谓是不恰当的。他们建议将称谓与病变部位对应起来,提出了一系列感音神经性听力损失的命名方法:"感音性聋(sensory hearing loss)",指毛细胞损伤;"听神经病(auditory neuropathy)",指螺旋神经节及第Ⅷ脑神经轴突病变;"中枢性聋(central hearing loss)",指听觉中枢通路病变(包括耳蜗核、下丘、内侧膝状体及听皮质)。这一系列的命名术语是基于明确的病变部位的,在目前 AN 病变部位难以确定的现状下,并不具有实际意义,而且所谓"毛细胞损伤"在内、外毛细胞又有不同的表现,归为一类是否合适也有待论证。因此,他们又提出使用较为宽泛的"神经传导病变"来描述。还有学者采用"听神经病/听觉失同步化(auditory neuropathy/auditory dys-synchrony,AN/AD)"这样双重含义的术语。而 Gibson 等认为,影像学、电生理学以及基因检测方法的联合应用应该能够区分不同的病变部位。据此他们认为使用 AN/AD 这样多重意义的术语反而容易造成混淆。2008 年,在意大利举行的国际听神经病诊断与干预大会上,与会的听力学家、听力师、遗传学家、儿科医师等共同制定了儿童听神经病的鉴别诊断和干预指南。在指南中,这种特殊类型的疾病被赋予了一个新的概念:听觉神经病谱障碍(auditory neuropathy spectrum disorder,ANSD)。

目前主流的命名方法包括 AN 和 ANSD 两种,考虑到使用"听神经病"这个词能够很好地概括病变位置位于外周听神经的这类病变,并且相对便于临床应用,因此本文均采用"听神经病"或"AN"指代此类患者。

二、听神经病流行病学和临床病因学

听神经病是近 20 年来逐渐引起研究者关注的一类特殊疾病,其患病率近年来屡有报道。在确诊具有听力损失特别是重度到极重度感音性听力损失的患儿中,AN 的患病率集中在 7% ~ 13.4%,平均在 10% 左右。而当以接受筛查的新生儿整体作为研究基数时,AN 的患病率在 1% 以下。或可推断,AN 是一种与遗传因素和围产期因素密切相关的疾病,在高危患儿中发病率约 10%,在出生时即可早期检出,在听力筛查未通过的患儿以及听力高危患儿中应提高警惕。

越来越多的证据表明,具有相似临床表现的听神经病患者,可能是源于不同病因造成的 IHC、突触或听神经的病变。造成听神经病变临床表现的病因多种多样,已知的包括新生儿高胆红素血症、神经退行性变疾病如 Friedreich 运动共济失调、代谢性神经疾病、遗传性运动神经元疾病如 Charcot-Marie-Tooth syndrome(CMT 综合征)、神经脱髓鞘病变、炎性神经病变、缺血/缺氧性神经病、脑积水、大脑性麻痹、神经递质释放异常、传染性疾病,如腮腺炎等、自体免疫性疾病、发育延迟,等等。根据最近的一些文献系统评价,新生儿高胆红素血症和缺氧是最主要的两大危险因素。遗传因素引起的 AN 患儿也越来越多见。已发现一系列 AN 病相关基因,与综合征型 AN 相关的基因有十余种,非综合征型听神经病的相关基因有 *OTOF*、*PJVK*、*SLC17A8*、*DIAPH3*,等等。

三、听神经病临床诊断

AN 患者的临床特征存在很大的差异。在临床上,听神经活动的损害通常表现为 ABR 的异常或缺失,以及镫骨肌声反射引不出或阈值升高,对侧白噪声抑制现象减弱或消失等。正常的耳蜗功能则表现为耳声发射(OAE)或耳蜗微音电位(CM)的引出。心理物理学测试方面 AN 也具有独特的特点,包括时域处理能力的下降、噪声下言语识别困难、言语识别率与纯音听阈不成比例地下降等。

AN 患者的主诉或功能性听力损失多通过心理物理测试得以体现,但由于心理物理测试需要患者的配合能力,因此这些功能性障碍可能只反映了能够配合测试的大龄或成年患者的情况。在文献报道的听神经病患者中,纯音听力损失程度从轻、中度到重度、极重度不等,但以轻中度听力损失为主,通常超过 50%。听力图类型亦多种多样,在现有报道中,上升型听力图(即 1 kHz 以下低频损失较重,2、4、8 kHz 受累较轻)占有相当的比例。言语识别方面的障碍是 AN 患者面临的最大困难,典型的表现为"言语识别能力与听力损失程度不相符"以及"噪声下识别差"。根据 Liberman 和 Guinan 1998 年提出的抗噪声模型,中耳鼓室肌反射和橄榄耳蜗束反射对于噪声下听觉具有重要作用。在 AN 患者中,这两个反射都被破坏,即失去了传出抑制功能。这可能是噪声下言语识别差的原

因。国内研究者亦有类似发现。AN 患者言语识别方面的困难主要缘于时域处理能力的损害。根据曾凡钢等在 2005 年的研究,AN 患者在低频(125~4000Hz)的频率下分辨能力明显受损。在高感觉级声强下,患者的时域间隔感知能力明显降低,而在低感觉级声强下则正常。受损的时域线索感知能力包括:低频频率分辨力、时域间隔感知、时间整合、时域调制感知、前摄和后摄掩蔽、噪声下信号识别、双耳节拍、根据时间差进行声源定位等。另一方面,AN 患者对强度线索如响度分辨力、根据双耳级差进行声源定位等则与常人无异。

目前听神经病的临床诊断中,唯一公认的必要条件是"ABR 缺失或极度异常"。这一指标反映了听神经通路活动同步性的丧失或异常。目前所有纳入 AN 研究的患者都具有这一共同的临床表现。所谓极度异常,多指根据纯音听阈预估的 ABR 波形不完整,以及纯音听阈与 ABR 阈值相差悬殊。这是最具特征性的 AN 临床表现。

另一个必要条件是"OHC 功能完好"。但这属于微观本质。对应于宏观现象,表现为耳声发射(OAE)或者耳蜗微音电位(CM)两者至少存在一种。OAE 起源于 OHC 已经公认。CM 不仅仅包含 OHC 成分,IHC 在 CM 中也占有一定比例。这使得在 OAE 不能引出的情况下,CM 的引出不能成为"OHC 功能完好"的确切指征。有研究者认为 CM 输入/输出曲线(I/O 曲线)的线性度能够反映 OHC 的存在与否。当 I/O 曲线呈现良好线性时,证明 OHC 的压缩特性消失,CM 主要产生于完好的 IHC;当 I/O 曲线呈现明显非线性时,证明 OHC 完好,虽然 IHC 是否病变不得而知,但结合 ABR 结果即可判定是否存在 AN 的病变。何谓"线性度良好"以及"明显非线性"尚无统一的量化指标,还需在临床检测中进一步验证和规范化。

上述两个临床表现同时出现是区别于通常意义上的感音神经性听力损失、确诊 AN 的充分必要条件。所有关于此类患者的临床现象以及病理机制的讨论都是以这两个临床表现作为基础的。几乎所有关于听神经病的文献研究对象均根据这两个条件确定。联合使用 ABR、CM、OAE 测试，可确定 OHC、听神经、听觉脑干通路上一个或几个环节是否有病变。但目前临床上尚没有公认的可区分 IHC 以及突触前、突触后病变的电生理诊断方法。

除此以外，目前意义上的 AN 患者内部存在很大的个体差异。AN 可以发生于新生儿听力筛查期间，也可发生于青少年时期。患儿听力可能恢复（特别是新生儿高胆红素血症的患儿），可能长时间保持稳定，也可能进一步恶化，甚至后期显示 OHC 受累，也有部分患者的听力呈波动性。部分 AN 患儿即使在较低的信噪比下也能获得相对不错的识别得分。一些特殊的病例还表现为单侧听神经病、温度敏感性听神经病、听神经病家系等。但这些特征性的 AN 临床表现都不具有绝对的普遍性，也就是说尚未发现所有 AN 个案都遵从的第三种临床表现。但依据这些临床表现，或可从不同的角度将 AN 患者划分为不同的类型。通过研究不同类型 AN 患者的共性和个性，研究不同临床表现之间的区别与联系，以及研究不同类型患者的干预效果，可对揭示 AN 临床现象背后隐藏的本质问题提供必要信息和有力证据。

四、听神经病的神经生物学机制

国外大多数学者认为听神经病的病变部位为从 IHC 至中枢的传入神经通路，包括 IHC、IHC 下传入突触、螺旋神经节、神经纤维、第Ⅷ对脑神经及与上述部位相关的部分。我们认为应首先考虑 IHC 的损伤，其主要依据如下：①大多数病例听力学表现为 OAE 正常，说明 OHC 功能完好，因为耳声发射的声能量来自于 OHC；而 ABR 缺失或严重异常表明 IHC 完全受损或大部分受损，因为 ABR 的波Ⅰ主要来源于耳蜗传入神经。②自 20 世纪 90 年代起，很多研究报道人工耳蜗植入听神经病患者取得了一定临床效果，这表明听神经病患者仍存在一定比例的正常传入神经末梢。其病变部位可能在耳蜗毛细胞，传入突触及部分传入神经纤维。③Sawada 等通过给灰鼠的气管插管中造成一死腔建立缺氧的动物模型，并进行听功能检测，发现瞬态诱发性耳声发射（transiently evoked otoacoustic emissions，TEOAE）和畸变产物耳声发射（distortion product otoacoustic emissions，DPOAE）几乎没有改变，而 ABR 阈值明显升高；同时进行形态学观测，发现 IHC 有空泡形成，静纤毛肿胀、排列紊乱，OHC 正常。上述实验说明缺氧可引起与听神经病一致的听力功能改变，故推测其病变部位也与听神经病相似。④Puel 等观察到在缺血、缺氧、噪声刺激等条件下，兴奋性神经递质谷氨酸在耳蜗 IHC 与传入神经间的突触中过度堆积，产生兴奋性毒性，导致 IHC、其后突触、传入神经纤维空泡形成、肿胀、变性。因此，有研究认为将听神经病视为耳蜗传入通路疾病更确切，其病因之一可能与谷氨酸的兴奋性毒性有关。

1. 耳蜗中谷氨酸-谷氨酰胺（Glu-Gln）循环障碍 听神经病究竟是一种独立存在的疾病，还是其他多种疾病所指的临床表现的一部分，仍有很多争论。我们考虑听神经病的病变机制可能为上述病因中任何一种病理条件下，破坏了耳蜗谷氨酸-谷氨酰胺循环中的某一环节。此循环包括 IHC 释放谷氨酸，支持细胞上的谷氨酸-天冬氨酸转运体（glutamate-aspartate transporter，GLAST）将其转运进入支持细胞，并在谷氨酰胺合成酶的作用下转变为谷氨酰胺，谷氨酰胺被释放到细胞外，经 IHC 摄取后，在磷酸激活的谷氨酰胺酶的作用下又重新合成谷氨酸，完成循环。上述循环机制被破坏就会导致谷氨酸过量堆积,产生兴奋性毒性,出现一系列临床症状,并引起相应的听功能改变。正如在缺血、缺氧、噪声损害等条件下,兴奋性神经递质谷氨酸在耳蜗传入神经突触间堆积,造成听力受损,听功能异常一样。Li XQ 等报道证实离体 IHC 在谷氨酸的作用下,胞内钙离子浓度增加,造成钙离子超载。且随谷氨酸浓度增加,IHC 水肿、变性。

2. NICU 新生儿 AN 发病机制　新生儿重症监护病房(newborn intensive care unit,NICU)新生儿的病因较多,但调查表明,对听力造成影响的主要是核黄疸、高胆红素血症、极低体重新生儿、缺氧缺血及细菌性感染等。本文以多见的高胆红素血症为例,探讨其发病的机制及其定位。尽管林建云等在对新生儿黄疸患儿听力筛查时发现,生理性黄疸组 DPOAE 通过率明显高于病理性黄疸组,证明病理性黄疸对耳蜗 OHC 功能有影响;但宋鹏等在检测急性高胆红素血症动物模型的复合动作电位(compound action potential,CAP)时发现,CAP 的 N_1 波潜伏期延长,CM 和 DPOAE 有一定的幅度下降,因为 CAP 的 N_1 和 ABR 的波Ⅰ同源,故可以提示听觉外周受损;CAP 的 N_1 的潜伏期延长,则说明 IHC、IHC 下突触及突触后(螺旋神经节)三个环节中的一个或两个以上环节出现障碍,因此,高胆红素血症患者耳蜗传入通路有损伤;另外,听觉系统的发育顺序是从外周向中枢发育,耳蜗及其传入神经主要在出生前发育,故高胆红素血症更容易引起外周听觉损伤;因此通过 ABR 波Ⅰ潜伏期的检测,也许会对生理性还是病理性黄疸的早期鉴别诊断提供客观依据。

对 Gunn 大鼠的研究表明,螺旋神经节、听神经、耳蜗核是胆红素的易损部位,免疫反应染色结果发现钙结合蛋白和肌钙蛋白在上橄榄核和耳蜗核明显减少,其他中枢核团接近正常。因此,监测 ABR 各波潜伏期的变化是非常必要的。

胆红素对神经细胞的毒性作用有聚集、结合和沉淀三个步骤。早期患者可无临床症状,但会引起 ABR 变化,其损伤机制为影响神经细胞的氧化磷酸化、DNA 合成、神经递质的合成和突触传递,或抑制 Na^+-K^+-ATP 酶的活性,使神经传导速度减慢,先后侵及周围神经和中枢。当然 NICU 中其他因素引起的 AN 其发生机制不尽相同,需要分别做深入研究。

3. 遗传性 AN 发生机制　随着遗传学的深入研究,遗传因素引起的 AN 患儿越来越多见。基因突变也是某些听神经病表型的致病原因。特别是非综合征性语前聋 AN 患儿,基因突变往往是重点考虑的病因。目前已报道的与听神经病可能相关的基因如下。

(1)OTOF:其编码的 Otoferlin 蛋白在成年小鼠耳蜗中仅在 IHC 中表达,并且集中表达于 IHC 基底外侧部,是 IHC 突触前结构的重要组成部分。这一蛋白参与内耳 IHC 基底部的突触前膜囊泡与膜的融合。有学者认为,Otoferlin 为 IHC 突触前结构的组成部分与传入神经元的树突形成结构独特的带状突触,Otoferlin 缺乏的小鼠表现为极重度听力损失。IHC 与传入神经元之间的带状突触形态保持正常,Ca^{2+} 流通也正常,但突触囊泡对 Glu 的胞吐作用完全停止,推测 Glu 释放减少,与突触后 Glu 受体相结合减少,引起的神经冲动自然减少。如果说,神经纤维对肌肉有营养作用是通过神经递质完成的,那么 Glu 可能也对突触后耳蜗传入神经纤维有营养作用,这种营养作用的减弱也许会影响到突触后膜,使其产生退行性病变,这也许就是 AN 患者渐进性听力损失产生的原因之一。临床上,此基因的突变可导致一种非综合征型的感音神经性耳聋,听力学表现为听神经病,听力损失多为重度到极重度,言语理解能力损害严重,ABR 引不出,OAE 可引出。OTOF 基因突变引起的病变局限在 IHC 突触,患者没有其他外周及颅内神经病变。

(2)SLC17A8:SLC17A8 基因负责编码 IHC 内囊泡谷氨酸转运载体 3(VGluT3),即当 Glu 在 IHC 内合成后,首先通过 VGluT3 进入囊泡,如果 SLC17A8 缺失或突变,则 IHC 中转入囊泡的 Glu 减少,作为一种传入兴奋性递质,它的减少明显使突触后神经冲动减少,造成听力损失减少,Sael 等在敲除 SLC17A8 的小鼠模型时发现听力损失严重且在耳蜗螺旋神经节早期发现了退化;然而 Ruel 等对敲除 SLC17A8 基因外显子的小鼠突触囊泡转运正常,扫描电镜观察表明内外毛细胞形态正常,IHC 在数量上无明显减少。

(3)PJVK:PJVK 基因由 Delmaghani 等发现并命名,也称为 DFNB59 基因,位于染色体 2q31.1-2q31.3 区域,DNA 序列全长 9800bp,含有 7 个外显子,其中第一个外显子为非编码外显子。编码 pejvakin 蛋白的 PJVK 基因在小鼠耳蜗柯替器螺旋神经节细胞以及前三级听觉传入通路(耳蜗核、上橄榄核复合体、下丘)的神经主细胞中均有表达,而在神经束中无表达,在产生 12d 左右,pejvakin 蛋白仅在 IHC 中微弱而短暂的表达。但其功能研究中发现,有 PJVK 基因的 Sirtaki 小鼠其前庭功能异常,听力进行性下降,ABR 阈值升高,各波潜伏期延长,DPOAE 大部分频率未引出。然而,2006 年 Delinaghani 等报道携带 PJVK 基因 547C>T 突变的 AN 小鼠则不伴有前庭功能异常,有听力损失但非渐进性下降,DPOAE 正常,这种差异有待进一步深入研究。不过在临床上,许多遗传性 AN 家系中确实发现不少典型的 AN 患者存在 PJVK 基因突变。如果根据上述 PJVK 表达定位在听觉传入通路,那么通过听觉生理指标(如 CAP、CM、SP 和 ABR 等)的检测,才能进一步证实上述事实。

(4)TMEM126A:该基因编码一种线粒体蛋白,有 4 个跨膜域,以及一个与 TMEM126B 相同的功能域。导致常染色体隐性视神经和听神经病。

(5)WFS1:该基因是目前报道的两个与遗传性低频听力减退相关的基因之一,定位于人的染色体 4p16 上。WFS1 基因在内耳各种细胞中也均有表达,其功能与担任细胞内、外离子转运功能的微管网状组织密切相关,直接影响内耳的生理功能。该基因的突变杂合子可以引起常染色体显性遗传病低频感音神经性听力损失。

(6)DIAPH3:该基因位于人类 13q21.1-21.3,有 28 个外显子,编码 1193 个氨基酸,该基因的突变可能导致听神经病。该基因编码的蛋白影响树突的功能。

(7)MPZ:该基因位于人类 8q23,全长约 7kb,6 个外显子,编码 249 个氨基酸,是遗传性感觉运动性神经病(heredity sensory motor neuropathy,HSMN)的致病基因。其突变也可导致听神经病表型。颞骨解剖结果证实 MPZ 基因突变伴外周听神经病变患者神经元大量缺失而 IHC、OHC 保存完好。

(8)PMP22:该基因突变常可致不完全髓鞘化、神经传导损伤并造成神经性听力损失,即腓骨肌萎缩症(CMT),其听力学表现为听神经病。

第二节　听神经病的电生理学特征

在第一节"听神经病的命名及病因学"中曾粗略提及 ABR、CM、OAE 等电生理指标作为诊断指标。为进一步探讨 AN 的病变部位,本节着重论述 AN 在耳蜗水平和中枢水平的全方位听觉电生理学表现及其特点。

一、AN 定位及其电生理学的基础研究

1. **选择性破坏 OHC 后，耳蜗微音电位 (CM) 的变化特点**　孙伟仿 Dallos 的方法做豚鼠载体耳蜗 OHC 的胞内记录时，胞内 CM 的输入/输出函数曲线(I/O)呈非线性。如果噪声 100dB SPL 暴露后，其胞内 CM 的 I/O 呈线性特点。在正常情况下，做中阶场电位记录时 CM 的 I/O 曲线也呈非线性，提示中阶记录的 CM 来源于毛细胞的胞内电位。

孙伟等观察到当豚鼠在 100dB SPL 的噪声下暴露 2h 后，在豚鼠圆窗龛记录的 CM 大幅度下降，I/O 曲线呈线性特点；形态学实验证明，OHC 的胞质中可见空泡，溶酶体增多，而 IHC 正常。孙勍、李兴启等观察到，在强脉冲噪声暴露后，扫描电镜观察结果提示 IHC 纤毛保存完整，OHC 纤毛全部消失，网状板已破坏，可见 CM 主要来源于 OHC；而 CM 的 I/O 曲线呈线性特点则是 OHC 损伤而 IHC 完好的表现。

2. **选择性破坏 IHC 后耳蜗微音电位 (CM) 变化特点**　Puel 等观察到缺血、缺氧、噪声刺激等条件后，兴奋性神经递质谷氨酸(Glu)在耳蜗 IHC 与传入神经间的突触过度堆积，产生兴奋性毒性，导致 IHC、与之相连的突触和传入神经纤维空泡形成、肿胀、变性。Sawada 等用浓度分别为 $0.1\mu mol/L$、$1\mu mol/L$ 和 $10\mu mol/L$ 谷氨酸对灰鼠耳蜗进行灌注，结果 CAP 无明显下降，CM 和 DPOAE 幅度无改变。孙勍等在豚鼠全耳蜗灌流 $10\mu mol/L$ 谷氨酸后，发现 DPOAE 无改变；ABR 波 I 潜伏期延长，但 I～Ⅲ 波间期未改变，CM 幅度下降，但其非线性特点无改变；CAP 反应阈平均升高 35dB；IHC 及其下方神经纤维出现空泡。提示选择性破坏 IHC 后，由于 CM 主要来源于 OHC，一小部分来源于 IHC，所以 CM 的 I/O 非线性特点未改变(原由 OHC 的主动机制)，只是其幅度有所下降。这可能是仅损伤 IHC 的 AN

模型的 CM 主要表现特点。

3. **耳蜗总和单位(SP)产生机制**　Davis 曾提出耳蜗总和电位(summating potential, SP)是耳蜗内部许多非线性机制多成分的总和，故名。SP 是一直流变化的感受器电位，因此，必然与耳蜗中的毛细胞(IHC 和 OHC)相关。从理论上来说，IHC 的胞内记录为正电位(因为 IHC 只产生去极化)，因此，在 IHC 以外的周围可记录到 -SP，即 -SP 来源于 IHC；OHC 可产生超极化，因此，在 OHC 外可记录到 +SP，即 +SP 来源于 OHC。

李兴启等成功造模观察了 +SP 和 -SP 的变化特点及相互关系，在豚鼠的耳蜗圆窗龛处置银球慢性记录电极，用短声诱发 -SP 和 AP 复合波；用短纯音(上升/下降时间为 2ms，持续平台时间为 10ms)刺激可记录到各频率(0.25～20kHz)的 +SP；在 176dB SPL 的脉冲噪声暴露后，动态观察 +SP 和 -SP 的幅度变化，发现在暴露后即刻 -SP 的绝对值增大，+SP 的幅度下降，而随着恢复时间的延长，-SP 的绝对值幅度减小，+SP 逐渐恢复正常，故可推测在中阶或圆窗龛记录到的 SP 应是 -SP 与 +SP 的代数和；而且在实验过程中我们发现 -SP 的出现与 CAP 的阈移有一定关系，即当 ST≥30dB 时，才出现优势 -SP，提示此时 OHC 功能受损，与 Dallos 的结论 OHC 主要感受 0～40dB SPL 的声强基本吻合。Li XQ 等用豚鼠急性缺氧模型观察了 +SP 和 -SP 的互相转换特点，在缺氧前，用短纯音诱发的 SP 为低的 +SP；当急性缺氧 5min 后 +SP 消失，只出现优势 -SP；再给氧时 -SP 消失，+SP 出现。我们知道 OHC 比 IHC 对缺氧更敏感，可见缺氧时 OHC 功能受到抑制而 IHC 功能正常的情况下出现优势 -SP，进一步说明 -SP 来源于 IHC。Zheng 等曾用灰鼠注射卡铂造模，结果表明卡铂会选择性破坏灰鼠的 IHC，-SP 消失，提示 IHC 的电活动

是一SP 的主要来源。当然,也要考虑其他非线性机制成分的参与。

二、听神经病患者的临床电生理学特征

耳蜗微音电位(cochlear microphonics,CM)、总和电位(summating potential,SP)、听神经复合动作电位(compound action potential,CAP)、听性脑干反应(ABR)、听觉稳态反应(auditory steady-state response,AS-SR)和皮质听觉诱发电位(cortical auditory evoked potential,CAEP)提供的电生理学信息很可能有助于区分不同亚型的听神经病,为临床干预提供依据。

1. 听性脑干反应(ABR) 冀飞等比较了 AN 患者中的交替短声诱发 ABR 波形。ABR 仅 15.6% 引出部分可重复波形。84.4% 的 AN 患耳 ABR 波形杂乱,没有重复性,Ⅰ、Ⅲ、Ⅴ波完全引不出。能引出波形的耳在高强度波形分化一般:一部分患者未见Ⅰ波分化,可见Ⅲ、Ⅴ波,但分化较差,需要反复叠加方可确定重复性;另一部分患者可见Ⅰ波重复但未见Ⅲ、Ⅴ波分化,Ⅰ波潜伏期正常,较感音神经性听力损失(sensorineural hearing loss,SNHL)对照组的Ⅰ波潜伏期略短。

图 14-1A 和 14-1B 分别是 1 例 AN 患耳的耳蜗电图(electrocochleography,ECochG)和 ABR 波形,可见耳蜗电图-SP 和 CAP 分化明显,信噪比较高,-SP 幅度高于 CAP 幅度,CAP 潜伏期 1.68ms;ABR 仅见低幅度Ⅰ波重复,信噪比较低,潜伏期约 1.6ms,没有可重复Ⅲ、Ⅴ波引出。图 14-1C 和图 14-1D 是另 1 例 AN 患耳的波形,耳蜗电图同样呈现清晰的-SP 和 CAP 分化,ABR 则未见任何波分化。图 14-1E 和 14-1F 是 1 例对照组感音神经性患耳的波形,可见良好耳蜗电图和 ABR 各波形分化。

脑干神经元能够探测到的神经冲动应该具有较同步的发放速率,大部分 AN 患者

ABR 波形的缺失是听觉脑干通路同步性变差的反映。但 ABR 属于远场记录,通常采用的表面电极记录到的反应幅度较小,电极与皮肤之间的阻抗引入的干扰相对幅度较高,导致信噪比降低。因此,即便病变并未完全致使脑干通路的同步反应消失,也会由于记录到的反应幅度小、信噪比低而致其波形被干扰淹没。从图 14-1 可以看出,在相同的显示比例下,耳蜗电图 CAP 的波幅明显高于 ABR 波幅。但正是由于对于神经失同步化的敏感性,ABR 目前仍是确诊 AN 的必要手段。本研究 32 例 AN 患耳中,虽有 5 耳 ABR 可引出,但波形分化不好,且阈值均在 90dB nHL 以上,与 2~4kHz 纯音听阈相差较大,证明其脑干听觉通路上确实存在时间同步性损失。大多数听神经病患者声诱发的 ABR 缺失,能够引出者其波形也极度异常,阈值与听力图无相关性。因此声诱发 ABR 结合耳蜗功能测试,可以用于确诊 AN,但不能预估 AN 的严重程度。但一些研究报道发现电诱发听性脑干反应(electrically auditory brainstem response,EABR)与植入人工耳蜗之后的听力和言语感知相关。此外,对于通过主诉或心理物理学检查怀疑 AN 的患者,无论 OAE/CM 是否正常,如果 ABR 能够引出波形,都应测试 ABR 阈值,以避免误诊。

2. 耳蜗电图(ECochG) 正常生理条件下,OHC 活动使基膜振动增强,引起 IHC 去极化,释放突触递质,产生兴奋性突触后电位(excitatory posts synaptic potentials,EP-SP),最终产生神经动作电位。这一系列的生理活动产生的细胞外电位包括 CM、SP 和 CAP。CM 是一种能跟随刺激声波形的感受器电位。当 OHC 的纤毛弯曲导致离子通道打开时,OHC 出现去极化和超极化,CM 即产生于此时的 OHC 膜电位。特别是使用低频刺激声时,IHC 的贡献很小。总和电位(SP)是一个胞外直流感受器电位,由 OHC 和 IHC 共同产生。根据刺激强度和频率的

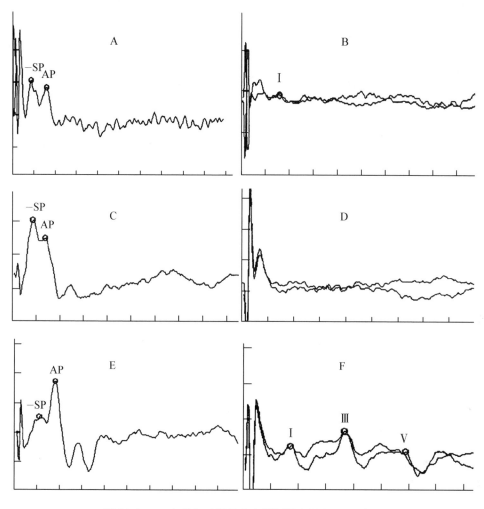

图 14-1　AN 患者和对照组患者的耳蜗电图和 ABR 波形

　　各图的横坐标为潜伏期(ms)，单位刻度 1ms，起始时间为 0ms；纵坐标为幅度(μV)，单位刻度 0.62μV，0ms 处为起始基线。

　　图 A、B 分别是 AN 患耳的耳蜗电图和 ABR 波形，可见耳蜗电图－SP 和 CAP 分化明显，SP 幅度高于 CAP 幅度，CAP 潜伏期 1.68ms；ABR 仅见低幅度Ⅰ波重复，信噪比较低，潜伏期约 1.6ms，没有可重复Ⅲ、Ⅴ波引出；C、D 是另一 AN 患耳的波形，耳蜗电图同样呈现清晰的－SP 和 CAP 分化，ABR 则未见任何波分化；E、F 是 SNHL 对照组的患耳的波形，耳蜗电图和 ABR 各波形分化良好。

不同，SP 可能为正或负。CAP 是一种神经反应，产生于螺旋神经节细胞，是耳蜗几千根传入神经进行排放式发放的总体效应。使用鼓膜电极记录的耳蜗电图可以记录到上述几种反应。文献曾报道使用疏密短声或者短纯音作为刺激信号记录 CM 评估 OHC 功能，

但使用交替短声记录 AN 患者耳蜗电图的报道尚不多见。

　　（1）交替短声诱发的耳蜗微音电位（CM）：Chisin 等最早根据 CM 存在而 ABR 缺失，认为新生儿高胆红素血症造成的听力损失缘于听神经障碍而毛细胞是残存的。

Starr 和 Santarelli 都发现,使用短声刺激对 AN 患儿进行 CM 测试时,有异常增大的 CM 振幅出现。文献曾报道使用疏密短声或者短纯音作为刺激信号记录 CM 评估 OHC 功能。目前,头皮能记录到 CM 的存在而 CAP 或 ABR 缺失或严重异常,现已成为听神经病的诊断标准。史伟等对初步诊断为小儿听神经病的 36 例(60 耳)患儿进行了交替短声 ABR 同时测量 CM 的研究。根据 ABR、CM、DPOAE 测试结果将小儿分为 A 组(ABR 缺失、CM 引出、DPOAE 引出)和 B 组(ABR 缺失、CM 引出、DPOAE 未引出),两组患儿的鼓室图正常。CM 的刺激声为疏波和密波短声,耳机为 ER-3A 插入式气导耳机,给声强度分别为 100、90、80、70 dB nHL。测量 CM 的潜伏期及振幅并做 I/O 函数曲线。所有 AN 患儿的 CM 均引出,而 ABR 缺失。A 组(即 DPOAE 能引出组)CM 振幅与正常组相比无明显差异,CM 的 I/O 函数曲线呈非线性特点;B 组(即 DPOAE 未能引出组)CM 振幅明显下降,CM 的 I/O 函数曲线非线性特点减弱。这进一步提示,AN 患者仅仅"能引出"CM 尚不能完全证明 OHC 功能正常。

关于 CM 的时程,Starr 等报道,使用短声记录的 AN 患者的 CM 特别显著,并且可在瞬时短声刺激后持续几个毫秒,而在正常人中未见此现象。Santarelli 等也报道,AN 患者短声刺激记录到的 CM 时程比正常人显著增长。史伟等观察到,在小儿 AN 患者的 CM 波形中,相位反转的成分可持续几个毫秒;而在正常小儿波形中,相位反转的成分仅出现在波 I 之前。CM 是发生在听神经活动之前的事件,是起源于毛细胞换能过程的感受器电位,从理论上讲 CM 没有潜伏期,随刺激声给出即发生,当刺激声终止时结束。CM 最显著的特点是严格复制刺激声的波形,而短声的时程很短,所以推测在颅顶表面电极记录的短声 CM 波形中,只有 1 ms 以前的波形成分才是 CM,而 1 ms 以后的成分不是 CM 的"余波",而可能为非同步化的反应。因为 ABR 是同步化反应,正常人或小儿的神经冲动同步化好,所以疏、密波引出的 ABR 波形相减后 ABR 各波相抵消了。而 CM 存在且时程很短,进一步说明了所谓的"余波"不是 CM,而是非同步化反应。

史伟等研究发现,ABR 缺失、CM 和 DPOAE 均引出的 AN 患儿与正常婴儿的 CM 振幅无明显差异。但 Starr 等报道 10 岁以内的 AN 患者在 0.4 ms 处记录到 CM 的最大振幅比正常人显著增大。Barbara 等的报道中 26 例新生儿的短声诱发的 CM 振幅的正常数据,在 90 dB、80 dB、70 dB、60 dB 的 CM 振幅分别为 0.57 ± 0.57 μV、0.45 ± 0.45 μV、0.28 ± 0.13 μV、0.12 ± 0.05 μV,与 Starr 等在相同的测试和记录方法下测得的 AN 患者的振幅相似。Barbara 等也报道,增大的 CM 振幅仅仅出现在年龄较小的 AN 患者中,但由于 AN 组年龄小的患者较多,而对照组年龄小的很少,所以不清楚增大的 CM 振幅是不正常的反应,还是样本偏差造成的。由于 CM 的振幅随年龄的增长逐渐降低,所以推测 AN 患儿 CM 异常增大的机制可能与新生儿 CM 振幅较大的机制相似。Starr 等认为有如下几个原因导致 CM 的幅度增大,包括中耳肌的收缩可能参与了 CM 振幅的增大;传出的内侧橄榄耳蜗束的活动被抑制可以导致 CM 振幅的增大;根据阿司匹林毒性机制,推测一些 AN 患者可能存在毛细胞的新陈代谢障碍,导致 CM 的增强。Barbara 等也认为如果传出橄榄耳蜗反射引起的 OHC 的反应没有抑制,CM 可能异常增大。所以推测婴儿的对侧抑制还未成熟,是由于传出橄榄耳蜗反射尚未成熟,婴儿期增大的 CM 振幅,提示可能存在潜在的输出抑制障碍。

史伟等的研究结果显示 OAE 引出的 AN 患儿(A 组),其 CM 振幅的 I/O 函数曲线呈明显的非线性,与正常儿相似。而 OAE 未引出的 AN 患儿（B 组）,其 CM 振幅（0.24±0.08 μV）与 A 组（0.47±0.15 μV）及正常对照组（0.45±0.13 μV）相比显著降低（$P<0.01$）,且 CM 振幅的 I/O 函数曲线的非线性减弱。Starr 等报道在 100 dB peSPL 短声刺激声下,TEOAE 引出的 CM 平均振幅为 0.52 μV,TEOAE 缺失而 CM 引出的 CM 平均振幅为 0.43 μV,略低于 TEOAE 引出者的 CM 振幅,提示 CM 确实是来源于 OHC 和 IHC。CM 主要来源于 OHC,占 80%～85%,其次来源于 IHC,占 15%～20%。Santarelli 等报道 Otoferlin 突变的 AN 患者的 CM 振幅正常,推测这些患者耳蜗 OHC 功能是正常的。Starr 等提出,一些 AN 患者的 CM 和 OAE 结果,可以初步区别 AN 可能的不同类型（包括不同的病变部位）。Starr 等进一步提出,AN 患者中 OAE 和 CM 都引出,可认为耳蜗 OHC 功能正常。Brownell 通过 OHC 胞内记录 CM,提出耳蜗水平的 CM 非线性特点是由 OHC 决定的。史伟等的研究结果表明,当 OAE 引出、CM 的振幅正常（或增大）且 CM 的 I/O 函数曲线呈非线性时,提示 OHC 功能正常,病变部位可能在 IHC、传入突触或突触后;当 OAE 未引出、CM 振幅下降,提示 OHC 功能不正常,同时 CM 的 I/O 函数曲线非线性减弱,也提示 OHC 损伤,此时 CM 可能主要来源于 IHC,推测病变部位可能在突触或突触后。CM 幅度的 I/O 函数曲线有助于小儿听神经病的定位诊断。

（2）鼓膜记录的总和电位 SP 和听神经复合动作电位（CAP）:冀飞等对 AN 患者的交替短声诱发耳蜗电图特征进行了研究。使用交替极性短声作为刺激信号,强度 100dB nHL,刺激重复率 11.1 次/s,叠加次数 1000 次。放大器增益设置 3kHz,滤波器范围 0.1～3.0kHz。每只测试耳至少进行两遍叠加。测试实验室短声零级 0 dB nHL＝35dB

SPL。该研究发现,75% 的 AN 患耳可引出不同完整程度的 ECochG 波形。AN 组 ECochG 波形可分为四种类型:①可同时引出－SP、CAP;②仅有－SP 引出;③仅有 CAP 引出;④－SP、CAP 均未引出。其中第①类波形占总耳数的 60.7%。AN 组与 SNHL 对照组的 CAP 潜伏期的差异无统计学意义。AN 组的 CAP 绝对幅度低于 SNHL,CAP 阈值、－SP 绝对幅度、－SP/CAP 幅度比则高于 SNHL。AN 患者的 ECochG 多表现为优势－SP,－SP/CAP 幅度比值较正常耳升高。通过与正常耳的 SP 和 CAP 的绝对幅度进行对比,发现 CAP 幅度明显低于正常耳,而－SP 的幅度则明显升高。依照 Davis 的理论,总和电位 SP 是耳蜗内不同非线性机制的多种成分的反应的总和,当传入突触和神经干出现失同步化现象时,原本各自构成 SP 和 CAP 波形的反应成分锁相性变差,可能会因相位抵消作用造成两者波形幅度的此消彼长和分化变差。这只是本研究根据现象做出的推测,尚需实验证据的支持。

Lu Y 等也对 AN 的－SP-CAP 复合波进行了观察,发现正常对照组 CAP 的 N_1 波幅为（1.56±0.79）μV,AN 组为（0.86±0.41）μV;－SP/AP 比值前者为（0.23±0.09）,AN 组为（1.22±0.33）;SP 的绝对值对照组为（0.32±0.17）μV,AN 组为（0.80±0.45）μV。通常有重振现象的感音神经性聋者的－SP/AP 比值介于 0.4 和 1 之间,该文观察结果为 AN 组－SP/AP 大于 1,同时 SP 的绝对值（0.80）也比正常组（0.32）高,可见－SP/AP＞1 的原因不仅仅在于 CAP 幅度下降（因听力下降）,而主要在于 AN 患者的－SP 绝对值增高,这种表现可能与 AN 患者耳蜗传入神经非同步化有关。这种非同步化的成分可能加到来自 IHC 的－SP 之列,出现－SP 的绝对值升高。这一特点也许是 AN 不同于一般感音神经性聋的特点之一。重要的是这提示了 AN 患者的病变部位可能主要位于突触后,致使突触后传入神经纤维冲动非同步化。

AN 组的 CAP 潜伏期与正常组没有显著差异。考虑到波潜伏期特别是 CAP 潜伏期在声音强度编码中所起的重要作用,我们或许可以推断 AN 患者外周神经以前的强度编码机制仍趋于正常,非同步化的冲动仍能传到中枢,因此其听敏度并未因传入的失同步化而完全丧失,纯音损失并不严重。很多 AN 患者的典型主诉为能够听到讲话而无法听懂,即所谓言语识别能力与纯音听阈不成比例,可能缘于此类患者对声音不同方面参数编码功能的不一致。而 CAP 幅度的降低以及与纯音听阈不匹配的阈值升高,以及 ABR 波形的严重异常,证明听神经纤维放电同步性变差。这从另一个角度证明 AN 患者听觉信息的时间整合作用受到损害而强度感受机制未受大的影响。

(3)圆窗耳蜗电图(round window electrocochleography,RW ECochG):即用穿鼓膜电极记录的耳蜗电图,比头皮记录的方法提供了更详细的记录耳蜗和第Ⅷ对脑神经电位的方法。国内有研究者报道通过观察 RW ECochG 的 CM 和 CAP 出现与否筛查 AN 患者。而在更深入的研究中,RW ECochG 中 SP 与 CAP 的特征,以及异常神经电位 APP 或树突电位 DP 的出现与否,都可间接对听神经病的病变部位给予一定提示。

O'Leary 等最早报道在一些极重度耳聋的孩子记录穿鼓膜(圆窗)耳蜗电图时记录到一个类似潜伏期延迟增大的 SP 的异常正电位(abnormal positive potential,APP)。这个正电位的振幅是正常人 SP-CAP 幅度的2~3倍,时程是典型 SP-CAP 复合波的3~4倍。Santarelli、McMahon 等在对 AN 患者进行穿鼓膜耳蜗电图测试时也分别发现部分患儿可以记录到 APP。Santarelli 等将在 AN 患者中观察到的耳蜗电图波形分为三类:①SP 和 CAP 均出现,表征听神经近端的

突触后病变;②有 SP,没有 CAP,表征 IHC 突触前病变;③SP 幅度增大、潜伏期延迟,即出现 APP,但没有 CAP,代表突触前病变,可能是由于神经递质释放受到损害(如 *OTOF* 基因突变所致 IHC 带状突触递质释放障碍)。McMahon 等在他们的实验中也发现部分 AN 患者可记录到 APP,认为代表了突触前损伤,但机制可能类似于内淋巴积水患者 SP 振幅增大的机制,即 IHC 纤毛束被偏置到"关闭"的位置。而该实验中另一部分 AN 患者的 SP 潜伏期正常,跟随着一个长时程负电位,这种电位被认为是树突电位(dendritic potential,DP)。McMahon 等认为 DP 代表了突触后损伤。这种树突电位在 Santarelli 等的研究中未引出 SP 和 CAP 的 AN 患者中使用高刺激率短声亦可引出。总之,APP 的出现,与感受器或突触前损伤一致,可能预示耳蜗植入预期结果较好。而 DP 明显,病变部位可能是突触后或听神经。因此,通过穿鼓膜电极耳蜗电图的波形,可对 AN 患者听力学干预的决策有所帮助。

3. 听觉稳态反应(ASSR) 稳态调幅和(或)调频音和调制的噪声可以用于诱发听觉稳态反应(ASSR)。ASSR 是一种具有频率特异性的客观听力检测方法。声音诱发的 ASSR 可用于预估成人和小儿的听阈,很多研究比较了行为听阈和 ASSR 反应阈的差别,发现两者相关性较高。国外有报道小儿听神经病患者可引出听觉稳态反应。

史伟等研究了30例(60耳)诊断为双侧听神经病的患儿(观察组)的 ASSR 阈值,并与30例(60耳)诊断为双侧极重度感音神经性聋且 ABR、DPOAE、CM 均未引出的患儿(对照组)进行了比较。刺激声为调幅调制声,载波频率分别为500、1000、2000和4000 Hz,调制频率分别为77~103Hz。所有患儿均在测试前口服10%水合氯醛溶液进入睡眠状态。AN 组患儿500、1000、2000和4000 Hz ASSR 反应阈分别为(81.1 ±

12.5）、（84.6±13.0）、（74.7±13.2）和（62.7±8.3）dB nHL，各频率 ASSR 反应阈均显著低于 SNHL 对照组（$P<0.01$）。该研究结果发现，虽然 AN 和 SNHL 患儿 ABR 均引不出，但 AN 患儿的 ASSR 均可引出反应。Rance 等也报道了 AN 患者可以记录到一些强度的可重复的听性稳态反应。其原因在于，ASSR 是一种在头皮记录到的周期性的反应，这种被 90 Hz 左右的调制声诱发的持续性的电位，可能与 ABR 的晚期成分有着类似的发生器。但与 ABR 不同的是，ASSR 的成功记录只需要听觉系统产生与刺激声调制波形相位锁定的反应，因为 ASSR 的检测原理与 ABR 不同，ASSR 是基于频域的分析（通过傅里叶变换），而 ABR 反应波形的引出需要大量神经纤维同步化反应，是时域的变化。AN 所影响的是对快速变化声信号的处理，即听觉时间处理的能力。AN 患者虽然神经同步化功能不好，但仍存在一定的非同步化反应，可以传到中枢，所以 ASSR 对神经失同步化（即 ABR 引不出）的患者也可记录到一定的反应。

与典型的感音神经性听力损失患儿不同的是，AN 患儿的典型临床表现是言语识别率与纯音听阈不成比例地下降。但婴幼儿很难测试言语识别率，所以小儿 AN 的诊断，几乎完全依赖于系统的客观听力学检查结果。AN 的特点是耳蜗毛细胞（感音）功能正常或基本正常，而听神经功能缺失或异常。史伟的研究结果显示，极重度感音神经性聋患儿的 ASSR 反应阈均较高；而 AN 患儿 ASSR 反应阈均好于感音神经性聋患儿，尤其是高频反应阈更低。这可能就是 AN 与一般感音神经性聋的区别所在。史伟的研究中 AN 患者的 DPOAE 和 CM 可引出，而极重度感音神经性聋患儿的 DPOAE 和 CM 均不能引出。由于 DPOAE 和 CM 反映的是耳蜗毛细胞功能，当极重度感音神经性聋患儿的毛细胞功能损伤时，影响了 OHC 对耳蜗传入

通路的驱动效应，减弱了声刺激时基膜振动的幅度并降低了频率选择性，这种毛细胞功能的损伤可能也是造成极重度感音神经性聋患儿的 ASSR 反应阈比 AN 患儿差的原因。这也提示部分听神经病患者的听神经虽然同步化反应不好，导致 ABR 引不出或严重异常，但其存在的非同步化反应仍可传至中枢。AN 患者即使 ABR 缺失，ASSR 也可能引出，可能源于刺激信号的校准和有效刺激强度的不同。更重要的原因可能是 ASSR 对神经反应同步化的依赖较低。在 ABR 测试中，低于 100 Hz 的 EEG 的能量通常被滤掉，而 ASSR 使用的高通滤波截止频率通常在 10 Hz 或更低。尽管这可能记录到更少的脑干同步化反应，但却可以记录更多可以跟调制频率一致的反应，在记录周期内进行整合叠加（通常叠加时间不短于 1000 ms，而 ABR 通常是 10～20 ms），获得反应波形。

ASSR 可对中度或更重的 SNHL 患儿听阈做出较好评估，但并不适用于 AN 的听阈评估。听神经病患者的纯音听阈和 ASSR 反应阈没有相关性，因此也不能用于判断 AN 的听力损失的严重程度，但可借助鉴别 AN 和 SNHL。

4. 皮质听觉诱发电位（cortical auditory evoked potential，CAEP）　根据 AN 患者的言语识别率下降，推测其可能有听觉中枢处理障碍。然而，对婴幼儿 AN 患者无法配合进行言语识别测试的情况，探讨其相关的中枢听觉诱发电位检测势在必行。从丘脑和皮质的听觉诱发电位可能也提供了 AN 患者的听觉能力的信息。CAEP 的必要成分 P_1-N_1-P_2，产生于特定的初级听觉皮质颞横回。海马回、平颞皮质和侧颞皮质可能也对 P_1 成分有贡献。N_1 在听觉皮质水平有多个发生源，包括高位的颞叶；这些发生器被认为对产生声音注意有贡献。P_2 的发生源在初级听皮质和它的联合区域第二皮质，以及中脑网状

激活系统,但是使用磁场反应的活跃"中心"接近颞横回。另一个重要的 CAEP 失匹配负波(mismatch negativity,MMN)源自听皮质的外颞平面和侧后颞回。MMN 可被视作皮质前听觉分辨能力的代表指标。AN 患儿如果能够引出 MMN,则表示声学特征在皮质水平能够被编码,有助于实现言语识别。P_{300} 认知事件相关电位负责激活中膝状体、初级听皮质及其带状区、听联合及运动皮质。这些中枢听觉诱发电位对于听神经病患者的意义在于,有可能提供一种客观的手段用于评估 AN 患者的听阈及言语识别能力,尤其是对于无法配合心理物理测试的患儿以及行助听器和人工耳蜗干预的患儿。

CAEP 对于患者听觉能力的细微差异是敏感的,Kraus 等最早(2000)提供了一个年轻成人 AN 的个案报道,包括综合性的心理物理测试和皮质诱发电位。该患者听力接近正常且在安静条件下的言语感知良好,但在噪声环境中的言语识别却很差。其 CAEP 可引出但潜伏期延长,/da-ga/刺激则引不出 MMN,其结果与患者的心理物理学表现一致。Rance 等报道了对 18 例 AN 患者使用纯音和言语信号进行的 CAEP 测试。结果显示约 50% 的听神经病患儿皮质事件相关电位 CERP 的潜伏期、幅度、波形正常,这部分 AN 患者言语识别能力较好,助听器有效,而 CERP 波形缺失的 AN 患者言语识别能力较差。一部分患儿还接受了失匹配负反应 MMN 测试,引出率在 50% 以下。能够引出 MMN 的 AN 患儿言语识别得分高于未引出者。Michaelewski 等发现 AN 患儿噪声中时间间隔识别结果与电生理测试结果之间存在较好的相关性。而噪声中时间间隔识别与言语识别能力也存在相关关系。Pearce 等利用这一特性使用 CAEP 对 2 例被诊断为 AN 的婴儿进行了测试并对结果加以利用。其中 1 例患儿言语测试项能够引出 CAEP,这一结果被用于调整助听器放大精度。另外

1 例患儿在有助和未助条件下言语测试项均未引出 CAEP,这促使医生决定对该患儿进行人工耳蜗植入。

现阶段的初步研究结果支持 CAEP(包括 MMN)的引出与否与 AN 患儿言语识别结果具有相关性的结论。此外,为了预估植入人工耳蜗后的言语识别能力,电诱发的 CAEP、中潜伏期反应(middle latency responses,MLR)等中枢诱发电位也在临床有所应用。除去上述电生理手段,我们仍需深入研究目前使用的很多电生理测试的敏感性和特异性,以期能够对低龄 AN 患儿的听觉和言语感知能力进行客观评估,以及对听力干预的效果进行预期。

三、电生理学特征对听神经病临床干预效果的预估

现阶段对于听神经病(auditory neuropathy,AN)的临床干预,以助听器和人工耳蜗为主,药物治疗听神经病仍处于摸索阶段。关于助听器的效果,比较主流的结论是,AN 患者可以从助听器获得不同程度的听敏度改善,但个体差异较大且功能性听力障碍缓解不明显。AN 曾被列入人工耳蜗禁忌证。20 世纪 90 年代,随着一些基础研究证明电刺激有可能改善听神经同步性、恢复时域编码能力,人工耳蜗逐渐被应用于 AN 的临床干预,并被证明具有一定的效果。但由于听神经病的定位诊断尚不明确,因此植入人工耳蜗的预期效果仍然存在很大不确定性。目前亟须在患者临床特征或检测特征指标与植入效果之间建立相关性,提升 AN 患者植入人工耳蜗的把握度。目前临床上唯一明确的是,影像学证明听神经发育异常或缺失的听神经病患者植入效果不佳。电生理学检测因为操作便捷,可望成为预测植入效果的重要手段。目前已在临床上有所应用的包括耳蜗电图和 EABR。

1. ECochG 由于 AN 患者的 ABR 缺

失或严重异常,ECochG 成为可靠的评估外周听功能的工具。穿鼓膜电极记录的耳蜗电图(或称圆窗耳蜗电图,round window electrocochleography,RW ECochG)可提供详细耳蜗和第Ⅷ对脑神经电活动的信息。意大利的 Santarelli 等围绕听神经病患者 RW ECochG 波形的特征进行了一系列的研究。他们 2002 年即报道了在 1 例成人和 4 例儿童 AN 患者中使用短声诱发 RW ECochG 的结果。1 例患者的 CM 和 SP 之后记录到了一个异常的神经活动。2 例患儿记录到了时程变宽的 CAP。2008 年,Santarelli 等报道对 8 名 AN 患者使用短声进行了 RW ECochG 的记录,并分析了其感受器电位和神经电位。16 名正常人作为对照。结果发现 AN 患者的 CM 幅度均正常或者增强。5 只 AN 患耳 CAP 和 SP 分化。没有记录到 CAP 的患耳中发现了负极性、长时程的电位成分。高速率刺激神经适应性试验证明该电位来自神经反应。Santarelli 据此将 AN 患者的 RW ECochG 图形分为三类:①有 SP,没有 CAP,表征 IHC 突触前病变;②SP 和 CAP 均出现,表征听神经近端的突触后病变;③有延长的神经电位出现,但没有 CAP,表征突触后的神经末端病变。认为根据耳蜗电位的特征,可以判断病变部位。McMahon 等在 2008 年也报道了使用频率特异性 RW ECochG 判别 AN 突触前和突触后病变部位的尝试。他们推断 8 kHz 短纯音诱发的反应是 IHC 的一个感受器电位。他们测量了 14 例 AN 患者(28 耳)的 RW ECochG,与 2 例听力正常人对比,并且与植入人工耳蜗后的 EABR 结果做了对照。结果表明,高频短纯音在 AN 患者中诱发的 RW ECochG 波形可分为两大类:①7 例 AN 患者记录到了一个潜伏期延迟的 SP,并多数跟随一个低波幅的 CAP 波形。这些患者在植入术后也在各电极引出了良好的 EABR 波形。②7 例 SP 潜伏期正常,且跟随着一个长时程的负电位,

与正常 AP 的潜伏期随强度变化的特征不同。这种电位被认为是树突电位(dendritic potential,DP),提示不正常的去极化电位的形成。这部分患者术后 EABR 波形则较差甚至无法引出。McMahon 认为潜伏期延迟、幅度增大的 SP(即 APP)的出现,与感受器或突触前损伤一致,相当于 CAP 产生的部位(即沿着听神经纤维的脱髓鞘过程)。对这些病例给出电刺激来诱发神经的反应应该是有效的。因此,这个增大的、潜伏期延迟的 SP 可以预示耳蜗植入有一个很好的结果。相对的,那些 SP 正常但 CAP 不正常或 DP 明显,可能是突触后或神经功能不良在更靠近听神经的部位。在这些病例中,末梢处理的电刺激可能无效。因此,通过 RW ECochG 的波形,包括 SP 与 CAP 的特征,以及异常正电位 APP 或树突电位 DP 的出现与否,可能间接对听神经病的病变部位给予一定提示,并进而预估人工耳蜗植入的效果。

2. EABR 由于电诱发听性脑干反应(electrically auditory brainstem responses,EABR)技术可反映整个听觉神经通路对于电刺激的反应情况,因此术前 EABR 技术是另一种被认为可能提示 AN 患者病变部位,并且预估植入效果的微创电生理检查。程靖宁等报道了使用改装的刺激器对 2 例无残存听力的耳聋患者进行植入术前的 EABR 测试。结果 2 例患者均记录到分化良好的 EABR 波形。植入后,患者亦获得较好效果。Gibson 等针对 AN 患者的 RW ECochG 和 EABR 进行了系统研究,对波形进行了特征归类,并且与植入人工耳蜗后的效果进行了对应,试图通过术前的 RW ECochG 和 EABR 对耳蜗植入效果进行预测。Gibson 的研究对 1994—2005 年间在悉尼耳蜗中心接受人工耳蜗植入的 435 名患儿进行了系统研究。对这些患儿的术前电生理测试数据和植入后言语识别结果进行了分析。所有研究对象均进行了 RW ECochG、术前声刺激

ABR 以及植入后 EABR 测试。其中 39 例患儿（78 耳）由于术前 OAE 引出并且声刺激 ABR 缺失或极度异常被确诊为 AN 患儿。这 39 例 AN 患儿（78 耳）均通过 RW ECochG 记录到了幅度较大的 CM 和异常正电位 APP。另外，有 21 例患儿同样记录到了 CM 和 APP，但未进行 OAE 的测试。因此，在全部 435 例患儿中总共有 60 例患儿（60/435，13.8%）记录到了 APP。通过植入体对这 60 例患儿进行的 EABR 测试结果显示，有 45 例患儿波形正常，而 15 例波形异常。依据植入后 EABR 波形将这 60 例患儿分为两组。EABR 的 V 波潜伏期正常值依据 2004 年 Ray 等在术前无 APP 且植入后言语识别得分超过 50% 的患儿中建立的标准。波形异常的判别标准是：没有可识别的 V 波，或 22 个电极中至少 5 个电极的 V 波延迟超过 2ms。同时 46 例通过 RW ECochG 未记录到大幅度 CM 和 APP 的年龄匹配患儿（无 OAE，ABR 引出，EABR 正常）作为对照组。使用墨尔本言语分级评估表评估植入后两年的言语得分。平均结果为：有 APP 且 EABR

正常组 6.27，有 APP 且 EABR 异常者 2.25，对照组 5.37。统计学分析显示，有 APP 且 EABR 正常者在植入后的言语识别能力显著好于有 APP 而 EABR 异常者，并且其结果也好于 EABR 正常的对照组。据此，Gibson 认为，确诊的 AN 患儿（即满足 CM/OAE 引出同时 ABR 缺失或极度异常的条件）均可通过 RW ECochG 记录到异常正电位 APP。术后正常 EABR 的出现预示着较好的植入后言语识别效果。并进而推论，75%（45/60）的确诊 AN 患儿病变部位极有可能在 IHC，而不是神经干或突触。此前，Gardner-Berry 等还在一篇非同行评议文章中报道了对这部分患儿中 39 例确诊 AN 患儿术前进行圆窗刺激 EABR 的情况。32 例（32/39，82%）引出正常圆窗 EABR，7 例圆窗 EABR 波形异常（7/39，18%）。这个比例与植入后 EABR 的引出比例略有出入，但均提示超过 70% 的 AN 患者可能获得较好的植入效果。这个结论与 Breneman 等的研究结果相近。

第三节　听神经病研究的未来

总体而言，目前对 AN 的病理机制认识仍处于较为初级的阶段。国内外学者现已提出了许多关于听神经病的见解，但尚无明确的病理检查来证明其病变部位，对其病因及病变机制也仅是推测。在未来亟须在如下方面进行深入研究。

1. 既然认为 AN 患者是渐进性听力损失，那就有必要从新生儿开始进行 ECochG、ABR 和 DPOAE 的动态观察（即追踪和随访），以便通过观察其变化规律了解病变部位，为选择最佳干预时间提供依据。

2. 根据选择性破坏 IHC 的动物模型观察结果表明当 CM 的 I/O 函数曲线仍为非线性而 CM 的幅度下降，提示 OHC 完整而

IHC 受损。如果在临床中应用时，则需建立不同记录方法时所得的 CM 幅度的正常值，方能对个体病例 CM 变化进行解释。

3. 如何诊断 IHC 损伤？过去在研究 IHC 和 OHC 的关系时，有报道提出豚鼠耳蜗鼓阶记录的总和电位 SP 的极性由来源于 IHC 的 $-SP$ 和来源于 OHC 的 $+SP$ 的代数和组成，因此可以用优势 $-SP$ 出现与否来判断 IHC 是否受损。当主要反映 OHC 功能的 $+SP$ 减少时，反映 IHC 的 $-SP$ 变为优势，即如果 IHC 完好，$-SP$ 存在；如果 IHC 损害，$-SP$ 消失。

4. 听神经病的突出特点表现为言语分辨率的下降比纯音听力下降更显著。通常认

为言语分辨主要是听觉中枢的功能,而在所有听神经病患者中影像学检查(CT、MRI)无异常。这就提出在临床工作中可以进一步对这些患者进行中枢功能成像检查,如正电子发射断层扫描成像(positron emission tomography,PET),以判断他们的中枢神经系统有无功能改变。中枢功能成像如果没有改变,就需要重新认识耳蜗的功能。过去大多数学者根据 IHC、OHC 的解剖特点,认为 IHC 有感音和信息传入的功能,同时 OHC 对 IHC 有驱动作用,即在 OHC 存在的情况下 IHC 更为敏感,使耳蜗对如此宽的频率范围(20～20 000Hz)进行分辨。现在我们面临一个新的课题是:耳蜗是否具有更为复杂的言语编码的功能?

5. 听神经病的患者 DPOAE 可引出,其与听力损失程度的关系如何?通常 OHC 最易受损,故在临床进行听力筛查时,当听力下降至 35～40 dB,DPOAE 就无法引出。而听神经病的患者 OHC 功能正常,按此推理这些患者即使听力损失严重,仍可引出正常的 DPOAE,这也需要在临床中进一步观察。

6. 既往描写 AN 听力学表现时,通常描述为 ABR 引不出或者严重异常,后者有些模糊不清,可否具体描述为如何异常,如 ABR 波形分化不清时,应具体指出是哪个波分化不佳,如果能分辨出波 Ⅰ、Ⅲ、Ⅴ 或者仅有波 Ⅲ、Ⅴ 则需描写波 Ⅲ、Ⅴ 的绝对潜伏期或 Ⅰ～Ⅲ、Ⅲ～Ⅴ 波间期变化情况,以判断 AN 是定位在耳蜗还是蜗后或是两者兼有。

7. 对遗传性 AN,一方面需要深入进行分子病理学及功能基因(蛋白质水平)的研究;另一方面可在临床中结合不同基因表达定位进一步观察 ECochG 变化特点,从耳蜗功能(细胞和器官水平)印证基因突变所致 AN 的机制及其定位,也许这是通常所说的功能基因研究的最佳途径。

（冀　飞　王秋菊　李兴启）

参 考 文 献

[1] 顾瑞,于黎明.中枢性低频感音神经性听力减退.中华耳鼻咽喉科杂志,1992,27:27.

[2] 顾瑞,郑杰夫,于黎明.中枢性低频听力减退的听力学分析.中华耳鼻咽喉科杂志,2000,35:441.

[3] 冀飞,陈艾婷,赵阳,等.听神经病患者的单音节识别率与言语声强的函数关系研究.中国听力语言康复科学杂志,2010:23.

[4] 冀飞,陈艾婷,赵阳.耳蜗电图和 ABR 在听神经病诊断中的应用研究.临床耳鼻咽喉头颈外科杂志,2010,24:447.

[5] 冀飞,杨仕明.听神经病的诊治和相关研究(上).中华耳科学杂志,2012,10:315.

[6] 冀飞,杨仕明.听神经病的诊治和相关研究(二).中华耳科学杂志,2013,11:368.

[7] 兰兰,韩东一,史伟,韩明鲲,等.听神经病患者最大言语识别率与纯音听阈的相关性分析.中华耳鼻咽喉头颈外科杂志,2008,43:341.

[8] 李兴启,史伟,孙勍.听神经病//李兴启,孙建和,杨仕明,等.耳蜗病理生理学.北京:人民军医出版社,2011:263.

[9] 林建云,张铁松,刘鲁洁,等.新生儿黄疸患儿听力筛查分析.听力学及言语疾病杂志,2006,14:65.

[10] 史伟,王秋菊,刘志成.小儿听神经病患者 ASSR 检测结果分析.听力学及言语疾病杂志,2014:22.

[11] 孙勍,孙建和,单希征.噪声对豚鼠耳蜗电位及其超微结构的影响.中国耳鼻咽喉头颈外科杂志,2005,12:373.

[12] 孙伟,李兴启,等.耳蜗毛细胞内电位//李兴启,孙建和,杨世明,等.耳蜗病理生理学.北京:人民军医出版社,2011:1497-1498.

[13] 汪吉宝,段家德,陈海华,等.听神经病 106 例

听力学分析.中华耳鼻咽喉头颈外科杂志,2008,43:347.

[14] 王大勇,王秋菊,兰兰,等.76 例听神经病患者 OTOF 基因突变分析.听力学及言语疾病杂志,2007,15:432.

[15] 王锦玲,王剑,石力,等.神经系统疾病伴听神经病 36 例的临床分析.听力学及言语疾病杂志,2011,19:1.

[16] 王锦玲,石力,薛飞,等.听神经病听力学特征及病损部位分析.听力学及言语疾病杂志,2007,15:89.

[17] 王俊国,卜行宽,周爱东,等.聋校学生中听神经病的调查研究.临床耳鼻咽喉科杂志,2007,21:457.

[18] 张倩,李兴启.耳蜗微环境//李兴启.耳蜗病理生理学.北京:人民军医出版社,2011:120-121.

[19] 张娟,邱强,唐杰.荷包牡丹碱和马钱子碱对小鼠皮质及下丘听神经元声反应潜伏期的影响.生物化学与生物物理进展,2005,32:1055.

[20] 张倩,李兴启.耳蜗的非线性特征//李兴启,孙坚和,杨世明,等.耳蜗病理生理学.北京:人民军医出版社,2011:140-141.

[21] Anastasio AR, Alvarenga Kde F, Costa Filho OA. Extratympanic electrocochleography in the diagnosis of auditory neuropathy/auditory dyssynchrony. Braz J Otorhinolaryngol,2008,74:132.

[22] Attias J, Buller N, Rubel Y, Raveh E. Multiple auditory steady-state responses in children and adults with normal hearing, sensorineural hearing loss,or auditory neuropathy. Ann Otol Rhinol Laryngol,2006,115:268.

[23] Barbara C. The electrophysiology ofarditory neuropathy spectrum disorder. Guidelines for Identification and Management of Infants and Young children with Auditory Neuropathy Spectrum Disorder. Guidelines Development Conference. Como,Italy:NHS,2008.

[24] Berlin CI, Hood LJ, Cecola RP, Jackson DF,P. S. Does type I afferent neuron dysfunction reveal itself through lack of efferent suppression? Hearing Research,1999,65:40.

[25] Berlin CI, Hood L, Morlet T, Rose K, Brashears S. Auditory neuropathy/dys-synchrony: diagnosis and management. Ment Retard Dev Disabil Res Rev,2003,9:225.

[26] Berlin CI, Hood LJ, Morlet T, Wilensky D, Li L, Mattingly KR, Taylor-Jeanfreau J, Keats BJ, John PS, Montgomery E, Shallop JK, Russell BA, Frisch SA. Multi-site diagnosis and management of 260 patients with auditory neuropathy/dys-synchrony(auditory neuropathy spectrum disorder). Int J Audiol,2010,49:30.

[27] Breneman AI, Gifford RH, Dejong MD. Cochlear implantation in children with auditory neuropathy spectrum disorder:long-term outcomes. J Am Acad Audiol,2012,2.

[28] Buchman CA, Roush PA, Teagle HF, Brown CJ, Zdanski CJ, Grose JH. Auditory neuropathy characteristics in children with cochlear nerve deficiency. Ear Hear,2006,27:399.

[29] Canale A, Lacilla M, Cavalot AL, et. al. Auditory steady-state responses and clinical applications. Eur Arch Otorhinolaryngol, 2006, 263:499.

[30] Dalmaghani S, del Castillo FJ, Micheal V, et al. Mutations in the genc encoding pejvakin,a newly indentifieng protian of the affenrent auditory pathway,cause DFNA59 auditory neuropa-thy. Nat Genct,2006,38:770.

[31] Dowley AC, Whitehouse WP, Mason SM, Cope Y, Grant J, Gibbin KP. Auditory neuropathy: unexpectedly common in a screened newborn population. Dev Med Child Neurol, 2009, 51:642.

[32] Gibson WP, Graham JM. Editorial:"auditory neuropathy" and cochlear implantation-myths and facts. Cochlear Implants Int,2008,9:1.

[33] Gibson WP, Sanli H. Auditory neuropathy:an update. Ear Hear,2007,28:102S.

[34] Haenens WD, Dhooge I, Maes L, et. al. The clinical value of the multiple-frequency 80-Hz auditory steady-state response in adults with normal hearing and hearing loss. Archives of

Otolaryngology-Head and Neck Surgery, 2009,135:496.

[35] Hanein S,Perrault I,Roche O,Gerber S,Khadom N, Rio M, Boddaert N, Jean-Pierre M, Brahimi N, Serre V, Chretien D, Delphin N, Fares-Taie L, Lachheb S, Rotig A, Meire F, Munnich A, Dufier JL, Kaplan J, JM R. TMEM126A, encoding a mitochondrial protein, is mutated in autosomal-recessive nonsyndromic optic atrophy. Am J Hum Genet, 2009,84:493.

[36] Li XQ,Sun JH,Yu N,et. al. Glumate induced modulation of free Ca^{2+} in isolated inner hair cells of the guinea pig cochlea. Hear Res, 2001,161:29.

[37] Lotfi Y,Mehrkian S. The prevalence of auditory neuropathy in students with hearing impairment in Tehran, Iran. Arch Iran Med, 2007, 10:233.

[38] Lu Y,Zhang Q,Wen,et al. The SP-Apconpeunol wave in patiens with audithy Acta Otolarygol,2008,128:896.

[39] McMahon CM, Patuzzi RB, Gibson WP, Sanli H. Frequency-specific electrocochleography indicates that presynaptic and postsynaptic mechanisms of auditory neuropathy exist. Ear Hear,2008,29:314.

[40] Miyamoto RT,Kirk KI,Renshaw J,Hussain D. Cochlear implantation in auditory neuropathy. Laryngoscope,1999,109:181.

[41] Michalewski HJ, Starr A, Nguyen TT, Kong YY,Zeng FG. Auditory temporal processes in normal-hearing individuals and in patients with auditory neuropathy. Clin Neurophysiol,2005, 116:669.

[42] Pearce W,Golding M,Dillon H. Cortical auditory evoked potentials in the assessment of auditory neuropathy: two case studies. J Am Acad Audiol,2007,18:380.

[43] Rance G,Barker EJ. Speech and language outcomes in children with auditory neuropathy/dys-synchrony managed with either cochlear implants or hearing aids. Int J Audiol,

2009,48:313.

[44] Rance G,Briggs RJ. Assessment of hearing in infants with moderate to profound impairment: the Melbourne experience with auditory steady-state evoked potential testing. Ann Otol Rhinol Laryngol Suppl,2002,189:22.

[45] Rance G,Roper R,Symons L,et al. Hearing threshold estimation in infants using auditory steady-state responses. J Am Acad Audiol, 2005,16:291.

[46] Rodriguez-Ballesteros M,del Castillo FJ,Martin Y, et al. Auditory neuropathy in patients carrying mutations in the otoferlin gene(OTOF). Hum Mutat,2003,22:451.

[47] Roush P,Frymark T,Venediktov R,Wang B. Audiologic management of auditory neuropathy spectrum disorder in children: a systematic review of the literature. Am J Audiol, 2011, 20:159.

[48] Ruel J,Emery S,Nourvian R,et al. lmpairment of SLC17A8 encoding vesicular giugamate transporter-3 VGLUT3, cond-erlies nonsyndromic deafness DFNA25 and inner hair cell dys-function in null mice, Amt Hum Genet, 2008,83:778.

[49] Santarelli R,Starr A,Michalewski HJ,Arslan E. Neural and receptor cochlear potentials obtained by transtympanic electrocochleography in auditory neuropathy. Clin Neurophysiol 2008;119:1028.

[50] Santarelli R,Scimemi P,Dal Monte E,Arslan E. Cochlear microphonic potential recorded by transtympanic electrocochleography in normally-hearing and hearing-impaired ears. Acta Otorhinolaryngol Ital,2006,26:78.

[51] Schwander M,Sczaniecka A,Grillct N,et al. A forwad renc-tics sercen in mice indentfics nocossive deafness traits and rev-cals that pejvak in cssential for outer hair cell function,T Neurosci,2007,27:263.

[52] Seal RP,Ahil O,Yi E,et. al. Sensorineueal Deafness and eigures in mice laching vtscular glutamate trasporter. Neccron,2008,57:263.

[53] Sellick P, R RP, Robertson D. Primary afferent and cochlear nucleus contributions to extracellular potentials during tone-bursts. Hear Res, 2003, 176:42-58.

[54] Sharma A, Dorman M, Kral A. The influence of sensitive period on central development in children with unilateral and bilateral cochlear implants. Hear Res, 2005, 203:134.

[55] Sheykholeslami K, Kaga K, Murofushi T, Hughes DW. Vestibular function in auditory neuropathy. Acta Otolaryngol, 2000, 120:849.

[56] Shi W, Ji F, Lan L, Liang SC, et al. Characteristics of cochlear microphonics in infants and young children with auditory neuropathy. Acta Otolaryngol, 2011, 132:188.

[57] Sininger Y, Starr A, Petic C, G GR, Cone B, K KU, Roush P, Shallop J, Berlin C. Guidelines for Identification and Management of Infants and Young Children with Auditory Neuropathy Spectrum Disorder. Guidelines Development Conference on the Identification and Management of Infants and Young Children with Auditory Neuropathy. Como, Italy, 2008.

[58] Starr A, Picton TW, Sininger Y, Hood LJ, Berlin CI. Auditory neuropathy. Brain, 1996, 119 (Pt 3):741.

[59] Starr A, Zeng FG, HJ M. Perspective on Auditory Neuropathy: Disorders on Inner Hair Cell, Auditory Nerve, and Their Synapse. In: Allan I. Basbaum, Akimichi Kaneko, Gordon M. Shepherd, Westheimer G, editors. The Senses: A comprehensive Reference, vol. 3. San Diego: Elsevier, 2008. p. 397.

[60] Teagle HF, Roush PA, Woodard JS, et al. Cochlear implantation in children with auditory neuropathy spectrum disorder. Ear Hear,

2010, 31:325.

[61] Tomlin D, Rance G, Graydon K, et al. A comparison of 40 Hz auditory steady-state response (ASSR) and cortical auditory evoked potential (CAEP) thresholds in awake adults subjects. Int J Audiol, 2006, 45:580.

[62] Varga R, Kelley PM, Keats BJ, et al. Non-syndromic recessive auditory neuropathy is the result of mutations in the otoferlin (OTOF) gene. J Med Genet, 2003, 40:45.

[63] Verhagen WI, Huygen PL, Gabreels-Festen AA, et al. Sensorineural hearing impairment in patients with Pmp22 duplication, deletion, and frameshift mutations. Otol Neurotol, 2005, 26:405.

[64] Vlastarakos PV, Nikolopoulos TP, Tavoulari E, et al. Auditory neuropathy: endocochlear lesion or temporal processing impairment? Implications for diagnosis and management. Int J Pediatr Otorhinolaryngol, 2008, 72:1135.

[65] Wang DY, Wang YC, Weil D, et al. Screening mutations of OTOF gene in Chinese patients with auditory neuropathy, including a familial case of temperature-sensitive auditory neuropathy. BMC Med Genet, 2010, 11:79.

[66] Wang QJ, Li R, Zhao H, et al. Clinical andmolecular character-ring action of a chinses patient neuropathy asso-ciated with mitothondrial 12srRNAT1095c mutation. T Med Gent, 2005, 133A:27.

[67] Zeng FG, Liu S. Speech perception in individuals with auditory neuropathy. J Speech Lang Hear Res, 2006, 49:367.

[68] Zhang QJ, Lan L, Shi W, et al. Unilateral auditory neuropathy spectrum disorder. Acta Otolaryngol, 2012, 132:72.

第15章　常见动物听性脑干反应的比较生物学

随着耳科基础研究的不断深入,特别是近年分子生物学的发展,听力损失发生机制研究进入新的时期。动物模型由过去常用的小鼠、大鼠、豚鼠很快扩展到小型猪,因此规范的实验动物听性脑干反应(auditory brainstem response,ABR)测定技术以及科学的结果分析显得越来越重要。下面主要探讨不同声信号诱发的 ABR、电诱发听性脑干反应(EABR)和豚鼠的耳蜗电图(electrocochleography,ECochG)及耳声发射(otoacoustic emissions,OAE)。

第一节　常见动物的一般生物学特性

影响 ABR 的因素较多,除了不同属种产生的差异外,同一动物的胚胎发育、繁殖、年龄与生活习性等对 ABR 都可能造成影响。

一、小　鼠

1. 小鼠属于脊椎动物门、哺乳纲、啮齿目、鼠科、小鼠属动物,国内常见有 C57BL/6 和昆明小鼠。

2. 成熟早,繁殖力强。小鼠 6～7 周龄时性成熟,雌性 35～50 日龄,雄性 45～60 日龄;性周期为 4～5d,妊娠期为 19～21d;哺乳期为 20～22d;有产后发情(post partum oestrus)的特点,一次排卵 10～23 个(视品种而定),每胎产仔数为 8～15 头,一年产仔胎数 6～10 胎,属全年、多发情性动物,繁殖率很高,生育期为一年。

3. 体形小,易于饲养管理。小鼠是啮齿目实验动物中较小型的动物,一只小鼠出生时 1.5g 左右,哺乳 1 个月后可达 12～15g,哺乳、饲养 1.5～2 个月即可达 20g 以上。可满足实验需要,在短时间内可提供大量的实验动物。

4. 便于提供同胎和不同品系动物。可根据实验要求选择不同品系或同胎小鼠做实验,也可选择同一品种(或品系)、同年龄、同体重、同性别的小鼠做实验,由于动物遗传均一,个体差异小,实验结果精确可靠。

5. 体小娇嫩,不耐饥饿,不耐冷热,对环境的适应性差,对疾病的抵抗力也差,因而遇到传染病时往往会发生成群死亡。如果饲料中断和饮水中断会发生休克,恢复后对体质会带来严重损害。特别怕热,如果环境温度超过 32℃时,常会造成小鼠死亡。

6. 成年雌鼠在发情周期不同阶段,阴道黏膜可发生典型变化,根据阴道涂片的细胞学改变,可以推断卵巢功能的周期性变化。成年雌鼠交配后 10～12h 阴道口有白色的阴道栓,这是受孕的标志。小鼠较为明显,大鼠和豚鼠不明显。小鼠的动情期往往开始于晚间,最普遍的是在晚 10 时到晨 1 时,偶尔在早晨 1—7 时,很少在白天,大鼠也类似,但较小鼠稍早,一般在下午 4—10 时。

7. 小鼠基因测定完成,可以制备敲基因动物,方便遗传学耳聋研究。但注意小鼠在 6 个月后可能逐渐表现为老年性聋特征,故实验前一定要注意小鼠年龄。

二、大　鼠

1. 大鼠属于哺乳纲、啮齿目、鼠科、大鼠属动物,白化型大鼠在生物医学研究中占据着重要的地位,其中以 Wistar 大鼠用得最多。

2. 繁殖快。大鼠 2 月龄时性成熟,性周期 4d 左右,妊娠期平均 20d(19～22d),哺乳期 21d,平均每胎产仔 8 只,为全年、多发情性动物。

3. 视觉、嗅觉、听觉较灵敏,做条件反射等实验良好,但对许多药物易产生耐受。

4. 对营养、维生素、氨基酸缺乏敏感,可发生典型的缺乏症状。体内可以合成维生素 C。

三、豚　鼠

1. 豚鼠属哺乳纲,啮齿目,豚鼠科。又名天竺鼠、海猪、荷兰猪。

2. 嗅觉、听觉较发达,对很多刺激均有极高的反应,如对音响、嗅味和气温突变等均极敏感。

3. 母鼠怀孕期较长,为 63d(59～72d),胚胎在母体发育完全,出生后即已完全长成,全身被毛,眼张开,耳竖立,并已具有恒齿,产后 1h 即能站立行走,数小时能吃软饲料,2～3d 后即可在母鼠护理下一边吸吮母乳,一边吃青饲料或混合饲料,迅速发育生长。

4. 体内(肝脏和肠)不能合成维生素 C,所需维生素 C 必须来源于饲料中。人、灵长类及豚鼠体内缺乏合成维生素 C 的酶,因此饲养豚鼠时,需在饲料或饲水中加维生素 C 或给新鲜蔬菜,当维生素 C 缺乏时出现坏血症,其症状之一是后肢出现半瘫痪,冬季尤其易患,补给维生素 C,则症状消失。

5. 能耐低氧、抗缺氧,比小鼠强 4 倍,比大鼠强 2 倍。

6. 豚鼠的性周期为 16.5d(12～18d),妊娠期 63d(59～72d),哺乳期 21d,产仔数 3.5 只(1～6 只),为全年、多发情性动物,并有产后性周期。动物性周期分为多周期(一年有多次性周期)和单周期(一年有一次性周期)两大类。豚鼠为多性周期,在产后 48h 之内或在哺乳期的某个时间内又可能受孕,称为产后性期或反常怀孕。

7. 豚鼠正常体温 38.6℃(37.8～39.5℃),手术操作时要注意保温。

8. 豚鼠听觉敏感,且耳蜗相对较大,常用于耳科疾病研究,但其易患中耳炎,所以实验前要注意检查鼓膜是否正常,可利用耳廓反应初步判断听力。具体步骤:一手持动物,另一只手将对侧耳廓盖住其外耳道,距测试耳 10cm,用力吸唇发出高频短声,声强相对较弱时,观察动物测试耳有无抖动。如有抖动表明听觉灵敏,可以入围实验,反之则应排除。

四、小型猪

1. 猪属哺乳纲,偶蹄目,猪科。

2. 小型猪性成熟时间,雌猪为 4～8 月龄,雄猪为 6～10 月龄,为全年性多发情动物,性周期 21±2.5d(16～30d),发情持续时间平均 2.4d(1～4d);排卵时间在发情开始后 25～35h,最适交配期在发情开始后 10～25h,妊娠期 114d(109～120d);产仔数 2～10 头。

3. 猪正常体温为 39℃(38～40℃),心率 55～60 次/min。

4. 尹海金等研究表明小型猪在内耳形态与听功能方面与人类具有高度相似性,灵长类动物与人类最为接近,但费用高,同时会带来伦理问题,小鼠、大鼠、豚鼠及新西兰兔形态结构又与人类差异过大。猪避免了上面的不足,现已经成为医学研究动物模型,被用来代替人类器官进行移植和基础研究。尤其是内耳大小与人类接近,很适合模拟人类干细胞移植与人工耳蜗植入的研究。现已在内耳疾病研究中得到应用,随着猪的基因组测序完成,以猪为动物模型进行条件性耳聋基因敲除,为研究人类听力遗传疾病的发生以及治疗提供良好的动物模型。这些预示着猪在未来耳科疾病研究中的巨大应用潜力。贵州小型猪作为其一个种属,与传统猪相比具有体型小,性成熟提前,便于操作等优点,近期研究表明小型猪中耳、内耳结构与人类相似。

第二节　常见动物的听性脑干反应测定

一、小鼠短声诱发听性脑干反应
(click-evoked auditory brainstem response,Click-ABR)

1. 准备　动物麻醉后,称量小鼠体重,然后利用 10% 水合氯醛,按照 4.5ml/kg 的剂量腹腔注射麻醉。将动物固定于塑料泡沫板上,用 37℃ 恒温电热毯放置于动物身下保温,维持正常体温。

2. 放置电极　待动物处于完全麻醉状态后,记录电极尖端放置于小鼠两耳间连线中点穿过皮肤插入颅骨与硬脑膜之间,参考电极插于给声耳垂下,地线插于对侧耳垂下,保证三根电极之间阻值小于 3kΩ。开放声场中扬声器(TDT MF1-1250)放置于距外耳道口 1cm 的地方,避免耳机接触耳廓。

3. 刺激声与信号采集　采用美国 TDT 公司 TDT Ⅲ 设备和 SigGen RP 系统软件给声并采集信号。刺激声为 click,强度范围为 10~90dB(SPL)连续测定,衰减间隔 10dB,在接近阈值时,声音衰减间隔 5dB。滤波带宽 300~3000 Hz,刺激频率一般为每秒 10~20 次,信号采集放大 50 000 倍,观察窗为 10 ms,叠加 1024 次。一侧耳测试完毕后,互变前置放大器的参考与地线位置,调整喇叭至对侧耳,测试另外一只耳。

4. 波形分析　声音从高到低依次进行刺激,待波形经过 1024 次叠加之后,观察各个波的出现率,依据出现率最高的波判断阈值。放大波形图,量取不同声强下出现率最高的波的峰潜伏期与幅度,并绘制其输入/输出函数曲线。

(1)Click-ABR 各波的出现率(%):在高强度下,Ⅰ、Ⅱ 和 Ⅲ 各个波均可以出现,Ⅳ 与

Ⅴ 出现率也较高,但随着声音强度降低,Ⅱ 与 Ⅲ 波出现率仍较高,两者比较 Ⅱ 波出现率更高(表 15-1)。

表 15-1　各个波形在不同声音强度下的出现率
($n=40$)

声强(SPL)	出现率(%)				
	Ⅰ	Ⅱ	Ⅲ	Ⅳ	Ⅴ
90dB	100	100	100	75	65
40dB	75	100	100	45	40
20dB	30	90	40	5	0

(2)阈值的判断:李登科研究结果显示 Ⅱ 波最稳定,出现率最高,所以选择 Ⅱ 波刚刚出现时声强为阈值。高声强时可以较为容易判断 Ⅱ 波的存在,在接近阈值时,由于 Ⅱ 波幅度接近本底噪声产生的电压幅度。一般我们放大波形图,观察在上一个 Ⅱ 波的潜伏期稍靠后的位置如有切迹存在,而在下一个强度不存在则可以判定上一个该强度为阈值(图 15-1)。参照该标准,实验数据显示正常 C57 小鼠的 ABR 阈值为 20±5.62dB(SPL)。

(3)Ⅱ 波峰-峰幅度与潜伏期的量取

①李兴启教授指出幅度的判断有两种方法:一种是量取波峰与基线之间的差值(图 15-2 A),另外一种是波峰与波谷的差值(图 15-2 B)。有时由于基线不稳,前一种方法很容易测量不准确,采用波峰与波谷幅度之间的差值,该方法可消除基线不稳带来的影响。

②潜伏期的量取分为两种方法:一种方法是声音刺激开始到 Ⅱ 波起始点的时间间隔(图 15-3A),另一种是声音刺激开始到 Ⅱ 波的峰值的时间差(图 15-3 B)。有时由于基线不稳,电位起始点不清楚,故前一种方法很容

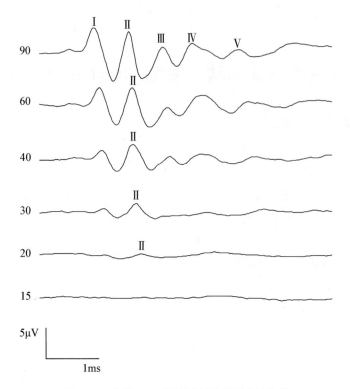

图 15-1　小鼠 ABR Ⅱ 波随刺激声强度的变化

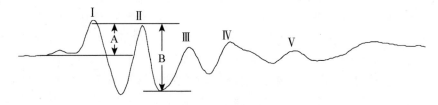

图 15-2　ABR Ⅱ 波幅度的量取方法

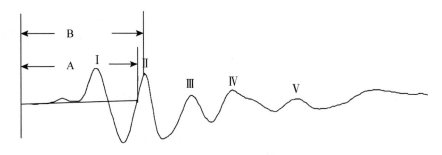

图 15-3　Ⅱ 波潜伏期的量取方法

易测量不准确,所以我们采用后一种方法,消除了基线不稳带来的影响。

(4)Ⅱ波峰-峰幅度与潜伏期随声强的变化:从李登科研究的结果表明声音从低-强变化时,幅度逐渐增加,在 20～70dB SPL 时增加速度较快,80～90dB SPL 时上升幅度减慢,趋于饱和。潜伏期显示,声音在高强度下(90dB SPL)潜伏期较短,均值为 2.71ms,随着声音强度降低,各波潜伏期均延长,在阈值(20dB SPL)附近潜伏期为 3.16ms,与 90dB 强度下相差约 0.5ms(表 15-2)。在高声强度下引出的 ABR 波形曲线,Ⅰ与Ⅱ、Ⅱ与Ⅲ、Ⅲ与Ⅳ及Ⅳ与Ⅴ之间的时间间隔分别为 0.92±0.12ms、0.83±0.17ms、1.03±0.1ms 和 1.14±0.13ms,均在 1ms 左右(表15-2)。

表 15-2　不同声音强度下Ⅱ波峰-波谷幅值与Ⅱ波峰潜伏期变化($n=40$)($\bar{x}\pm s$)

声强(dB SPL)	Ⅱ波幅值(μV)	Ⅱ波潜伏期(ms)
90	6.20±2.24	2.71±0.17
80	6.08±2.24	2.82±0.15
70	5.38±1.84	2.88±0.16
60	4.94±1.74	2.89±0.18
50	4.13±1.90	2.94±0.20
40	3.42±1.83	2.99±0.26
30	2.37±1.37	3.03±0.24
20	1.63±0.85	3.08±0.21

5. 影响 ABR 分化的生物学因素　小鼠的个体差异及年龄都是影响 ABR 的重要因素,研究表明 C57 小鼠在 6 个月后会发生衰老;小鼠听功能存在个体差异性,最好能自身对照。本研究对象为 C57 品系,其他品系小鼠 ABR 是否符合该特点有待研究。

6. ABR 的局限性　ABR 可以简单快捷地检测听力变化,但是 Click-ABR 不能反映特定频率听功能的改变,如果需要了解听力损失的频率分布情况,可以选择刺激声为短音或短纯音;另一方面 ABR 不能够充分反

映耳蜗功能,复合动作电位(compound action potential,CAP)、耳蜗微音电位(cochlear microphonics,CM)及总和电位 SP 可以弥补其不足。

二、小鼠电诱发听性脑干反应(EABR)

1. 电极制备　直径为 0.05mm 的表面镀有特氟隆(Teflon)绝缘层的银丝(A-M system 786 000),一端用鳄鱼夹连接于测试导线,另一端去除 0.1mm 长的表面镀层,暴露出银丝,附在上面的特氟隆可作为插入耳蜗深度的标识,保证每次插入的深度均相同。

2. 测定过程　首先我们采用声刺激听性脑干反应来验证动物听力是否正常,然后进行下一步实验。记录电极、参考电极与地线分别放置于两耳耳廓前缘连线的中点、测试耳垂肌肉与对侧耳垂肌肉。采用 TDT(美国 TDT 公司)系统 SigGen RP 软件单耳给声并采集信号,刺激声为 click,强度范围为 10～90dB SPL,衰减间隔 10dB,在接近阈值时,声音衰减间隔 5dB,滤波带宽 300～3000Hz,时间窗为 10ms,叠加 1024 次,记录 ABR 的反应阈值。待声刺激听性脑干反应测定完成后,保持三根电极的位置。用眼科剪剪去耳廓,尽量去除外耳道软骨,可以看到鼓膜与附于其上的锤骨柄,去除鼓膜与锤骨,可以看见卵圆窗上的镫骨底板,以及穿过镫骨的镫骨动脉,沿着镫骨动脉可以看到圆窗。在耳蜗中回的鼓阶钻一直径为 0.1mm 的小孔,一组刺激电极放置于卵圆窗,另一组放置于圆窗,回路电极均固定在耳蜗中回的鼓阶。利用 TDT 公司的 PA5 产生诱发双峰电压,电压的持续时间为 0.2ms,其中每一个峰的电压持续时间为 0.05ms。然后由刺激隔离器(WPI 365)改变电流幅度在 100～1500 μA 之间。带通滤波为 300～3000 Hz,采样时间为 10ms,叠加次数为 512,为了防止电刺激伪迹的干扰,记录时间延迟 1ms,以Ⅰ波

为判断标准,电流强度降低的挡为 $100\mu A$,在接近阈值时为 $50\mu A$。

3. 统计分析　用配对 t 检验比较刺激电极放置不同位置(鼓阶、前庭阶)对 EABR 的影响。

(1)电极在耳蜗内的位置对 EABR 的影响:固定回路电极的位置于中回鼓阶内,刺激电极分别由经圆窗与卵圆窗插入底回鼓阶与底回前庭阶内(图 15-4A;B_1 与 B_2),插入大致深度等于除去表面特氟隆(Teflon)绝缘层银丝的长度,检查导线连接完好后即可以测定 EABR。

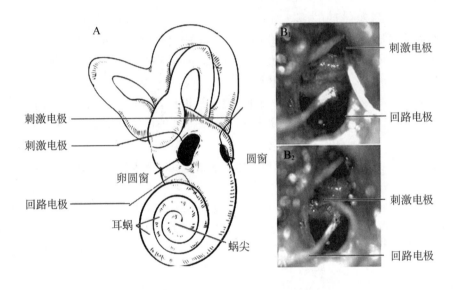

图 15-4　电极在耳蜗内的位置模式图(A)与实物图(B_1、B_2)

(2)EABR 波形与阈值:在强电流刺激下,EABR Ⅰ、Ⅱ、Ⅲ、Ⅳ 各波清晰可见,随着电流强度降低,各波幅度逐渐降低,潜伏期延长,Ⅲ、Ⅳ 最先消失,而 Ⅰ 波稳定出现,前期研究表明小鼠声诱发听觉脑干反应,以 Ⅱ 波判断阈值较为合理,EABR 与声诱发听觉脑干反应的区别之一在于前者无后者的 Ⅰ 波,前者的 Ⅰ 波直接就是后者的 Ⅱ 波(图 15-5)。基于上述原因,选择 EABR 的 Ⅰ 波判断阈值较为合理,刺激电极位于鼓阶与前庭阶时所得阈值分别为 $(205\pm63)\mu A(n=9)$ 与 $(189\pm48)\mu A(n=8)$,经统计学分析两者无显著性差异 $(P<0.05)$(图 15-6)。

(3)EABR 的 Ⅰ 波潜伏期:为了避免基线不稳产生误差,我们选择量取 Ⅰ 波峰潜伏期值作为潜伏期值,而不是选择 Ⅰ 波刚刚起始点作为潜伏期值。图 15-7 所示刺激电流在 $200\sim400\mu A$ 时两者潜伏期无明显差别,$400\sim1000\mu A$ 随着强度增加,刺激电极位于前庭阶组很快在 $800\mu A$ 左右达到最短时间,随后潜伏期增高;刺激电极位于由圆窗插入鼓阶组在 $1000\mu A$ 左右达到最小值,随后升高。两组潜伏期值都经历了"降低-到达最低-升高"的过程。在 $400\sim1000\mu A$ 时各点具有统计学差异 $(n=9$ 或 $8,P<0.05)$。

(4)Ⅰ 波幅度的输入/输出曲线:与潜伏期量取同样的道理,选择 Ⅰ 波峰(波峰)与波峰(波谷)的差值作为波幅,以克服基线不稳带来的误差。图 15-8 显示电流强度从 $200\sim1000\mu A$ 时,Ⅰ 波幅度均随刺激电流增大逐渐增加。刺激电极位于鼓阶时,当电流达到 $1500\mu A$ 时才到达饱和,而刺激电极位于前

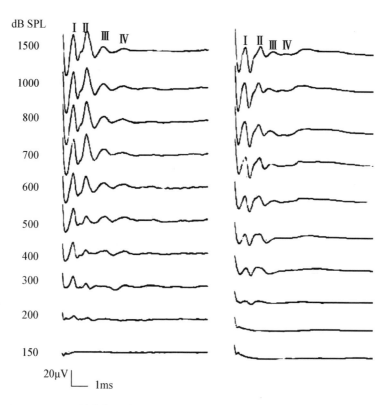

图 15-5 刺激电极放置于鼓阶 (左) 与前庭阶 (右) 获得 EABR 波形

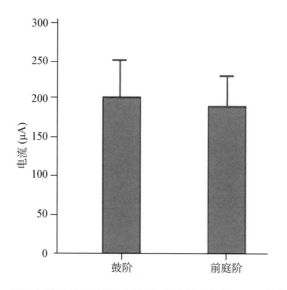

图 15-6 刺激电极放置于鼓阶 (左) 与前庭阶 (右) 获得 EABR 的 Ⅰ 波阈值

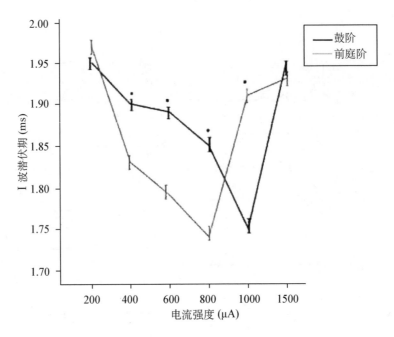

图 15-7　刺激电极位于鼓阶与前庭阶的 EABR I 波潜伏期随刺激电流强度变化

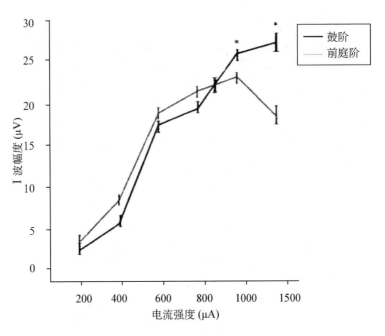

图 15-8　刺激电极位于鼓阶与前庭阶的 EABR I 波幅度随电流变化

庭阶时在 $1000\mu A$ 左右就到达最大值。依据每个测试耳幅度达到最大时的电流强度与阈值之比,刺激电极位于鼓阶与前庭阶电流的

动态范围分别为 17.5dB 与 14.0dB。

(5)两种方法的比较:李登科研究结果表明刺激电极位于鼓阶与前庭阶两种方法均可

以记录到 EABR,但是两者在动态范围、幅度及波形分化方面存在差异。刺激电极放置于鼓阶时的动态范围为 17.5dB,大于放置于前庭阶的 14.0dB,前者动态范围更加接近环状电极刺激耳蜗的动态范围。李兴启将刺激电极放置于圆窗龛测定豚鼠 EABR 动态范围为 40dB,差别原因可能在于测试电极位置不同,这在其他动物的研究中得到证实,提示刺激电极位置可能对动态范围造成影响。上述两种方法的差别可能是刺激电极位于前庭阶形成的回路电流刺激耳蜗较为充分,使螺旋神经节神经元很快都达到兴奋饱和状态,而放置于鼓阶时形成的为局部电流,对螺旋神经节神经元刺激不如前者充分。Lim DJ 指出带有微小空洞的骨螺旋板会影响到神经的兴奋性,前庭阶上皮较鼓阶细胞连接致密,即鼓阶内细胞间隙较大,且靠近螺旋板的骨板有很多空洞与鼓阶外淋巴连通,这种结构特点在耳蜗顶回骨螺旋板的鼓阶侧更加明显,这减少了鼓阶外淋巴到螺旋神经节之间的电阻值,所以当电极位于前庭阶时很小的电压就可以产生较高的电流,较快使螺旋神经节神经元的兴奋性达到饱和。看来电刺激的动态范围也许与其回路电阻值有关,具体机制还需进一步探讨。

三、大鼠短纯音诱发听性脑干反应(tone burst evoked auditory brainstem response,tb-ABR)

　　测试方法和过程与小鼠 Click-ABR 相同。

　　Juan Carlos Alvarado 教授在 ABR 波形图分析方面作了细微系统的观察,他用短纯音(tone burst)作为刺激声诱发 ABR,本书简称 tb-ABR(tone burst evoked auditory brainstem response),观察各个频率 ABR 的波形。图 15-9 显示在 80dB SPL 声强下,不同频率 ABR 波形图,Ⅱ波在各频率最为稳定,高频率下(8～32kHz)下Ⅰ～Ⅴ波均可以

清晰显示,低频率下(0.5～8kHz)Ⅲ波较难辨认。

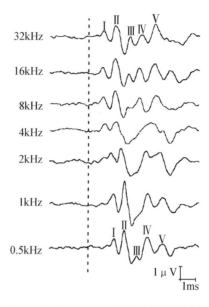

图 15-9　80dB SPL 声强下,不同频率短纯音 tb-ABR 波形图

(引自:Juan Carlos Alvarado Neuroscience Research,2012,73:302-311)

　　1. 各频率的 tb-ABR 阈值　经过统计分析,大鼠各频率波形中以Ⅱ波出现率最高,故Ⅱ波被用来判断阈值。每个频率阈值如图 15-10 所示,在 0.5kHz、1kHz、2kHz、4kHz、8kHz、16kHz 和 32kHz 的平均阈值为 38.17dB、32dB、29.83dB、29.17dB、28.5dB、27.24dB 和 27dB。方差分析证实频率与阈值存在负相关。

　　2. Ⅱ波在不同频率和不同声强下的幅度　图 15-11 显示声强在阈值以下,幅值与基线吻合,当声强大于阈值时,幅度呈现非线性增加,每个频率下幅值变化不尽相同。

　　3. Ⅱ-Ⅲ-Ⅳ形态的多样性　表 15-3 显示了各个频率 30 个波形图中五种Ⅱ-Ⅲ-Ⅳ形态所占数目,非复合型所占比例最高,其次为 2、4 型,然后是 1、3 型。

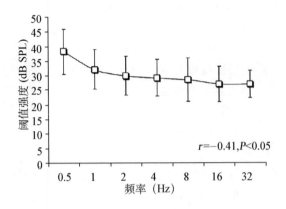

图 15-10　各频率的阈值范围及频率与平均阈值的关系

（引自 Juan Carlos Alvarado Neuroscience Research，

2012,73:302-311)

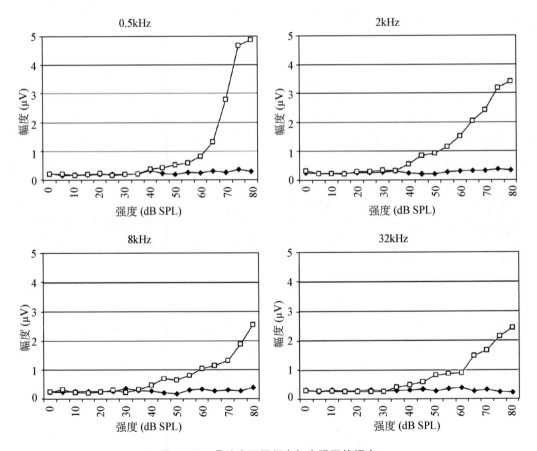

图 15-11　Ⅱ波在不同频率与声强下的幅度

（引自 Juan Carlos Alvarado Neuroscience Research,2012,73:302-311)

表15-3　显示不同频率下Ⅱ-Ⅲ-Ⅳ形态多样性的分布

	复合型				非复合型	总计
	1	2	3	4		
0.5kHz	1	6	1	17	5	30
1kHz	0	14	3	8	5	30
2kHz	2	12	1	8	7	30
4kHz	2	10	1	9	8	30
8kHz	0	0	0	3	27	30
16kHz	0	0	2	1	27	30
32kHz	0	0	1	2	27	30
Total	5	42	9	48	106	210

引自Juan Carlos Alvarado Neuroscience Research，2012，73:302-311

与人类相似,大鼠也可以引出 4～5 个波形,但 Juan Carlos Alvarado 教授认为人类Ⅲ波较为显著,而大鼠Ⅱ波最为明显,说明Ⅱ波最为稳定。尽管目前对于各波的来源还没有明确的定义,一般认为Ⅰ～Ⅴ分别来自听神经、耳蜗核、上橄榄核、外侧丘系和内侧膝状体。由此可以推测鼠与人解剖结构不同造成 ABR 波形的差异。如人的第Ⅷ对脑神经因为比较长,可以在近端与远端产生Ⅰ波与Ⅱ波,Ⅲ波可以由耳蜗核复合体产生。大鼠第Ⅷ对脑神经较短,故只产生Ⅰ波,可能也是Ⅰ波分出两个小的波峰的原因。大鼠Ⅱ波来源于上橄榄核,故而类似于人类Ⅲ波。这也许可以解释大鼠 ABRⅡ波而不是Ⅲ波较为显著的原因。大鼠Ⅲ波来源于外侧丘系,等同于人类Ⅳ波,所以大鼠Ⅲ波与人类Ⅳ波一样可以产生多态性。同一声强下,潜伏期与频率呈反相关,可能由于耳蜗底回到顶回依次感应高频与低频声音,这是由耳蜗的行波延迟造成。

四、豚鼠声诱发听性脑干反应（Click-ABR，tp-ABR）

1. Click-ABR 的特点

（1）Click-ABR 各波的出现率（%）:李登科研究结果提示了不同声音强度下各个波形的出现率（表 15-4）,比较可见,在高强度下,Ⅰ、Ⅱ、Ⅲ、Ⅳ、Ⅴ各个波均可以出现,但Ⅳ、Ⅴ随着声音强度降低,而逐渐消失,出现率减小。Ⅱ与Ⅲ出现率仍较高,两者比较Ⅲ波出现率更高。

表 15-4　各个波形在不同声音强度下的出现率（$n=40$）

声强（SPL）	出现率（%）				
	Ⅰ	Ⅱ	Ⅲ	Ⅳ	Ⅴ
90dB	100	100	100	75	65
40dB	75	100	100	70	40
20dB	30	75	90	67	20

（2）ABR 各波波形:李登科研究结果表明,Ⅲ波最稳定,出现率最高,所以选择Ⅲ波刚刚出现时声强为阈值（图 15-12）。高声强时可以较为容易判断Ⅲ波的存在,在接近阈值时,由于电压幅度接近本底噪声产生的电压幅度。一般我们放大波形图,观察在上一个Ⅲ波的潜伏稍靠后的位置是否有切迹存在,如果存在而下一个强度不存在则可以判定该强度为阈值。参照该标准,实验数据显示正常豚鼠的 ABR 阈值为 18.82±4.52dB（SPL）。

（3）Ⅲ波峰-峰幅度与潜伏期随声强的变

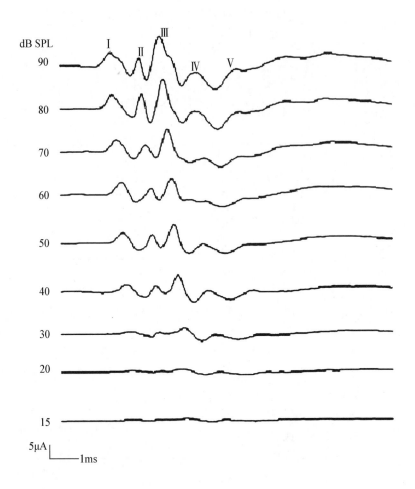

图 15-12 豚鼠 ABR 各波图形

化:从李登科研究结果,表 15-5 可以观察到声音从低-强变化时,幅度逐渐增加,在 20～70dB 增加速度较快;80～90dB 时幅度增加减慢,呈现出一个非线性的特点。潜伏期显示,声音在高强度下(90dB SPL)潜伏期较短,均值为 3.26ms,随着声音强度降低,Ⅲ波潜伏期均延长,在阈值(20dB SPL)附近潜伏期为 4.07ms,与 90dB 强度下相差约 0.8ms。从高强度下引出的 ABR 波形曲线看,Ⅰ与Ⅱ、Ⅱ与Ⅲ、Ⅲ与Ⅳ及Ⅳ与Ⅴ之间的时间间隔分别为(0.98±0.17)ms、(0.86±0.12)ms、(1.06±0.15)ms 和(1.11±0.17)ms,均在 1ms 左右。

表 15-5 不同声音强度下Ⅲ波峰-峰幅值与Ⅲ波峰潜伏期变化($n=40$)($\bar{x}\pm s$)

声强(dB SPL)	Ⅲ波幅值(μV)	Ⅲ波潜伏期(ms)
90	12.35±3.63	3.26±0.27
80	11.52±3.90	3.35±0.28
70	9.08±3.38	3.48±0.28
60	7.33±2.70	3.59±0.28
50	6.65±2.86	3.69±0.29
40	5.47±2.25	3.82±0.30
30	2.47±1.36	4.00±0.34
20	1.34±0.57	4.07±0.36

2. 短音诱发听性脑干反应(tone pip e-voked auditory brainstem response，tp-ABR)的特点

(1)ABR 阈值：在采用短音刺激声时，tp-ABR 阈值在低频时阈值较高，随频率的增加阈值逐渐降低，但 8 kHz 和 16 kHz 时阈值又升高(图 15-13)。

(2)短音时程与 tp-ABR 波形分化：鲁海涛研究结果如图 15-14 显示，同一频率下不同刺激时程的 ABR 波形，可见随着刺激时

程的延长，波形振幅降低，分化渐差。以图 15-14D 为例，1 ms 时程，4 kHz Blackman 包络短音诱导的 tp-ABR 波形清晰，波峰陡峭，Ⅲ波振幅 1.5μV，便于波形的识别和波间期的量取；而 4 ms 时程 4kHz Blackman 包络短音诱导的 tp-ABR 波形平坦，呈馒头状波，Ⅲ波振幅 0.8μV，潜伏期也逐渐延长，不易识别波形和量取波间期。其中图 15-14A 也显示时程 5 ms 时，0.5 kHz Blackman 包络短音诱导的 tp-ABR 波 V 分化差，幅度低。

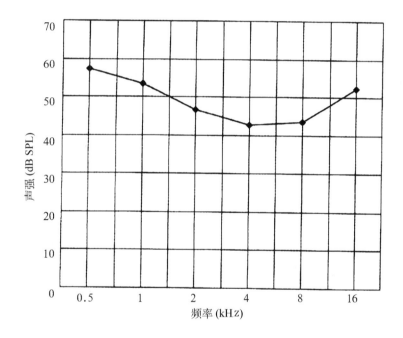

图 15-13 豚鼠各频率 tp-ABR 反应阈曲线
[引自鲁海涛. Blackman 包络短音的时程对听性脑干反应的影响.
听力学及言语疾病杂志，2010，18(3)：253-256]

(3)各频率不同时程短音与 tp-ABRⅢ波潜伏期关系：鲁海涛研究结果如表 15-6 显示，各频率不同时程短音在 90 dB SPL 时诱导的 ABⅢ波潜伏期。可见同一频率短音随着刺激时程的延长，潜伏期逐渐增加；而刺激时程越短，波形分化越好，波形更易辨认。在

同一刺激时程时，不同频率短音诱导的 tp-ABRⅢ波波形的变化见图 15-14，可见随着频率的增加，波形更清晰，振幅逐渐增大，0.5 kHz Ⅲ波振幅 0.6 μV，8 kHz 时为 2.2 μV，潜伏期逐渐缩短。

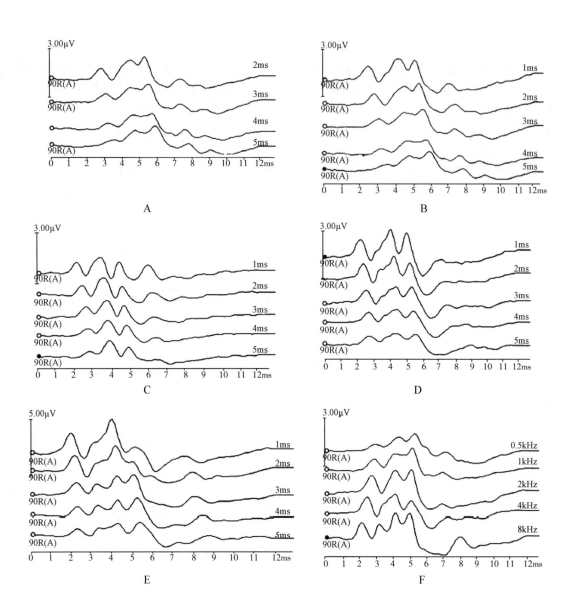

图 15-14　豚鼠各频率不同时程短音的 tp-ABR 波形

A. 0.5kHz 各刺激时程 90dB SPL ABR 波形图；B. 1kHz 各刺激时程 90dB SPL ABR 波形图；C. 2kHz 各刺激时程 90dB SPL ABR 波形图；D. 4kHz 各刺激时程 90dB SPL ABR 波形图；E. 8kHz 各刺激时程 90dB SPL ABR 波形图；F. 3ms 90dB SPL 刺激时程各频率 ABR 波形图［引自鲁海涛. Blaokman 包络短音的时程对听性脑干反应的影响. 听力学及言语疾病杂志，2010，18(3)：253-256］。

表 15-6　90dB SPL 时各频率不同时程 Click-ABRⅢ波潜伏期($\bar{x}\pm s$)

频率(kHz)	时程(ms)				
	1	2	3	4	5
0.5	/	3.81±0.17	4.16±0.10	4.38±0.14	4.63±0.28
1	3.59±0.27	3.73±0.18	3.99±0.10	4.29±0.29	4.48±0.28
2	3.60±0.20	3.68±0.17	3.87±0.19	4.04±0.20	4.23±0.23
4	3.41±0.23	3.59±0.22	3.77±0.18	3.90±0.19	4.04±0.19
8	3.25±0.14	3.34±0.19	3.52±0.26	3.63±0.32	3.74±0.27

［引自鲁海涛.Blackman 包络短音的时程对听性脑干反应的影响.听力学及言语疾病杂志,2010,18(3)：253-256］

表 15-6 结果可见,在同一时程下,刺激频率由低到高,其Ⅲ波潜伏期逐渐缩短;而在同一频率,其时程由小到大,其Ⅲ波潜伏期由小变大,造成后者现象的原因,可能与刺激声的瞬态性特点有关,时程越短,瞬态性越好,ABR 的同步化程度度好,Ⅲ波潜伏期变短。

由于正常豚鼠 ABR 反应阈与人类接近,同时在噪声损伤后,听力损伤情况与人类相近;耳蜗较大利于实验操作,故而被广泛应用。

五、豚鼠 ECohG 与 OAE 的测定与分析

(一)CAP 测定

1. 开放听泡进路　开放听泡有耳后进路、腹正中进路和腹侧进路三种途径。

(1)耳后进路:动物侧卧,耳后皮肤备皮;沿耳后沟切开皮肤皮下组织及附着于耳廓的肌肉;在颈部肌肉附着于听泡的前缘切开肌骨膜,向后分离肌骨膜;显露白色骨质的听泡,钻一小孔,并扩大开口到直径 0.4 cm;从尾端向头侧方向查看,可见开口向上的圆窗龛和圆窗膜。耳后进路相对操作简单,路径短,损伤组织少,但视野相对受限,可以见圆窗龛和鼓阶,不易见到前庭阶和蜗尖。

(2)腹正中进路:动物仰卧,四肢及头部固定,备皮;胸廓上 0.5cm 正中切口至下唇,切开皮肤皮下组织,显露颈部带状肌;从白线处分开两侧颈部带状肌,显露气管;切开气管,插入通气管或接动物呼吸机,固定。在带状肌外侧和下颌角间分离脂肪及腺体组织,显露乳白色的听泡;去掉茎突舌骨肌,充分显露听泡;打开听泡,注意勿损伤鼓膜。此时可见鼓膜、听骨链、圆窗龛及耳蜗各回,不能窥见圆窗膜。腹正中进路便于显露气管,要求做气管切开的实验可以采用此种进路。

(3)腹侧进路:在下颌骨内侧做切口,其他步骤同腹正中切口。腹正中进路和腹侧进路开放听泡,路程长,损伤组织多,但可见听泡内视野开阔,可清楚看见鼓膜、听骨链、圆窗龛及耳蜗各回。本节采用腹正中进路暴露听泡。

2. 银球电极制作方法及电极放置　用被覆特氟隆的银丝 10 cm,在酒精灯下将银丝一头烧成小珠状(直径 1 mm),放入氯化钠溶液中通过直流进行泛极化处理,尾端焊接在记录电极导线上。待动物处于完全麻醉状态后,耳后入路暴露中耳腔,用银丝烧制而成的一端呈球形记录电极放置于豚鼠圆窗龛,参考电极插于给声耳垂下,地线插于对侧耳垂下,保证三根电极之间阻值小于 3kΩ。开放声场中扬声器(TDT MF1-1250)放置于距外耳道口 1cm 的地方,避免耳机接触耳廓。

(1)刺激声与信号采集:采用美国 TDT 公司 TDTⅢ设备和 SigGen RP 系统软件给声并采集信号。刺激声为 click 或者 tonebust,强度范围为 10～90dB(SPL)连续测定,衰减

间隔 10dB，在接近阈值时，声音衰减间隔 5dB，滤波带宽 300～3000 Hz，信号采集放大 50 000 倍，观察窗为 10 ms，叠加 1024 次。一侧耳测试完毕后，改变前置放大器的参考与地线位置，调整喇叭至对侧耳，测试另外一只耳。

（2）结果分析：李登科研究结果如图 15-15 显示，在高声强度下，CAP 具有三个波峰，分别为：N_1、N_2 与 N_3。N_1、N_2 较为稳定，N_3 在高强度时出现。峰-峰值最大在 500 μV 左右，远远大于 ABR 波形的峰-峰值，原因在于 CAP 记录电极靠近耳蜗，其为近场记录，可以给出更多信息量。

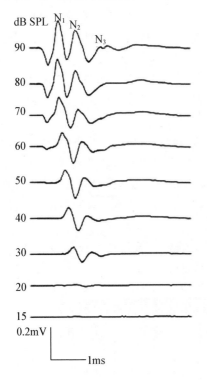

图 15-15 豚鼠 CAP 曲线图（刺激声为 Click）

（二）CM 测定

CM 的测定与 CAP 过程基本相同，不同点为：①CM 具有频率特异性，故在记录特定频率时要注意调整滤波范围，如果要采集 0.5～32kHz 范围的 CM，则带通选为 0.25～40kHz。②CM 刺激声平台期一般较

CAP 的长。tone burst 持续时间（上升/下降时间和平台期之和）为 10 ms，刺激间隔时间就要长于 10ms，刺激频率就不能多于每秒 100 次，记录窗的时间应该大于 10ms，这样才可以显示全部的波形图。CM 幅度量取为 CM 图形中较平稳段的峰-峰值。

李登科研究结果如图 15-16 显示，在高声强度下，CM 的幅度具有非线性的特点，即随着声强增加，幅度不再增加，甚至出现下降的现象。这是由于 CM 主要由外毛细胞（outer hair cells，OHC）产生，OHC 的电子运动在高声强条件下会产生抑制现象，故出现幅度的下降。

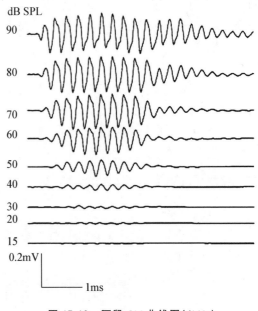

图 15-16 豚鼠 CM 曲线图（1kHz）

（三）DPOAE 的测定

1. OAE 的基本概念及分类 起源于耳蜗并可在外耳道记录到的声能皆称为耳声发射。现在普遍认为这种声能量来自 OHC 的主动运动。这种 OHC 的能动性在内耳淋巴液中以压力变化的形式传导，并通过卵圆窗推动听骨链及鼓膜振动，最终引起外耳道内的空气振动。根据有无刺激条件可将耳声发射分为自发性耳声发射（spontaneous otoa-

coustic emissions，SOAE）和诱发性耳声发射（evoked otoacoustic emissions，EOAE）。诱发性耳声发射按刺激声的种类可进一步分为瞬态诱发性耳声发射（transiently evoked otoacoustic emissions，TEOAE）、刺激频率耳声发射（stimulus frequency otoacoustic emissions，SFOAE）及畸变产物耳声发射（distortion product otoacoustic emissions，DPOAE）和电诱发耳声发射（electrically evoked otoacoustic emissions，EEOAE）。SOAE 指在不给声刺激的情况下，外耳道内记录到的单频或多频、窄带频谱、极似纯音的稳态声信号（stationary signals）。TEOAE 指由短声或短音等短时程刺激声诱发的OAE。SFOAE 是指由单个低强度的持续性纯音刺激所诱发，在外耳道记录到频率与刺激频率相同的耳声发射信号。DPOAE 是由两个不同频率但相互间呈一定频比关系的持续性纯音刺激所诱发的、与上述两个刺激频率不同的畸变产物信号，其频率与这二个刺激音的频率呈数学表达关系为 $2f_1 - f_2$。其中 f_1、f_2 分别指二个刺激声的频率，且 $f_2 > f_1$，$f_2/f_1 = 1.22$，$f_1 = 65dB\ SPL$，$f_2 = 55dB\ SPL$ 时，DPOAE 振幅最大，它已被广泛地用于动物实验和临床检查。

2. 结果分析　图 15-17 示峰 Ⅱ 与 Ⅲ 分别代表刺激声 f_1 与 f_2 对应的声强，峰 Ⅰ 代表畸变声 $2f_1 - f_2$ 对应的声强。一般 TDT 设备可以设定生成 f_1 与 f_2 对应的不同的畸变声强。幅度的量取：峰值与噪声之间的差值，如果两者相差大于或者等于 6dB，则认为 DPOAE 引出，如果小于则认为未引出。

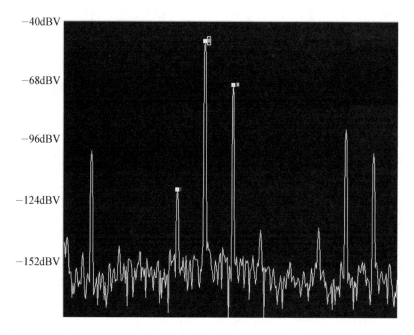

图 15-17　DPOAE 波形

六、小型猪短声诱发听性脑干反应（Click-ABR）

1. 麻醉动物　称量体重后，采用复合麻醉：首先用苏眠新 Ⅱ，按照 0.25ml/kg 剂量颈部肌肉初步麻醉，然后用戊巴比妥钠按 0.03g/kg 的剂量颈部肌内注射。待动物麻醉后放置于电热毯上保温。

2. 放置电极　待动物处于深度麻醉状态后，记录电极放置于猪两侧耳廓前缘连线中点穿过皮肤插入颅骨与硬脑膜之间,以手轻轻触碰电极不动为最佳。参考电极插于给声耳垂下,地线插于对侧耳垂下。检测三根电极之间阻值小于 3kΩ,如果大于 3kΩ 则需要重新调整电极深度。开放声场中扬声器(TDT MF1-1250)放置于距外耳道口方向 1cm 的地方,避免耳机接触耳廓时产生干扰。

3. 刺激声与采集信号　采用美国 TDT 公司 TDT Ⅲ 设备和 SigGen RP 系统软件给声并采集信号。刺激声为 click,强度范围为 10～90 dB SPL,衰减间隔 10 dB SPL,在接近阈值时,声音衰减间隔 5 dB SPL。滤波带宽 100～3000 Hz,信号采集放大 50 000 倍,观察窗为 10 ms,叠加 1024 次。一侧耳测试完毕后,互换前置放大器的参考与地线位置,调整扬声器至对侧耳,测试另一侧耳。

4. 分析波形　声音从高到低依次进行刺激,待波形经过 1024 次叠加之后,观察各个波的出现率,依据出现率最高的波判断阈值。放大波形图,量取出现率最高波的峰潜伏期与波峰与波谷差值的幅度。

(1)Click-ABR 各波的出现率(%):不同声音强度下各个波形的出现率比较可以知道,在高强度下,Ⅰ～Ⅴ 各个波均可以出现,随着声音强度降低,Ⅱ 与 Ⅴ 波出现率仍较高,两者比较 Ⅴ 波出现率高。表 15-7 显示高、中与低声强下 Ⅰ～Ⅴ 波的出现率,高强度下各波出现均很高。在低强度下,Ⅴ 波出现率较其他波高。

表 15-7　猪 Click-ABR 各波出现率(n=40)

声强(SPL)	出现率(%)				
	Ⅰ	Ⅱ	Ⅲ	Ⅳ	Ⅴ
90dB	100	100	100	75	100
40dB	75	100	39	8.7	100
25dB	0	26.1	0	0	75

(2)Click-ABR 阈值的判断:李登科研究结果表明,Ⅴ 波最稳定,出现率最高,所以选择 Ⅴ 波刚刚出现时的声强为阈值。高声强时可以较为容易判断 Ⅴ 波的存在。接近阈值时,由于电压幅度接近本底噪声产生的电压幅度,一般放大波形图,观察在上一个 Ⅴ 波的潜伏稍靠后的位置如有切迹存在,而下一个强度不存在则可以判定该强度为阈值。参照该标准,实验数据显示 4 月龄小型猪 ABR 阈值为 24±3.13dB(SPL)。如图 15-18 所示,高声音强度下,Ⅰ～Ⅴ 各波均出现,但 Ⅴ 波最为稳定出现。随着声强降低,Ⅴ 波幅度降低,潜伏期延长。

(3)Ⅴ 波峰-峰幅度与潜伏期随声强的变化:李登科研究结果如表 15-8 所示:声音从低-强变化时,Ⅴ 波幅度在 20～80dB SPL 逐渐增加,90dB SPL 在达到饱和状态后降低;潜伏期显示,声音在高强度下(90dB SPL)潜伏期较短,均值为 5.50ms,随着声音强度降低,Ⅴ 波潜伏期延长,在阈值(25dB SPL)附近潜伏期为 6.65ms,与 90dB 强度下相差约 1ms。

表 15-8　不同声音强度下 Ⅴ 波峰-波谷幅值与 Ⅴ 波峰潜伏期变化(n=40)($\bar{x}±s$)

声强(dB SPL)	Ⅴ 波幅值(μV)	Ⅴ 波潜伏期(ms)
90	1.20±0.31	5.50±0.37
80	1.28±0.36	5.55±0.38
70	1.10±0.36	5.63±0.40
60	0.87±0.31	5.77±0.31
50	0.69±0.26	5.93±0.39
40	0.56±0.25	6.15±0.39
30	0.36±0.19	6.50±0.44
25	0.27±0.34	6.65±0.26

李登科研究结果表明,在 80dB(SPL)声强下,Ⅰ～Ⅱ、Ⅱ～Ⅲ、Ⅲ～Ⅳ、Ⅳ～Ⅴ 峰潜伏期分别为(1.097±0.102)ms、(0.752±0.139)ms、(0.565±0.158)ms、(1.092±0.147)ms。Ⅰ～Ⅱ 与 Ⅳ～Ⅴ 峰潜伏期较长,Ⅱ～Ⅲ 与 Ⅲ～Ⅳ 峰潜伏期较短。

图 15-18 和表 15-9 的结果可见,尽管小型猪 Click-ABR 的波形与人类相似,有五个稳定的波形,且 V 波出现率最高,并且以此来判断反应阈值。但波间期较短,人类正常 Ⅰ～Ⅴ 间期均值在 4～4.5ms,而小型猪的 Click-ABR Ⅰ～Ⅴ 间期均值为 3.5ms 左右。如果从 ABR 各波都是突触后电位的结论推断,小型猪突触的数目可能较人类少。

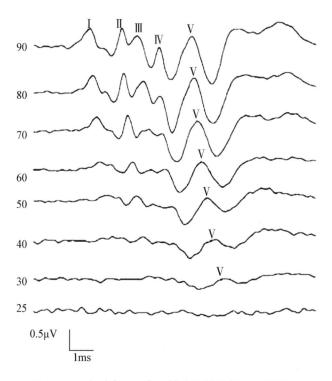

图 15-18　小型猪 ABR Ⅰ～Ⅴ 波随刺激声强度的变化

表 15-9　80dB(SPL)声强下 ABR 峰间期($n=40$)($\bar{x} \pm s$)

	峰间期		
	Ⅰ～Ⅲ	Ⅲ～Ⅴ	Ⅰ～Ⅴ
潜伏期(ms)	1.849±0.120	1.701±0.128	3.506±0.135

第三节　常见问题及解决方案

一、波形紊乱,难以分辨

可从以下几个方面考虑。

(一)动物状态

1. 动物麻醉不佳,动物将要苏醒。

2. 由于体温过低引发肌肉颤抖。

3. 体位影响呼吸,产生噪声。

4. 动物已经死亡。

(二)导线连接原因

1. 喇叭地线未连接或者接触不良。

2. 前置放大器电量不足。

3. 动物为造模动物,听力受损,难以测得正常波形,外界干扰波被相对放大。

4. 三根电极与喇叭接触,产生了静电干扰。

5. 极间电阻过大,难以捕捉到电信号。

(三)TDT 原因

1. 喇叭未发音。

2. 机器未正常启动。

3. 刺激设置过高,选择"setup"菜单,单击其中的"stimulus setup",弹出一个对话框,更改左上角"rate"为 12 左右。

二、BioSigRP 不能与 TDT 正常连接

调节 zBUSmon,保证各个模块标号与显示相一致,关掉 BioSigRP,重新打开再次尝试,如果不行关掉 TDT 与电脑,按照指南中重新启动。

三、BioSigRP 不能正常工作

多为在按"Start"键后选择"arf"文件时出错,"arf"文件为系统原始结果文件,到一定数量文件饱和后,需要重新建立一个标记清晰的"arf"文件,建议不同实验用不同的标记清晰的"arf"文件。

四、喇叭不发音

1. 喇叭原因 连接不正确,每次导线白点与喇叭白点要对应上。

2. TDT 连接 保证如果使用为小喇叭,那么两个从 PA5 output-1 与 output-2 出发的导线应分别对应连接到 ED-1 的 IN-1 与 IN-2。

五、测试阈值不准确

1. 喇叭老化 需要更换,排除方法用一只正常动物测试,观察结果是否相同。

2. 声音文件不准确 排除方法与第一种情况类似。

六、电刺激伪迹过大

导线连接时电阻过大,难以记录到生物信号,电刺激放大,解决方法是减小电阻大小,或者通过选择"setup"菜单,单击其中的"acquisition setup",弹出一个对话框,把"onset delay"(延迟)设定为"1ms"。

(李登科 张 超 李凤娇 曹效平
赵立东 郭维维 李兴启)

参 考 文 献

[1] 鲁海涛,李兴启.动物听觉诱发反应特点及测试技术(1).听力学及言语疾病杂志,2010,18(5):518-520.

[2] 鲁海涛,李兴启.动物听觉诱发反应特点及测试技术(2).听力学及言语疾病杂志,2010,18(6):615-616.

[3] 鲁海涛,李兴启.动物听觉诱发反应特点及测试技术(3).听力学及言语疾病杂志,2011,19(1):95-96.

[4] 鲁海涛,李兴启.动物听觉诱发反应特点及测试技术(4).听力学及言语疾病杂志,2011,19(2):194-196.

[5] 鲁海涛,龚树生.Blackman 包络短音的时程对听性脑干反应的影响.听力学及言语疾病杂志,2010,18(3):253-256.

[6] 朱光洁,马登滨,高下,等.特异性敲除内毛细胞肌球蛋白轻链激酶对小鼠听功能影响.中华耳鼻喉头颈外科杂志,2013,48:1.

[7] 李兴启,姜泗长,梅世昌,等.脑干反应(BSR)的测试方法及其正常值.中国人民解放军军医进修学院学报,1982,03:01.

[8] 罗香林,刘强和,陈顺香,等.两种刺激声在快速老化痴呆小鼠 ABR 测试中的比较.重庆医学,2010,39:12.

[9] 方敏华,马钊恩,孙卫文,等.Fmr1 基因敲除小鼠的 ABR 阈值观察.解剖学研究,2012,1:30-34.

[10] 卢伟,徐瑾,Shepherd R K.大鼠多通道人工耳蜗植入模型的建立.临床耳鼻咽喉头颈外科杂志,2008,22:13.

[11] 刘爱国,周梁,迟放鲁.电刺激强度对豚鼠听神经兴奋性的影响.听力学及言语疾病杂志,2005,13:4.

[12] 刘爱国,周梁,迟放鲁.刺激电极在鼓阶内位置对听神经兴奋性的影响.听力学及言语疾病杂志,2004,12:4.

[13] 倪道凤,许时昂,等.幼猫鼓阶内慢性电刺激生理学研究.中国医学科学院学报,1992,14:6.

[14] 蔡超,倪志立,李永新.耳蜗电刺激并脑源性神经营养因子联合应用对大鼠耳蜗病理及听觉生理的影响.中国耳鼻咽喉头颈外科,2011,18:8.

[15] 李兴启.听觉诱发反应及应用.北京:人民军医出版社,2007:126-127.

[16] 冀飞,陈艾婷,赵阳,等.耳蜗电图和 ABR 在听神经病诊断中的应用研究.临床耳鼻咽喉头颈外科杂志,2010,24:10.

[17] 张宝林,王燕栖.生理因素对 ABR 影响研究的进展.听力学及言语疾病杂志,1996,4:36-38.

[18] 李登科,赵立东,孙伟,等.正常成年小鼠短声刺激听觉脑干反应(ABR)研究.听力及言语疾病杂志,2014,21(2):145-147.

[19] 吴清洪,那顺巴雅尔,陈丽,等.戊巴比妥钠联用速眠新Ⅱ对西藏小型猪麻醉效果观察.中国比较医学杂志,2008,10:29-31.

[20] 裴智,黄治物,陶泽璋.短音诱发听性脑干反应的特性观察.听力学及言语疾病杂志,2003,11(2):104-106.

[21] 任丽丽,杨仕明.耳前入路小型猪耳蜗内电位的测定的研究.中华耳科学杂志,2011,9(3):254-257.

[22] The Fantom Consortium,Riken Genome Exploration Research Group,Genome Science Group. The Transcriptional Landscape of the Mammalian Genome. Science,2005.

[23] Elena Pokidysheva,John V. Brigande,Hans Peter Bächinger,etal. Prolyl 3-hydroxylase-1

null mice exhibit hearing impairment and abnormal morphology of the middle ear bone joints. Matrix Biology,2013,32:39-44.

[24] Kelly L Kane,Dalian Ding,Richard J Salvi,et al. Genetic background effects on age-related-hearing loss associated with Cdh23 variants in mice. Hearing Research,2012,283:80-88.

[25] Tomoko Makishima,Lara Hochman,Patrick Armstrong,et al. Inner ear dysfunction in caspase-3. deficient mice. Neuroscience,2011,12:102.

[26] Elizabeth E Norgetta,Zoe J Goldera,Beatriz Lorente-Cánovas. Atp6v0a4 knockout mouse is a model of distal renal tubular acidosis with hearing loss with additional extrarenal phenotype. PNAS,2012,109:13775-13780.

[27] Schoen CJ,Burmeister M,Lesperance MM. Homolog3 (Diap3). Overexpression Causes Progressive Hearing Loss and Inner Hair Cell Defects in a Transgenic Mouse Model of Human Deafness. PLoS One,2013,8(2):e56520.

[28] Omar Akil,Rebecca P Seal,Kevin Burke. Restoration of Hearing in the VGLUT3 Knockout Mouse Using Virally Mediated Gene Therapy. Neuron,2012,75:283-293.

[29] Wei Chen,Nopporn Jongkamonwiwat,Leila Abbas,et al. Restoration of auditory evoked responses by human ES-cell-derived otic progenitors. Nature,2012,490:2,78-82.

[30] E Castillo,F Carricondo,M V Bartolomé,et al. Presbycusis:neural degeneration and aging on the auditory receptor of C57/BL6J mice. Acta Otorrinolaringol,2006,57:383-387.

[31] Pavel Prado-Guitierrez,Robert K. Shepherd. Effect of interphase gap and pulse duration on electrically evoked potentials is correlated with auditory nerve survival. Hearing Research,2006,215:47-55.

[32] Leon F. Heffer,Stephen J O Leary. Examining the Auditory Nerve Fiber Response to High Rate Cochlear Implant Stimulation: Chronic Sensorineural Hearing Loss and Facilitation. J Neurophysiol,2010,104:3124-3135.

[33] Baishakhi Choudhury, Fitzpatrick. Detection of Intracochlear Damage with Cochlear Implantation in a Gerbil Model of Hearing Loss. Otol Neurotol, 2011, 32(8):1370-1378.

[34] FaisalIahmad, Fitzpatrick. Detection of Intracochlear Damage During Cochlear Implant Electrode Insertion using Extracochlear Measurements in the Gerbil. Laryngoscope, 2012, 122(3):636-644.

[35] Akihiro, Katada, Harabuchi. Cochlear implantation in an adult patient with auditory neuropathy. Eur Arch Otorhinolaryngol, 2005, 262: 449-452.

[36] Robert K Shepherd, Jeremy M Crook. Chronic depolarization enhances the trophic effects of BDNF in rescuing auditory neurons following a sensorineural hearing loss. J Comp Neurol, 2005, 486(2):145-158.

[37] Anne Coco, Robert K Shepherd. Does cochlear implantation and electrical stimulation affect residual hair cells and spiral ganglion neurons? Hear Research, 2007, 225(1-2):60-70.

[38] Thomas G Landry, Robert K. Spiral ganglion neuron survival and function in the deafened cochlea following chronic neurotrophic treatment. Hear Research, 2011, 282(1-2):303-313.

[39] The fantom Consortium, Prikin Genome Exploration Research Group and Genome Science Group. The Transcriptional Landscape of the Mammalian Genome. science, 2005, 309 (5740):1559-1563.

[40] Faisal I DeMason, Douglas C Fitzpatrick. Detection of Intracochlear Damage During Cochlear Implant Electrode Insertion using Extracochlear Measurements in the Gerbil. Laryngoscope, 2012, 122(3):636-644.

[41] Rodney E, Millard A, Robert K. A fully implantable stimulator for use in small laboratory animals. Journal of Neuroscience Methods, 2007, 166:168-177.

[42] Robert K Shepherd, Michael P Colreavy. FRCSI Surface Microstructure of the Perilymphatic Space Implications for Cochlear Implants and Cell-or Drug-Based Therapies. Arch Otolaryngol Head Neck Surg, 2004, 130:518-523.

[43] Schook L, Beattie C, Beever. Swine in biomedical research: creating the building blocks of animal models. Anim Biotechnol, 2005, 16(2): 183-190.

[44] Bustad, Ro McClellan. Swine in biomedical research. Science, 1966, 152(3728):1526-1530.

[45] Kenny MoraisI. Non heart beating organ donor. New experimental model in pigs. Acta Cir Bras, 2012, 27(5):306-310.

[46] Carlos Simón Adiegoa. Experimental Swine Lung Auto transplant Model to Study LungIschemia-Reperfusion Injury. Arch Bronconeumol, 2011, 47(6):283-289.

[47] Minora M Koetting, M Koettingc. Hypothermic Reconditioning by Gaseous Oxygen Improves Survival After Liver Transplantation in the Pig. American Journal of Transplantation, 2011, 11:2627-2634.

[48] Jonathan C Yeung, Dirk Wagnetz. Ex Vivo Adenoviral Vector Gene Delivery Results in Decreased Vector-associated Inflammation Pre-and Post-lung Transplantation in the Pig. The American Society of Gene & Cell Therapy, 2012, 6:1204-1211.

[49] Giraud F, Favreau N. Contribution of Large Pig for Renal Ischemia-Reperfusion and Transplantation Studies: The Preclinical Model. Journal of Biomedicine and Biotechnology, 2011, 53:21-27.

[50] Yur-RenKuo, ShigeruGoto. Immunomodulatory effects of Bone Marrow-Derived Mesenchymal Stem Cells in a Swine Hemi-Facial Allotransplantation Model. Plos one, 2012, 7 (4):e35459.

[51] Lovell JM, Harper GM. The morphologyof the inner ear from the domestic pig(Sus scrofa). J Microsc, 2007, 228:345-357.

[52] Hoffstetter M, Lugauer F, Kundu S, Wacker S, Perea-Saveedra H. Middle ear of human and pig: a comparison of structures and mechanics. Biomed Tech, 2011, 56:159-165.

[53] Gurr A, Kevenhörster K. The common pig: a possible model for teaching ear surgery. Eur Arch Otorhinolaryngol, 2010, 267: 213-217.

[54] Martien A, M Groenen, Alan L, et al. Analyses of pig genomes provide insight into porcine demography and evolution. Nature, 2012, doi: 10. 1038.

[55] Park WS, Chang YS, Chung SH, et al. Effect of hypothermia on bilirubin-induced alterations in brain cell membrane function and energy metabolism in newborn piglets. Brain Res, 2001, 922(2): 276-281.

[56] Yu SM, Wang CW, Zhao DM, et al. Raising and pathogen purification of Chinese experimental mini-pig. Lab Anim Sci Admin, 2003, 20: 44-46.

[57] HJ Yi, Wei Guo, SM Yang. The temporal bone microdissection of miniature pigs as a useful large animal model for otologic research. Acta Oto-Laryngologica, Early Online, 2013: 1-8.

[58] Reichmuth Mulsow J. Measurement and response characteristics of auditory brainstem responses in pinnipeds. Aquatic Mammals, 2007, 33(1): 132-150.

[59] Stella Fortia, Chiara Amadeoa. Auditory brainstem responses(ABR)in normal hearing adult subjects with Down's syndrome. Brain research, 2008, 1233: 58-62.

[60] Schook L, Beattie C, Beever. Swine in biomedical research: creating the building blocks of animal models. Amimal biochemistry, 2005, 16(2): 183-190.

[61] Lúcio, Kenny MoraisI. Non-heart beating organ donor. New experimental model in pigs. Acta, 2012, 27(5): 306-310.

[62] Carlos Simón Adiegoa. Experimental Swine Lung Auto transplant Model to Study LungIschemia-Reperfusion Injury. Arch Bronconeumol, 2011, 47(6): 283-289.

[63] T Minora, M Koettingc. Hypothermic Reconditioning by Gaseous Oxygen Improves Survival After Liver Transplantation in the Pig.

American Journal of Transplantation, 2011, 11: 2627-2634.

[64] Jonathan C Yeung, Dirk Wagnetz. Ex Vivo Adenoviral Vector Gene Delivery Results in Decreased Vector-associated Inflammation Pre-and Post-lung Transplantation in the Pig. The American Society of Gene & Cell Therapy, 2012, 6: 1204-1211.

[65] Giraud F, Favreau N. Contribution of Large Pig for Renal Ischemia-Reperfusion and Transplantation Studies: The Preclinical Model. Journal of Biomedicine and Biotechnology, 2011, 53: 21-27.

[66] Yur-RenKuo, ShigeruGoto. Immunomodulatory effects of Bone Marrow-Derived Mesenchymal Stem Cells in a Swine HemiFacial Allotransplantation Model. Plos one, 2012, 7(4): e35459.

[67] Lovell JM, Harper GM. The morphology of the inner ear from the domesticpig(Sus scrofa). J Microsc, 2007, 228: 345-357.

[68] Martien AM Groenen, Alan L, et al. Archibald2. Analyses of pig genomes provide insight into porcine demography and evolution. Nature, 2012, doi: 10. 1038.

[69] Adrien A, Eshraghi. Cochlea Implantation Trauma and Noise-Induced Hearing Loss: Apoptosis and Therapeutic strategies. The anatomical record, 2006, 288: 473-481.

[70] Wang B, Yang M, Zhu X. Dexamethasone suppresses cochlear Hes1 expression after noise exposure. Acta Otolaryngol, 2013, 133(3): 233-238.

[71] Colleen G. Daisuke Yamashitac. Mechanisms of Noise-Induced Hearing Loss Indicate Multiple Methods of Prevention. Hear Res, 2007, 226(1-2): 22-43.

[72] Juan Carlos Alvarado, José M. Juiz. Normal variations in the morphology of auditory brainstem response (ABR) waveforms: a study in wistar rats. Neuroscience Research, 2012, 73: 302-311.

第16章 听力障碍的综合评估

随着听觉生理学的发展,各种听力学测试手段不断涌现。但是,正如在第3章已介绍的那样,各种听觉诱发电位及耳声发射(otoacoustic emissions,OAE)很难满足既能反映从周边到听觉中枢,又能反映耳蜗各频率段特性的要求。也就是说,各种听觉诱发电位的测试技术都不是十全十美的。实践证明,要明确诊断某种耳聋,可能需要采用两种或更多的手段进行综合评估,方能在临床听力学方面较全面地表达。

第一节 各种听力学测试技术的优缺点

首先,由于各项听力学测试技术得以迅速发展,运用多种客观的生理学检测技术和主观的检测技术,对听力障碍进行综合评估已经成为可能。对于成人而言,一般采用主观的纯音测听,即可初步了解患者的听力情况。但是,对于外伤性听力障碍的鉴定和不能配合检查的儿童而言,仅有主观的测听技术是不够的,还需要结合客观的生理学检测技术的结果进行判断。然而,即便是客观的生理学测听技术,并不意味着以其中一种技术就可以替代其他的技术,而是每一项技术均有其优缺点,只有取长补短,综合评估,才会获得正确的诊断结果。上述章节已对多种客观的听觉诱发电位的生理学特点及检测技术进行了叙述,本章节重点在于介绍并集中比较各种听力学测试技术的优缺点,尤其是在婴幼儿听力评估中综合运用的体会。

一、生理学测听技术的优缺点

(一)听性脑干反应(auditory brainstem response,ABR)

听性脑干反应(ABR),是给予一个瞬态特性较好的短声刺激后,在10~20ms观察窗内观察到从头皮记录到的诱发电位。然而,ABR的系列诱发电位,虽然已被证明来源于听神经至脑干的听觉通路,但ABR阈值所反映的是神经结构及神经通路的电活动能力,不能完全代表个体对声音的内在感觉能力,因此ABR阈值不完全等同于听力。一般而言,在神经系统功能正常的情况下,ABR的反应阈与成人和婴幼儿的行为听阈有较好的相关关系,出生后25周的新生儿即可引出稳定的ABR信号,且不受睡眠、镇静和注意力等的影响,因此ABR测试非常适合于评估那些传统的行为测试手段所难于评估的婴幼儿的听敏度。此外,作为外伤性听力障碍或心因性听力障碍的鉴定诊断,ABR也是必不可少的。

ABR的不足之处在于,ABR的波形需要人为主观去判断才能够得出反应阈值,如果没有丰富的临床经验和经过长期的训练,很难得出准确的结果。

1. 短声诱发的ABR 这是用于评估刺激婴幼儿听敏度,应用最广泛的一种电生理检测手段。采用中等强度的短声(click)刺激,可以激活耳蜗的大部分神经元,使中高频率范围的神经元放电,从而产生重复性较好的电位(波形)。ABR由波Ⅰ~Ⅶ组成,正常儿童和成人,在2000~4000Hz频率范围内,刺激声强度用不超过30dB的短声即可引出

ABR,因此,采用潜伏期、振幅、波形等指标,可以了解听神经和低位脑干通路的成熟性和完整性。

　　用短声诱发 ABR 进行听阈评估的不足之处在于其缺乏频率特异性,2000～4000Hz 附近能够引出最为理想的 ABR。尽管 ABR 能够在一定程度上对听力正常或轻度听力障碍的患儿提示行为听阈的情况,但当听力图呈下降型或不规则形状时,ABR 可能在多个频率上高估或低估听力障碍的程度。图 16-1 显示的是 1 例 15 岁患儿的听力图和 ABR 波形图,患儿纯音低中频听力尚好,高频听力下降,故 ABR 未引出。因此,ABR 不能全面反映耳蜗功能。

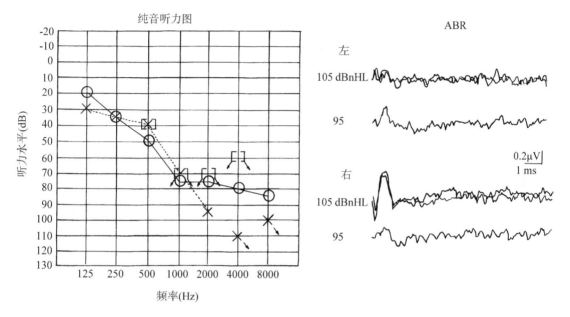

图 16-1　1 例患儿的纯音听力图和 ABR 波形图
图示高频听力下降,但低中频听力尚好,ABR 未引出。

　　2. 短纯音诱发的 ABR　短纯音具有足够的时程和频率特异性。当评估斜坡型或不规则形状听力图的时候,用短纯音诱发的 ABR,比短声诱发的 ABR,能够更好地反映外周听敏度的情况。短纯音诱发的 ABR 的不足之处在于,进行多个频率测试时,需要耗费较长的时间,有的婴幼儿因镇静睡眠不够而无法完成测试。且低频短纯音诱发的 ABR 波形分化不好,判断其阈值会有一定困难。

　　临床工作者习惯于将 ABR 作为婴幼儿听力诊断的金标准,这是不妥的,因为短声(click)刺激所诱发的 ABR 电位只能反映高频 2000～4000Hz 听力的情况,缺乏频率特异性,对于低频上升型、高频陡降型或不规则型听力障碍,不能反映出整体的听力水平;短纯音诱发的 ABR 虽然具有较好的频率特异性,但波形不如短声诱发的 ABR 好辨认,而且测试较为耗时。

　　与短纯音诱发 ABR 一样,也可用频率特异性较好的各频率滤波短声,或短音来诱发 ABR,以弥补短声诱发 ABR 之不足。

　　3. 骨导 ABR　主要用于感音神经性听力障碍和传导性障碍的鉴别诊断,以及在外耳、中耳存在病变,如外耳道闭锁的情况下,评估耳蜗及蜗后听神经的状况。与纯音测听时所采用的骨导检测不同,在检测骨导 ABR 阈值时通常须掩蔽,成人骨导的耳间衰减,大概为5～10dB，1岁婴儿为15～25dB，新生儿可达25～35dB，因此对于1岁以下婴儿，检测ABR阈值时一般无须掩蔽。气导和骨导ABR的阈值差是否存在，气导ABR波Ⅰ潜伏期是否延长，是判断听力障碍性质的关键。当气导和骨导ABR的阈值差≥15 dB nHL，且气导ABR波Ⅰ潜伏期明显延长时，可以初步判断为传导性听力障碍。

（二）40Hz听觉事件相关电位（40Hz auditory event related potentials，40Hz AERP）

40Hz AERP的优点在于，它除了可用高频短音（或过滤短声）外，也可用低、中频的短音诱发出40Hz AERP，故可以较好地补充ABR对低、中频段听力反映不足的短处。然而，在睡眠和应用镇静药物的情况下，40Hz AERP的幅度降低，反应阈提高。

（三）耳声发射（OAE）

耳声发射（otoacoustic emissions，OAE），是由耳蜗产生的一种低能量的声信号，经耳蜗、中耳传至外耳道。耳声发射仅在外耳和中耳功能正常的情况下才能检出，与ABR检测有所不同的是，耳声发射不能反映听力障碍的程度，而只是提示外周听觉系统的OHC是否完好。耳声发射能够检出，则能够证实外周听觉系统功能正常，相反，如果耳声发射幅度降低或未引出则表明需要进一步进行听力学评估。在外、中、内耳功能正常的新生儿和婴幼儿，耳声发射能够迅速而客观地检出，因此在儿童听力评估中能够发挥广泛的作用。近年来，随着听神经病基础与临床研究的不断深入，耳声发射在蜗后病变的鉴别诊断价值越来越突出。

（四）耳蜗电图（ECochG）

通常用短声诱发听神经复合动作电位（compound action potential，CAP）。在临床测听中，由鼓膜记录到的CAP实际上是SP-AP复合波。临床常用−SP/AP之比值是否＞0.4来了解耳蜗的病变。梅尼埃病患者中40%～70%的人−SP/AP＞0.4。另外，

可用CAP幅度与声强之输入/输出（I/O）函数曲线的非线性特点改变来判断耳蜗受损后的重振现象。CAP是单侧特性，且有真正的阈值。用滤过短声或Blackman门控短纯音诱发CAP，还可以了解耳蜗各频率段的功能（详见第5章）。耳蜗电图测试的不足在于，安放鼓膜电极有一定的难度，须经过专门培训后方能进行。

（五）声导抗

声导抗测试是听力学评估的重要组成部分，包括鼓室导抗图、外耳道容积和声反射阈的测试，均能提供听觉系统不同方面的特征性信息，尽管通常用于中耳功能的评估，但与其他听力学检测项目相结合，其诊断作用更明确。一般而言，声导抗测试能够初步确定听力障碍是传导性聋还是感音神经性聋。

1. **鼓室导抗图** 用于检测外耳道气压改变时中耳顺应性的变化，由于中耳病变能够影响鼓室导抗图的形状，根据鼓室导抗图可以初步区分传导性耳听力障碍的病变性质，是婴幼儿听力学评估不可缺少的工具。传统的鼓室导抗图采用低频探测音（226Hz）进行检测，常见的有A、B、C三种类型，采用标准化的声导抗检测设备，可以对鼓室导抗图的几个指标进行量化，包括鼓室导抗图宽度（斜率）、峰压、静态声顺值，鼓室导抗图宽度是评估中耳功能是否异常的最好指标，与静态声顺值和声反射结合，可以提高检测听力的敏感性。

采用低频探测音得到的鼓室导抗图，不仅可以了解鼓膜穿孔、萎缩或增厚等情况，还可以了解鼓室积液或压力异常等情况以及咽鼓管功能是否正常。但低频的鼓室导抗图对听骨链的病变如听骨链固定、中断和先天性畸形等，以及对新生儿中耳功能正常和积液的鉴别作用不太确切。近来有国内学者报道，1000 Hz探测音鼓室声导抗测试是诊断＜25周（六个月）以下婴儿中耳功能的较准确的检查方法，226 Hz、678 Hz探测音鼓

室导抗测试则不能提供这些婴儿中耳功能较准确的信息。我们最近对耳声发射异常，颞骨 CT 确诊为中耳积液的 10 例婴幼儿（年龄 2—6 月龄，平均 3.5 月龄）共 18 耳进行分析表明，高频探测音（1000 Hz）的检出率为 88.9%（16/18）高于低频探测音（226 Hz）的检出率 33.3%（6/18）。因此，我们认为，1000 Hz 探测音鼓室导抗图测试可以更好地评估 6 月龄以下婴幼儿的中耳功能。

2. 外耳道等效容积　用于评估探头前方的空间容积，尤其是对于平坦的鼓室导抗图，外耳道等效容积可以提供是否存在探头和外耳道的堵塞、鼓膜是否穿孔以及压力平衡管是否正常。探头和外耳道堵塞时，外耳道等效容积相当小，而鼓膜穿孔和压力管异常时外耳道等效容积异常大。在 4 月龄的婴儿，外耳道平均等效容积为 0.3ml 左右，3—5 岁为 0.7ml 左右，成人为 1.1ml 左右。虽然外耳道等效容积可以用来评估外耳道和鼓膜的情况，但也还存在鼓膜穿孔、压力平衡管异常和中耳病变患者的外耳道等效容积正常的现象。

3. 声反射阈值的测试　足够强度的声音刺激能够诱发中耳镫骨肌的收缩，肌肉的反射性收缩可能引起中耳劲度的增加，从而在声顺值的变化中反映出来。声反射阈值是引起镫骨收缩的最小声音强度，正常人的纯音声反射阈范围为阈上 70～100dB HL，宽带噪声为 65dB HL。在传导性听力障碍的情况下，声反射通常是引不出的，气骨导差值在 5～10dB 的传导性听力障碍足以使声反射消失。因此如果声反射引不出，应怀疑中耳存在病变。如果不存在中耳的异常，声反射阈值有助于估计耳蜗性听力障碍的程度；轻度的听力障碍，声反射阈大致正常；中度的听力障碍，多数患者能够引出声反射，但是阈值升高。如果听力障碍超过 60～70dB，声反射就难于引出。另外，耳蜗损伤伴有响度重振现象的患者，其声反射阈与纯音听阈之差多＜60dB，临床上通常以声反射阈与纯音听阈之差＜40dB 作为阳性指标，这样可以降低假阳性率。

二、主观测听技术的优缺点

相对于客观测听技术而言，通过主观测听技术所获得的听力结果更能真实反映患者的实际听力情况，即反映整个听觉通路（从外周至听觉中枢）的听觉功能。成人很容易通过纯音测听获得准确的听力结果，小儿则比较困难，并且小儿需要根据年龄和具体的情况选择不同的行为测听方法。

（一）纯音测听

一般而言，只要能够配合检查的成人，都可以得到可靠的听力结果，从而判断出听力障碍的程度、性质和大概部位。然而，对于不能配合检查的精神障碍患者、疑为伪聋或某些外伤性听力障碍的鉴定，则需要配合客观的听力测试技术结果，才能够得出正确的诊断。

（二）小儿行为测听

婴儿和学龄前儿童的听力学行为测试需要特殊的技术，根据婴幼儿、小儿发育水平的不同而有差异，如果儿童的发育正常，年龄可以作为一个大致的参考依据，如果存在先天性发育异常（如智力发育障碍）或结构异常，则需要根据其功能水平和实际能力调整测试技术，即便是发育正常的儿童，其成熟度也存在相当大的差异，因此听力学家对测试技术的选择和测试结果的分析，具有非常重大的意义。

灵敏度的测试内容如下。

（1）行为观察测听（behavioral observation audiometry，BOA）：对 0—6 月龄的婴儿，听觉的行为评估在很大程度上依赖于给予听觉信号刺激后相应的行为改变，听觉信号包括言语、蜂鸣音、通过扬声器或耳机给予的特制噪声等，或另外还包括发声玩具发出的声音等。日常生活中，常以鼓声、揉纸声和铃声作为声源，观察婴幼儿的行为反应。婴幼儿的反应包括反应性的行为如眨眼、头转向声源、身体的振动等,其他的行为变化还包括吸吮或动作频率的改变,这些内容被称为行为观察测听(behavioral observation audiometry,BOA),能比较精确反映新生儿和婴幼儿的情况。这种方法尤其适合于广大农村、社区及妇幼保健单位,在没有任何听力检测设备的情况下对新生儿的听力筛查。

由于婴儿对特定刺激的反应存在不确定性,因此任何时候获得反应就更依赖于刺激的特性和新奇而非刺激的强度,而且,其反应的可变性也是相当高而且容易习惯。Martin等引入一个术语叫最小反应水平(minimum response level),用以描述各种条件刺激和非条件刺激时能够引起恒定行为反应的最低刺激水平,他认为之所以不用阈值而用最小反应水平,是因为它随着儿童的成熟而不断变化。

BOA虽然存在一定的不足,但是这种方法仍然是评估那些不能通过视觉强化测听而获得稳定反应的针对婴幼儿的唯一手段,也是父母能够提供关于婴幼儿对声音反应状况的一种重要信息。

(2)视觉强化测听(visual reinforcement audiometry,VRA):5-6月龄的婴儿已经具有对测试声音定位的能力,视觉强化测听是基于婴儿具有可将头向声源转动的特性,通过一个有吸引的视觉刺激如色彩鲜明的和动物性的玩偶,强化头位的转动。一旦婴幼儿获得了对刺激的特定反应,听觉刺激信号的强度就会降低,这就是婴儿的最小反应水平,听觉信号包括蜂鸣音、窄带噪声和言语,使用视觉强化可以延迟婴儿对听觉刺激的习惯。从而获得足够数量的反应而获得一个评估听力较为完整的听力图,测试通常是在声场中进行,很多婴幼儿也可采用耳机进行,从而获得测试耳具有特异性的信息,也可用于骨导最小反应水平的检测。

对于一个经验丰富的听力学家,视觉强化听力测试是一个有用的评估工具,6月龄以上的婴儿可以显示很多与成人相似的低水平刺激反应,对于发育延迟的婴幼儿,只要心智达到8-10月龄水平,就可以有效检出。有早产史的婴儿,到5-6月龄也可以检出。

(3)游戏测听(play audiometry,PA):2-3岁的幼儿,评估听功能应选择游戏测听,就是教会幼儿对声刺激做出一定的反应性动作,任务应与幼儿的发育水平一致,比如将1块积木放在桶里,将一枚钉子放在板上等。事前需要准备大量的木偶和简单游戏,避免儿童兴趣的消失,活动也可以按一定的难度阶梯编排,开始选用简单的,然后逐步增加任务的难度以保持儿童的注意力。但是木偶游戏和活动不要过于繁难,以免干扰听觉反应,通过改变木偶和任务,听力学家要能够获得多个频率上气导和骨导信号的阈值,以便能够确定外周听敏度的情况。

对于正常发育的儿童,4-5岁后即可采用常规的纯音测听法评估听力的情况。

三、言语识别功能的测试

(一)言语识别阈

言语识别阈(speech recognition threshold,SRT)原来也称言语接受阈,是受试者刚能听懂所发送言语信号50%时的给声强度。测试一般采用扬扬格词(两个音节的强度相等的双音节词)测试表。儿童到了能够完成游戏测听的阶段,就有可能进行言语识别阈的检测,测试言语应当简单明了,采用不同强度的言语声,让儿童根据指令完成指认身体的某部分或者物体、图片等动作,以示对言语的识别。年龄大一些的儿童如果语言能力较好,通常可以简单地重复测试人随机所讲的单词,但不论儿童的年龄多大,首先需要确定测试单词在他掌握的词汇范围内,尤其是怀疑有发育迟缓时。对儿童而言,言语识别阈是判断行为听力图可信赖的一种重要的交叉检测手段,由于儿童对言语的反应比纯音为佳,因此测试言语接受阈的过程中,可以大致估计平均听力图的情况,为后者的检测打下基础。如存在传导性听力障碍,骨导言语识别阈可以有效评估耳蜗的情况。

(二)阈上言语识别率

阈上言语识别率(speech recognition score,SRS)一般先确定受试耳 500Hz、1000Hz、2000Hz 和 4000Hz 的纯音平均听阈,不能配合纯音测听的儿童则可以用行为测听听阈代替。以平均听阈上 30～40dB 的强度播放规定的言语词表(50 个单词),受试者正确复诵单词的百分比即为阈上言语识别率。评估儿童的阈上言语识别率可以在儿童能够完成言语识别阈测试后进行,所用的词汇应充分考虑到儿童的言语水平,保证评估的是听力而不是言语熟练程度,3-6 岁的儿童,测试可使用中国聋儿康复中心研制的图片或言语可懂项目。

(三)交叉检测原则

儿童听力评估的核心原则是不能依赖单一的测试手段。行为测听并不是总能获得准确的听力情况,尤其是对于年幼或发育迟缓的儿童。应采用主、客观交叉测试的方法,一些客观的检测手段对了解儿童的听力状况很有帮助,但听力障碍的最后诊断必须依照行为测听的结果进行确定。然而,这并不是说,即便客观检测手段提示存在听力障碍,也需要等到获得确定的行为听力图才能进行治疗。对一些存在发育延迟和器质性异常的儿童,行为听力检测很难获得进行治疗的有用信息,如助听器的验配。总之,听力障碍的诊断需要借助各自独立多方面测试的结果,交叉检测之间可能有互补的作用,如果依据单一的客观检测手段诊断听力障碍,结果很可能是不准确和不可信的。

交叉检测原则提示,临床医生需要了解各项测试的不同点与共同点,综合参照各项测试的结果,以保证评估结果的准确性和可靠性。

第二节　新生儿及婴幼儿听力筛查及诊断

新生儿听力筛查是一项系统化社会化优生工程,根据北京市卫生局《北京市 0-6 岁儿童听力筛查、诊断管理办法》和卫生部基层妇幼司《新生儿听力筛查技术管理规范》的规定,新生儿听力筛查的流程大体分为三个主要阶段:第 1 阶段,新生儿听力筛查阶段(包括初筛和复筛);第 2 阶段,听力诊断阶段;第 3 阶段,干预康复阶段。

一、新生儿及婴幼儿听力筛查

(一)筛查流程

新生儿听力筛查阶段包括听力初筛和复筛。

1. 初筛

(1)住院期间的初筛,新生儿出生后在住院期间接受听力普遍筛查;初筛包含两个群体,其一是母婴同室的正常新生儿(图 16-

2),在生后 2～7d 进行听力筛查;其二是新生儿重症监护病房(newborn intensive care unit,NICU)的病理性新生儿(图 16-3),在病情稳定的出院前进行听力筛查。

(2)非住院期间的初筛,新生儿出生后在非住院期间接受听力普遍筛查,这部分新生儿是指家庭分娩、住院期间未进行筛查或其他医疗服务单位分娩后回家哺乳的新生儿,他们在新生儿期(出生后 1 个月内)到门诊接受听力筛查。

2. 复筛　初筛"未通过",或初筛"可疑"者,在 42d 接受听力复筛;另外,即使初筛"通过",但具有听力障碍高危因素的新生儿及婴幼儿,应告知家长让孩子接受定期的听力学监测,以便及时发现迟发性或进行性的听力障碍。

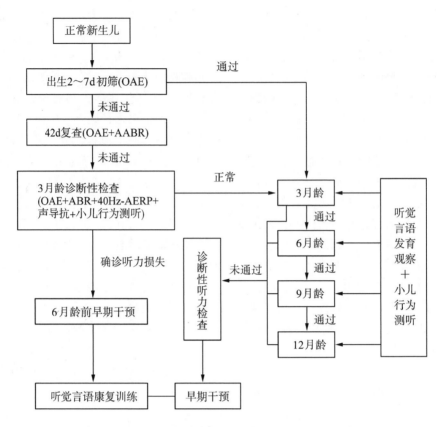

图 16-2　正常新生儿听力筛查流程

(二)通过标准

根据国内新生儿听力筛查的临床经验和国外的资料,提出运用瞬态诱发性耳声发射(transiently evoked otoacoustic emissions, TEOAE)进行听力筛查的三项通过标准,供初筛和复筛操作者参考。即① TEOAE 总反应能量≥5 dB SPL。② 两套缓冲存储器中的信号重复率≥50%。③ 0.8kHz、1.6kHz、2.4kHz、3.2kHz 和 4.0kHz 五个半倍频程分析频率中 3 个以上频率的信噪比≥3 dB。

在听力筛查的过程中,值得注意的是,TEOAE 技术仅作为一种听力筛查方法,而非听力学诊断手段。未通过 TEOAE 筛查的新生儿或婴幼儿,需要进一步接受诊断性听力检查和随访后才可下结论,而不是筛查后马上就判断为听力障碍。这一点对新生儿

或婴幼儿的父母乃至家庭其他成员都十分重要。我们既要对未通过听力筛查的新生儿或婴幼儿予以高度重视,保证其及时接受听力学诊断性检查和随访;又不要过早地下结论,避免引起家长不必要的担忧或恐慌。在对新生儿或婴幼儿的父母解释时,需要听力筛查相关的医师或技术人员掌握多方面的听力学和医学知识,并运用一定的说话技巧,才能够做到两者兼顾。

由于耳声发射(OAE)引出的前提是中耳和外耳必须完好。当中耳有疾病或外耳道堵塞时,OAE 可受到影响。随着中耳病变的好转(如胎液的吸收)或外耳道通畅后,OAE 又可引出。目前国际上还提倡用自动听性脑干反应(automatic auditory brainstem response, AABR)来做新生儿听力筛查,当然这要决定于是否有条件购买这种设备,AABR 对于发现

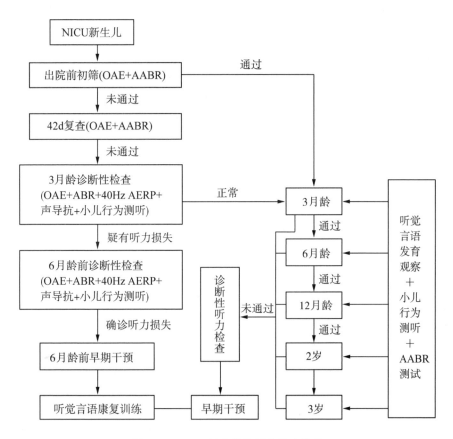

图 16-3　NICU 新生儿的听力筛查流程

蜗后病变具有特殊的意义。

(三)听力障碍高危因素

对于具有以下听力障碍高危因素之一的新生儿及婴幼儿,应告知家长在孩子生后的 1 个月或 42d 左右接受听力复筛,在 3 周岁以前,还应接受每 3 个月 1 次的听力学监测,以便早期发现听力障碍。

1. 新生儿(出生至 28d)听力障碍高危因素

(1)在 NICU 48h 及以上者。

(2)有感觉神经性和(或)传导性听力障碍相关综合征的症状或体征者。

(3)有儿童期永久性感觉神经性听力障碍的家族史者。

(4)颜面部畸形,包括外耳道和耳廓异常。

(5)孕母宫内感染,如巨细胞病毒、疱疹、风疹、弓形体和梅毒等。

2. 婴幼儿(29d 至 2 岁)听力障碍高危因素

(1)双亲或监护人对婴幼儿听力、言语发育觉得忧虑或疑问。

(2)儿童期永久性听力障碍家族史。

(3)合并有已知听力障碍[感音神经性和(或)传导性]的综合征。

(4)与感音神经性听力障碍相关的生后感染,包括细菌性脑膜炎。

(5)孕母宫内感染,如巨细胞病毒、疱疹、风疹、弓形体和梅毒等。

(6)新生儿期的危险指标,特别是具有换血治疗指征的高胆红素血症;与机械通气有关的新生儿持续性肺动脉高压,以及需膜肺氧合支持的新生儿（extracorporeal membrane oxygenation，ECMO）。

（7）与进行性听力障碍相关的综合征，如神经纤维瘤病、骨质硬化病和 Usher 综合征。

（8）神经退行性障碍，如 Hunt 综合征、感觉运动神经病、Friedreich 运动失调、Charcot-Marie-Tooth 综合征。

（9）头颅外伤。

（10）反复发作或持续性分泌性中耳炎 3 个月以上。

二、婴幼儿听力诊断

对于婴幼儿而言，常规进行耳鼻咽喉科检查后，施行以下的听力学诊断性检查，包括听性脑干反应（ABR）、40Hz 听觉事件相关电位（40Hz AERP）、多频稳态诱发电位（auditory steady-state response，ASSR）、畸变产物耳声发射（distortion product otoacoustic emissions，DPOAE）、中耳声导抗测试和小儿行为测听，必要时行鼻咽侧位 X 线片、颞骨 X 线计算机断层成像（computed tomography，CT）或磁共振成像（magnetic resonance imaging，MRI）检查。

（一）听力诊断技术

1. 听性脑干反应检查　多采用刺激声为交替极性的短声（click），刺激声起始强度 80 dB nHL，刺激重复率 11.9 次/s，分析时间 10ms。带通滤波 100～3000Hz，叠加次数 1000 次，电极：前额发际为记录电极，声刺激侧乳突或耳垂为参考电极，眉间为接地电极，极间阻抗<5kΩ。以 ABR 波 V 反应阈≤30 dB nHL 作为 2～4kHz 范围听力正常的指标；以 V 波反应阈>30 dB nHL 作为听力障碍指标，分级如下：轻度 31～50 dB nHL，中度 51～70 dB nHL，重度 71～90 dB nHL，极重度≥91 dB nHL。同一人存在不同程度的听力障碍时，以听力障碍较轻一侧耳为准计算。

2. 40Hz 听觉事件相关电位（40Hz AERP）　所用仪器及电极安置同 ABR。以 500 Hz、1000 Hz 短音（tone pip）作为刺激声，刺激声起始强度 80 dB nHL，刺激重复率 40 次/s，分析时间 100ms，带通滤波 10～100Hz，叠加次数 500 次。一般以刚能引出反应的刺激声强度作为 40Hz AERP 的反应阈，以阈值>40 dB 作为 500 Hz 和 1000 Hz 的听力障碍指标。

3. 畸变产物耳声发射（DPOAE）检查

（1）测试条件：同时使用两个刺激纯音 F_1、F_2，且 L_1 比 L_2 一般大 5～10dB（如 L_1 = 65 dB SPL，L_2 = 55 dB SPL），F_2/F_1 = 1.22。

（2）DPOAE 正常标准：每个分析频率点 DPOAE 的值在正常范围，同时该分析频率点 DP 的值应>该点噪声值 6 dB。

4. 中耳声导抗测试　采用探测音 226Hz、678Hz 和 1000Hz 进行多频声导抗测试。通过标准：鼓室图为 A 型，鼓室压力在±100 mmH_2O 范围，声顺幅度为 0.3～1.6 ml，外耳道容积为 0.5～1.0 ml。

5. 行为测听　6 个月以内的婴儿，进行行为观察测听（behavioral observation audiometry，BOA）；对于>6 个月，可以配合检查的幼儿，进行视觉强化测听（visual reinforcement audiometry，VRA）；2～3 岁的幼儿，选择游戏测听（play audiometry，PA）；4－5 岁的儿童，可以进行纯音测听，但在测试过程中还应根据小儿的智力、身体发育水平、听力情况选择适宜的测试方式。最后以稳定的听阈为准，各频率听阈<30 dB HL 作为听力正常。

（二）儿童听力正常判断标准

听性脑干反应、40Hz 听觉事件相关电位、畸变产物耳声发射、声导抗和小儿行为测听均达到标准者，作为听力正常。听力障碍分级按照 WHO（1997）标准，取 0.5kHz、1kHz、2kHz 和 4kHz 四个频率的行为听阈（听力级）的平均值，轻度：31～40dB HL；中度：41～60dB HL；重度：61～80dB HL；81

dB HL 以上为极重度。取最准确一次行为测听结果作为听阈;3 岁以内患儿,平均听阈≤30dB HL 视为听力正常;小儿行为测听配合不好,不能获得准确听力结果的患儿,以 ABR 和 40Hz AERP 的平均反应阈值作为反应阈。

(三)听力学监测和跟踪随访

由于婴幼儿的听力可以出现改善或下降的情况,我们建议对 3 个月以内接受听力诊断的婴幼儿进行必要的听力监测和随访,目的是明确诊断,实施早期和有效的干预。

(1)对于初次听力诊断怀疑为听力障碍者(35~60dB),进行每 3 个月 1 次的听力学监测和跟踪随访,直至确诊或排除听力障碍。

(2)听力学监测包括主观和客观听力测试技术,气导和骨导 ABR、畸变产物耳声发射(DPOAE)、多频声导抗和小儿行为测听等方法。

(3)影像学检查方法:根据病情需要,进行鼻咽侧位照片、颞骨 CT、耳部 MRI 检查。

(4)根据 2 次或 2 次以上听力测试及其他检查的结果,对听力障碍的程度和性质做出明确诊断,以便进行早期干预与康复。

三、听力障碍的干预与康复

对于确诊为永久性听力障碍者,应该接受有效的干预和康复指导。

1. 双侧感音神经性听力损失平均听阈>40dB 者　建议佩戴助听器,并接受听觉言语训练。如平均听阈>90dB,助听效果欠佳者,建议行人工耳蜗植入手术。

2. 传导性听力损失属于双侧外耳道闭锁者　建议佩戴骨导助听器,待 6 岁后选择手术治疗;属于中耳积液者,采用滴鼻、抗炎药物口服等非手术治疗,或随访 3 个月,听力无明显改善者,根据病情选择鼓膜切开或鼓膜置管术。

3. 混合性听力损失平均听阈>40 dB 者

建议佩戴助听器,并积极进行中耳疾病的治疗。

4. 对于双侧听力损失平均听阈在 30~40 dB 者　建议家长进行声放大训练(包括说话声放大、收音机和电视的声音放大),如果听力损失的平均听阈连续 6 个月维持在 40dB者,建议佩戴助听器并进行听觉言语训练。

5. 听神经病患者　要根据不同年龄采用不同的策略,可参照《中国听神经病临床实践指南(2022)版》。

四、听力障碍婴幼儿的听觉言语发育

一般来说,正常婴幼儿在出生后 2 月龄左右,就会发出简单的[a]、[e]等声音,4-5月龄,会发出[a-a-a]、[e-e-e]等有节律的声音。通常这些只含有韵母成分的声音被称为过渡喃语。研究与临床实践证明,过渡喃语是不受听觉反馈的一种发声反应。6-10 月龄时,婴儿会发出如 [man-man-man]、[bababa]、[dadada]等,反复有节律,含有声母和韵母(即标准音节)的声音,称为标准喃语。10-12 月龄,婴儿就会发出简单的有意语,如[man man](表示"吃饭"),[baba]("爸爸"),[mama]("妈妈"),[bubu](代表"汽车"),[wang wang](代表"狗")。标准喃语是言语产生的前提,有意语出现前的阶段,我们统称为言语前期。我们的研究发现,即使是重度听力障碍的新生儿及婴幼儿也有过渡喃语出现,出生后 1-6 月龄的发音,与正常同龄婴幼儿的发音没有明显差异。但是标准喃语的出现时期较正常婴幼儿晚 10~18个月,或没有标准喃语出现。听力障碍的婴幼儿,如果早期给予佩戴合适的助听器且效果好的话,标准喃语的出现时期就会提前。特别值得注意的是,婴幼儿过渡喃语的出现,与听力障碍的有无以及听力障碍的程度无明显相关。因此,以过渡喃语出现的有无来判定是否有听力障碍是不恰当的。

临床上,听力障碍婴幼儿被发现以前,往

往已到过儿童保健科或其他科就诊,医师往往以"小孩咿咿呀呀会学说话了,听力没问题"为由,不推荐孩子做进一步的听力检查,从而导致小儿听力障碍诊断的延误。其实,这种现象同样存在于耳鼻咽喉科,特别是耳科以外的医师。以上提示,即使新生儿或婴幼儿有了喃语,也不能麻痹大意,要分清是否为标准喃语;怀疑婴幼儿有听力问题,须及时作进一步的听力检查,以排除听力障碍的可能。

第三节　感音神经性听力障碍的鉴别诊断

感音神经性听力障碍的类型较多,在此,主要讨论蜗性、蜗后病变(除听神经病以外)以及前庭导水管扩大综合征引起的感音神经性听力障碍的鉴别诊断。

一、蜗性聋

蜗性听力障碍的种类繁多,现就临床较为常见的几种病变作一简介(表16-1)。耳蜗功能的测试中,耳蜗电图 SP-AP 复合波形状的改变常受到关注,当−SP/AP 的比值>0.4 时,通常认为有耳蜗病变;且耳蜗病变者响度重振现象多表现为阳性。

(一)突发性聋

突发性聋(sudden hearing loss,sudden deafness)简称突聋,是指原因不明的突然发病(72h 之内),多呈一侧性感音神经性听力障碍,可伴眩晕、耳鸣。突聋在人群中的年发生率为(5~20)/10 万。

表 16-1　蜗性聋的鉴别诊断

耳聋类型	侧别	听力图	其他特征
突发性聋	单侧多见	重度感音性听力障碍	突然发病,多伴眩晕
老年性聋	双侧对称性	高频渐降型听力障碍	言语分辨率差,部分有重振现象
药物中毒性聋	双侧多见	高频听力障碍为主	药物使用史,与内、外毛细胞损害有关
噪声性聋	双侧多见	高频下降为主	有噪声接触史,重振现象阳性
感染性聋	单侧或双侧	多为重度感音性听力障碍	有感染史,预后不良
流行性腮腺炎	单侧多见	重度感音性听力障碍	流行性腮腺炎病后,预后不良
麻疹	双侧性	重度感音性听力障碍	麻疹患病史,预后不良
风疹、带状疱疹、水痘	单侧或双侧	重度感音神经性聋	风疹、带状疱疹、水痘患病史,预后不良
细菌性脑膜炎	双侧多见	重度感音性聋,甚至全聋	脑膜炎病史,预后不良
梅毒(先天性)	双侧性	多为全聋	先天性梅毒的 10%~30% 可出现耳聋
梅毒(后天性)	双侧性多见	感音性听力障碍	梅毒患病史,耳鸣严重
糖尿病性聋	双侧对称性	高频听力损害为主	糖尿病病史,左右对称
梅尼埃病	单侧多见	低频听力障碍为主	反复发作的旋转性眩晕,耳鸣,初期为可逆
自身免疫性内耳病	单侧或双侧	感音神经性听力障碍	合并其他自身免疫性疾病

1. 诊断依据　按突发性聋诊断和治疗指南(2015),其诊断依据如下。

(1)在 72h 内突然发生的,至少在相邻的 2 个频率听力下降 20 dB 以上的感音神经性听力损失。多为单侧,偶有双侧同时或先后发生。

(2)病因不明:未发现明确原因,包括全身或局部因素。

（3）可伴耳鸣、耳闷胀感、耳周皮肤感觉异常等。

（4）可伴眩晕、恶心、呕吐。

2. 纯音听力曲线　突聋的纯音听力曲线可表现为多种多样：平坦型（30%～46%）、高频下降型（18%～31%）、全聋（16%）、低频下降型（9%～12%）、岛状（6%）、中频下降型（谷型 4%）。ABR、ECochG、TEOAE、DPOAE 多提示为耳蜗损害；颞骨 CT 和 MRI 检查，可除外听神经瘤。

3. 治疗原则　发病后，有的可自然恢复，有文献报道突聋自愈率高达 63%；有的在短时间内（1 个月内）得到治疗听力可恢复。总之，发病后尽可能争取早期治疗，一般治疗越早效果越好。治疗原则包括：

（1）一般休息：注意休息，适当镇静，积极治疗相关疾病，如高血压、糖尿病。

（2）改善内耳微循环药物。

（3）糖皮质激素类药物。

（4）降低血液黏稠度和抗凝药物。

（5）神经营养类药物。

（6）其他治疗，如混合氧、高压氧等治疗。

具体治疗原则参考突发性聋诊断和治疗指南（2015）。

4. 疗效分级　按突发性聋诊断和治疗指南（2015），其疗效分级是：

（1）痊愈：受损频率听力恢复至正常，或达到健耳水平，或达此次患病前水平。

（2）显效：受损频率听力平均提高 30 dB 以上。

（3）有效：受损频率听力平均提高 15～30dB。

（4）无效：受损频率听力平均提高不足 15 dB。

（二）老年性聋

一般而言，随着年龄的增长，听觉的生理功能也出现某种程度的退化，但听力下降的年龄个体差异较大。由于老年性聋无特殊的特征，45 岁以上没有其他的致聋因素，出现双侧对称性的听力障碍者，多考虑老年性聋。其表现为：①听力障碍进展缓慢，日渐加重。②能听到声音但分辨不清说话的意思，言语识别率明显差于其纯音听阈。③多伴有耳鸣。④部分老年性聋有重振现象。听力障碍多为双侧对称的感音神经性高频下降。

老年性听力障碍多以预防为主，治疗较困难。由于听力和言语的交流障碍，可导致老年人与社会产生隔阂，影响老年人的生活质量。因此，应视听力障碍程度的不同，适当选配助听器，极重度聋而助听器无效者，根据患者需求建议人工耳蜗植入，以达到改善听力，提高生活质量的目的。

（三）药物中毒性聋

临床上最常见的是氨基糖苷类抗生素所致的耳中毒，其他有大环内酯类抗生素、利尿药、抗癌药、抗疟药及水杨酸类等。多数药物引起的听力障碍为不可逆性（如链霉素、卡那霉素、庆大霉素和妥布霉素等），少数具有可逆性（水杨酸类）。药物中毒性聋的特点是：①有明确的使用上述耳毒性药物史。②耳聋多在用药 1～2 周后出现，可逐步加重。③听力障碍多呈双侧高频听力下降型。④有的可伴有耳鸣和眩晕。⑤重振现象多为阳性。有的学者认为，高频测听和耳声发射是检测早期耳中毒的敏感手段。

要避免药物中毒性聋的发生，主要以预防为主，对于有明显家族史的易感者，用药应特别谨慎，对于确实需要用药者，需进行听力监测和同时使用保护神经的药物。药物中毒性聋早期发现后，应该立刻停止使用耳毒性药物，并配合使用神经营养药、维生素类和能量合剂等，以促进听觉功能的恢复。

（四）噪声性聋

噪声性聋可分为急性和慢性两种。急性者常常因为一次突然发生的强烈爆震或强烈声响而引起的听力损害，又称为爆震性聋。慢性者多由于长期接触噪声刺激而引起的听力损害,噪声性聋多指慢性噪声接触引起的听力损害。无论急性和慢性的噪声性聋,都可有暂时性和永久性两种。近年来,MP3、KTV和电脑噪声引起的听力损害已受到人们的关注。

噪声性聋的表现:①爆震后或长期接触噪声后引起听力下降。因受损部位不同而出现程度不同的听力损失;慢性者出现缓慢的、进行性的听力下降。②常有持续高调的耳鸣。③其他伴随症状,可伴有耳痛、鼓膜穿孔、头痛及眩晕等症状;慢性者多伴眩晕、失眠、高血压等。④听力曲线:急性者听力损害的范围主要在 4~6kHz,呈 V 形下降,重者可为全聋。慢性者听力损害多为双侧对称性,早期反映在 3kHz、4kHz 和 6kHz,以 4kHz 处损害最重。⑤重振现象常为阳性。

无论急性和慢性噪声性聋,均应该以预防为主。避免近距离接触爆震声和脱离噪声刺激环境,是理想的方法。听力损害出现后的治疗,多以神经营养药为主,爆震引起鼓膜穿孔者,应该保持外耳道的清洁和干燥,禁用滴耳液。

(五)感染性聋

感染性聋,是指由各种病毒和细菌等感染引起的内耳损害,从而导致单耳或双耳不同程度的感音神经性聋和前庭功能障碍。以下重点介绍常见的流行性腮腺炎、麻疹性、带状疱疹、水痘性、细菌性脑膜炎和梅毒等引起的感音神经性聋。

1. **流行性腮腺炎** 本病多见于小儿,学校等群体常常可以暴发流行;成人患病极为少见。听力障碍常常发生在流行性腮腺炎病后的 5~10d,表现为急性单侧性重度感音性听力障碍,极少数为双侧,一般为不可逆性;男孩患者有的可同时损害生殖器,引起不育。由于该病发病突然,有的可误诊为突聋;有的虽然在婴幼儿期发病,但在学龄前才被发现。

要避免该病的发生,主要是以预防为主。当发现有小儿患病时,应及时隔离传染源,并同时避免让其他小儿接触患病者。由于该病多为不可逆性,治疗效果不理想。故患病后,关键是让患儿保护健耳,定期复查听力,并告知学校的老师,让小儿的座位尽量靠前,并尽量让患儿的健耳朝向老师讲课的方向。如果方向定位严重障碍者,可以推荐选配助听器。

2. **麻疹** 由于麻疹疫苗的广泛接种,发病率已经明显减少。国外有报道麻疹疫苗接种后引起高热和听力障碍的病例。该病的特点是,有麻疹患病史或麻疹疫苗接种后高热病史;母亲孕期患麻疹时,胎儿出生后可发生先天性聋。本病多引起双侧重度感音性听力障碍,一般为不可逆性,有的病例可合并中耳炎和鼓膜穿孔。患病早期发现耳聋者,可适当给予维生素类和神经营养药物等治疗。

3. **风疹、带状疱疹、水痘** 它们引起的耳聋可有先天性和后天性之分。耳聋多表现为感音神经性听力下降,可单侧发病,也可双侧发病。先天性者多为母亲怀孕期间(特别是怀孕的 3 个月内)患风疹和带状疱疹所致,胎儿出生后出现双侧重度感音神经性聋。后天性者如为耳带状疱疹,则多表现为患侧的耳部疱疹,伴患侧耳聋、耳鸣。水痘引起的听力障碍临床较为少见。此类病毒引起的听力障碍,早期可以使用抗病毒药物和神经营养药物进行治疗。

4. **细菌性脑膜炎** 脑膜炎双球菌、肺炎链球菌和结核杆菌引起的脑膜炎,可以在患病的早期出现耳聋,耳聋多为双侧重度感音性,甚至全聋,一般为不可逆性。患病后可伴有眩晕、耳鸣等症状。患病早期,应该积极使用抗炎药和神经营养药物。但此类耳聋治疗较困难,双侧重度耳聋者,建议佩戴助听器。

5. **梅毒** 梅毒引起的耳聋可有先天性和

后天性两种。先天性梅毒感染者,多为通过母体孕期传染所致。感染者的 10%～30% 可出现听力障碍,多为双侧性全聋。后天性感染者多具有梅毒患病史,病毒检测为阳性。听力障碍多呈双侧感音性听力障碍,常伴有严重耳鸣。就目前而言,尚无特殊的治疗方法。听力障碍严重者,建议选配助听器。

(六)糖尿病性聋

有长期糖尿病病史者,30%～50% 可伴有听力损害,多表现为双侧对称性高频听力下降。本病的治疗主要以控制糖尿病为主,听力损害严重而出现交流障碍者,建议选配助听器。

(七)梅尼埃病

以单侧低频听力障碍为主,反复发作旋转性眩晕,常伴有耳鸣。多次发作后,听力损害逐渐加重。听力障碍为感音性,重振现象阳性;耳蜗电图— SP/AP＞0.4,40%～70% 的病例可显示耳蜗电图异常。其治疗多以维生素类、激素和利尿药等。

(八)自身免疫性内耳病

1979 年,MaCabe 首次对本病进行了报道。本病的特点为:①感音神经性听力障碍,多为双侧非对称性。可单耳先后发病,也可双耳同时发病。②听力障碍可以进行性或波动性加重。发展较快者,在数周或数月即可出现严重的听力障碍。③一般可伴有耳鸣、眩晕。④常伴有其他自身免疫性疾病,如类风湿关节炎等。⑤血沉、补体结合试验、类风湿因子的检测等有助于该病的诊断。该病的治疗,以糖皮质激素和环磷酰胺等免疫抑制药为主。

(九)大前庭水管综合征

1978 年,Valvassori 首先报道了大前庭水管的影像学表现,并且命名为大前庭水管综合征(large vestibular aqueduct syndrome, LVAS)。大前庭水管综合征是较为常见的一种内耳迷路的发育畸形,属于先天性感音神经性聋的一种,多为隐性遗传。可单独发生或伴有内耳其他结构的发育畸形,发病原因较为复杂,遗传、药物、感染等因素均可引起。其特点为:①先天性双侧感音神经性听力障碍,表现为波动性或进行性听力下降。②感冒发热、头部强烈碰撞时听力下降较为明显。③纯音听力曲线多为高频听力损失为主,多伴有低、中频的气骨导差。④可伴有发作性眩晕。⑤影像学表现为不同程度的前庭水管扩大,一般前庭水管管径≥1.5mm 或前庭水管与总脚相通即可认为是前庭水管扩大(图 16-4 为前庭水管扩大的 CT 图像)。另外,还常伴有耳蜗、前庭及半规管发育不全,以前庭扩大、外半规管短小最为常见。⑥基因检测多表现为 PDS 基因不同位点的突变。

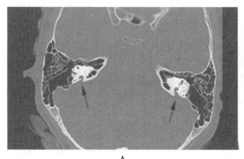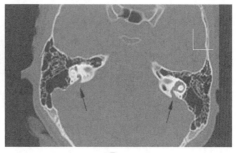

A　　　　　　　　　　　　B

图 16-4　前庭水管扩大的 CT 图像

箭头所示为扩大的前庭水管。

大前庭水管综合征患者听力下降时,常选用糖皮质激素类如泼尼松、地塞米松;改善内耳微循环药物,如葛根素、低分子右旋糖酐、能量合剂和中药制剂等。应嘱咐家长平时尽量避免孩子的头部受到强烈碰撞、预防感冒,听力下降时及时就诊。

二、蜗后性聋

蜗后性聋是指耳蜗以后听觉通路障碍引起的听力下降,下面主要讨论听神经瘤、多发性硬化症、脑干脱髓鞘病变及脑外伤。

(一)听神经瘤及小脑脑桥三角肿瘤

本病初期,多以患侧听力下降、耳鸣和眩晕为主要症状。随着肿瘤的增大,压迫脑干、三叉神经和面神经后,可出现面部感觉迟钝、角膜反射低下和味觉迟钝等症状。如压迫小脑,可出现颅内压升高症状。因此,对于原因不明的单侧性进行性感音性听力障碍、突聋,或梅尼埃病等,应与本病作鉴别。本病多表现为:①患侧感音神经性听力障碍,声反射异常。②患耳 ABR 各波延长或消失,或 I～V 间期(正常 4 ± 0.2 ms)延长($\geqslant4.5$ ms),或波 V 潜伏期耳间差(interaural latency difference,ILD)$\geqslant0.4$ms;③冷热水试验提示半规管功能低下;④颞骨 CT 检查提示内听道明显扩大,MRI 可见内耳道内的肿物。

有的听神经瘤患者 ABR 的异常早于 CT 的表现,第 6 章的图 6-10A 和图 6-10B 为同一患者不同时期的 ABR 结果,ABR 有时比 CT 更敏感。

(二)多发性硬化症

多发性硬化症(multiple sclerosis,MS),是一种中枢神经系统(脑部及脊髓)的脱髓鞘病变,即是中枢神经产生块状的髓鞘脱落而发生症状。根据美国国家多发性硬化症协会的统计,MS 的发生率在北纬 37°以下是(57～78)/10 万,北纬 37°以上是(110～140)/10 万。此种地域的发病差别,推测可能与环境因素(病毒感染)有关。多发性硬化

症的发病原因目前尚未十分明确,环境因素和遗传因素促进自身免疫反应被认为可能是发病的重要因素。

多发性硬化症的常见症状:①体感觉(触觉)异常,手足麻木或刺痛。②肌肉强度或灵敏度下降。③平衡或协调障碍,走路不稳。④合并视神经炎者可出现视觉障碍。⑤其他症状,如认知障碍(记忆力减退明显)、抑郁、说话不清等。

一般而言,该病只影响中枢神经系统,故 ABR 的 I 波多正常;51%可见到 ABR 的波 V 异常;ABR 波 I～V 间期延长,波 II～VI 明显减小或消失,同时波 V 变得较宽大。本病最常见的特点是 ABR 的 I 波以后异常或消失(详见第 6 章)。一般认为,类固醇类药物、干扰素和免疫抑制药对该病有效。

(三)脑外伤

脑外伤可分为闭合性和开放性两种。闭合性脑损伤多为交通事故、跌倒、坠落等意外伤以及产伤所致。战时多见于工事倒塌压伤或爆炸所致高压气浪冲击伤,均因暴力直接或间接作用头部而致伤。

1. 类型　①颅骨变形,骨折造成脑损伤。②脑组织在颅腔内呈直线或旋转运动造成脑损伤。开放性脑外伤多为非火器伤,如刀、斧砍伤等,战时多见各种火器伤所致,伤后脑组织与外界相通。

2. 主要症状　①意识障碍:初期多有昏迷,但有时也可无昏迷,部分伤员可出现精神障碍。②生命体征:重型伤员,多数伤后立即出现呼吸、脉搏、血压变化。③眼部征象:可出现瞳孔散大、缩小或时大时小。④头皮损伤,耳鼻出血及渗液。⑤运动、感觉与反射障碍:取决于具体伤情。⑥颅内压增高。⑦脑膜刺激征:常因颅内出血、感染、颅内压增高引起。

对于重症头部外伤导致昏迷的患者,ABR 是 ICU 监测有无脑干和延髓损伤的有效方法;此外,颅骨 X 线平片、脑超声波、脑

血管造影、CT 和磁共振检查有利于排除脑损伤。一般而言,有神经系统障碍者 ABR 波Ⅰ～Ⅴ间期及波Ⅳ、Ⅴ振幅与正常人相比有明显异常。有的出现Ⅱ～Ⅴ消失,或波Ⅲ～Ⅴ间期显著延长。

脑外伤的治疗,主要是以保持呼吸道通畅、注意观察生命体征为主;其次是防止脑水肿,使用降颅内压药物,如甘露醇、激素以及镇静药等。也常用神经营养药物作为辅助治疗。

第四节　听神经病的综合诊断

听神经病,是指一组具有特殊临床听力学表现的,以低频下降为主的感音神经性听觉功能障碍。1979 年,McCabe 首次对言语识别率为 0%,接受阈为 60dB 的病例做了描述,并认为其病变在蜗后。1992 年,国内学者顾瑞等称该病为"中枢性低频感音神经性听力减退"。1996 年 Starr 等将其正式命名为"听神经病(auditory neuropathy,AN)";同年,日本学者 Kaga 等称其为"听神经病(auditory nerve disease)"。近年来,该病越来越受到医学界的关注。

一、发病年龄及病因病理学特点

由于该病的复杂性,其发病年龄、病因和发病机制迄今尚未十分明确,在此仅就目前国内外报道的情况做简单介绍。

(一)发病年龄的特点

目前,国内外报道听神经病的发病年龄主要集中在两个年龄段:3 岁以前的婴幼儿,10—20 岁的青少年,30 岁以上发病较少。

1. 婴幼儿期发病　国外学者 Rance 等报道本病在婴幼儿中的发病率占听力减退高危新生儿的 0.23%(12/5199),认为在婴儿中听神经病的发病率比以往怀疑的高。Madden 等总结分析过去 8 年来听力减退儿童的病例,发现本病(22 例)占听力减退小儿的 5.1%,提示本病在听力减退儿童中具有较高的发病率。Madden 等报道的 22 例病例中,平均年龄为 17 个月。在 Doyle 等报道的 8 例 4～8 岁的病例中有 3 例为先天性,2 例 1 岁时发病。国内王登元、卜行宽等报道

的 13 例病例中,年龄为 0.5—6 岁。

由于本病主客观听力相矛盾的特点,主观听力并不是太差,即使是 3 岁以前发病,一般也难于被家长发现,而 3 岁以前正是婴幼儿听觉言语发育的重要时期,如何早期发现本病,对其进行有效的干预和治疗,有着非常重要的临床和社会意义。目前国内普遍使用耳声发射(OAE)作为新生儿及婴幼儿听力筛查的主要仪器,这样就会漏筛本病。因此,我们建议,对于具有听力损失高危因素的新生儿,最好采用 OAE 和 AABR 联合进行听力筛查,以便早期发现本病。

2. 青少年期发病　由于在青少年时期已经建立了一定的言语基础,可以进行一般的交流;且由于该病一些病例发病缓慢,即使听觉和言语有某种程度的减退,也往往被家里人或周围的人或本人所忽视,而不能被及时发现,得不到有效的干预与治疗。我们曾经见到 1 例在大学时期发病的女生,她大一时的学习成绩非常优秀,大二时成绩开始缓慢下降,大三第 6 学期时出现听课严重困难,无法理解老师的讲课内容,并出现严重的交流障碍,性格变得内向而不愿与人交流。老师多次找她谈话后发现她可能是由于听力问题导致成绩下降,嘱咐其进行听力检查,各项听力学检查确诊为听神经病,大四开学前经过心理调整和听力的干预与指导,该女生完成学业走上了工作岗位。因此,在防聋和治聋的活动中,加强对青少年和儿童听神经病知识的大众宣传和教育,也同样具有重要的现实意义。

（二）病因学特点

1. 回顾性病因分析　国内外对病因报道通常为回顾性的总结。小儿听神经病可能与以下因素有关，新生儿高胆红素血症、遗传、感染、免疫、代谢性、毒性或炎性等，虽然上述诸多因素在听神经病致病中的地位尚未完全确立，且尚缺乏有力的科学证据，但国内外若干学者强调新生儿高胆红素血症是小儿听神经病最常见的危险因素。足月儿当无其他并发症时，总胆红素浓度在 $307.8 \sim 342\mu mol/L$ 以下时很少发生胆红素脑病，但当胆红素浓度 $> 342\mu mol/L$ 时就有部分新生儿发生胆红素脑病。出生低体重儿、早产儿、缺氧症及呼吸窘迫等，则血清胆红素虽在较低水平（$171 \sim 205\mu mol/L$）亦可发生核黄疸。外周及中枢听觉系统均对高胆红素侵袭敏感，Rance 等报道的 12 例听神经病中有 6 例为高胆红素血症，Madden 等报道的 22 例本病中，68% 伴有围产期异常，其中高胆红素血症 11 例，早产 10 例，耳毒性药物使用 9 例，耳聋家族史 8 例，脑瘫 2 例。Oysu 等分析 1032 例听力减退的儿童，发现 67 例患儿（6.5%）在新生儿期合并有高胆红素血症，其中 30 例为单纯的新生儿高胆红素血症，30 例中有 4 例耳声发射（OAE）正常，ABR 异常。韩张等观察到 $200\mu mol/L$ 胆红素作用下，人神经嗅母瘤 SH-SY5Y 细胞 6h 后出现典型凋亡样改变，提示胆红素诱导听觉中枢神经元凋亡可能在听神经病致病过程中扮演重要角色。以上研究提示，高胆红素血症在小儿听神经病的发病中占有重要的地位。

国内外的基础与临床研究表明，该病的听力水平可受体温的影响，即体温升高时可导致听力下降，当体温下降后听力可缓慢恢复。这就提示，当听神经病患者发热时，及时给予降温处理，将有利于听力的恢复。

此外，自身免疫因素在听神经病中的作用亦受到重视，在 McCabe（1979）首次报道的自身免疫性感音神经性聋患者中，有类似于听神经病的病例。顾瑞等在 71 例拟诊为自身免疫性感音神经性听力减退的听力学检查中发现，40 耳 TEOAE 正常，ABR 异常，符合听神经病。关于本病病因尚有其他的报道，如感染、耳毒性药物的使用、人工呼吸机的使用、遗传性疾病等。国内王登元等报道的 13 例中仅 2 例有新生儿缺血缺氧史，其他病例则无明显的耳毒性药物使用史、耳聋家族史和周围神经功能异常。倪道风等先后报道的 31 例青少年病例中，否认遗传性聋家族史，亦无自身免疫病等明确病因。

2. 听神经病与遗传学　有关本病的遗传学报道，Varga 等对被称为非症候群性劣性型遗传性聋的听神经病做了 4 个家系的调查，结果发现其共同的基因是 otoferlin（OTOF）。众所周知，OTOF 作为各种非症候群性劣性遗传性聋的原始基因 DFNB9，一般认为，otoferlin 是在成体小鼠内毛细胞（inner hair cells，IHC）发现的蛋白，它与 sinapus 小胞的 sinapus 前膜结合的基因有关。Starr 等报道了新的遗传性感觉运动神经病（sensory motor neuropathy）的一家系为 myelin protein zero（MPZ）基因 TYr145 在 Ser 的位点易位。其中 1 例颞骨病例显示，耳蜗内螺旋神经节和神经纤维脱落明显，外毛细胞（outer hair cells，OHCs）在蜗顶有 30% 的脱落。此外，SLC17A8、DIAPH3、PJVK、OPA1、ATP 1A3、AIFM1、TIMM8A、MPZ、PMP22、FDXR 等基因也是听神经病的致病基因。

3. 听神经病的动物模型

（1）卡铂诱导 IHC 损伤模型：1998 年，Harrison 予灰鼠颈内静脉注射卡铂，发现 IHC 广泛损伤，OHC 存活；ABR 阈值显著升高，耳蜗微音电位（cochlear microphonics，CM）和 OAE 正常。

（2）毒毛花苷 G 诱导 I 型传入神经元损伤模型：2002 年，Schmiedt 将毒毛花苷 G 灌注于沙鼠圆窗膜表面，结果听神经 CAP 阈值升高甚至消失，DPOAE 不受影响；螺旋神经节细胞产生凋亡。

（3）高胆红素血症模型：2001 年，Ahofors 应用磺胺二甲基嘧啶诱导隐性纯合子 Gunn 大鼠发生高胆红素血症，发现其 CM 正常，ABR 波幅降低。

（4）慢性低氧模型：2002 年，Sawada 增加灰鼠肺生理性死腔造成慢性低氧模型，发现 ABR 阈值升高，瞬态诱发性耳声发射（TEOAE）和畸变产物耳声发射（DPOAE）无改变；扫描电镜显示 IHC 胞质外溢、纤毛肿胀、紊乱，而 OHC 正常。

（5）脱髓鞘模型：1999 年，Naito 报道"black tremor"是一种基因突变大鼠，它的中枢神经系统有脱髓鞘病变，其 ABR 波形异常，潜伏期延长，CAP 的 N_1 潜伏期延长，CM 正常。

（6）P_0 蛋白诱导自身免疫性耳聋模型：1999 年，Matsuoka 用髓鞘蛋白 P_0 诱导大鼠，导致 ABR 潜伏期延长，阈值升高；组织病理学检查发现病变集中在蜗神经和螺旋神经。

（7）谷氨酸介导 IHC/传入神经损伤模型：我们用谷氨酸行豚鼠全耳蜗灌流，发现 DPOAE 和 CM 几乎没有改变，而 ABR 幅度下降、潜伏期延长，甚至无法引出，CAP 阈值升高、幅度下降。透射电镜观察发现 IHC 及其下方传入神经纤维出现空泡，外毛细胞、传出神经纤维结构完整。

二、发病部位

尽管该病的发病部位存在诸多争议，目前国外大多数学者认为听神经病病损部位可能是内毛细胞、外毛细胞与树突的突触、螺旋神经节和第Ⅷ对脑神经听支。其病变部位可能在耳蜗内毛细胞，传入突触及部分传入神经纤维。李兴启等认为，将听神经病视为耳蜗传入通路疾病可能更为确切，其病因之一可能与谷氨酸的兴奋性毒性有关。

（一）从电生理检测看病变部位

ABR 无反应的原因包括：①没有神经活动；②神经传导阻滞；③听神经纤维非同步化放电或同步化放电遭到破坏。从听神经病患者存有可定量测定的听力，即有一定的神经冲动传入来看，第 3 种情况可能性较大。而导致有髓神经纤维非同步化放电最常见的原因是脱髓鞘病变。ABR 波 I 未引出，表明耳蜗内听神经纤维存在病变，可能在内毛细胞、螺旋神经节细胞，或两者之间的突触连接，如突触连接结构的损害可使神经元放电丧失时间的锁定导致神经冲动发放的非同步化，首先表现为耳蜗电位中 SP-AP 复波的变异，$-SP/AP>0.4$，波形增宽，甚至 AP 消失，ABR 消失或严重异常，镫骨肌反射及 OAE 对侧声抑制效应消失。EOAE 正常反映耳蜗外毛细胞功能正常，OAE 对侧声抑制效应消失，Berlin 认为可能的解释有：①Ⅰ型听觉传入纤维非同步放电不足以激动耳声发射对侧抑制。②仅仅依靠Ⅱ型听觉传入纤维维持某些频率区正常的纯音听阈。③初级听觉神经元同步化放电受听觉传出系统调控，即传出系统的功能障碍是疾病的首发因素。由于白噪声并不能使听觉通路神经元同步化放电，说明耳声发射对侧抑制反射弧的激动并不需要听觉传入系统同步化放电。听神经病患者在有足够声刺激传入的情况下对侧抑制现象消失，提示脑干听觉通路或听觉传出系统存在病变，第 3 种可能性并不能轻易排除。另外还要注意可能出现的继发性耳声发射引不出，所以必要时应同时检测诱发性耳声发射和耳蜗微音电位。与耳声发射对侧抑制相似，镫骨肌反射的激动并不依赖于听觉传入纤维的同步化排放，听神经病患者在有一定听觉传入信号的情况下仍引不出镫骨肌反射，提示听觉脑干通路存在病变。Ⅰ型螺旋神经节细胞与内毛细胞连接的解剖结构特点有利于神经元同步化放电。在听神经病中是否存在由于细胞连接结构的破坏而使神经元放电丧失了时间锁定，进而导致 ABR 引不出和言语听力下降的可能性？另外，两者突触连接的病变,从理论上分析同样可以产生听神经病的表现。内毛细胞合成及释放递质的非同步化,必然导致神经冲动排放的非同步化。听神经病的表现具有明显的个体差异,这种个体差异的产生是由于病变部位不同还是由于同一病变而程度不同,目前还无法确定。40Hz听觉事件相关电位多数能引出正常波形,提示脑干以上中枢部位正常,推断听神经病的病理损害以听神经末梢(远端)最为明显。从电生理学角度看耳蜗活动与中枢系统反应分离的特征,提示病变部位可能在听觉初级神经元,内毛细胞或两者之间的突触。否则至少可以引出听神经动作电位和听性脑干反应的Ⅰ波。Starr等和Zeng等推测言语识别能力差与听神经非同步化放电有关。Rance等则认为是到达更高位中枢的听觉信号发生语音畸变所致。

(二)从传入突触复合体结构和功能看病变部位

解剖学研究表明,内毛细胞突触复合体(the inner hair cell synaptic complex)包括传入突触(afferent),由内毛细胞和传入听神经树突的突触小结(lutton)构成(第3章图3-3左a);传出突触(efferent),由外侧橄榄耳蜗束传出神经末梢与听神经树突的突触小结构成(图3-3左e);而外毛细胞则与传出神经(图3-3右e)和传入神经(图3-3右a)直接形成突触连接。这种突触复合体具有以下特点。

1. IHC与所有的螺旋神经节Ⅰ型细胞形成突触并组成放射状传入神经纤维,进入脑干的耳蜗核。有研究证明,在哺乳类动物耳蜗每个IHC有10~30个活动区,每个活动区只与一条传入神经纤维的突触小结形成突触连接。内毛细胞上的一个活动区提供了一条传入神经纤维上的所有听觉信息。同时起源于同侧上橄榄复核体(ISO)外侧的小神经元通过传出突触对IHC下的传入突触进行反馈调节。

如果把一个内毛细胞视为一个神经元,且与10~30根传入纤维相接,实际上形成了一"放射状"结构。这种"放射状"传入结构及反馈调节初级网络结构与听皮质中枢的听放射及网状结构相似(图16-5,箭头所示)。这些结构对言语的时间整合及相位编码等起重要作用。因此,可以推测在耳蜗信息传入部位就开始对言语进行编码和初级的识别。听神经病患者言语识别率下降程度与其纯音听力下降不成比例,这也许是原因之一。临床上部分听神经病患者行耳蜗植入后言语识别率明显提高,可能的解释为:用有效的电刺激直接刺激了传入神经,取代了原来不正常的IHC下突触复合体间的化学传递,完成了耳蜗的部分言语编码功能。

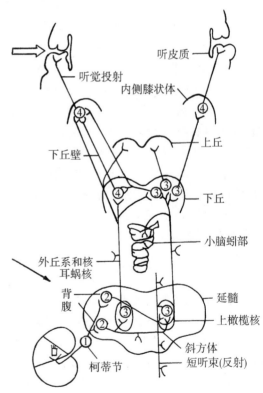

图 16-5 听觉神经通路(自梁之安)
箭头(→)所示为神经冲动从耳蜗核一部分传至同侧橄榄核,一部分传至对侧橄榄耳蜗核。空心箭头(⇨)所示为皮质听放射。

2. 突触前膜（readily releasable pool, RRP）"快速可释放池"的耗竭现象可能在听觉快速适应过程中起重要作用。

（1）实验证明，小鼠耳蜗底回 IHC 的 25 个活动区中的每一个均可以以最快 2000 囊泡/秒的速率快速在突触前膜释放递质。这么高的突触前膜融合速率显然可以满足听神经上最高频率的冲动发放。这些在快速相释放的突触囊泡组成了"RRP"。另有研究表明不仅内毛细胞 Ca^{2+} 通道是毛细胞频率调谐过程所必需的前提，而且某些毛细胞仅对某一频率范围的声刺激产生反应而表现出电位共振，这种电位共振依赖于 L 型 Ca^{2+} 通道与 Ca^{2+} 激活的 K^+ 通道。这些 IHC 及突触前膜的"RRP"和钙通道的特点，为耳蜗的频率分析机制之一的排放理论提供了重要依据，而频率分析又是言语识别的基础。

（2）Moser 等在突触前膜记录到反映 RRP 耗竭的 IHC 出胞速率减慢的现象，其时程与快速听觉适应的时程相似，且 RRP 恢复时程的两个阶段与听神经复合动作电位从适应中恢复的时程也相似。因此，突触前膜的 RRP 的耗竭现象可能在听觉快速适应中起重要作用。而传入突触的突触抑制作用，类似于同侧橄榄耳蜗束的传出神经递质多巴胺的作用，这可能是快速听觉适应的基础。听觉适应现象是指在持续给声刺激时，听神经的冲动发放速率在开始时最大，然后很快降低。这实际是一种学习记忆的过程，而这个过程又是言语识别的基础。所以听觉适应对言语的识别至关重要。

3. IHC 拥有功能不同的活动区，它们分别与具有不同自主频率和阈值的听神经纤维形成连接，而活动区之间不同的释放特性可解释听神经纤维间自主频率的变化。已观察到功能不同的活动区 RRP 恢复动力学是有差异的。换句话说，与听皮质相似（第 2 章图 2-20），耳蜗内毛细胞上也有空间分布特点，即位置编码作用，这也是耳蜗进行言语编码的基础之一。

那么为什么其他感音神经性聋言语识别率与纯音听阈成比例变化呢？原因之一，可能此种感音神经性聋主要以外毛细胞（OHC）损伤为主，对 IHC 及其突触复合体的结构并未伤及或伤及不多。当 OHC 损伤后，则只引起 IHC 及其传入 CAP 灵敏度下降，所以对耳蜗的言语编码功能影响不大。原因之二，听觉传入通路除了在耳蜗是单侧效应外，到橄榄耳蜗核换元后，其神经冲动就是双侧传入（图 16-5 箭头所示）。若一侧的外侧丘系及其以上的听觉传导通路受损，不产生明显的听功能障碍。但当损伤耳蜗传入神经时，其信息传入受到阻断，向上传入的双侧效应丧失，故产生明显的听觉障碍。正如单侧听神经瘤的患者，也可引起言语识别率下降与纯音听力不成比例的变化。如果中枢传入通路一侧的某部位损伤，不一定造成言语识别率大幅度下降，原因在于有双侧效应特性存在。

综上所述，根据 IHC 下突触复合体的结构和功能，提示耳蜗传入通路（包括 IHC、突触、传入神经末梢）除具有频率分析的功能，如同听中枢一样，可能还存在较为复杂的言语时间、空间和强度编码的功能。如果听神经病的患者发病部位确定在耳蜗传入通路，除了纯音听力下降，和由于听力下降引起听皮质的言语识别率下降外，还需加上耳蜗传入通路病变引起的言语编码功能下降。这两者之和就会造成言语识别率大幅度下降。

三、临床听力学特点、诊断及鉴别诊断

听神经病主要特点表现为严重的听神经功能及脑干功能障碍，耳蜗功能正常和主客观听力矛盾的现象，用现有的听力学理论难以做出确切的解释。一般而言，该病多为双侧发病，近年也有单侧发病的报道。其听力图构型可表现为低频、高频、水平、谷状和峰状等各种不同类型；其听力障碍的性质为感

音神经性,临床上最常见的是双侧低频感音神经性听力障碍。其临床听力学特点可归纳为以下几个方面。

(一)听力学特点

1. 言语识别率差,与纯音听阈不成比例

临床上虽然患者的纯音测听显示轻度或中度听力障碍,在安静的环境中可以较为自由地进行单独对话,但在嘈杂的环境下,听觉和对话出现较大障碍,重者无法进行言语交流。另外,该病患者还有一个显著的特点,就是难于通过电话进行对话交流,即便可以接听电话,但也往往听不清对方讲话的具体内容,而误解对方的意思。

2. 主观与客观听力测试结果不相吻合 纯音测听表现为轻度或中度听力障碍,而ABR或ASSR多为消失或严重异常。

3. 耳声发射(OAE)和(或)耳蜗微音电位(CM)正常 耳声发射检查,包括 TEOAE、DPOAE 或 SOAE 等检查常表现为正常。耳CM 检查正常(详见第 5 章)。图 16-6 示一例听神经病患者,双耳低频感音性听力减退,鼓室图正常,双耳镫骨肌反射消失,双侧 ABR

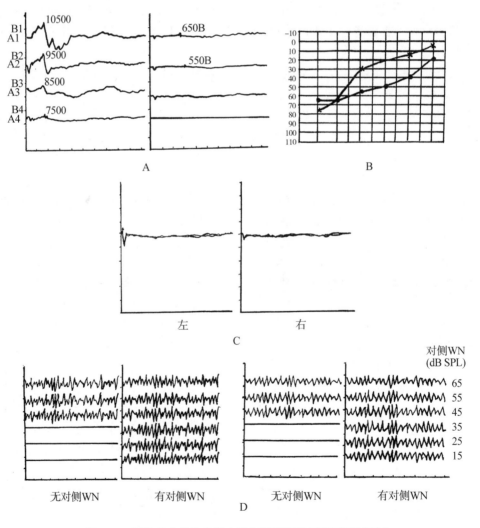

图 16-6　听神经病的纯音听力图与听觉诱发反应(自郑杰夫)

A. CAP 的波形增宽,−SP/AP > 0.4;B. 纯音听力以低频下降为主;C. 双侧 ABR 未引出;D. 双耳 TEOAE,加对侧白噪声后 TEOAE 幅度无改变。

未引出，－SP/AP＞0.4,40Hz AERP 反应阈左耳 35 dB nHL,右耳 55 dB nHL,言语识别率明显降低,TEOAE、DPOAE 均不能被对侧白噪声抑制。

4. 中耳功能正常,声反射消失或阈值增高　中耳声导抗检查显示,中耳鼓室图和鼓室压力正常,但声反射消失或阈值增高,或声反射的对侧抑制消失。

5. 影像学检查无异常　颞骨 CT 检查或 MRI 检查,听觉传导通路无器质性病变发现。对第Ⅷ对脑神经行 X 线计算机断层成像(CT)和磁共振成像(MRI)无异常,正电子发射断层扫描成像(PET)显示听神经无异常。

(二)诊断及鉴别诊断

近年,Doyle 发现听神经病患者除有典型的听力学表现外,影像学 MRI 发现第Ⅷ对脑神经正常或有增强反应。然而中枢性病变如听神经瘤、多发性硬化等,在病变未侵及耳蜗时可表现类似听神经病的听力学特征,但听神经瘤的听力多为单侧性高频下降,MRI或 CT 可显示内听道或小脑脑桥三角占位性病变,多发性硬化显示脑桥多发性硬化灶。另外,有些表现为 ABR 后几个波异常的脑干听觉径路病变,如耳蜗神经及感受器病变,波Ⅰ也可缺失,Starr 提出听神经病可为一些中枢听功能障碍的原因之一,应注意鉴别。Starr 等对 67 例听神经病的听力学和神经生理检测特点表明听神经病有很多类型,病因不同,病变部位也各异,共同特点是耳蜗功能不全和听神经损害。临床上听神经病在发病年龄、病因、外周神经病的并存及听力学和行为学检查等方面有诸多不同。表 16-2 示不同性质蜗后病变的 TEOAEs 阳性率。

图 16-7 至图 16-10 示听神经病和其他蜗后病变的听力学表现,以资比较。

表 16-2　听神经病、蜗后病变的瞬态耳声发射出现率

病变类型	耳数	TEOAE 阳性耳	TEOAE 阳性率(%)
中枢性低频感音神经性听力减退[a]	28	28	100.0
听神经瘤	11	3	3/11
脑干肿瘤(全频重度聋)	1	0	0/1
颞骨骨折(全聋)	2	2	2/2

a. 中枢性低频感音神经性听力减退,即听神经病。

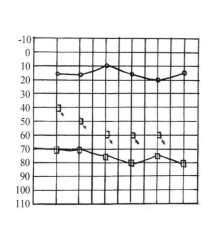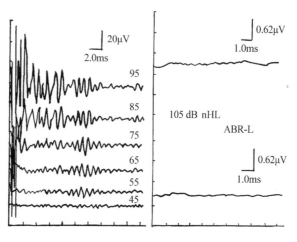

图 16-7　患者朱某,左侧听神经瘤

CAP、ABR 均未引出,TEOAE 可引出。

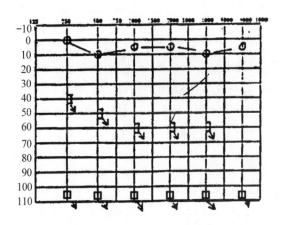

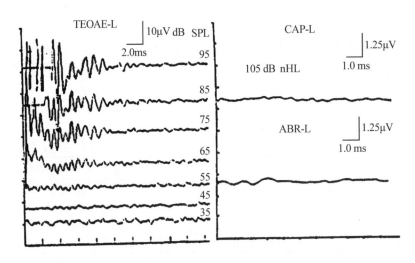

图 16-8　患者王某,左侧颞骨岩部横行骨折

纯音听力示全聋,CAP 和 ABR 未引出,但 TEOAE 可引出。

四、影响诱发电位变化的生理学基础

　　神经冲动以不同的组合形式在神经纤维中的传输称为编码,听神经冲动是以全或无形式传播的,单纤维的神经冲动其振幅与波形都是相对固定的。因此,只能依据神经冲动的节律、冲动的间隔时间以及发放神经冲动的纤维在基膜上的起源部位来传递不同形式的声音信息。听神经和低位中枢有些神经元的放电呈与声波周期一定相位很一致的"锁相"(phase-locked)关系,冲动发放的同步性和锁相是它们能组成发放的必要条件。听神经复合动作电位(compound action potential,CAP)即为数千根听神经纤维同步放电的总和,它代表耳蜗向中枢听觉系统的同步化时间输入,ABR 的产生也依赖于一定数量的听神经纤维对声刺激发生同步化放电反应。通过基膜不同部位神经纤维发放冲动的空间构型(spatial pattern)传递声音信息,称为部位编码(place coding)。另一种是频率原则,不同频率的声音使听神经兴奋后发放不同频率的冲动,冲动频率是声音频率分析

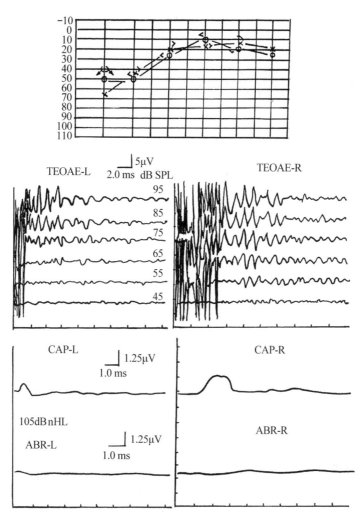

图 16-9　患者王某，中枢性低频感音性听力减退(听神经病)

ABR 未引出，双耳 CAP 可引出，但波形增宽，双耳 TEOAE 正常。

的依据。根据声音的频率，听神经发放不同频率的冲动来传递声音频率信息，称为频率编码(frequency coding)。这一原则构成神经纤维发放冲动的时间构型(temporal pattern)，又称时间或瞬时编码(temporal coding)。部位编码对高频信息的加工是重要的，对<2000Hz 的低频信息，时间编码是特异性的，"锁相"是时间机制编码的基础。听神经病典型的听觉诱发电位的变化可能就与上述神经冲动的空间、时间分布以及发放形式的变异有关。

五、综合诊断、干预和治疗

(一)综合诊断

随着电生理学检测技术的不断发展，目前区别蜗性、蜗后性聋已经成为可能。Santarelli 等报道，运用经鼓膜的方法记录 11 个月、12 个月、4 岁和 7 岁小儿的耳蜗电图、CM 和 SP，认为耳蜗电图对于本病的诊断有用。国内王登元等采用包括声导抗、ABR、CM、耳声发射(OAE)，中潜伏期反应(middle latency responses，MLR)和事件相

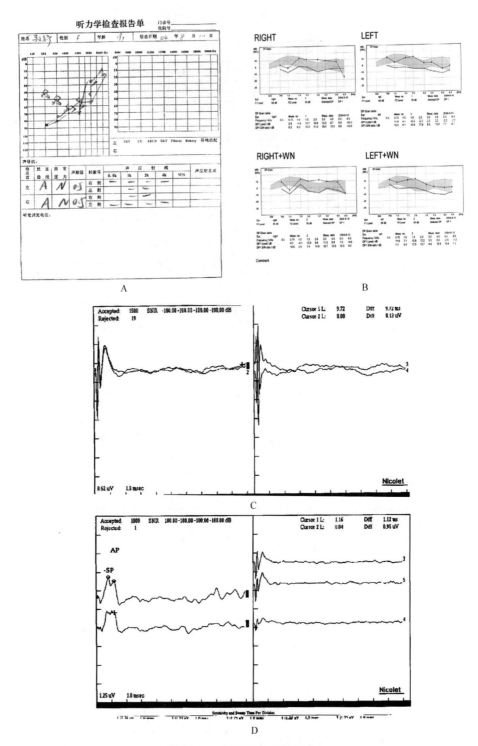

图 16-10　患者马某,听神经病

A. 纯音听力低频下降,双耳声导抗正常,双侧镫骨肌反射消失;B. 双耳 DPOAE 存在,
对侧白噪声抑制效应消失;C. 双侧 ABR 引不出;D. 左侧耳蜗电图出现优势－SP。

关电位（event-related potential，ERP）及影像学［CT 和（或）MRI］和周围神经系统检查的综合方法，对 13 例儿童听神经病的病例做出了明确的诊断。其中 1 例出院前顺利通过 TEOAE 筛查，3 个月后监护人发现其听觉反应差，行 ABR 检查，100 dB nHL 未引出 V 波，EOAE 可有效引出，CM 存在，确诊为 AN。另 1 例为新生儿听力筛查及以后的随访中 EOAE 均不能有效引出，诊断性 ABR 检查亦引不出 V 波，后用 Berlin 法判读出清晰的 CM，诊断为 AN。因此王登元等指出，在高危新生儿的听力筛查中，如遇 EOAE 及 ABR 都不能有效引出者，应注意观察 CM 的情况。并认为对高危新生儿的听力筛查应当联合使用 EOAE、ABR 和 CM，以免漏诊、误诊。另外，Deltenre 等曾报道 OAE 正常 ABR 无反应的病例，有的病例后来出现 OAE 消失的现象，认为此类情况助听器有效。Kaga 等学者报道，幼儿期 OAE 正常，之后消失的现象，从小儿神经学的角度看，类似于听觉言语失认（auditory verbal agnosia）。

因此，针对该病的特点，首先要注意病史的询问，特别是母亲孕期和围产期的病史，有利于本病的发现；其次，常规听力检查时应该同时进行 OAE 和 ABR 的测试，并对 ABR 严重异常者采用 CM 进行判读，最后通过 OAE 、ABR 和 CM 的结果，进行综合判断。

（二）听神经病的干预和治疗

听神经病的干预和治疗，目前国内外尚无定论。目前常采用的干预措施包括佩戴助听器、植入电子耳蜗和药物治疗。

1. 助听器　佩戴助听器效果并不理想，但对儿童期发病的中至重度聋患者，一般建议早期佩戴助听器，接受听觉言语的康复训练。国外有学者建议采用视觉和听觉的统合训练方法，比单纯的听觉训练方法效果好。

2. 电子耳蜗植入　对于重度或全聋患者助听器的常规增益不能改善听力，可考虑行人工耳蜗植入。术前不能引出同步发放的神经反应，耳蜗植入后电刺激能引出明显的听神经动作电位，表明神经同步放电有一定程度的恢复，术后言语识别率明显改善。因此提出人工耳蜗植入对于一些患者是可行的，但目前推荐所有听神经病患者行人工耳蜗植入尚不成熟。脑干电极植入（ABI）可能会有较好的效果，目前世界上已有约 150 例患者接受了多导植入。ABI 可为这些耳聋患者提供有用的听觉信息，多数患者植入 ABI 后可感知环境声音，其交流能力和言语识别能力得到改善，一些患者对开放性言语亦可获得一定的理解能力。

Shallop 等 2001 年报道对 DPOAE 正常 ABR 无反应、纯音听力检查为重度感音神经性聋，有语音认知的儿童在 3−6 岁施行了人工耳蜗手术，其中 3 例可用电话进行交流，合并唇读能较多地使用听觉。Buss 等（2002）和 Madden 等（2003）亦报道，人工耳蜗植入对小儿听神经病的听力改善临床效果较为理想。Manson JC 等分析了 4 例不同原因所致听神经病的儿童病例，人工耳蜗术后均获得了较为理想的效果。国外报道提示，听神经病患者可能存在一定比例的正常传入神经末梢。

3. 药物治疗　对听力水平受体温影响的患者，当出现高热时，积极给予人工和物理降温，将有利于听力的恢复。另外，泼尼松、金纳多和舒耳丹对本病有效。

第五节　各种客观测听组合方式的评估

随着听力学的发展，客观测听方法不断问世，然而到目前为止主观的纯音听阈仍然是金标准，因为听力损失分级标准和听力残疾等级标准仍以 0.5kHz、1kHz、2kHz 和

4kHz纯音平均听阈作为依据进行划分。因此,客观测听方法如何来满足上述要求,特别是对于那些主观不配合的伪聋、夸大聋及婴幼儿,此问题显得更为突出。这就要求客观测听方法采用的刺激声频率特异性要好,方能诱发出电反应阈具有良好的频率选择性,既能反映听力损失的频率分布,更高的要求则是客观电位的反应阈与相对应的纯音听阈相关性得高,即二者差值要小。然而,至今还未问世如此十全十美的客观测听手段,故同仁们采用取长补短的方式进行不同客观测听方法的组合。冀飞等进行全国网上调查发现有各种不同的组合模式。到底哪种组合模式较好呢?未来发展趋势如何?本节就此作一解读和评述,进行进一步的详细分析和讨论,以期取得一定的共识,提高临床听力学诊断水平。

(一)听性脑干反应(ABR)

听性脑干反应(ABR)是临床上最成熟、应用最广泛的一种听觉诱发电位(AEP)。20世纪70年代初,Jewett和Williston以及Lev和Sohmer等就对人的ABR进行了详细阐述。而事实上,ABR这个术语直到1979年才由H.Davis正式提出,ABR是由一系列发生于声刺激后10ms以内诱发的波组成,属于短潜伏期诱发反应。JACNS标准(2006)推荐用短声来诱发,因为其刺激耳蜗毛细胞时可产生同步性较好的神经冲动,具有好的瞬态特性是引出ABR最理想的声刺激信号,对脑干水平以下听觉通路的功能有很强的定位诊断作用。但其声音的能量主要集中在3kHz左右,因此常规短声刺激的ABR主要反映2~4kHz范围内的听阈。同时ABR有一个独特的优点,即不受被测试者的精神状态如睡眠、清醒等的相对影响,这对神经科鉴别诊断占位性病变颇有价值。但对于耳科医生和听力学工作者,除了关心ABR时阈(潜伏期)的变化外,更关心ABR能否客观判断听阈。因此不能全面反映耳蜗各转的功能,用来客观评估新生儿和婴幼儿

的听力及鉴别伪聋和夸大聋时,ABR有较大的局限性。当听力损伤在某一特定频率范围内时,短声ABR就可能无法发现听力损伤或者低估听力损伤程度。

正因为短声诱发的听性脑干反应(ABR)不受被测试者的精神状态如睡眠、清醒等的相对影响,同时具有稳定的潜伏期和真正的阈值这些无可替代的优点,在冀飞教授调查的开展了听觉诱发电位的单位中,各个单位全部都开展了听性脑干反应,覆盖率达到100%,然而短声诱发的ABR只能粗略反映耳蜗2~4kHz处的功能,这一劣势就导致若仅进行短声ABR测试会出现高估或低估患者的实际听力。因此,不同的医疗机构对客观测听进行不同组合。

(二)ABR+40 Hz AERP

40Hz听觉事件相关电位(40 Hz AERP)是一种中潜伏期反应,当刺激声重复率在40次/秒左右时,在头顶能记录到40Hz AERP波形,在100ms的扫描时间内,恒定有4个相间隔25ms的准正弦波。40 Hz AERP波形稳定,振幅大(通常>1.0μV),易于辨认,其阈值在低频非常接近实际听阈水平,但在高频部分与主观听阈差异性较大。有学者研究听性脑干反应(ABR)及40 Hz听觉诱发电位(40 Hz AERP)在成人突发性聋患者中的价值中发现,ABR与主观纯音测听在高频相关性高,40 Hz AERP与主观纯音测听在低频相关性高。Lyan(1984)报道500 Hz短纯音诱发的40 Hz AERP阈值与行为听阈之差为-10~+30 dB,1000 Hz短纯音诱发的阈值差为±20 dB;但40 Hz AERP电位有个明显的缺陷就是容易受睡眠、觉醒状态、镇静药和全麻药物影响,睡眠时40Hz AERP振幅比清醒状态显著减低,阈值提高。

(三)ABR+ASSR

听觉稳态反应(auditory steady-state response,ASSR)是由周期性调幅、调频或既

调幅又调频的持续声或刺激速率在 1～200Hz 的短声或短纯音诱发的稳态脑电反应,刺激信号具有时间锁相性。这种稳态诱发电位利用计算机程序自动进行。再根据统计学方法、借助计算机技术自动给出判断结果,具有客观反应、客观判断这一最大优点。多频稳态反应则是将不同频率的声波作为载波,以不同的调制频率分别对载波频率进行调制,调制后的声波在双耳同时给出,激活耳蜗基底膜上相应的部位产生 ASSR。ASSR 可获得具有频率特异性的反应阈值,可弥补 ABR 及 40 Hz AERP 客观反应与主观判断阈值之缺陷。但 ASSR 仍存在一些不足:尽管 ASSR 与纯音听阈之间有良好的相关性,但临床中发现,在不同年龄、不同听力损失程度、不同损伤部位人群中、不同频率上,ASSR 阈值与纯音听阈的相关性均不一致。如果要研究出 ASSR 的评估听力级,这些因素是必须考虑的,对于临床上测不出纯音听阈的婴幼儿及伪聋患者就更难找到其评估听力级,在这些方面 ASSR 不如 tb-ABR。Rance 等报道在感音神经性聋儿混合调制声诱发的 ASSR 阈值与行为听阈高度相关,其在 500～4000 Hz 相关系数都超过 0.95,而在正常或接近正常婴幼儿,其行为听阈通常好于 ASSR 阈值 10～15dB。同时有学者分析不同程度听力损失婴幼儿 ABR、ASSR 和行为测听三者的相关性发现,ABR 反应阈与其各频率行为测听听阈以 4kHz 的相关系数最大,ASSR 反应阈与其各频率行为测听对应频率听阈以 1kHz 的相关系数最大,ABR 反应阈与其各频率 ASSR 反应阈以 4kHz 的相关系数最大,严重程度不同其相关性大小也不同。ASSR 在低频时与纯音听力相关性较差,在高频时相关性较好,当纯音听力损失越重时其相关性越好。婴幼儿时期不同的时间段其阈值也会有明显的变化。ASSR 可以弥补 ABR 及 40 Hz AERP 客观反应主观判断阈值之缺陷,但同样会受到各种因素的影响,

抗干扰、稳定性不如 ABR,低频上判断阈值不如 40 Hz AERP。因此,有学者及医疗机构考虑 ABR、40 Hz AERP、ASSR 这三种组合。

(四)ABR + 40 Hz AERP + ASSR

有学者对不同频率 ASSR、ABR 和 40 Hz AERP 反应阈值的比较发现 500Hz 和 1000Hz 频率,40 Hz AERP 反应阈值与 PTA 阈值具有较好的相关性,并且优于 ASSR 和 ABR 反应阈值。2000Hz 和 4000Hz 频率,ASSR 和 ABR 反应阈值与 PTA 阈值具有较好的相关性,并且优于 40 Hz AERP 反应阈值。不受被测试者的精神状态如睡眠、清醒等的相对影响,常规短声刺激的 ABR 主要反映高频 2～4kHz 范围内的听阈。短纯音诱发的 40 Hz AERP 在较低频的 250Hz、500 Hz、1000Hz 上与主观听阈相关性较好,弥补 ABR 不能反映低、中频听力的缺陷。ASSR 在 2000Hz 和 4000Hz 上与主观听阈相关性较好,弥补 ABR 不能精确反映高频听力的缺陷。三种检查组合相结合综合覆盖了低、中、高频全部频率,然而最突出的不足之处就是检查很费时,这可能就是部分医疗机构未进行这种组合的原因所在。

(五)ABR + fs ABR

早在 20 世纪 80 年代,不少国家和地区的测听室和实验室就开始运用短纯音来诱发 ABR,企望弥补 ABR 频率选择性差的弱点,但由于 ABR 是一瞬态反应,而低频短纯音瞬态特性较差,故低频时的 ABR 波形分化欠佳,在判断其阈值时更难做到准确无误,因此一时间此项工作未被人重视和推广。目前 fs ABR 研究的重点在于对刺激的短纯音进行优化。短纯音是上升/下降时间相等的,具有一定"平台"包络的一段纯音,因比纯音持续时间短,故名短纯音。短纯音的频率特异性除了决定于"平台"的长短外,还决定于上升/下降时间,因此,选择什么样的短纯音是值得系统研究的问题。无论是短纯音还是短

音,都可以看作是在一个时段中对纯音的截取,其结果是获得一个具有一定外包络的纯音段。短纯音诱发的 ABR(tb-ABR)作为一种评估听阈的客观测试虽然可以反映听力损失的各个频率,然而低频 tb-ABR 的反应阈与纯音听阈的相关性较高频 tb-ABR 与纯音听阈差。同时短纯音刺激声的门控、频率、时程等属性,以及设备的品牌、出厂设置和测试环境,都有可能影响 tb-ABR 反应阈。tb-ABR 客观反应与主观判断不同于 ASSR 的客观反应与客观判断,容易受到人为判断的干扰,这些不足就是导致 tb-ABR 普及应用受阻原因所在,但其受性别、年龄和觉醒状态的影响较小,测试结果的稳定性和重复性较高,相对于 ASSR 等其他客观检查来说,受不同听力损失程度和类型的影响较小,且与行为测听阈值相关性更好,对听力预估有一定的优越性。"tb-ABR 反应阈值－校正因子＝预估听力级"的计算公式获得预估听力级(dB estimated hearing level,dB eHL)相较于 ASSR 更接近行为测听阈值,2013 年英国 NHSP 指南已将 tb-ABR 归为其小儿测听常规临床检查,在关键时刻进行听力残疾的评估是相当必要的。

(六)纯音测听＋耳蜗电图＋临床表现(听觉诱发电位在特殊疾病诊断的应用——梅尼埃病,仅表述耳蜗电图特征)

梅尼埃病(Meniere's disease,MD)是一种以反复发作性眩晕、波动性听力损失、耳鸣和耳闷胀感为特征的内耳疾病,其病因不明,机制复杂,发病学说众多,基本病理表现为内淋巴积水。

临床应用中的耳蜗电图(ECochG)包括耳蜗微音电位(cochlear microphonics,CM)、总和电位(summating potential,SP)和复合动作电位(CAP)。前两者为听觉周边的感受器电位,CAP 反映内毛细胞(inner hair cells,IHC)、IHC 下突触及螺旋神经节纤维 3 个部位的功能。CM 主要来源于外毛细胞

(OHC),占 80％～85％,其次来源于内毛细胞(IHC),占 15％～20％。SP 是耳蜗内不同非线性机制的多种成分反应的总和,有学者也认为 SP 主要产生于基膜的非线性振动,所以当膜迷路积水时,可使基膜振动不对称,从而产生优势－SP,在临床测听中,用短声刺激在鼓膜处记录到的 SP 通常是 SP 和 AP 的复合波,但不少病理生理实验证明,＋SP 主要来源于 OHC,－SP 主要来源于 IHC,因为在 IHC 内记录到的是正电位,推测在 IHC 膜外则是负电位,因此认为 SP 为＋SP 和－SP 之代数和。当外毛细胞损伤时,＋SP 减少或消失,而－SP 就会相对的增大,从而出现优势－SP,进一步解释了非迷路积水感音神经性耳聋重振现象的发生机制。听神经复合动作电位(CAP)在人体 ECochG 记录中常呈潜伏期为 1.5ms 左右的一组电位,且始终表现为负性,不随刺激的相位交替而改变,CAP 除可和 ABR 一样有反应阈值外,CAP 的输入/输出函数曲线可反映耳蜗病变的重振现象。SP-CAP 复合波的－SP/AP 比值,如果大于 0.4,也可提示重振现象。

ECochG 被认为是目前诊断膜迷路积水较为可靠的检查方法。内淋巴囊压力因膜迷路积水而升高,致使基底膜向鼓阶移位,引起 Corti 器振动偏移,进而影响耳蜗内电位,出现较大的－SP,ECochG 即表现为－SP 振幅增大或－SP/AP 比值增大。目前临床广泛认可的是,－SP/AP 振幅比大于 0.4 提示内耳膜迷路积水,比值越高,患 MD 的可能性越大,且 toneburst(短纯音)比 click(短声)诊断灵敏度高。有学者研究发现,－SP/AP 比值大小与测试时有无症状发作及反复发作病程长短有关,存在耳闷胀感或者晚期病程患者阳性率较高;但也有学者认为 ECochG 异常与病程无明显相关性。然而临床上会出现听力下降导致 AP 幅度下降所引起的－SP/AP 比值升高这种情况的假阳性,有学者曾探讨过用计算机自动算出 AP-SP 复合波的宽度

或－SP 的积分面积作为梅尼埃病的诊断指标,其阳性率也较高,且可克服这种假阳性的出现。

在其他非梅尼埃病的感音神经性听力损失中,按 Coats(1981)"AP-修正 SP"振幅正常关系分析,－SP/AP 比值绝大多数都在其 95% 置信区间内。但国内有关于非梅尼埃病的感音神经性听力损失的 SP/AP 比值≥0.4 的报道,往往未进行"AP-修正 SP"振幅关系分析,在计算 SP/AP 振幅比时,未考虑听力损失的程度和听力图形。

(七)ABR＋OAE＋耳蜗电图＋临床表现(听觉诱发电位在特殊疾病诊断的应用——听神经病)

耳声发射(OAE)是一种产生于耳蜗、经听骨链及鼓膜传导释放入外耳道的音频能量,依赖于耳蜗整体功能的完整,并与耳蜗外毛细胞的主动运动功能密切相关。几乎所有耳蜗功能正常者均能记录到耳声发射,但外、中耳功能影响 OAE 的引出。当中、外耳声传导机制发生障碍时,即使 OHC 正常,也无法记录到 OAE。OAE 的强度很低,一般只有－5～20 dB SPL,因此要求在安静的环境中测试。当听力损失超过 40～50 dB 时,OAE 明显减弱甚至消失,只能做出听功能有还是无的判断,不能确定听力损失程度。

听神经病是具有独特临床表现的疾病,其主要表现为时域听觉处理能力下降,而外毛细胞功能不受影响。目前不少学者将 CM 应用于临床鉴别诊断听神经病,当中耳病变时,OAE 引不出时,做 CM 检测,有利于对听神经病的确诊。但仅仅观察 CM 能否引出而不研究其幅度相对变化是不够的,甚至会带来错误的判断,因此建议观察 CM 的输入／输出函数曲线。如果其非线性特点不变,则提示 OHC 是正常的。目前听神经病的诊断中,唯一公认的必要条件是"听性脑干反应 ABR 的缺失或极度异常",这一指标反映了听神经通路活动同步性的丧失或异常

(故在新生儿听力筛查时,不能忽略 AABR 筛查)。另一个必要条件是"外毛细胞功能完好"即耳声发射(OAE)或者耳蜗微音电位(CM)二者至少存在一种。因此,ABR、OAE、耳蜗电图这一组合是检测听神经病的最佳组合,可避免误诊。

(八)纯音测听＋ABR＋影像学检测＋临床表现(听觉诱发电位在特殊疾病诊断的应用——大前庭水管综合征,仅表述 ABR 特征)

1978 年 Valvassori 和 Clemis 报道 50 例感音神经性耳聋患者经颞骨连续分层 X 线摄片中发现前庭水管的扩大,命名为大前庭水管综合征(LVAS)。目前国内将 LVAS 定义为只有前庭水管的扩大畸形,不伴有其他内耳发育异常和其他器官系统的异常,伴感音神经性耳聋的听力障碍性疾病。兰兰等提出短潜伏期负反应(ASNR)的出现与 LVAS 密切相关,通过对照研究发现,LVAS 组中 62 例 106 耳可记录到 ASNR,占 76%;而对照组中全部未出现 ASNR,这表明我们在临床工作中,ABR 检查记录到 ASNR 的患儿高度提示 LVAS。

小结

纵观电反应测听的历史发展过程,我们在用听性脑干反应等电生理指标测试听功能时,始终存在着一个似乎不可调和的矛盾:寻求既能使神经冲动同步化好,又能满足频率特异性,即能反映耳蜗各转功能的刺激声,这是很难做到的。但为了达到上述目标,听力学家一直在做两方面的努力:一是选择诱发神经冲动同步化程度高,又有较好频率特异性的声刺激,如过滤短声(filtered click)、短音(tone pip)和短纯音(tone burst)、二阶升余弦时窗(Blackman)包络声等,用短音和短纯音来诱发频率特异性 ABR,但这些刺激声仍然没失去瞬态特性,所以其频率特异性仍不如纯音,且仍是客观反映主观判断;二是探索其他电位,可以用稳态声(调频、调幅声、纯

音)或语言刺激诱发出特定电位,如40 Hz听觉事件相关电位、调制声诱发的听觉稳态反应等,但这些电位往往又受被测试者状态的影响,其结果难以正确判定。综上所述,目前国内临床常用的几种电生理客观听阈评估手段具有各自的优点和局限性,在具体病例中,应联合应用多种电生理测试方法。当患者能进行纯音测听时应尽量进行纯音测听,对于那些主观不配合的伪聋、夸大聋及婴幼儿小儿听力诊断,没有一个听力学测试方法能够代替所有的项目。单独一个、两个听力学测试方法都有可能高估或低估其实际听力。

因此,我们可以在进行常规短声刺激的听性脑干反应(ABR)的基础上,结合其他检查手段来辅助判断实际听力情况。低频上听力以40 Hz AERP检测为主,高频听力以ASSR检测为主,必要时行tb-ABR。对于某些特殊疾病的诊断也须OAE和耳蜗电图。只有从定量、定性及定位诊断三方面,根据实际需要来选择有效的听力测试方法,综合分析结果,互相补充,互相印证,才能达到准确诊断的目的,从而为听力损失的有效干预提供依据。

最近几十年,我国听力学经历了快速发展时期,听觉诱发电位检查在临床上开展越来越普及,听觉诱发电位的临床检查方法的多样性、设备的先进性等方面已经与国际相关领域接轨。然而,受到相关学科发展的影响,目前上述所描述的客观测听技术中无论是ABR、40 Hz AERP还是耳蜗电图均是客观反映主观判断,都难免会受到操作者技术水平差异的影响。而ASSR是客观反映客观判断,不受主观因素影响,期望这些客观测听都能客观反映客观判断,从而减少差异的产生。

新世纪以来,从业者一直在探索各种新的刺激信号,以期实现更快、更准确、更具有频率特异性地测试听觉诱发电位。各个实验室进行听觉诱发电位测试采用的刺激声强度单位通常是各自建立的正常听力级(dB nHL)。冀飞教授等早在2014年就做了正常人纯音听阈与tp-ABR反应阈之间的正常校正因子。郑海峰等在文中体现纯音听阈与tp-ABR之间的修正值,为实验室正常校正因子提供进一步验证,并在临床中初步应用的结果提示是值得推广应用的。但对于其他刺激声或不同类型耳机的校正因子还需学者们进行进一步研究。

(黄丽辉 王秋菊 刘浩强 赵立东)

参 考 文 献

[1] 北京市卫生局.新生儿听力筛查、诊断管理办法.京卫妇字[2003]号,2003,7.

[2] 顾瑞,于黎明.中枢性低频感音神经性听力减退.中华耳鼻咽喉科杂志,1992,27:27-28.

[3] 顾瑞,邹静,于黎明.自身免疫性感音神经性听力减退的测听结果.中华耳鼻咽喉科杂志,1995,30:20-23.

[4] 顾瑞,郑杰夫,于黎明.中枢低频听力减退的听力学分析.中华耳鼻咽喉科杂志,2000,35:441-445.

[5] 顾瑞.什么是听神经病.中华耳鼻咽喉科杂志,2002,37:241-242.

[6] 郭明丽,周娜,兰兰.听神经病患者失匹配负波特征与言语识别率的关系.听力学及言语疾病杂志,2006,16(1):16-20.

[7] 韩张,胡萍,倪道凤,等.胆红素诱导神经细胞凋亡及对其线粒体膜电位的影响.中华耳鼻咽喉科杂志,2002,37:243-246.

[8] 黄丽辉,韩德民,戚以胜,等.新生儿听力筛查浅析.听力学及言语疾病杂志,2004,12:48-50.

[9] 黄丽辉,韩德民,戚以胜,等.新生儿听力筛查的临床实践.听力学及言语疾病杂志,2005,13:184-186.

[10] 黄丽辉,韩德民,刘莎,等.未通过听力筛查的婴幼儿听力追踪分析.中华耳鼻咽喉头颈外科杂志,2005,40:643-647.

[11] 黄丽辉,韩德民,李兴启,等.小儿听神经病.国外医学耳鼻咽喉科学分册,2005,29:224-226.

[12] 黄丽辉,加我君孝,韩德民,等.正常与先天性重度聋婴幼儿言语前期言语发育的比较研究.中华医学杂志,2005,85:765-768.

[13] 黄丽辉,韩德民,张华.新生儿听力筛查与0—6岁儿童听力筛查.中国医学文摘耳鼻咽喉科学,2006,21:56-58.

[14] 李兴启,孙勍.关于听神经病之我见.听力学及言语疾病杂志,2003,11:241-242.

[15] 李兴启,申卫东,卢云云,等.从内毛细胞下突触复合体结构和功能看听神经病的发病机制及部位——读书心得.听力学及言语疾病杂志,2005(4):223-225.

[16] 梁凤和,刘铤,刘博,等.听觉神经病.中华耳鼻咽喉科杂志,1999,34:350-352.

[17] 刘志勇,卜行宽,邢光前,等.新生儿听力普遍筛查模式的初步探讨.中华耳鼻咽喉科杂志,2001,36:292-294.

[18] 美国婴幼儿听力联合委员会.早期听力检测和干预原则和指导方针.2000年形势报告,2000:7-8.

[19] 莫玲燕,刘莎,孔颖,等.测试组合在小儿听力诊断中的应用.耳鼻咽喉头颈外科,2001,8:135-139.

[20] 倪道凤,顾瑞.关于新生儿听力筛查的几点意见.中华耳鼻咽喉科杂志,2003,38:321-323.

[21] 聂迎玖,蔡正华,戚以胜,等.新生儿听力普遍筛查模式的研究及应用.听力学及言语疾病杂志,2001,9:1-4.

[22] 聂文英,宫露霞,刘玉俊,等.10501例新生儿听力筛查结果.中华医学杂志,2003,4:274-277.

[23] 戚以胜,黄丽辉.我国新生儿听力筛查的发展方向.中华医学杂志,2003,83:268-269.

[24] 沈晓明.我国新生儿听力筛查的现状.中华医学杂志,2003,83:266-267.

[25] 商莹莹,倪道凤,刘世琳.低频和高频探测音鼓室声导抗测试在婴儿中耳功能诊断的作用.中华耳鼻咽喉头颈外科杂志,2006,41:326-330.

[26] 孙勍,孙建和,李兴启,等.谷氨酸对豚鼠畸变产物耳声发射和听性脑干反应的影响.中华耳鼻咽喉头颈外科杂志,2005,40(6):435-439.

[27] 汤建国,李文雅,蔡艺.未通过听力筛查新生儿的听力跟踪和确认.中华耳鼻咽喉科杂志,2003,38:332-335.

[28] 汪吉宝,断家德,李挚天,等.听神经病听力学分析.中华耳鼻咽喉科杂志,2002,37:252-255.

[29] 王登元,卜行宽,邢光前.小儿听神经病神经生理学特点及意义.中华医学杂志,2003,83:281-284.

[30] 王秋菊,李庆忠,刘穹.遗传性听神经病的基因定位及候选基因筛查研究.中华耳科学杂志,2005,3(4):245-252.

[31] 王秋菊,兰兰,于黎明.体温敏感性听神经病.听力学及言语疾病杂志,2006,16(1):21-26.

[32] 卫生部办公厅.卫生部关于印发"新生儿疾病筛查技术规范"的通知.妇卫社发[2004]439号,2004,12.

[33] 听神经病患者畸变产物耳声发射的特征.听力学及言语疾病杂志,2003,11:258-261.

[34] 余红,沈沛,赵军.畸变产物耳声发射用于新生儿听力筛查的影响因素分析.听力学及言语疾病杂志,2003,11:264-265.

[35] 赵建东,武文明,郗昕.听神经病患者的多频听觉稳态反应特点.听力学及言语疾病杂志,2005,13(2):76-78.

[36] 中华耳鼻咽喉头颈外科杂志编辑委员会,中华医学会耳鼻咽喉头颈外科学分会.突发性聋的诊断和治疗指南(2005,济南).中华耳鼻咽喉头颈外科杂志,2006,41:325.

[37] 陈艾婷,韩莹,吴鹏琦,等.听觉诱发电位临床应用情况在线调查.中华耳科学杂志,2020,18(06):1018-1023.

[38] 何玉娇,杨丽辉.成人突发性聋患者听性脑干反应及40 Hz听觉诱发电位与主观纯音听阈测定结果分析.临床耳鼻咽喉头颈外科杂志,2021,35(06):535-537+542.

[39] 李果,林垦,王翔,等.婴幼儿听性脑干反应、听性稳态反应、行为测听的相关性分析.中国听力语言康复科学杂志,2020,18(04):295-298.

[40] 中国听神经病临床诊断与干预多中心研究协

作组,中华耳鼻咽喉头颈外科杂志编辑委员会,中华医学会耳鼻咽喉头颈外科学分会,国际耳内科医师协会中国分会,中国医疗保健国际交流促进会耳内科学分会.中国听神经病临床实践指南(2022 版).中华耳鼻咽喉头颈外科杂志,2022,57(3):241-262.

[41] 张馨元,罗方亮,程龙龙,等.不同频率 ASSR、ABR 和 40 Hz AERP 反应阈值的比较及其法医学应用.法医学杂志,2021,37(06):813-816,824.

[42] 陈芳,范利华,杨小萍,等.3 种频率特异性听觉诱发电位在听力正常人中的比较.法医学杂志,2012,28(2):100-103.

[43] 王漾,彭丹丹,叶放蕾.Tb-ABR 和 ASSR 在小儿听力评估中的应用.临床耳鼻咽喉头颈外科杂志,2015,29(10):906-908.

[44] 李兴启,王秋菊.听觉诱发反应及应用.2 版.北京:人民军医出版社,2015.

[45] 张枺.梅尼埃病的听功能研究进展.中国中西医结合学会眩晕病专业委员会第二次学术大会暨河南省中西医结合学会眩晕病专业委员会第三次学术大会暨眩晕高峰论坛论文汇编.中国中西医结合学会,2017,7.

[46] 毛忠瑶,刘磊,彭利艳,等.耳蜗电图诊断梅尼埃病的灵敏度研究.临床耳鼻咽喉头颈外科杂志,2014,28(13):964-967.

[47] 吴子明,张素珍,周娜,等.几项耳功能检查在梅尼埃病诊断中的意义.临床耳鼻咽喉科杂志,2006,20(10):433-435.

[48] 董玉云,刘辉,刘博,等.畸变产物耳声发射临床应用价值的探讨.听力学及言语疾病杂志,1997(03):4.

[49] 刘博,宋本波,刘铤.对感音神经性聋的几种耳声发射观察.听力学及言语疾病杂志,1995(03):6.

[50] 兰兰,于黎明,陈之慧,等.短潜伏期负反应波诊断前庭水管扩大的意义.听力学及言语疾病杂志,2006,14(4):241-244.

[51] 冀飞,梁思超,王秋菊.频率特异性 ABR 相关问题探讨:北京市 0~6 岁儿童听力筛查诊断中心 2014 年第三季度学术讨论会纪要.中华耳科学杂志,2014,12(03):530.

[52] 郑海峰,苏俊,于澜,等.TP-ABR 的正常校正

因子及其在低频听力损失患者中的应用.中华耳科学杂志,2019,17(05):737-743.

[53] 中华耳鼻咽喉头颈外科杂志编辑委员会,中华医学会耳鼻咽喉头颈外科学分会.突发性聋诊断和治疗指南(2015).中华耳鼻咽喉头颈外科杂志,2015,50(6):443-447.

[54] Ahofors CE, Shapiro SM. Auditory Brainstem Response and Unbound Bilirubin in Jaundiced (jj) Gunn Rat Pups. Biol Neonate, 2001, 80(2):158-162.

[55] Alison MK, Suzaane C, Wendy P, et al. Australian hearing protocols for the audiological management of infants who have auditory neuropathy. The Australian and new Zealand journal of audiology, 2005, 27(1):69-77.

[56] Buss E, Labadie RF, Brown CJ, et al. Outcome of cochlear implantation in pediatric auditory neuropathy. Otol Neurotol, 2002, 23:328-332.

[57] Judy G, Linda H, Guy L, et al. Assessment and management of auditoryeuropathy auditory dyssynchrony. AN/AD Policy for NHSP, 2004.

[58] Kaga M, Kon K, Uno A, et al. Auditory perception in auditory neuropathy: clinical similarity with auditory verbal agnosia. Brain Dev, 2002, 24:197-202.

[59] Matsuoka H, Cheng KC, Krug MS, et al. Murine model of autoimmune hearing loss induced by myelin protein P0. Ann Otol Rhinol Laryngol, 1999, 108:255-264.

[60] Madden C, Rutter M, Hilbert L, et al. Clinical and audiological features in auditory neuropathy. ArchOtolaryngol Head Neck Surg, 2002, 128:1026-1030.

[61] Manson JC, Michele AD, Stevens C, et al. Cochlear implantation in patients with auditory neuropathy of varied ethiologies. Laryngoscope, 2003, 113:45-49.

[62] Naito R, Murofushi T, Mizutani M, et al. Auditory brainstem responses, electrocochleograms, and cochlear microphonics in the myelin deficient mutant hamster 'bt'. Hear Res, 1999, 136:44-48.

[63] Oysu C, Aslan I, Ulubil A, et al. Incidence of

cochlear involvement in hyperbilirubinemic deafness. Ann Otol Rhinol Laryngol, 2002, 111:1021-1025.

[64] Rance G, Beer DE, Cone-Wesson B, et al. Clinical findings for a group of infants and young children with auditory neuropathy, 1999, 20: 238-252.

[65] Starr A, Picton TW, Sininger Y, et al. Auditory neuropathy. Brain, 1996, 119:741-753.

[66] Starr A, Sininger YS, Pratt H. The varieties of auditory neuropathy. J Basic Clin Physiol Pharmacol, 2000, 11:215-230.

[67] Sawada S, Mori N, Mount RJ, et al. Differential Vulnerability of Inner and Outer Hair Cell Systems to Chronic Mild Hypoxia and Glutamate Ototoxicity: Insights into the Cause of Auditory Neuropathy. J otolaryngol 2001, 30: 106-114.

[68] Shallop JK, Peterson A, Facer GW, et al. Cochlear implants in five cases of auditory neuropathy: postoperative findings and progress. Laryngoscope, 2001, 111:555-562.

[69] Santarelli R, Arslan E. Electrocochleography in auditory neuropathy. Hear Res, 2002, 170: 32-47.

[70] Schmedt RA, Okamura HO, Lang H, et al. Ouabain application to the round window of the gerbil cochlea: a model of auditory neuropathyand apoptosis. J Assoc Res Otolaryngol, 2002, 3:223-233.

[71] Starr A, Michalewski HJ, Zeng FG, et al. Pathology and physiology of auditory neuropathy with a novel mutation in the MPZ gene (Tyr145->Ser). Brain, 2003, 126:1604-1619.

[72] Varga R, Kelley PM, Keats BJ, et al. Non-syndromic recessive auditory neuropathy is the result of mutations in the otoferlin (OTOF) gene. J Med Genet, 2003, 40:45-50.

[73] Watanabe S, Fukumoto S, Cheng H, et al. Association between activating mutationsof calciumsensing receptor and bartter's syndrome. Lancet, 2002, 360:692-694.

[74] Zeng FG, Oba S, Garde S, et al. Temporal and speech processing deficits in auditory neuropathy. Neuroreport, 1999, 10:3429-3435.

[75] Rance G, Roper R, Symons L, et al. Hearing threshold estimation in infants using auditory steady-state responses. J Am Acad Audiol, 2005, 16:291.

[76] Newborn Hearing Screening Programme Clinical Group. Guid-ance for auditory brainstem response testing in babies (version2.1). NHSPABR guidance, 2013.

[77] Claes GM, De Valck CF, Van Heyning P, et al. Does cochlear ménière's disease exist? An electrocochleographic and audiometric study. AudiolNeurootol, 2013, 18(1):63-70.

[78] Takeda T, Kakigi A. The Clinical Value of extratympanic electro—cochleography In the diagnosis of ménière's disease. ORL J Otorhinolaryngol Relat Spec, 2010, 72(4):196-204.

[79] Starr A ZFG, Michalewski HJ, Moser T. Perspectives on Auditory Neuropathy: Disorder of Inner Hair Cell, Auditory Nerve, and Their Synapse. Academic Press, San Diego 2008: 397-412.

附录　英文缩略词中文对照

3-CLT	three-channel lissajous' trajectory	三维偶极子轨迹方法
40Hz AERP	40Hz auditory event related potentials	40Hz 听觉事件相关电位
5-HT	5-hydroxytryptamine	5-羟色胺
AABR	automatic auditory brainstem response	自动听性脑干反应
ABR	auditory brainstem response	听性脑干反应
AC	acoustic cortex	大脑听皮质
ACh	acetylcholine	乙酰胆碱
AEP	auditory evoked potential	听觉诱发电位
AGF	amplitude growth function	振幅增长函数
AM	amplitude modulated	调幅
AMLR	auditory middle latency response	听性中潜伏期反应
AN	auditory neuropathy	听神经病
ANSD	auditory neuropathy spectrum disorder	听觉神经病谱障碍
ANSI	American National Standards Institute	美国国家标准局
APP	abnormal positive potential	异常正电位
ASNR	auditory acoustically evoked short latency negative response	短潜伏期的负向听性脑干反应
ASSEP	auditory steady-state evoked potentials	听觉稳态诱发电位
ASSR	auditory steady-state response	听觉稳态反应
BDNF	brain-derived neurotrophic factor	脑源性神经生长因子
BOA	behavioral observation audiometry	行为观察测听
CAEP	cortical auditory evoked potential	中枢听觉诱发电位
CAP	compound action potential	复合动作电位
CERA	cortical electric response audiometry	皮质电反应测听
CF	characteristic frequency	特征频率
CGRP	calcitonin generelated peptide	降钙素基因相关肽
cABR	complex sounds evoked auditory brainstem response	复合声诱发听性脑干反应
click-ABR	click-evoked auditory brainstem response	短声诱发听性脑干反应
CM	cochlear microphonics	耳蜗微音器电位
CN	cochlear nucleus	耳蜗核
CNV	contingent negative variation	偶发负变异
CT	computed tomography	X线计算机断层成像
DA	dopamine	多巴胺
dB	decibel	分贝
dB eHL	dB estimated hearing level	估计听力级
DC	direct current	直流电位
DP	dendritic potential	树突电位
DPOAE(s)	distortion product otoacoustic emissions	畸变产物耳声发射
dyn	dynorphin	强啡肽
EABR	electrically auditory brainstem response	电诱发听性脑干反应

ECMO	extracorporeal membrane oxygenation	膜肺给氧
ECochG	electrocochleography	耳蜗电图
EEG	electroencephalogram	脑电图
EEOAE	electrically evoked otoacoustic emission	电诱发耳声发射
Enk	enkephalin	脑啡肽
EOAE	evoked otoacoustic emission	诱发性耳声发射
EP	endocochlear potential	蜗内直流电位
EPSP	excitatory postsynaptic potentials	兴奋性突触后电位
ERA	electrical response audiometry	电反应测听
ERP	event-related potential	事件相关电位
FFR	frequency-following response	频率跟随反应
FFT	fast flourier transformation	快速傅立叶变换
FM	frequency modulated	调频
fsABR	frequency specified auditory brainstem response	频率特异性听性脑干反应
FTC	frequency tuning curve	频率调谐曲线
GABA	gamma amino acid butyric acid	γ-氨基丁酸
GLAST	glutamate-aspartate transporter	谷氨酸-天冬氨酸转运体
IAFM	independent amplitude and frequency modulation	独立调幅调频声
IC	inferiorcolliculus	下丘
IEC	international electrotechnical commission	国际电工技术委员会
IHC	inner hair cells	内毛细胞
ILD	interaural latency difference	潜伏期耳间差
ISI	inter-stimulus interval	刺激间隔时间
ISO	International Standardization Organization	国际标准化组织
KEMAR	knowles electronics manikin for acoustical research	声学研究用诺雷斯电子公司人体模型
LOC	lateral olivocochlear bundle	外侧橄榄耳蜗束
LSO	lateral superior olive	上橄榄外侧核
LTASS	long-term average speech spectrum	长时程平均言语频谱
LVAS	large vestibular aqueduct syndrom	大前庭水管综合征
MD	Meniere disease	梅尼埃病
MGB	medial geniculate body	内侧膝状体
MLR	middle latency responses	中潜伏期反应
MM	mixed modulation	混合调制声
MMN	mismatch negativity	失匹配负波
MOC	medial olivocochlear bundle	内侧橄榄耳蜗束
MRI	magnetic resonance imaging	磁共振成像
MS	multiple sclerosis	多发性硬化症
MSSR	multiple frequency steady state responses	多频稳态反应
NICU	newborn intensive care unit	新生儿重症监护病房
OAE	otoacoustic emissions	耳声发射
OCB	olivocochlear bundle	橄榄耳蜗束
OHC	outer hair cells	外毛细胞
PA	play audiometry	游戏测听

PAR	postauricular muscle response	耳后肌反应
PET	positron emission tomography	正电子发射断层扫描成像
PR	primary response	皮质原发反应
PTA	pure tone audiometry	纯音测听
RETSPL	reference equivalent threshold sound pressure level	基准等效阈声压级
RMS	root mean square	均方根值
RRP	readily releasable pool	快速可释放池
RW EcochG	round window electrocochleography	圆窗耳蜗电图
SCR	slow cortical responses	中枢慢反应
SFOAEs	stimulus frequency otoacoustic emissions	刺激频率耳声发射
SNHL	sensorineural hearing loss	感音神经性聋
SNR	signal-to-noise ratio	信噪比
SOAE	spontaneous otoacoustic emissions	自发耳声发射
SOC	superior olivary complex	上橄榄核复合体
SP	summating potential	总和电位
SRS	speech recognition score	言语识别率
SRT	speech recognition threshold	言语识别阈
SVR	slow vertex response	颅顶慢反应
tb-ABR	tone burst evoked auditory brainstem response	短纯音诱发听性脑干反应
tp-ABR	tone pip evoked auditory brainstem response	短音诱发听性脑干反应
TEOAE	transiently evoked otoacoustic emission	瞬态诱发性耳声发射
VP	vortex potentials	颅顶电位
VRA	visual reinforcement audiometry	视觉强化测听
WNAP	whole-nerve AP	全神经动作电位